Carole K. Hooven

T WIE TESTOSTERON

CAROLE K. HOOVEN

T WIE TESTOSTERON

Alles über das
Hormon, das uns
beherrscht, trennt
und verbindet

Aus dem Amerikanischen von Sebastian Vogel

Ullstein

Wir verpflichten uns zu Nachhaltigkeit
- Klimaneutrales Produkt
- Papiere aus nachhaltiger
  Waldwirtschaft und anderen
  kontrollierten Quellen
- ullstein.de/nachhaltigkeit

Die Originalausgabe erschien 2021 unter dem Titel T – The Story of the Hormone that Dominates, Divides, and Drives us Published by arrangement with Henry Holt R and R are registered trademarks of Macmillan Publishing Group, LLC.

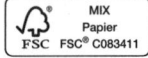

MIX
Papier
FSC FSC® C083411

Ullstein extra ist ein Verlag der Ullstein Buchverlage GmbH
www.ullstein-paperback.de

ISBN 978-3-86493-171-0

© 2022 Ullstein Buchverlage GmbH, Berlin
Alle Rechte vorbehalten
Copyright © 2021 by Carole Hooven

Illustrations copyright © 2021 by Felix Byrne
Gesetzt aus der Scala
Satz und Repro: LVD GmbH, Berlin
Druck und Bindung: CPI books GmbH, Leck

FÜR GRIFFIN

INHALT

KAPITEL 1

Es geht los

SCHIMPANSENDASEIN

Hätten wir nicht unter den Schlafstellen der Schimpansen gestanden, als sie aufwachten, wäre uns der Schlüssel zu ihrem
Testosteronspiegel entwischt: der Urin. Also bereitete ich
mich in den acht Monaten fast jeden Tag, den ich bei den
Schimpansen verbrachte, schon vor dem Morgengrauen auf
einen Spaziergang im Dschungel vor.

Die Evolution hat ein intelligentes System konstruiert: Es
motiviert uns, unseren Tag mit den Nutzeffekten von Licht
und Wärme zu beginnen, die von der Sonne abgegeben werden. Wie alle tagaktiven Lebewesen bringen wir unseren
Schlaf-Wach-Zyklus mit der 24-stündigen Drehung unseres
Planeten um seine Achse in Einklang. Wenn die Lichtrezep-
torzellen in unserer Netzhaut die Morgensonne wahrnehmen,
wird die Information an die Zirbeldrüse weitergegeben, ein
winziges, wie ein Tannenzapfen geformtes Organ, das tief im
Zentrum unseres Gehirns liegt. Die Drüse vermindert daraufhin die Produktion des sogenannten Schlafhormons Melato-

nin und veranlasst uns damit zu einem bestimmten Verhalten: Wir wachen auf.[1]

Jedenfalls hat es so funktioniert, bevor wir Menschen uns an künstliches Licht gewöhnt hatten. Schimpansen halten an dem alten Zeitplan fest, und so musste ich mich aus dem Bett quälen, während mein Melatoninspiegel noch hoch war. Ich bekämpfte meinen angeschlagenen Zustand mit einer Dosis Koffein, die ich in Form von Kaffee zu mir nahm – und den machte ich mir mit Regenwasser auf dem Propangasherd unserer Freilandstation.

Ausgestattet mit Gummistiefeln zum Schutz vor Unannehmlichkeiten wie Treiberameisen, Schlammlöchern und schwarzen Mambaschlangen, außerdem mit einer Taschenlampe und einer 30 Zentimeter langen Machete gegen das Gestrüpp machte ich mich auf den Weg zu meinen ugandischen Freilandassistenten. Es war ein ganz gewöhnlicher Schimpansen-Forschungstag: Wir trotteten den Menschenaffen im Wald von Kibale im Westen Ugandas hinterher und machten uns Notizen über ihr Leben und ihre Verhaltensweisen.

Nach rund einstündiger Wanderung blieb ich auf dem Waldboden unter einem der Bäume, auf denen die Schimpansen am Vorabend hoch oben ihre Nester zum Schlafen gebaut hatten, stehen. Ich konzentrierte mich, die drastische Wandlung des nächtlichen Waldes in allen Einzelheiten in mich aufzunehmen. Das permanente Summen der kreisenden Insekten ging in der wachsenden Kakofonie der Rufe von Vögeln und Affen unter. Sonnenstrahlen schnitten durchs Unterholz und machten Tautropfen zu goldenen Perlen, die an dem grünen Blattwerk hingen. Insbesondere wartete ich auf ein bestimmtes Geräusch: das Rascheln von oben, die ersten Regungen der aufwachenden Schimpansen. Das war das Signal, mich bereitzuhalten.

Was das erste Bedürfnis am Morgen angeht, unterscheiden sich Schimpansen nicht sonderlich von anderen Affen: Sie müssen mal! Aber während wir aus dem Bett stolpern und die Richtung zum Bad (oder zur Außentoilette oder einer Grube) einschlagen, strecken Schimpansen einfach das Hinterteil über den Rand ihres Nestes. Ich gab mir alle Mühe (was nicht immer reichte), mich weit genug entfernt aufzustellen und mich vor dem Urin zu schützen, der aus ungefähr zehn Metern Höhe durch die Blätter regnete, und doch so weit in der Nähe zu bleiben, dass ich etwas davon auffangen konnte. Zu diesem Zweck benutzte ich einen langen Stock mit gegabeltem Ende, über das ich eine Plastiktüte gezogen hatte.[2]

Auf diese Weise konnte ich einen kleinen Beitrag zu den Kenntnissen über Verhalten und Physiologie leisten, die Forschende im Rahmen des Kibale Chimpanzee Project sammelten. Mit diesem Schatz an Informationen können neue Aufschlüsse über den Ursprung einer Vielzahl von Verhaltensweisen gewonnen werden. Besonders interessierten wir uns aber für Sexualität, Aggression und Dominanz, drei Aspekte, die von dem Gegenstand dieses Buches beeinflusst werden: vom Testosteron oder T, wie Insider es nennen. Menschliche Versuchspersonen können wir einfach bitten, in ein Röhrchen zu spucken. Wilde Schimpansen sind weniger kooperativ, also messen wir das Testosteron stattdessen in ihrem Urin (und in ihren Exkrementen).

Sorgfältig pipettierte ich das wenige, was ich an Urin mit der Plastiktüte aufgefangen hatte, in Reagenzgläser und trug sie zu unserer Freilandstation, von wo sie später in das endokrinologische Labor der Harvard University transportiert wurden. Nachdem die Schimpansen einige Minuten mit den Blättern geraschelt und sich erleichtert hatten, kletterten sie an den Baumstämmen hinunter und begannen, die Freilandassistenten und mich im Schlepptau, ihr Tagewerk.

EIN RAUFBOLD VERTEILT PRÜGEL

Schimpansen leben in »Gemeinschaften«, die in der Regel aus rund 50 Tieren bestehen. Eine solche Gemeinschaft ähnelt in mancherlei Hinsicht einer Gruppe von Menschen in einer kleinen Ortschaft: Die Grenzen sind klar gezogen und werden verteidigt, zu Nachbarorten bestehen feindselige Beziehungen. In dieser Schimpansenstadt – sie hieß Kanyawara – war Imoso das Alphatier und damit gewissermaßen der Bürgermeister. Es war nur eine von mehreren derartigen Gemeinschaften, die sich über den riesigen Wald in der Nähe der Grenze zur Demokratischen Republik Kongo verteilten. Imoso war temperamentvoll und herrschsüchtig, ein Anführer, eher gefürchtet als gemocht. Jeden Tag versammelten sich »Parteien«, kleinere Schimpansengruppen aus der Gemeinschaft, und verbrachten den Tag zusammen. Ich blieb einer solchen Gruppe auf den Fersen. Wenn Imoso dazugehörte, konnte ich mit viel Knurren rechnen, mit Geschrei und Geheul, Drohungen, Ohrfeigen, Stöcken, die herumgezerrt und geworfen wurden, und Getrommel auf der Brust. Es gab eine sichere Methode, um die Sache noch spannender zu machen: ein fruchtbares Weibchen zu der Mischung geben. Dann gab es viel Sex und noch mehr Aggression, weil die Männchen um das Recht stritten, sich mit ihr zu paaren.

Andere Tage waren weniger durch solche dramatischen Episoden gekennzeichnet als vielmehr durch das Auf und Ab von Nahrungssuche und Spiel. Die Jungen schmusten und knuddelten, wurden gefüttert, stolperten herum und liefen

Geschwistern oder Gefährten nach, oder sie hockten wie kleine Könige auf dem Rücken der Mutter, die sie von einer Futterstelle zur nächsten trug. So verhielt es sich normalerweise, wenn ich Gruppen ohne ausgewachsene Männchen beobachtete.

An einem Tag im Januar wirkte Imoso ruhiger als sonst. Und an diesem Tag traf er die ungewöhnliche Entscheidung, sich nur mit einem Weibchen und ihren beiden Jungen herumzutreiben. Ich lehnte mich an einen großen Feigenbaum und betrachtete die friedliche Szene. Outamba saß hinter Imoso auf einer Lichtung auf einem umgestürzten Baum. Geschickt durchsuchte sie seine dichten dunklen Haare, trennte sie, drückte sie platt, untersuchte jeden Abschnitt nach Schmutz oder Parasiten, entfernte energisch, was sie gefunden hatte, und steckte sich die Leckerbissen in den Mund. Das Baby Kilimi und ihre ältere Schwester Tenkere tollten in der heißen Mittagssonne der Äquatorregion auf einer Wiese inmitten vieler Vögel und Insektenschwärme herum.

Plötzlich rissen mich ohrenbetäubende Schreie von Outamba aus meinem beschaulichen Zustand und ließen mein Herz rasen. Ich richtete mich auf. Imoso sprang hoch, stellte sich auf den Baumstamm und fing an, Outamba mit Fäusten zu schlagen. Gleichzeitig versetzte er ihr Tritte. Sie taumelte zu Boden, und die winzige Kilimi verkroch sich schnell in ihre Arme. Outamba kauerte sich in schützender Umarmung über ihre Tochter, sodass ihr Rücken Imosos Angriffen ausgesetzt war. Ich bemühte mich, alle Ereignisse genau festzuhalten – wer tat wem was an und wie lange? (Zum Glück hatte ich John Bargoza bei mir, einen erfahrenen Freilandassistenten aus dem Projekt, und der informierte mich anschließend über alles, was ich übersehen hatte.) Nachdem ich während einiger brutaler Minuten bereits längere und heftigere Schläge gesehen hatte als je zuvor, griff Imoso nach einem großen Stock und fing an, damit auf Outambas Kopf und Rücken einzudreschen. Tenkere, die erst drei Jahre alt und nicht mehr als 60 Zentimeter groß war, rannte um Imoso herum und schlug mit ihren kraftlosen kleinen Fäusten auf ihn ein, während der Riese ihre Mutter verprügelte. Aber Tritte und Schläge mit Fäusten und Stöcken reichten nicht – Imoso wurde noch kreativer: Er hängte sich an einen Ast, sodass er die Füße frei hatte und damit auf sie eintrampeln und mit noch größerer Kraft treten konnte. Neun erstaunliche Minuten später war es vorüber.

Nach der Prügelei blutete Outamba aus der zarten, unbehaarten Haut ihres Hinterteils, aber zumindest ihre Kinder waren unversehrt, und sie konnte sich mit ihnen davonschleichen.

Ich wusste zwar, dass andere Forschende schon brutalere und sogar mörderische Angriffe beobachtet hatten, aber für mich war das etwas Neues. Die Episode war herzzerreißend, aber für mich als Wissenschaftlerin auch spannend und verwirrend. Natürlich ärgerten und schlugen die großen Männchen regelmäßig ausgewachsene Weibchen, aber nach allem, was ich bisher gesehen hatte, waren die Schläge kurz und vergleichsweise harmlos.

Zufällig war in jener Woche gerade Richard Wrangham zu Besuch, der berühmte Primatenforscher von der Harvard University, der die Freilandstation gegründet hatte und leitete. Ich rannte die rund drei Kilometer durch den Wald zurück zu der Station und schilderte, was ich gesehen hatte. Ich war außer Atem und platzte fast vor Gefühlen und Fragen, aber seine erste Reaktion bestand einfach darin, mir seine Hand entgegenzustrecken und die meine zu schütteln. Er sagte mir, ich hätte als erste Wissenschaftlerin beobachtet, wie ein nichtmenschlicher Primat in freier Wildbahn einen Stock als Waffe benutzte. Sogar das Magazin *Time* brachte einen Bericht mit einem großen Foto von Richard Wrangham, mir und dem mittlerweile berühmten Stock (der später von den Freilandassistenten auf der Lichtung geborgen wurde). Die Überschrift lautete »Die Frauenschläger von Kibale«.[3] Der vermenschlichende Titel verursachte mir Bauchschmerzen, aber die Ähnlichkeiten zwischen Imosos verstörendem Verhalten und häuslicher Gewalt unter Menschen waren nicht zu leugnen. Warum hatte er das getan? Damals hatte ich keine Antwort. Eine Erklärung ergab sich erst später, als wir Testosteron und Fortpflanzung an der Freilandstation genauer erforscht hatten.

DÄMONISCHE MÄNNCHEN

Meine Reise nach Uganda hat sich durch einige Umwege ergeben, die ich während meiner universitären Laufbahn gemacht hatte. Eigentlich interessierte ich mich für das Verhalten von Menschen, und das führte dazu, dass ich auf dem College Psychologie im Hauptfach wählte. Ich hatte Spaß an Kursen über Freud und Jung, psychische Störungen, den menschlichen Charakter und die Unterschiede zwischen Individuen. Aber erst im zweiten Jahr des Hauptstudiums musste ich mich zurückhalten, um nicht von meinem Sitz aufzuspringen, so schwer fiel es mir, meine Begeisterung über den Inhalt der Vorlesung im Zaum zu halten. Den Kurs (Biologische Psychologie) und die Professorin (Josephine Wilson) werde ich ebenso wenig vergessen wie den Tag, als sie uns mit Neuronen und Neurotransmittern bekannt machte, die je nach Art und Menge eine Vielzahl von Verhaltensweisen beeinflussen. Ich weiß noch, wie sie hoch aufgerichtet dastand, die ausgestreckten Arme über den Kopf erhob und mit den Fingern wackelte, um ein Neuron und seine Dendriten – kleine Verzweigungen, die mit anderen Neuronen in Austausch treten – lebendig werden zu lassen. Für mich eröffnete sich hier ein neuer, vielversprechender Weg, um die Ursachen des menschlichen Verhaltens zu verstehen, und das fühlte sich ungeheuer befriedigend an. Ich wusste, dass ich mehr von diesem Gefühl wollte, aber das Examen stand bevor, und ich hatte noch keine Stelle in Aussicht.

Wie es mit einem Bachelor in Psychologie üblich ist, landete ich bei einer Firma für Finanzsoftware. (Ich wollte vor allem eine Tätigkeit, bei der ich »mit Computern arbeiten« konnte. Schließlich schrieb man das Jahr 1988.) Ich sagte mir, ich würde dort ein paar Jahre bleiben und in dieser Zeit meinen großen Lebensplan schmieden. Aber ich hatte viel zu lernen, und die Tätigkeit war angenehm. Aus zwei Jahren wurden zehn. Ich besuchte Kurse, die ich im College verpasst hatte, wie Molekularbiologie und Genetik. Dabei merkte ich, dass ich – im Gegensatz zu meinen Gefühlen in der Schulzeit – die Biologie liebte. Ich unternahm ausgedehnte Reisen in Länder wie Israel, Tansania, Costa Rica und China, und dabei erwachte meine Neugier auf die Ursachen für die Vielfalt der Kulturen und ökologischen Verhältnisse auf der Erde. Außerdem las ich populärwissenschaftliche Bücher wie *Das egoistische Gen* von Richard Dawkins. Dabei wurde mir klar, wie die Evolutionstheorie dazu beitragen konnte, meine Fragen nach dem Leben auf der Erde zu beantworten.

Solche Erfahrungen verstärkten meinen Wunsch, die tiefgreifendsten und überzeugendsten Erklärungen für das Verhalten der Menschen zu finden. Es lief auf eine einzige Frage hinaus: Wie hat die Evolution das Wesen der Menschen geprägt?

Dann las ich das Buch, das mir einen Weg aufzeigte, auf dem ich meine Interessen weiterverfolgen konnte: *Bruder Affe: Menschenaffen und die Ursprünge menschlicher Gewalt*[4]. Was mich fesselte, war nicht die Gewalt als solche, sondern der Ansatz, mit dem die beiden Autoren der großen Frage nachgingen: Wie sind wir zu dem geworden, was wir sind? Ich entschloss mich, das Gleiche zu tun wie der Autor: Ich wollte Schimpansen studieren, um mehr über uns selbst und unsere evolutionären Ursprünge zu erfahren. Also gab ich meinen Job auf und bewarb mich um eine Doktorandenstelle.

Ich kann niemandem empfehlen, in dieser Reihenfolge vorzugehen.

Der Autor des Buches war Richard Wrangham. Glücklicherweise unterrichtete er an der Harvard University in meiner Heimatstadt Cambridge in Massachusetts, und ich schickte ihm meine Bewerbung für das Doktorandenprogramm in seinem Institut, das zu jener Zeit biologische Anthropologie hieß. Das Ablehnungsschreiben war enttäuschend, aber im Rückblick hätte ich damit rechnen müssen. In ein solches Programm aufgenommen zu werden, ohne über Forschungserfahrung auf dem Fachgebiet zu verfügen, ist schwierig. In manchen Fällen kann Naivität aber auch ein Vorteil sein. Ich blieb hartnäckig, und irgendwann bot Richard – wir waren mittlerweile bei den Vornamen angelangt – mir die Gelegenheit, ein Jahr in Uganda am Kibale Chimpanzee Project mitzuarbeiten. Er hatte die Freilandstation 1987 eingerichtet, um Verhalten, Physiologie und Ökologie wilder Schimpansen zu studieren. Ich hatte die Aufgabe, die Station zu verwalten und gleichzeitig eigene Forschungen durchzuführen. Ich konnte es kaum glauben. Natürlich sagte ich zu.

SEX UND GEWALT BEI ZWEIERLEI PRIMATEN

So kam es, dass ich an jenem Tag im Januar 1999 im Wald stand, Schimpansenurin auffing und zusah, wie ein großes Männchen ein viel kleineres Weibchen verprügelte, während sie ihre Kinder zu schützen versuchte. Der Umgang der beiden miteinander war ein dramatisches Beispiel für die gegensätzlichen Verhaltensmuster von Schimpansen, die zuvor bereits mein Interesse geweckt hatten: Die Weibchen waren relativ friedlich und fürsorglich, die Männchen hingegen sex- und hierarchieversessen sowie aggressiv.

Ich konnte beobachten, wie männliche Schimpansen ihre Aggression in unterschiedlichen Situationen und zu unterschiedlichen Zwecken zum Ausdruck brachten, und nur in manchen Fällen gab es dafür eine eindeutige Erklärung. Sie wollten zeigen, wer das Sagen hat, und verlangten, als Respektsperson behandelt zu werden. Mangelnder Respekt bedeutete, dass der Rang eines dominierenden Männchens nicht ausreichend beachtet wurde, und dann versuchte dieses Männchen meistens mit Prügeln sicherzustellen, dass ihm in Zukunft angemessene Demut entgegengebracht wurde. Wenn zwei Männchen in der Hierarchie sehr dicht beieinander standen, fochten sie es vielleicht angesichts einer sexuellen Gelegenheit aus – sie kämpften, um sich die Paarung mit einem sexuell attraktiven Weibchen zu sichern (das heißt mit einem Weibchen, das sich in der fruchtbaren Phase befand und damit im Mittelpunkt großer männlicher Aufmerksamkeit stand), oder um andere Männchen von ihr fernzuhalten (was als »Bewachung der Partnerin« bezeichnet wird). Und wie steht es mit Imosos Angriff auf Outamba zu einer Zeit, als sie nicht fruchtbar war? Wie spätere Daten zeigten, macht eine solche Aggression das Weibchen häufig in Zukunft gefügiger.

Männchen zielen dabei meist auf Weibchen ab, die beste Voraussetzungen für die Fortpflanzung mitbringen. Umgekehrt paaren sich die Weibchen bevorzugt mit Männchen, die ihnen gegenüber besonders aggressiv waren, und bringen deren Nachkommen zur Welt[5]. An dieser Stelle sollte ich etwas Wichtiges betonen: Das bedeutet nicht, dass hinter der Aggression von Männern gegen Frauen eine ähnliche evolutionäre Ursache steht, und noch viel weniger will ich behaupten, dass solches Verhalten unvermeidlich oder entschuldbar wäre. Ohnehin können auch andere Tiere – darunter Primaten mit ganz unterschiedlichen Sozialsystemen – ebenfalls Anhaltspunkte für die evolutionären Ursprünge unserer eigenen Verhaltensweisen liefern.

Damit soll nicht gesagt werden, dass jedes Schimpansenmännchen ein Rabauke oder rund um die Uhr gewalttätig ist. Schimpansen haben unterschiedliche Charaktere – manche sind schüchtern, andere liebenswürdig, einige brutal. Auch große Männchen wie Imoso verhielten sich manchmal sanftmütig und geduldig. Sie spielten mit den Kleinen, kämpften und bissen nur leicht und ließen zu, dass sie als Klettergerüst verwendet wurden, während sie sich bemühten, ein Nickerchen zu machen. Sie verbrachten viel Zeit in ihrer sozialen Gruppe mit Weibchen, Jungen und anderen Männchen, sie wanderten, ruhten sich aus, fraßen und kraulten sich, wobei wenig oder keine Brutalität im Spiel war. Bei den Weibchen sah ich nur wenig aggressives Verhalten, aber es kommt vor – und das mitunter heftig.

Das Gleiche gilt natürlich auch für die ausgewachsenen männlichen Angehörigen der Menschengemeinschaft: Sie sind zu äußerst heldenhaften, zärtlichen und großzügigen Handlungen in der Lage, aber auch zu Gewalt und Grausamkeit. Ich habe jeden Tag viele Stunden als einzige Frau in einer

Gruppe einheimischer Männer zugebracht und ihnen mein Leben anvertraut. Aber in der gleichen Zeit verübten andere Männer aus derselben Region Afrikas brutale Taten gegen Zivilisten.

Jede Nacht leistete mir der BBC World Service Gesellschaft, und in den Top-Meldungen kam häufig das damalige Alphamännchen unserer Erde vor: US-Präsident Bill Clinton. Berichtet wurde auch über seine Affäre mit Monica Lewinsky, einer Praktikantin aus dem Weißen Haus. Wie viele Männer vor ihm und auch viele danach riskierte Clinton alles für ein paar flüchtige sexuelle Begegnungen. Es war zwar eine Ablenkung und ein Nervenkitzel, aber genauer hörte ich hin, wenn die Rebellen im Kongo erwähnt wurden; dann versuchte ich so viele Informationen wie möglich darüber zu gewinnen, ob sie in Richtung meiner Freilandstation unterwegs waren[6].

Nebenan im Kongo tobte ein Bürgerkrieg, und die Region war ein Nährboden für politische Gewalt. Ich erfuhr von grausamen Angriffen, bei denen Männer mit Macheten auf Dorfbewohner einschließlich der Kinder losgingen, Hände, Gliedmaßen oder Köpfe abschnitten und die Frauen vergewaltigten. Menschen aus dem Westen wurden regelmäßig bedroht, insbesondere wurde ihnen gedroht, sie zu köpfen. Ich fühlte mich wie eine lahme Ente – allein lag ich nachts in meinem kleinen Bungalow, und die Machete, die unter meinem Kopfkissen lag, war nur ein schwacher Trost.

Im März 1999 wurde ein besonders grausamer Angriff, der in der Öffentlichkeit große Aufmerksamkeit fand, zum Auslöser für die Evakuierung der meisten Bürger westlicher Staaten (einschließlich des Friedenskorps) aus der Region. Rund 400 Kilometer südlich von uns waren Rebellen aus Ruanda in einen ugandischen Nationalpark eingedrungen und hatten auch die Grenze zur Demokratischen Republik Kongo überschritten. Die Aufständischen töteten vier Parkmitarbeiter und entführten 15 Touristen ins Gebirge. Acht von ihnen, Bürger Großbritanniens, Neuseelands und der Vereinigten Staaten, wurden mit Macheten und Knüppeln getötet. Mindestens bei einer Frau konnte schwerer sexueller Missbrauch nachgewiesen werden.[7]

Ich blieb noch einige Monate in der Freilandstation, aber wegen der zunehmenden Drohungen gegen Bürger westlicher Staaten und da Rebellen in unserer Gegend aktiv waren, brachte die US-Botschaft mich schließlich außer Landes.

Von meinen Erlebnissen in Uganda blieb der Ehrgeiz, mehr über die gemeinsamen biologischen Eigenschaften von Menschen und anderen Tieren zu erfahren und damit zu erklären, warum Männer und Frauen oftmals so unterschiedlich sind. Eigentlich ging es mir darum, die Männer zu verstehen. Und Testosteron versprach ein wichtiger Teil dieser Erklärung zu werden. Meine zweite Bewerbung an der Harvard University hatte Erfolg, und ich begann mit der Arbeit an einer Dissertation in biologischer Anthropologie und brachte über meine Frage, wie wir mithilfe des Testosterons die Geschlechterunterschiede in Denk- und Lernweise, Wahrnehmung und Problemlösung erklären können, so viel wie möglich in Erfahrung.

GESTATTEN: T

Testosteron ist in winzigen Mengen in unserem Blut enthalten. Beide Geschlechter produzieren es, aber Männer besitzen zehn- bis zwanzigmal mehr davon als Frauen. Trotz seiner unbedeutenden physischen Gegenwart hat dieses Hormon es geschafft, einen besonderen Ruf zu erlangen, der den aller anderen Körpersubstanzen in den Schatten stellt. Schließlich ist Testosteron ein »Androgen« – vom griechischen »andros« – *Mann* und »gen« – *erzeugen*. Wenn das Y-Chromosom der Inbegriff des Mannseins ist, dann ist Testosteron zumindest in der allgemeinen Wahrnehmung der Inbegriff der Männlichkeit. Bill Clinton hatte angeblich viel davon, zuverlässige Zahlen kennen wir aber von Donald Trump.

Kurz vor der US-Präsidentenwahl 2016 trat Trump in der landesweit ausgestrahlten Fernsehsendung von Dr. Oz auf und machte die Ergebnisse seiner neuesten ärztlichen Untersuchung publik. Oz las die Zahlen vor – Körpergewicht, Cholesterin, Blutdruck, Blutzucker. Der Arzt war wegen der »guten Werte«, wie er sie nannte, positiv gestimmt[8]; das Publikum interessierte sich aber anscheinend nur für einen davon: 441 (Nanogramm je Deziliter). Vermutlich, so schien der begeisterte Applaus der Zuhörer zu sagen, betrachtete man Trumps Testosteronspiegel als wissenschaftlichen Beweis, dass er nicht nur die Mentalität, sondern auch die physiologischen Voraussetzungen für einen starken, männlichen Führer mitbrachte. Der genaue Aufbau des Moleküls ist für die meisten Menschen sicher nicht besonders spannend (die chemische Formel lautet $C_{19}H_{28}O_2$), über seine angebliche Männlichkeitskraft kann das allerdings nicht behauptet werden – sie ist manchmal Nervenkitzel, manchmal aber auch Gift.

Der Schriftsteller Andrew Sullivan teilte den Leserinnen und Lesern des *New York Magazine* mit, er habe wegen seiner zweiwöchentlichen Testosteroninjektionen »ein echtes Gespür dafür, was es bedeutet, ein Mann zu sein [...] Mit dem Energieschub, der Kraft, dem klaren Denken, dem Ehrgeiz, dem Antrieb, der Ungeduld und vor allem der Geilheit«[9]. Ein Artikel in *Psychology Today* erklärte: »Frauen werden von toxischen, maskulinen, männlichen Phänotypen angezogen, die im Zusammenhang mit Testosteron stehen [...] und die mit ihren Verhaltensmustern in der gesellschaftlichen Hierarchie aufsteigen und ihre Position gegenüber Nebenbuhlern verteidigen können.«[10] Nach Ansicht der linksgerichteten *Huffington Post* war Trumps Präsidentschaft »von Testosteron befeuert«, und das mache sie »zu etwas äußerst Gefährlichem«, das zum Krieg führen könne.[11] Der rechtslastige *American Spectator* meinte, das Problem liege weniger in zu viel, sondern in zu wenig Testosteron bei einigen prominenten Konservativen: »Es gibt auch eine von niedrigem Testosteron geprägte, dilettantische Spielart des Konservativismus, die sich in den ›Mainstream‹-Medien übermäßig entwickelt hat [...] und so sterile Hybride wie Michael Gerson, George Will und David Brooks hervorbringt«; diese Politiker hätten während Trumps erstem Präsidentschaftswahlkampf »am Tee genippt«, während Trumps Basis »einen Krieg führte«.[12] In einem anderen Artikel in *Psychology Today* spricht der Autor vom »Fluch des Testosterons«, weil ein hoher T-Spiegel »einen biologischen Drang auslöst, der früher oder später seinen Ausdruck finden will«. Nach Ansicht des Autors können wir die sexuellen Übergriffe eines Harvey Weinstein, Bill Cosby und anderer prominenter Männer zwar nicht entschuldigen, wir sollten aber verstehen, dass »Männer einfach nur Tiere sind, die unter dem Einfluss von T große Schwierigkeiten haben, Frauen anders als nur eindimensional, als Objekte für sinnliche Befriedigung, wahrzunehmen«.[13]

Demnach leiden mächtige Männer nicht nur an dem Fluch der übermäßigen Männlichkeit, der sie zu Krieg und Vergewaltigung treibt, sondern das Hormon ist schuld, und wir Frauen können nicht anders, als es zu mögen! Zu viel Testosteron ist offensichtlich Gift, zu wenig verdirbt die Männlichkeit, und genau die richtige Menge führt zu Lebenskraft und Erfolg.

Trifft irgendetwas davon auch nur entfernt zu? Oder haben wir es wieder einmal mit einem populären Mythos zu tun – vielleicht mit einem, der eine sexistische Vergangenheit hat? Angemessene Antworten auf solche Fragen erfordern ein ganzes Buch, und das haben Sie hier vor sich.

Testosteron ist zweifellos verantwortlich für die anatomischen und physiologischen Grundlagen der Fortpflanzungsfähigkeit eines Mannes. Wie wir in Kürze noch genauer erfahren werden, ist es aber auch die Ursache für viel mehr als nur die Themen, über die so hitzig diskutiert wird. Nach einstimmiger Ansicht der Fachleute hat Testosteron vor allem die Aufgabe, die Anatomie, Physiologie und Verhaltenseigenschaften zu unterstützen, die die männliche Fortpflanzungsleistung steigern – zumindest gilt das bei Tieren. Männer sind da keine Ausnahme: Testosteron hilft ihnen, sich fortzupflanzen, und lenkt die Energie so, dass sie in der Lage sind, mit anderen Männern um Partnerinnen zu konkurrieren. Wie funktioniert das? Darum geht es in diesem Buch.

GESCHLECHTERUNTERSCHIEDE UND GESCHLECHTSHORMONE

Männer und Frauen sind biologisch verschieden – ob bei Menschen, Schimpansen oder anderen Arten. Wird ein Unterschied festgestellt, ist noch nichts über seine Ursache bekannt. Manche Unterschiede sind klein oder haben zumindest im Zusammenhang dieses Buches keine Folgen: So können Frauen beispielsweise etwas besser als Männer mathematische Berechnungen wie das Addieren der Zahlen in einer

Spalte ausführen. Andere Unterschiede hingegen sind groß und bedeutsam. Männer fühlen sich häufiger als Frauen sexuell zu Frauen hingezogen, und sie sind in allen Winkeln der Erde, aber auch in jedem Alter viel häufiger körperlich aggressiv. Männer sind beispielsweise in den Vereinigten Staaten für rund 70 Prozent aller tödlichen Verkehrsunfälle und 98 Prozent der Amokläufe mit Schusswaffen verantwortlich, begehen weltweit mehr als 95 Prozent der Morde und die überwältigende Mehrzahl gewalttätiger Handlungen aller Arten einschließlich sexueller Übergriffe.[14] Solche Beispiele verdeutlichen im Zusammenhang mit Geschlechterunterschieden eine wichtige Aussage: Fast alle Merkmale, in denen sich die Geschlechter unterscheiden, sind nicht auf Männer oder Frauen beschränkt. Auch Frauen morden und werden sexuell übergriffig, sie haben Spaß an Sex mit anderen Frauen, und einige von ihnen sind weniger genau als viele Männer, wenn es darum geht, mit dem Haushaltsgeld auszukommen.

Sehen wir uns einmal einen offenkundigen, unumstrittenen Unterschied zwischen den Geschlechtern etwas genauer an: die Körpergröße. In den Vereinigten Staaten ist die Durchschnittsgröße von Frauen um rund 14 Zentimeter geringer als die Durchschnittsgröße von Männern. Wie bei vielen Geschlechterunterschieden bestehen allerdings auch hier beträchtliche Überschneidungen: Es gibt Frauen, die größer sind als die meisten Männer, und Männer, die kleiner sind als die meisten Frauen. Werden einige Hundert Männer und Frauen zufällig ausgewählt und ihre Größe wird gemessen, sieht die Größenverteilung ungefähr so aus, wie die Abbildung auf Seite 26 veranschaulicht:

Die senkrechte Achse, auch »y-Achse« genannt, stellt die Zahl der Menschen aus der Stichprobe dar, die in die jeweiligen

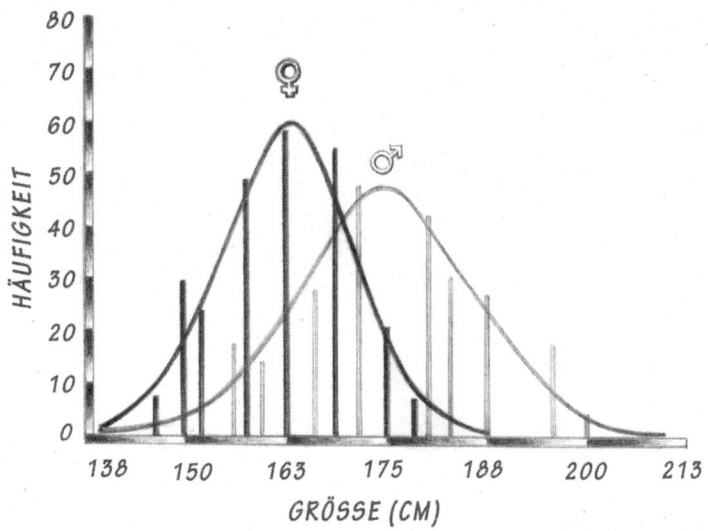

Geschlechterunterschiede bei der Körpergröße: unterschiedliche Durchschnittswerte, unterschiedliche Variationsbreite.

Größenkategorien eingeteilt werden; diese sind entlang der waagerechten »x-Achse« aufgetragen. Die Kurven über den jeweiligen Balken bilden klar die zwangsläufig chaotischen Daten ab. (Gezeigt ist nur ein Teil der Balken.) Dunkle Balken stellen Frauen dar, helle Balken Männer. Betrachten wir den längsten dunklen Balken, so stellen wir fest, dass wir etwas weniger als 60 Frauen mit einer Größe von 163 Zentimetern gefunden haben. Ebenso haben wir mehr als 20 Frauen mit 175 Zentimetern gefunden und so weiter. Die Durchschnittsgröße der Frauen (die Spitze der dunklen Kurve bei ungefähr 163 Zentimetern) liegt eindeutig niedriger als die Durchschnittsgröße der Männer (die Spitze der hellen Kurve bei ungefähr 175 Zentimetern), aber es gibt bei der Größenverteilung unter den Geschlechtern eine große Überschneidung.

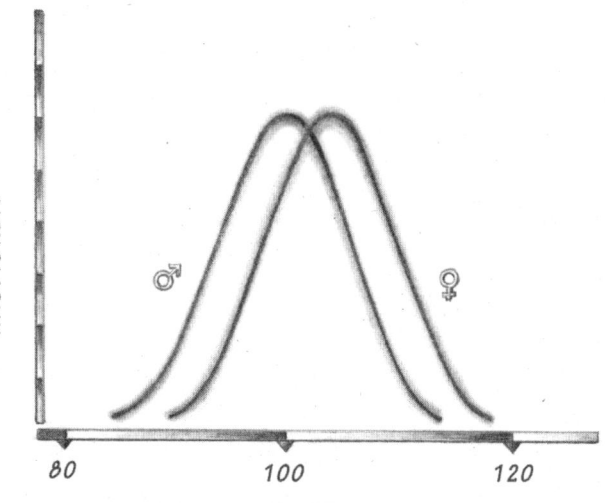

LESEFÄHIGKEIT

*Gruppenunterschiede: unterschiedliche Durchschnittswerte,
gleiche Variationsbreite*

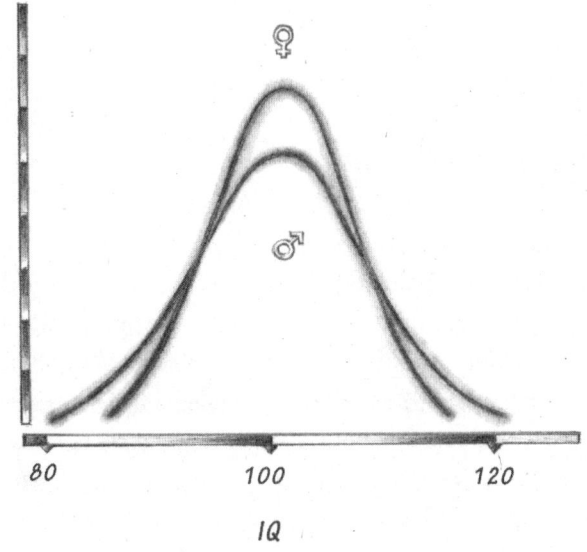

IQ

*Gruppenunterschiede: gleicher Durchschnittswert,
unterschiedliche Variationsbreite*

Die Größenverteilung unter den Männern ist auch breiter als unter den Frauen. Mit anderen Worten: Die Frauen gruppieren sich dichter um den Durchschnittswert als die Männer, das heißt, in der Körpergröße der Männer gibt es eine größere Variationsbreite. Mehr Männer sind extrem groß oder extrem klein, solche Frauen gibt es in geringerer Zahl. Die Frauen stehen dichter am Durchschnittswert ihres Geschlechts als die Männer an dem ihren.

Ein Geschlechterunterschied kann sich nur auf den Durchschnittswert beziehen (das sehen wir in manchen Tests zur Lesefähigkeit, in denen Frauen besser abschneiden), oder aber nur auf die Variationsbreite (wie beim IQ, wo es in der Verteilung unter Männern eine größere Breite gibt), oder auch auf beides wie bei der Körpergröße.[15] Die ersten beiden Fälle zeigen die Diagramme auf Seite 27.

Geschlechterunterschiede gibt es überall. Manche sind groß, andere klein, manche uninteressant, einige auffällig und erklärungsbedürftig. Ein sehr großer Unterschied zwischen den Geschlechtern ist der Testosteronspiegel im Laufe des Lebens. Spielt dieser Unterschied eine Rolle für alle anderen Unterschiede? Und wenn ja, welche? Unbestritten ist, dass Testosteron die Körpergröße der Männer im Vergleich zu Frauen steigert. (Wie wir allerdings im nächsten Kapitel noch genauer erfahren werden, wird ein Junge größer, wenn ihm vor der Pubertät die Hoden entfernt werden.) Umstrittener ist die Bedeutung des Testosterons für den Geschlechterunterschied bei komplexen Verhaltensweisen wie körperlicher Gewalt. In ihrem 2019 erstmals erschienenen Buch *Testosteron: Warum ein Hormon nicht als Ausrede taugt* äußern sich Rebecca Jordan-Young, Professorin für Frauen-, Gender- und Sexualitätsstudien, und die Kulturanthropologin Katrina Karkazis skeptisch

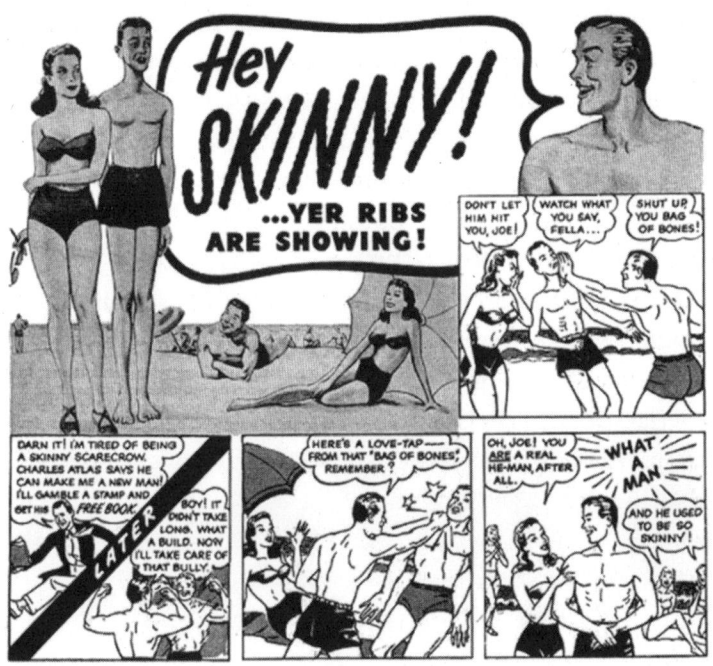

Patriarchalische Codes[16]

über die Annahme, Testosteron habe für Geschlechterunterschiede beim Verhalten überhaupt eine große Bedeutung. Nach ihrer Ansicht ist die Vorstellung, dass es »die Aggression der Menschen antreibt« eine »Zombietatsache«, eine Hypothese, die oft widerlegt wurde und dennoch nicht tot zu kriegen ist. An anderer Stelle schreibt Jordan-Young, die Entlarvung dieses Mythos sei entscheidend dafür, »Gewalt auszugrenzen und den Weg zu den Heilmitteln zu eröffnen, den wir weiterverfolgen oder uns auch nur ausmalen können«.[17]

Wenn T nicht schuld ist, lautet die naheliegende Alternativhypothese, dass Männer aggressiver sind, dann liegt der

Grund vor allem in ihrer Sozialisierung. Die American Psychological Association formuliert es so: »Die anfängliche Sozialisation der Geschlechterrollen zielt darauf ab, patriarchalische Codes beizubehalten, indem sie von Männern fordert, sie sollten sich dominante, aggressive Verhaltensweisen zulegen.«[18] Weniger wissenschaftlich wird die Aussage durch das Comic auf Seite 29 verdeutlicht, das Werbung für das Trainingssystem des Bodybuilders Charles Atlas machen soll. Die Anzeige stammt zwar aus den 1940er-Jahren, ihre Themen sind aber auch heute noch von Bedeutung, und sie ist ein frappierendes Beispiel für einen Mechanismus, durch den Männer so sozialisiert werden können, dass sie aggressiv sind.

BLEIB RUHIG UND SIEH DIR DIE BEFUNDE AN

In meinem ersten Jahr als Doktorandin kam mir auch der erste Stolperstein auf dem Weg zum Doktortitel in die Quere. Es geschah in dem Doktorandenseminar zum Thema »Die Evolution des Sexualverhaltens«. Eines unserer wöchentlichen Seminare drehte sich um das Thema der »erzwungenen Kopulation« bei Tieren. Unter den Lektüreempfehlungen war ein Forschungsartikel des Biologen Randy Thornhill, in dem er eine Theorie über die Evolution der Vergewaltigung formulierte. Als Beispiel nannte er dabei das Männchen der Schnabelfliege, das die Flügel des Weibchens mit einer »Bauchklammer« festhält und ihr dann seinen Samen »aufzwingt«. Der Überschrift des Artikels zufolge handelte es sich dabei um eine »Vergewaltigung«, denn diese lautete: »Vergewaltigung bei Schnabelfliegen der Gattung *Panorpa* und eine allgemeine Vergewaltigungshypothese«. Aufgrund solcher Verhaltensweisen der Schnabelfliegen und anderer Tiere spekulierte Thornhill über die Entstehung der Vergewaltigung bei Menschen:

»Bei Arten, bei denen die Männchen wichtige Ressourcen zur Fortpflanzung der Weibchen beitragen, sollten die Männchen stark zugunsten der Vergewaltigung selektioniert werden [...] Vergewaltigung ist für ein Männchen ohne Ressourcen die einzige Möglichkeit zur Fortpflanzung, denn es kann das Weibchen über seine Qualität als Partner nicht täuschen [...] Meiner Hypothese zufolge [...] wurden größere Männer in der Evolution des Menschen begünstigt, weil sie mit größerer Wahrscheinlichkeit erfolgreich vergewaltigen konnten, wenn es ihnen nicht gelang, erfolgreich um Ressourcen als Eltern zu konkurrieren.«[19]

Das ist, vorsichtig ausgedrückt, ein starkes Stück. Damit behauptet er, Männer seien in der Evolution größer geworden als Frauen, damit sie diese wie eine Schnabelfliege flachlegen und vergewaltigen können, wenn es ihnen nicht gelingt, die Damen mit ihren Fähigkeiten als gute Ernährer zu beeindrucken.

Der Artikel verursachte mir Magenschmerzen. Als ich in dem Seminar an der Reihe war, etwas zur Diskussion beizutragen, gab ich mir alle Mühe, meine Gedanken zu sammeln. Mit feuchten, glänzenden Augen fasste ich meine Meinung gegenüber der übrigen Gruppe so zusammen: »Dieser Autor ist ein Arschloch!« Ich kann mich noch lebhaft erinnern, wie klein, machtlos und wütend ich mich fühlte. Mir war, als würden mich alle anstarren und auf eine Erklärung warten. Eine andere Studentin saß neben mir am Tisch, und ich sah sie, nach Bestätigung heischend, an – die Männer würden es natürlich nicht kapieren. Niemand tröstete mich. Stattdessen redete mir der Professor in aller Ruhe zu und sagte, ich solle auf die wissenschaftlichen Fakten und die Argumente eingehen. Ich dachte: Was ist denn hier los? Ist außer mir niemand empört? Aber er lenkte meine Aufmerksamkeit hartnäckig auf die Belege und Gedankengänge in dem Artikel. Schließlich gelang es mir, meine Abscheu zu überwinden, und ich bemühte mich, die Argumentation zu beurteilen, ohne dass mir meine Emotionen in die Quere kamen.

Einfach war das nicht. Meine Gefühle lösten sich nicht in Luft auf. Und noch heute bin ich nicht begeistert darüber, dass jemand so unsensibel über ein sensibles Thema schreibt. Aber ich lernte, dass ich die Belege für eine empörende Hypothese aufgrund ihrer Stichhaltigkeit beurteilen kann; schon das gab mir mehr Selbstvertrauen. (Nebenbei bemerkt: Während meiner Doktorandenzeit lernte ich Thornhill einmal kurz kennen, und dabei schien er mir ein ungeheuer netter Typ zu sein.)

Heute sind meine Studierenden häufig in der gleichen Lage wie ich damals in jenem Seminar: Sie stoßen auf belastende Ideen und Forschungsergebnisse. Manche von ihnen reagieren emotional und lehnen die Positionen kurzerhand ab. Eine solche Reaktion ist verständlich – Gefühle, ob positiv oder negativ, wirken sich darauf aus, wie Tiere einschließlich des Menschen alles, was ihnen begegnet, beurteilen.[20] Wenn ich in meiner Badewanne eine große behaarte Spinne sehe, bin ich unter Umständen erregt, und das nicht auf positive Weise – selbst dann, wenn ich genau weiß, dass gerade diese Spinnenart vollkommen ungefährlich ist. Der »Spinnenreiz« hat in meinem Körper unangenehme Empfindungen geweckt, und ich halte die Spinne deshalb für etwas Schlechtes. Wenn wir auf einen emotionalen oder körperlichen Reiz – einen

Gliederfüßer, eine Person, einen unbelebten Gegenstand oder eine wissenschaftliche Hypothese – stark ansprechen, projizieren wir häufig unsere Reaktion irrational auf den Reiz selbst. Das kann dazu führen, dass wir schlechte Entscheidungen treffen, weil wir uns auf unser Bauchgefühl verlassen, statt vernünftig zu sein und eine angemessene Bewertung der Befunde vorzunehmen. Wir können uns dazu getrieben fühlen, unverdaulichen Schlussfolgerungen aus dem Weg zu gehen.

Je länger ich mich mit dem Testosteron von Menschen und anderen Tieren beschäftigte, desto stärker wuchs meine Überzeugung, dass die Sozialisierung nur ein Teil der Geschichte ist. Heute lautet meine Einschätzung: Testosteron spielt für die Geschlechterunterschiede zwischen den Menschen eine zentrale Rolle, und das nicht nur im Hinblick auf die körperlichen Merkmale. Aber einer solchen Ansicht Ausdruck zu verleihen, birgt seine eigenen Gefahren. Das merkte ich schon bald.

SUMMERS UND DAMORE

Wir schrieben den Januar 2005. Ich hatte gerade meinen Doktor in biologischer Anthropologie gemacht und war von der Harvard-Doktorandin zur Harvard-Dozentin geworden. Damit hatte ich zahlreiche Lehrverpflichtungen, aber stets als »Teaching Fellow« – so heißt in der Harvard-Sprache die Assistentin, die sich jede Woche mit kleinen Gruppen von Studierenden trifft und den Stoff erörtert, den der Professor oder die Professorin in den Vorlesungen behandelt hat. Ich war begeistert über die Gelegenheit, einen eigenen Kurs zu konzipieren und zu unterrichten, und bereitete mich hoch motiviert auf die erste Stunde vor. Der Stoff des Seminars stützte sich zum größten Teil auf meine Doktorarbeit, die sich am Ende nicht um Schimpansen gedreht hatte, sondern um die Frage, wie wir mithilfe des Testosterons die Geschlechterunterschiede in Denk- und Lernweise, Wahrnehmung und Problemlösung erklären können. An dem Seminar mit dem Titel »Die Evolution der Geschlechterunterschiede bei Menschen« sollten zwölf Studierende teilnehmen.

Manch einer hat vielleicht schon von Lawrence Summers gehört, dem damaligen Präsidenten der Harvard University. Vielleicht ist der Name auch bekannt, weil er Finanzminister unter Präsident Clinton war oder weil er als Chefvolkswirt bei der Weltbank gearbeitet hat. Wahrscheinlich ist aber vor allem in Erinnerung geblieben, dass er empörende Dinge darüber gesagt haben soll, warum Frauen sich aus biologischen Gründen nicht für Mathematik und Naturwissenschaft eignen.

Ganz so war es nicht. Ein paar Wochen bevor mein Seminar beginnen sollte, hielt Summers auf einer kleinen Tagung einen Vortrag. Es ging um die Frage, wie mehr Frauen in die Fachgebiete von Mathematik, Informatik, Naturwissenschaft und Technik gelockt werden konnten. Dazu äußerte er mehrere Hypothesen, mit denen sich erklären ließ, warum Frauen auf diesen Gebieten unterrepräsentiert sind. Eine davon stützte sich auf »unterschiedliche Sozialisations- und Diskriminierungsmuster« und führte, wenn überhaupt, nur zu wenig Stirnrunzeln. Eine andere dagegen besagte, die Eignung der Männer sei vielfältiger (genau wie die Körpergröße variabler ist), und das führe dazu, dass mehr Männer und Frauen ganz oben (und ganz unten) stünden:

> »Um Sie zu provozieren, hier meine plausibelste Vermutung zu der Frage, was hinter allem steht: Das mit Abstand größte Phänomen ist der allgemeine Konflikt

zwischen den legitimen Familienwünschen der Menschen und dem derzeitigen Wunsch der Arbeitgeber nach Leistung und Arbeitseinsatz, und im Sonderfall von Wissenschaft und Ingenieurwesen stellen sich Fragen nach der von vornherein vorhandenen Eignung und insbesondere der Variabilität dieser Eignung. Bestärkt werden solche Überlegungen durch eigentlich untergeordnete Faktoren, die mit Sozialisation und fortgesetzter Diskriminierung zu tun haben. Mir wäre nichts lieber, als dass ich hier widerlegt würde, denn ich würde es begrüßen, wenn man solche Probleme einfach dadurch angehen könnte, dass alle verstehen, worum es geht, und sich Mühe geben, damit fertig zu werden.«[21]

Mit seinen Äußerungen wollte Summers eine Diskussion in Gang bringen. Zumindest gelang es ihm, den Mageninhalt einer bekannten Biologin vom Massachusetts Institute of Technology, die im Publikum saß, in Wallung zu bringen. Sie stand auf, verließ den Saal und sagte später einem Journalisten, wenn sie geblieben wäre, »wäre ich entweder ohnmächtig geworden oder ich hätte mich übergeben«. Wenig später wurde in der Presse der Vorwurf des Sexismus erhoben. Spender spendeten nicht mehr. Überall auf dem Campus gab es hitzige Diskussionen. Nach einem Misstrauensvotum des Lehrkörpers, der in Summers' Äußerungen den letzten Tropfen im Fass einer umstrittenen Präsidentschaft sah, gab er dem Druck nach und trat zurück.[22]

So war es auch kein Zufall, dass zu meinem auf zwölf Personen beschränkten Seminar mehr als hundert Studierende kamen. Die Kontroverse ist seitdem nicht mehr im Sande verlaufen.

Während des sogenannten Summers-Skandals wurde mir klar, dass ich auf der falschen Seite der Trennlinie stand. Ich beschäftigte mich mit Evolution, Testosteron und Geschlechterunterschieden, und das machte mich moralisch verdächtig. Ich hatte es für selbstverständlich gehalten, dass wir jedes Problem (die Tatsache, dass Frauen in den Naturwissenschaften und im technischen Bereich unterrepräsentiert sind, sexuelle Übergriffe und unzählige Diskriminierungen) nur dann lösen können, wenn wir seine Wurzeln erkennen, und das kann nur in einer Atmosphäre der freien, ungehinderten Untersuchungen stattfinden. Mit anderen Worten: Wir müssen in der Lage sein, alle vernünftigen, durchdachten Hypothesen zu durchleuchten und zu diskutieren, ohne uns zu schämen oder etwas zu zensieren. Das, so hatte ich mittlerweile begriffen, war das Wesen von Wissenschaft und Forschung. Und genau diese Einstellung brachte ich auch gegenüber einem Reporter der Studierendenzeitschrift *Harvard Crimson* zum Ausdruck, als er mich nach den Ansichten von Präsident Summers befragte. Ich muss zugeben, dass ich naiv war. Ich hatte nicht zur Kenntnis genommen, dass einige meiner Kollegen nicht nur hinsichtlich der biologischen Grundlagen von Geschlechterunterschieden anderer Meinung waren als ich, sondern auch was die Frage anging, welche Themen sich für Diskussionen und Untersuchungen eignen. Ein Physikprofessor der Harvard University sagte der *New York Times*, es sei verrückt von mir »zu glauben, dass es ein angeborener Unterschied ist – der Unterschied in der Standardabweichung. Es ist Sozialisierung. Wir haben junge Frauen dazu ausgebildet, durchschnittlich zu sein. Junge Männer haben wir dazu ausgebildet, abenteuerlustig zu sein«.[23] Er war nicht der Einzige, der solche Ansichten äußerte. Offensichtlich sollte man Hypothesen wie denen von Summers keine Aufmerksamkeit schenken, weil solche »gefährlichen Ideen« Frauen möglicherweise entmutigten und die Gleichberechtigung der Geschlechter störten.

Die Ablehnung, die ich zu jener Zeit spürte, kam zum größten Teil von männlichen Professoren: Sie erklärten mir, wie die Dinge funktionieren – dass Frauen in Naturwissenschaften und Technik unterrepräsentiert seien, liege ausschließlich an Diskriminierung und sexistischer Sozialisation. Meine Forschungsarbeiten legten aber eine andere Vermutung nahe. Ich war eine junge Dozentin ohne Dauerstelle, und schon bald wuchs in mir ein Gefühl der Nervosität: Wie würden meine Meinungen und Fähigkeiten bei denen, die am oberen Ende der Universitätshierarchie standen, ankommen? Schließlich gab ich die Forschung auf und widmete mich der Lehre, die mir große Freude macht. Rückblickend frage ich mich aber, ob das Umfeld jener Zeit Einfluss auf meine Entscheidung hatte.

Machen wir nun einen Sprung ins Jahr 2017 und zu dem alljährlichen Ritual, den Lehrplan für meine Vorlesungsreihe über Hormone und Verhalten zu aktualisieren. Ich beginne immer mit der Einheit »Sex, Geschlecht und ihre Unterschiede«. Im Mittelpunkt steht dabei die Frage, wie sich die Funktion von Testosteron in der Embryonalentwicklung unterscheidet, je nachdem, ob sie zu einem Jungen oder zu einem Mädchen führt. Wenn die Studierenden die Grundlagen verinnerlicht haben, nutze ich den Summers-Skandal, um geschlechtsabhängige Verhaltensunterschiede vorzustellen. Was hatte er gesagt? Wie hatte die Presse darüber berichtet? Wurden seine Behauptungen durch wissenschaftliche Belege gestützt? Und hatte er vielleicht sogar die Vermutung geäußert, biologische Unterschiede könnten eine Erklärung für eine ungerechte Situation von Frauen sein? Mittlerweile dachte ich darüber nach, meinen Summers-Exkurs aufzugeben: Die meisten jetzigen Studierenden hatten nie davon gehört, und 2005 waren sie vielleicht gerade eben in die Pubertät gekommen. Da kam mir glücklicherweise James Damore zu Hilfe.

Damore entsprach vermutlich dem Bild eines typischen Softwareingenieurs: männlich und ein wenig verschroben. Mitte 2016, als er seine berüchtigte interne Notiz mit der Überschrift »Googles ideologische Echokammer« schrieb, waren etwa 80 Prozent der Softwareingenieure bei Google Männer. Nach seiner Ansicht waren die Bestrebungen des Konzerns, Geschlechterparität herzustellen, irregeleitet, und das, so Damore, führe zu einer Art umgekehrter Diskriminierung zu Ungunsten der Männer. In seinem 3000 Wörter langen Memo schrieb er: »Ich behaupte nur, dass Vorlieben und Fähigkeiten bei Männern und Frauen zum Teil aus biologischen Gründen unterschiedlich verteilt sind und dass diese Unterschiede vielleicht eine Erklärung dafür bieten, dass wir keine gleichberechtigte Repräsentation von Frauen in technischen Berufen und Führungspositionen sehen.«[24] Außerdem deutete er an, welche biologische Tatsache für solche Unterschiede sorgen könne: das Testosteron.

Das Memo verbreitete sich rasend schnell, und wenig später war Damore der neue Summers. Eine Google-Mitarbeiterin wurde mit der Aussage zitiert, Damores Ansichten seien »brutal beleidigend«, und sie werde nie wieder mit ihm zusammenarbeiten. Nach Ansicht mancher Kognitionsforscher, die seine Behauptungen unter die Lupe nahmen, wurden sie durch Belege gestützt,[25] andere blieben kritisch.[26] Aber die einschlägigen Erkenntnisse über Geschlechterunterschiede waren nahezu bedeutungslos für die emotional aufgeladenen Reaktionen, und sie hinderten Google auch nicht daran, Damore einige Monate später zu entlassen, weil er »gefährliche Geschlechterklischees vertreten« habe.[27]

Damit hatte Damore zweifellos Pech. Er verklagte Google unter dem Vorwurf »offener Feindseligkeit wegen konservativer Gedanken [...] in Verbindung mit heimtückischer Diskriminierung wegen Rasse und Geschlecht«.[28] Immerhin hatte ich aber für meinen Lehrplan eine aktuellere Debatte um Geschlechterunterschiede. Er umfasste auch neue Fachartikel zu dem Thema, in denen sich der wissenschaftliche Fortschritt seit der Summers-Kontroverse widerspiegelte. Aber während die Wissenschaft weiter vorangeschritten ist, hat sich an unserer Fähigkeit, uns mit unangenehmen, von der Wissenschaft nahegelegten Gedanken auseinanderzusetzen, nichts verändert.

DIE FEMINISTINNEN SCHLAGEN ZURÜCK

Alles schön und gut: Ich vertrete vielleicht unrealistische Ansichten darüber, wie man seine Gefühle im Zaum halten und wissenschaftliche Hypothesen leidenschaftslos beurteilen sollte, in Wirklichkeit haben Frauen aber allen Grund, »biologischen« Erklärungen für Geschlechterunterschiede zu misstrauen. Wissenschaftler und Philosophen – die meisten von ihnen Männer – haben sich schon immer selbstbewusst über die angebliche Minderwertigkeit der Frauen und ihre biologischen Ursachen verbreitet.[29] Ein Haupttäter, das muss ich leider sagen, war der größte Biologe aller Zeiten: Charles Darwin. In seinem zweiten, 1871 erschienenen Buch *Die Abstammung des Menschen* nennt er Belege für die größere »geistige Kraft« der Männer:

»Der hauptsächlichste Unterschied in den intellektuellen Kräften der beiden Geschlechter zeigt sich darin, dass der Mann zu einer größeren Höhe in allem, was er nur immer anfängt, gelangt, als zu welcher sich die Frau erheben kann, mag es nun tiefes Nachdenken, Vernunft oder Einbildungskraft, oder bloß den Gebrauch der Sinne und der Hände erfordern. Wenn eine Liste mit den ausgezeichnetsten Männern und eine zweite mit den ausgezeichnetsten Frauen in Poesie, Malerei, Skulptur, Musik (mit Einschluss sowohl der Komposition als auch der Ausübung), der Geschichte, Wissenschaft und Philosophie mit einem halben Dutzend Namen unter jedem Gegenstande angefertigt würde, so würden die beiden Listen keinen Vergleich miteinander aushalten [...] wenn die Männer einer entschiedenen Überlegenheit über die Frauen in vielen Gegenständen fähig sind, muss der mittlere Maßstab der geistigen Kraft beim Manne über dem der Frau stehen.«[30]

Männer, das stellt er zu Recht fest, sind in der Geschichte herausragender Denker und Künstler überrepräsentiert. Aber anscheinend konnte Darwin die kulturellen Normen der viktorianischen Zeit nicht ablegen. Aus unserer aufgeklärteren Sicht können wir eine naheliegende andere Hypothese formulieren: Frauen werden schlicht durch Einschränkungen gehindert. Nicht, weil sie von Natur aus über geringere geistige Fähigkeiten verfügen, sondern weil die Gesellschaft es so will. Obwohl eine Frau damals an der Spitze des britischen Empire stand, war es im viktorianischen England nicht üblich, dass Frauen eine qualifizierte Ausbildung erhielten. Erst wenige Jahre vor Erscheinen der *Abstammung des Menschen* hatte die University of London erstmals Frauen (eine kleine, neunköpfige Gruppe) zum Studium zugelassen. Und auch sie erhielten kein offizielles Examenszeugnis, sondern nur einen »Befähigungsnachweis«. Heutzutage haben Frauen die Männer in Darwins eigenem Fachgebiet überflügelt und können dieselben akademischen Grade vorweisen.[31] Auch Darwin hatte allen seinen großartigen Leistungen zum Trotz in manchen Dingen unrecht.

Manch einem ist vielleicht schon aufgefallen, dass Lawrence Summers ganz ähnlich argumentierte. Allerdings behauptete er, nicht der Durchschnitt sei unterschiedlich, sondern die *Schwankungsbreite* der »geistigen Fähigkeiten« sei bei Männern größer als bei Frauen. Damit steht er zwar auf festerem Boden als Darwin, aber da Wissenschaftler anfällig für Vorurteile und kulturelle Einseitigkeit sind, ist Vorsicht angebracht. Summers' Behauptungen wurden abgetan, weil sie starke emotionale Reaktionen provozierten. Es sollte nicht die Möglichkeit außer Acht gelassen werden, dass Summers selbst oder die von ihm zitierten Fachleute nur allzu erpicht auf Erklärungen waren, mit denen sie den männerzentrierten Status quo stärken konnten. Vorurteile gibt es auf allen Seiten.

Denken und Arbeiten werden stets durch Voreingenommenheiten beeinflusst. Die wissenschaftliche Erklärung für Geschlechterunterschiede unterliegt oftmals subtilen oder weniger subtilen Einflüssen durch kulturelle Normen: Sie begünstigen Hypothesen, wonach Geschlechterunterschiede von der Natur vorgegeben sind. Unter anderem wurden Frauen bis ins 20. Jahrhundert mit pseudowissenschaftlichen Begründungen aus dem Profisport ausgeschlossen. Eine deutsche Zeitschrift schrieb 1898: »Heftige Körperbewegungen können eine Verschiebung der Lage und eine Lockerung der Verankerung sowie eine Senkung der Gebärmutter und Blutungen herbeiführen, was zu Unfruchtbarkeit führt und damit dem wahren Ziel der Frauen im Leben, nämlich gesunde und kräftige Kinder zu gebären, zuwiderläuft.«[32] Solche Äußerungen sind Teil einer langen und folgenreichen Geschichte: Wissenschaft wird im Dienst menschenverachtender Zwecke missbraucht und verzerrt. Eines von vielen Beispielen ist die Eugenikbewegung in den Vereinigten Staaten. Im Jahr 1931 gab es in 29 Bundesstaaten Gesetze, mit denen die Zwangssterilisation von Menschen, die man für genetisch »minderwertig« hielt, legalisiert wurde. Charles William Eliot, ein früherer Präsident der Harvard University, bezeichnete die Eugenikgesetze als unbedingt notwendig, weil sie die Bundesstaaten vor »moralischem Niedergang« schützten. Bis zur Abschaffung der Gesetze wurden mehr als 70.000 Menschen sterilisiert.[33]

Auf der anderen Seite lassen sich feministische Kritikerinnen unter Umständen von der Angst beeinflussen, die Biologie könne dazu benutzt werden, Frauen zur häuslichen Fronarbeit zu verurteilen oder das Patriarchat auf andere Weise zu stärken. Solche Bedenken mögen begründet sein oder auch nicht, aber für den Wahrheitsgehalt wissenschaftlicher Hypothesen sind sie bedeutungslos. Und im Fall des Testosterons ist die Erkenntnis naheliegend, dass viele Kritiker sich von solchen bedeutungslosen Befürchtungen motivieren lassen.

Problematische Verhaltensweisen, die gesellschaftliche Ursprünge haben, lassen sich vermutlich auch gesellschaftlich ausschalten. Aber was sollen wir machen, wenn die Verhaltensweisen durch das Testosteron hervorgerufen werden und demnach einen sogenannten natürlichen Ursprung haben? Schließlich können wir nicht die halbe Menschheit kastrieren. Also sind wir aufgeschmissen, oder?

UNBEQUEME GEDANKEN

Manch einer hofft vielleicht, beunruhigende Erkenntnisse über die Wirkungen des Testosterons würden nicht stimmen, ich möchte aber eines betonen: Solche Hoffnungen haben nichts damit zu tun, ob sie wahr sind. Wenn eine Hypothese abstoßend gefunden wird, sollte im Allgemeinen sofort eine Warnlampe aufleuchten, denn dann besteht die Gefahr, dass die Belege, die für die Hypothese sprechen, übergangen werden. Das scheint vielleicht auf der Hand zu liegen, aber bei mir dauerte es lange, bis ich es gelernt hatte und in die Praxis umsetzen konnte.

Die Vorstellung, die geschlechtsabhängige Struktur von Körper, Verhalten und Institutionen der Menschen stehe nahezu vollständig unabhängig von der Biologie (und insbesondere vom Testosteron) im Raum, ist heute so beliebt wie eh und je. Eine führende Vertreterin dieser Denkrichtung ist Cordelia Fine, Psychologin und Autorin des 2017 erschienenen Buches *Testosterone Rex: Myths of Sex, Science, and Society*. Nach ihrer Ansicht ist die Theorie, Testosteron spiele für das Verhalten von Männern eine zentrale Rolle, unter dem erdrückenden Gewicht der wissenschaftlichen Befunde gestorben. Den Dinosaurier wieder zum Leben zu erwecken, so Fine, ist nutzlos und gefährlich zugleich, denn solche Gedanken »zerstören die Hoffnung auf die Gleichberechtigung der Geschlechter«.[34]

Und weiter: Wer glaubt, »das biologische Geschlecht sei eine grundlegende, unterschiedlich gerichtete Kraft in der Entwicklung des Menschen«, fällt auf eine »sattsam bekannte Geschichte« herein, wonach »Unterschiede zwischen den Geschlechtern durch den Evolutionsdruck früherer Zeiten geprägt wurden – Frauen sind vorsichtiger und auf das Elterndasein konzentriert, während Männer nach Status streben, um mehr Partnerinnen anzulocken«.[35]

Testosterone Rex wurde mit dem renommierten Wissenschaftsbuchpreis der Royal Society ausgezeichnet. Ein Jurymitglied schrieb:»Dieses Buch erklärt hervorragend, wie jedes Baby, ob männlich oder weiblich, bei der Geburt so ausgestattet ist, dass es in jede Lebensform hineinwachsen kann.«[36] Wenn wir uns die sexistische Geschichte über Evolution und Hormone – die Vorstellung vom »König Testosteron« – zu eigen machen, erlegen wir unserer Leistungsfähigkeit enge Grenzen auf. Um diese Grenzen zu beseitigen, so scheinen Fine und andere zu glauben, müssen wir die »tief verwurzelten Mythen«[37] über biologische Unterschiede zwischen den Geschlechtern und insbesondere die über das Testosteron widerlegen.

Die Vorstellung, biologische Erklärungen für Geschlechterunterschiede müssten zwangsläufig zu einem Zukunftspessimismus und der fatalistischen Anerkennung geschlechtsabhängiger gesellschaftlicher Normen führen, ist allgemein verbreitet. Die Neurowissenschaftlerin Gina Rippon formuliert es in ihrem 2019 erschienenen Buch *The Gendered Brain* so:»Der Glaube an die Biologie bringt eine bestimmte Geisteshaltung im Hinblick auf eine festgelegte, unveränderliche Natur menschlicher Tätigkeiten mit sich und übersieht, welche Möglichkeiten sich durch unsere wachsenden Kenntnisse darüber eröffnen, in welchem Umfang unser flexibles Gehirn und seine anpassungsfähige Welt unauflösbar verwoben sind.«[38]

Eine sorgfältig zusammengestellte Literaturliste mit Büchern wie *Testosteron: Warum ein Hormon nicht als Ausrede taugt, Testosterone Rex* und vielen populärwissenschaftlichen Zeitschriften- und Zeitungsartikeln würde für jemanden mit wenigen Vorkenntnissen die Frage aufwerfen, was das ganze Getue eigentlich soll. Wenn die Wissenschaft wirklich so fehlerhaft ist, wie konnte dann der Mythos vom Testosteron als »männlichem Geschlechtshormon« überhaupt entstehen? Diese Frage beantwortet die Journalistin Angela Saini in ihrem populären Buch *Inferior: How Science Got Women Wrong – and the New Research That's Rewriting the Story*. Was uns in die Irre geführt hat, war demnach der eindeutige, sehr reale Sexismus in der Wissenschaftsgeschichte. Nach ihrer Ansicht können wir die echten Belege nur dann erkennen, wenn wir Voreingenommenheit und Sexismus entlarven. Am Anfang des Buches fragt sie: »Hat die Verteilung und Ausgewogenheit der Geschlechtshormone über die Geschlechtsorgane hinaus eine Wirkung, die tiefer in unseren Geist und unser Verhalten eingreift und zu ausgeprägten Unterschieden zwischen Männern und Frauen führt?«[39] Ihre Antwort ist eindeutig: »Es gibt zwischen den Geschlechtern nur wenig psychologische Unterschiede, und die Unterschiede, die man beobachtet, werden stark von der Kultur und nicht von der Biologie geprägt.«[40]

Ich stimme Saini darin zu, dass sexistische Einstellungen manchmal Einfluss auf die Forschung haben. Mit ihrer Antwort auf die Frage bin ich aber nicht einverstanden. Die Wissenschaft zeigt, dass die Antwort eindeutig Ja lautet. Testosteron lenkt Psychologie und Verhalten der Geschlechter in mehrfacher Hinsicht in unterschiedliche Richtungen.

In den nachfolgenden Kapiteln werden wir genauer erfahren, wie T sich im Dienste der Fortpflanzung auf unseren Körper, unser Gehirn und unser Verhalten auswirkt. Das sind keine schlechten Nachrichten, sondern Informationen, die uns weiterbringen. Nichts in unseren Kenntnissen über T oder Geschlechterunterschiede besagt, dass wir das derzeitige

Maß an sexuellen Übergriffen, Belästigung, Diskriminierung oder Zwang hinnehmen müssten. Im Gegenteil: Gesellschaftlicher Fortschritt hängt vom wissenschaftlichen Fortschritt ab.[41] Wenn wir verstehen, welche Kräfte unsere Prioritäten und unser Verhalten antreiben und welche Wechselwirkungen zwischen Genen, Hormonen und Umwelt ablaufen, verfügen wir über bessere Voraussetzungen, um die zerstörerischen Seiten unserer Natur zu bekämpfen. Es besteht keine Notwendigkeit, die Rolle des Testosterons in unserem Leben kleinzureden. Zu erfahren, wie die Welt funktioniert, und sich mit der Wahrheit auseinanderzusetzen, mag manchmal unangenehm oder beunruhigend sein. Aber ich hoffe, es ist meistens befriedigend, stärkend und macht manchmal sogar Spaß. So war es jedenfalls bei mir.

KAPITEL 2
Innere Ausscheidungen

REINHÄNGEN ODER RAUSHÄNGEN?

Stellen wir uns einmal ein paar Männchen aus dem Tierreich vor: Ein Frosch hüpft am Rand eines Teiches entlang, ein Elefant weidet in der afrikanischen Savanne, eine Möwe kreist über unseren Köpfen. Und jetzt stellen wir uns vor, ein Mann würde (nackt wie alle anderen Tiere) seinen Hund auf der Straße spazieren führen. Bei welchem dieser fünf Tiere sind die Hoden zu sehen? Das Bild, auf dem die Keimdrüsen von Frosch und Vogel in der Luft pendeln, scheint deplatziert, also stehen diese beiden Tiere vermutlich nicht auf unserer Liste. Was ist mit dem Elefanten? Die Vorstellung von hängenden Elefantenhoden ist zwar irgendwie naheliegend, aber falsch. Den Dickhäuter zu kastrieren, wäre eine echte Herausforderung. Wie bei Fröschen, Möwen und den meisten anderen Wirbeltieren liegen die Hoden eines Elefanten tief in seinem Körper verborgen. Der nackte Mann und sein Hund? Bei beiden Säugetieren sind die Hoden »abgestiegen« und hängen in einem Hautsack an der Leiste. Diese kostbaren, empfindlichen Organe, diese Samen- und Testosteronfabriken scheinen auf bizarre Weise verletzlich zu sein, hängen sie doch in einem Beutel aus dünner Haut.

Als Frau kann ich nur hilflos zusehen, wenn ein vergnügtes Football-Spiel plötzlich zur Qual wird, weil sich ein Spieler, zusammengekrümmt wie ein Fötus, auf den Boden wirft, sich windet und stöhnt. Ein Tritt, ein Schlag oder auch nur ein Klaps auf die Hoden scheint quälend schmerzhaft zu sein. Wenn so etwas geschieht, kann sich ein Mann vielleicht damit trösten, dass die Evolution die Schmerzen aus einem bestimmten Grund geschaffen hat: Wenn es wie verrückt wehtut, ist das Bemühen intensiver, ähnliche Situationen in Zukunft zu vermeiden. Aber ebenso, wie wir eine überzeugende Erklärung liefern müssten, wenn wir unser gesamtes Bargeld in einer Papiertüte auf die Fußmatte vor die Haustür legen würden, so muss die Evolution die Frage beantworten, warum sie diese kostbare Fracht überhaupt erst so verletzlich heraushängen lässt. Warum sind die Hoden nicht immer im Körperinneren untergebracht wie Herz und Gehirn?

In der Embryonalentwicklung aller Säugetiere liegen die Hoden zu Anfang in der Bauchhöhle nicht weit von den Nieren. Und bei den meisten Säugetieren einschließlich des Menschen steigen sie im Spätstadium der Schwangerschaft durch die Wirkung des Testosterons in den Hodensack ab. Bei Elefanten und einigen anderen Säugetieren jedoch, so beim Kap-Goldmull (der wie eine Mischung aus einem kleinen Igel und einem Hamster aussieht), Robben, Walen und Delfinen bleiben die Hoden wie die empfindlicheren weiblichen Eierstöcke an ihrem ursprünglichen Platz in der Bauchhöhle. Warum ist das so?

Genetische Befunde aus jüngerer Zeit legen die Vermutung nahe, dass die ersten Säugetiere ihre männlichen Keimdrüsen heraushängen ließen. Als aber der Evolutionsstammbaum der Säugetiere wuchs und sich immer weiter verzweigte, führten einige solche Zweige auch zu Arten, deren Gene für innere Hoden sorgten.[1] Warum diese Arten einen anderen Weg einschlugen, weiß niemand genau, aber äußere Hoden müssen irgendeinen Nutzen haben – sonst hätte die Evolution sie durch die Bank ausgemerzt.

Eines weiß jeder Mann: Der Hodensack ist nicht einfach eine unbewegliche Tasche. Wenn ein Mann in kaltes Wasser eintaucht, spürt er, wie sich die Kremastermuskeln im oberen Teil des Hodensacks zusammenziehen und die Hoden näher an den wärmeren Körper drücken – manchmal so stark, dass es wehtut. Und wenn er seinen warm gelaufenen Laptop auf die Oberschenkel legt, entspannen sich die Muskeln, lockern den Griff und bemühen sich darum, die Hoden weiter vom Körper entfernt herunterhängen zu lassen. Wir wissen, dass der Hodensack der Klimasteuerung dient: Er sorgt dafür, dass die Temperatur der Hoden optimal ist, um Samenzellen zu produzieren. Dieses Optimum liegt ungefähr vier Grad niedriger als die Temperatur im Inneren des Körpers. (Wer für eine maximale Samenproduktion sorgen will, sollte enge Unterwäsche und zu langes Fahrradfahren vermeiden.[2]) Säugetiere mit inneren Hoden schaffen es ebenfalls, eine optimale Temperatur aufrechtzuerhalten, aber dazu dienen ihnen andere Systeme.[3] Die Frage nach den Gründen für die unterschiedliche Lage der Hoden bei verschiedenen Arten ist bis heute nicht beantwortet.

Wenn man verstehen will, was Hormone sind und in welchem Zusammenhang sie mit der Männlichkeit stehen, sind die hängenden Hoden ein Glücksfall. Sie können entfernt werden, ohne ihren Eigentümer zu töten, und die nachfolgenden Veränderungen am Tier lassen sich leicht beobachten. Da der Zugang also relativ einfach ist, wissen die Menschen schon seit mehr als 2000 Jahren, dass die Hoden entscheidenden Einfluss auf Aussehen, Verhalten und Fortpflanzungsfähigkeit männlicher Tiere haben. Die moderne Verhaltensendokrinologie – die Erforschung der hormonellen Einflüsse auf das Verhalten – hat ihre Wurzeln in diesem uralten Wissen um die Wirkung der Hoden.

In dem vorliegenden Kapitel gehen wir der Frage nach, wie das Wissen um die Hoden zu einigen (nach heutigen Maßstäben) wahrhaft bizarren gesellschaftlichen Praktiken geführt hat und im 19. und 20. Jahrhundert die Voraussetzungen schuf, die zur Entdeckung des Testosterons führten. Mit ihrem Einfluss auf unser Gehirn und unseren Körper tragen die Hormone dazu bei, dass wir überleben und uns fortpflanzen können.

Deshalb wollen wir uns zunächst die Hoden ansehen und dann herausfinden, wie T seine magischen Wirkungen entfaltet.

Schon im vierten Jahrhundert v. Chr. machte sich Aristoteles Gedanken darüber, welche Veränderungen eine Kastration – die Entfernung der Hoden eines Tieres – auslöst. In seiner *Geschichte der Tiere* stellte er fest, dass die Unterschiede zwischen »intakten« und kastrierten Tieren an die zwischen Männern in verschiedenen Lebensstadien (Jugend, Mannesalter, Greisenalter) erinnern, aber auch an die zwischen Tieren, die sich fortpflanzen oder nicht fortpflanzen wie die Vogelmännchen, die im Frühling laut und bunt sind, im Herbst aber viel weniger auffallen. Kastrierte Tiere lieferten ein Indiz, dass die Hoden für Entwicklung und Aufrechterhaltung bestimmter männlicher Körper- und Verhaltensmerkmale verantwortlich sind:

»Manche Tiere ändern ihre Form und ihr Wesen nicht in einem bestimmten Alter oder zu bestimmten Jahreszeiten, sondern nachdem sie kastriert wurden [...] Vögel werden am Hinterteil an der Stelle kastriert, an der sich die beiden Geschlechter vereinigen. Brennt man diese zwei- oder dreimal mit heißen Eisen aus, wenn der Vogel ausgewachsen ist, wird sein Kamm blass, er krächzt nicht mehr und er zeigt keinerlei geschlechtliche Leidenschaft. Brennt man den Vogel aber aus, wenn er noch jung ist, nimmt er keine dieser männlichen Eigenschaften oder Neigungen an, wenn er heranwächst. Bei Männern ist das Gleiche der Fall: Verstümmelt man sie im Knabenalter, kommen nie die später wachsenden Haare, und die Stimme verändert sich nicht, sondern behält den hohen Klang [...]. Der angeborene Haarwuchs fällt nie aus, denn ein Eunuch wird niemals kahlköpfig.«[4]

Als »Eunuch« (von den griechischen Begriffen für »Bett« und »bewachen«) kann jeder Mann bezeichnet werden, der kastriert wurde, insbesondere aber dann, wenn er auch als Diener oder Beschützer eines Harems tätig ist.

Ob es nun darum ging, Feinde oder Vergewaltiger zu bestrafen, zu verhindern, dass geistig behinderte Menschen Kinder bekamen, um die hohe Stimme eines kleinen Jungen zu bewahren, die Rolle einer Frau zu verkörpern oder einen Diener weniger wollüstig zu machen: Die Kastration war in vielen Kulturen und Zeitaltern üblich.

KASTRATEN

»Sixtinische Kapelle bricht mit 500-jährigem Tabu und nimmt Sopranistin in den Chor auf«: Diese Schlagzeile stand 2017 über einem Bericht über die erste Frau, die (zumindest mit Genehmigung des Vatikans) in der Sixtinischen Kapelle singen durfte. In dem Artikel wurde die berühmte italienische Opernsängerin Cecilia Bartoli mit den Worten zitiert, sie sei »im siebten Himmel gewesen«, als sie die Gelegenheit erhielt, an einem Abend zusammen mit fünfzig Männern und Knaben im Chor der Sixtinischen Kapelle zu singen.[5] Warum das ganze Tamtam?

Der Heilige Stuhl hat nie gestattet, dass Frauen in Kirchen singen. Mit Bartolis Tabubruch erklang zum ersten Mal eine weibliche Stimme in der Sixtinischen Kapelle.

Danach ging es weiter wie bisher: Der Chor der Sixtinischen Kapelle besteht noch heute ausschließlich aus Männern. Wie kann ein solcher Chor ohne Sängerinnen, die hohe Töne singen, die Sopranpartien besetzen? Die Antwort: Er greift auf Männer zurück, deren Hoden noch kein Testosteron produzieren – auf Jungen vor der Pubertät. Später wird der steigende T-Spiegel für Veränderungen in den Stimmorganen sorgen, sodass ihre Stimme »bricht« und tiefer wird. Es gibt zwar Ausnahmen, aber wenn solche Jungen zu Männern heranwachsen, können sie sich in der Regel von ihren engelsgleichen Sopranstimmen verabschieden. Es gibt allerdings einen Weg, um die Fähigkeit zum Singen hoher Töne zu erhalten und sogar zu stärken, wenn sie sich mit der großen, kräftigen Lunge eines ausgewachsenen Mannes verbindet.

Seit Mitte des 16. Jahrhunderts nutzten Opernhäuser und Chöre diese Methode und besetzten ihre Sopranstimmen mit Kastraten, männlichen Sängern, denen die Hoden vor der Pubertät chirurgisch entfernt wurden, das heißt, bevor sie ihnen eine männliche Stimme verleihen konnten. Obwohl ein weiteres päpstliches Dekret die Kastration verbot, wurden in Italien Mitte des 18. Jahrhunderts jedes Jahr bis zu 4000 Jungen der grausamen, gefährlichen, schmerzhaften Prozedur unterworfen. (Betäubungsmittel wurden erst 100 Jahre später entwickelt.) Trotz der Gefahren bot die Kastration manchen Familien die Chance, ihre finanziellen Verhältnisse zu verbessern, und so rissen sie sich darum, ihren Söhnen eine der begehrten Stellungen als Kastraten zu verschaffen.[6] Einige Kastraten traten in den renommierten Opernhäusern Europas auf, erlangten großen Ruhm und wurden reich. Alle anderen erwartete eine düstere Zukunft.

Da den Kastraten die Hoden und das Testosteron fehlten, konnten sie nicht heiraten, um eine Familie zu gründen. Außerdem veränderte sich ihr Körper in gesellschaftlich unerwünschter Weise. Noch extremer waren diese Veränderungen, wenn die Hoden vor Beginn der Pubertät entfernt wurden. Manch einer weiß vielleicht bereits, dass ein hoher Testosteronspiegel in der Pubertät den Wachstumsschub auslöst, überraschend ist aber vielleicht etwas anderes: T wird auch gebraucht, um ihn zu beenden. In der Pubertät sorgt der steigende T-Spiegel (oder bei Mädchen das Östrogen) zunächst dafür, dass sich das Wachstum der langen Arm- und Beinknochen beschleunigt. Gegen Ende der Pubertät jedoch, wenn T (beziehungsweise Östrogen) den Spitzenwert erreicht, kommt das Knochenwachstum zum Stillstand. (Wie das funktioniert, werden wir in Kapitel 5 genauer erfahren.) Ohne einen hohen Testosteronspiegel in der Pubertät verpassen Jungen das schnelle Wachstum der langen Knochen, das normalerweise in dieser Zeit stattfinden würde. Das wird aber durch eine verlängerte Phase des »kindlichen« Wachstums mehr als wettgemacht: Dieses setzt sich bis weit über den Punkt hinaus fort, an dem normalerweise (gewöhnlich im 18. Lebensjahr) die ausgewachsene Größe erreicht wäre. Deshalb waren Kastraten am Ende sehr groß, und die langen Arm- und Beinknochen verliehen ihnen eine schlaksige Erscheinung.

Unabhängig davon, wann die Kastration vorgenommen wird, sind erwachsene Männer ohne Testosteron korpulenter und schwächer. Ihre Haut ist glatter als bei anderen Männern, denn ein normaler männlicher Testosteronspiegel vermindert die Fettmenge und steigert Muskelmasse, Knochendicke und Körperbehaarung (mehr darüber in den Kapiteln 5 und 9). Eine paradoxe Ausnahme erwähnte schon Aristoteles: Kastrierte Männer haben in der Regel bis ins hohe Alter eine beeindruckend starke Kopfbehaarung, denn für Kahlköpfigkeit ist in den meisten Fällen ebenfalls das Testosteron verantwortlich. Die meisten Kastraten waren dazu verdammt, ein Leben als gesellschaftliche Außenseiter zu führen, und sie wurden als Sonderlinge behandelt.

Im 18. Jahrhundert wurde ein Junge in Italien in der Regel vor der traumatischen Entfernung seiner Hoden nicht gefragt. Mit Sicherheit würde sich kein geistig gesunder Mann oder Junge freiwillig für eine solche Qual entscheiden!

EUNUCHEN

Eunuchen gab es schon im antiken Griechenland und Rom. Aber wahrscheinlich hat keine andere Kultur eine längere und bedeutsamere Geschichte der Eunuchen als das chinesische Kaiserreich.

Eindeutige Belege reichen zurück bis zur Zhou-Dynastie (ungefähr 1100 v. Chr.), andere Berichte legen aber die Vermutung nahe, dass Eunuchen in der chinesischen Antike erst im achten Jahrhundert v. Chr. tätig waren. Sie arbeiteten bis Anfang des 20. Jahrhunderts in der Verbotenen Stadt, der ummauerten, rund 72 Hektar großen, prunkvollen Residenz des Kaisers, seiner Familie und seines Haushalts, die auch Sitz der chinesischen Regierung war; erst dann wurde Puyi, der letzte Kaiser, vertrieben. Die chinesischen Dynastien setzten Eunuchen für viele alltägliche Regierungsgeschäfte ein, denn damit sollte die Jungfräulichkeit der Frauen bewahrt werden, die im kaiserlichen Harem die späteren Thronfolger zur Welt bringen würden. Außerdem arbeiteten Eunuchen als Diener der Kaiserfamilie. Da sie bevorzugten Zugang zu hochrangigen Politikern hatten und häufig bei den Herrschern Gehör fanden, besaßen sie umfassende Kenntnisse über die internen Vorgänge in der Regierung. Als Quellen für Tratsch und Ratschläge übten sie eine beträchtliche politische Macht aus.[7]

Warum wurden Eunuchen mit solchen Pflichten betraut und nicht Männer, die Hoden besaßen? Einen ersten umfassenden Bericht über das Leben der chinesischen Eunuchen verfasste George Stent, ein Engländer, der Ende des 19. Jahrhunderts viele Jahre in China gelebt hatte. Er schrieb: »Für ihre Verwendung kann es kein anderes Motiv geben als den Verdacht, das Misstrauen und die Eifersucht östlicher Herrscher und anderer, was die Treue ihrer Ehefrauen und Konkubinen angeht; und die Befürchtung, bei Einstellung von Männern würden in ihren Harems Unzucht und Lasterhaftigkeit toben.«[8]

Die einzigen Männer, die keine ernsthafte Bedrohung für die sexuelle Treue und die Fortpflanzung der Frauen im kaiserlichen Harem darstellten, waren solche, die keine Hoden besaßen, keine Samenzellen produzierten und nicht über das System zur Übertragung dieser Samenzellen in den Körper einer Frau verfügten. Da schadete es auch nicht, dass der Mangel an Testosteron das sexuelle Begehren beruhigte oder sogar beseitigte. Die Herrscher mussten vollkommen sicher sein, dass nur ihre eigenen biologischen Abkömmlinge zu Thronerben wurden. Also wurde es Hoden tragenden Außenstehenden verboten, mit den kostbaren Jungfrauen in Kontakt zu treten.

Manche Eunuchen hatten ihre Hoden zusammen mit allen Hoffnungen auf romantische Liebe und Familie gegen die Aussicht eingetauscht, der Armut zu entkommen und im Alter versorgt zu werden. In den meisten Fällen jedoch wurden kleine Jungen dazu gezwungen, auf ihre Hoden zu verzichten, und oft wurden sie in die Sklaverei verkauft. Die Blütezeit der chinesischen Eunuchen fiel mit einer wachsenden Landknappheit und Hungersnöten zusammen, von denen der erste Teil der Qing-Dynastie (1644–1912) geprägt war. Damals stieg die Bevölkerungszahl des Landes, und Ressourcen, insbesondere auch Land für den Getreideanbau, wurden knapp. Zunehmend verzweifelt bemühten sich die Bürger darum, ihre Familien zu ernähren. Wie für die kleinen Sänger in Italien, so bot die Kastration auch chinesischen Männern die Hoffnung auf ein besseres Leben für sie selbst und ihre Familie. Wer als Eunuch der Kaiserfamilie diente, bekam Verpflegung und Obdach, und in manchen Fällen gehörte dazu sogar die Möglichkeit, den Verlauf der chinesischen Politik zu beeinflussen.

Sun Yaoting, der 1992 verstorbene »letzte Eunuch Chinas«, schilderte den Kummer seiner Eltern, als sie überlegten, ob sie ihren Sohn kastrieren lassen sollten. Seine Mutter war dagegen: »Was weiß ein kleines Kind schon davon? Weiß er, dass es ihn für sein ganzes Leben zum Krüppel machen wird? Oder dass alle auf ihn herabblicken werden, weil er ohne Sohn stirbt?« Aber sein Vater war verzweifelt: »Ein Krüppel zu sein ist besser als zu hungern! Sieh uns an. Wann wird diese Armut ein Ende haben?«[9]

Die chirurgischen Methoden, mit denen Jungen zu Eunuchen gemacht wurden, um in der Verbotenen Stadt zu arbeiten, veränderten sich im Laufe der Dynastien und Jahrhunderte kaum. Die *tao-tzu-chiang* oder »Messermänner« waren dazu ausgebildet und vollzogen den ritualisierten Eingriff. Für ein Entgelt nahmen sie ihn unmittelbar außerhalb der Tore der Verbotenen Stadt in einem kleinen Gebäude vor, das *Chang-tzu* oder »Schuppen« genannt wurde. Darin hielten drei Assistenten den zukünftigen Eunuchen in liegender Position fest – einer legte ihm dabei die Arme um die Taille und drückte die Arme nach unten, die beiden anderen spreizten die Beine und hielten sie fest. Zur Vorbereitung wurden Penis, Hoden und die umgebenden Bereiche in Wasser mit scharfem Pfeffer gebadet, angeblich zum Zweck der Betäubung und Desinfektion. Wenn alle Vorbereitungen zur Zufriedenheit des sogenannten Messermannes getroffen waren, setzte er das Messer an und schnitt sowohl den Penis als auch die Hoden ab, die dann von dem Eunuchen aufbewahrt wurden. Diese konservierten Organe, *bao* genannt, waren angeblich notwendig, damit die Männlichkeit des Eunuchen im Jenseits wiederkehrte, und wurden mit ihm zusammen bestattet.[10]

Die Genesung nach einem solchen grausigen Eingriff war, wie man sich leicht vorstellen kann, lang und schmerzhaft. Viele Eunuchen starben daran. Überlebte der Patient, litt er meist unter schwerwiegenden Komplikationen. Nach der Kastration führte der Messermann eine Röhre aus Zinn in die Harnröhre ein, die jetzt am Ansatz des abgeschnittenen Penis frei lag, um so die Öffnung offen zu halten und den Urin austreten zu lassen. Von da an ging es bergab:

»Der Patient darf drei Tage nichts trinken und leidet während dieser Zeit oftmals große Qualen, nicht nur durch den Durst, sondern auch durch heftige Schmerzen und die Unmöglichkeit, sich auf natürliche Weise zu erleichtern. Am Ende der drei Tage wird die Bandage entfernt, der Zapfhahn wird herausgenommen, und der Leidende verschafft sich Erleichterung durch den reichhaltigen Urinstrom, der herausschießt wie eine Fontäne. Hat dies zur Zufriedenheit stattgefunden, gilt er nicht mehr gefährdet, und man gratuliert ihm; wenn der Unglückselige aber kein Wasser lassen kann, ist er zu einem qualvollen Tod verurteilt, denn die Durchgänge sind geschwollen, und nichts kann ihn retten.«[11]

Um seiner Familie zu helfen, verzichtete Sun Yaoting, der letzte Eunuch, also nicht nur auf seine Geschlechtsorgane, sondern auch auf die Männlichkeit im üblichen Sinn. Er hatte »von Reichtum und Ehre geträumt«. Einige seiner Träume erfüllten sich in seinem Leben, es brachte aber auch Schmerzen und Schwierigkeiten mit sich, mit denen er nicht gerechnet hatte. »Ich habe den größten Teil meines Lebens in der Gesellschaft meiner Eunuchenfreunde verbracht. Ich habe sowohl Freude als auch Kummer geschmeckt.«[12]

Die Entfernung der Hoden bei Männern (und anderen männlichen Tieren) hatte im Laufe der langen Geschichte mit wenigen Ausnahmen den Zweck, sie ihrer charakteristischen männlichen Eigenschaften zu berauben: der körperlichen Stärke, der tiefen Stimme, der starken Libido oder aggressiver Neigungen. Die Kastration und ihre Auswirkungen sind für den Kastrierten schmerzhaft, für Tierzüchter, Politiker und Königshäuser bedeuteten sie aber Einkommen und Macht. Die Vorstellung, die Quelle der Männlichkeit müsse in irgendeiner Form in den Hoden liegen, hat Philosophen und Forschende immer fasziniert, aber bis vor kurzer Zeit fehlte ihnen das Wissen darüber, wie das funktioniert.

Heute wissen wir, dass die Hoden zum endokrinen System gehören, jenem Netzwerk von Drüsen, das bei Tieren grundlegende Lebensprozesse steuert: Wachstum, Stoffwechsel, Hunger und Durst, Fortpflanzung, Tagesrhythmus und Körpertemperatur, aber auch damit verwandte Verhaltensweisen wie Essen, Schlafen, Kämpfen, Elternverhalten und Paarung. Bekannt ist auch, dass es sich bei dem Männlichkeitsprodukt der Hoden um das Hormon Testosteron handelt. Säugetiere besitzen mindestens neun Hormondrüsen, aber darunter sind die Hoden als einzige sichtbar und leicht zugänglich. Weibliche Tiere haben keine Hoden und damit auch einen viel niedrigeren Testosteronspiegel als Männer. Wenn wir wissen wollen, was es heißt, ein Mann zu sein und worin sich Jungen und Männer von Mädchen und Frauen unterscheiden, müssen wir T verstehen.

Die eigentliche Hormonforschung begann gegen Ende des 19. Jahrhunderts. Damals erkannte die Wissenschaft zum ersten Mal, dass die Hoden ihre vermännlichende Wirkung durch ein ins Blut abgegebenes Sekret ausüben, aber worum es sich dabei im Einzelnen handelt, wurde erst zu Beginn des 20. Jahrhunderts klar.

HODENVERPFLANZUNG UND DIE ANFÄNGE DER ENDOKRINOLOGIE

Menschen sind nicht die einzigen Lebewesen, die kastriert werden, damit sich Aussehen und Verhalten ändern, und viele Nebenwirkungen der Kastration, die bei Menschen unerwünscht sind – Fettansatz und zartes Fleisch – werden bei anderen Tierarten angestrebt. Bei Rindern, Schweinen, Schafen und Geflügel wird die Fortpflanzung mit der Kastration häufig auf die besonders erwünschten Männchen beschränkt. Bei kastrierten Hähnen, den Kapaunen, verstärkt sich das Knochenwachstum während der Pubertät, und sie werden insgesamt deutlich größer und dicker als normale Hühner beiderlei Geschlechts. Kenner halten das Fleisch dieser Tiere für eine Delikatesse und beschreiben es als butterweich, zart und saftig.

Wenn man wissen will, durch welche Prozesse die Hoden ihre Wirkung entfalten, bieten Hühner den Vorteil, dass sie leicht zu kastrieren sind, wenn man die Methode beherrscht. Außerdem sehen Männchen und Weibchen völlig unterschiedlich aus. Der Hahn stolziert mit seinen glänzenden, bunten Federn herum, Kopf und Hals sind mit einem leuchtend roten Kamm beziehungsweise einem Kehllappen geschmückt, und er besitzt körpereigene Waffen: spitze, knochige Sporen an den Beinen, mit denen er gegen Bedrohungen seines Reviers und der darin enthaltenen Hennen kämpft. Außerdem verleiht er seiner Erscheinung natürlich nicht nur mit Schmuck und Waffen Ausdruck, sondern auch mit seinem kraftvollen Krähen. Die Henne ist in Aussehen und Verhalten relativ zurückhaltend. Ihre Farbe ist unauffälliger, sie ist kleiner und ihr Körperschmuck ist weniger protzig. Und auch wenn sie sich gelegentlich an einem Scharmützel beteiligt und sogar zu regelrechten Angriffen in der Lage ist, verhält sie sich vergleichsweise friedlich.

In der Frage, wie die Hoden männliche Merkmale erzeugen, herrschte Anfang des 19. Jahrhunderts die Meinung vor, sie würden auf dem Weg über »Sympathien« wirken, das heißt über das Nervensystem, das durch den Körper verläuft. Der Name geht auf die Beobachtung zurück, dass das System

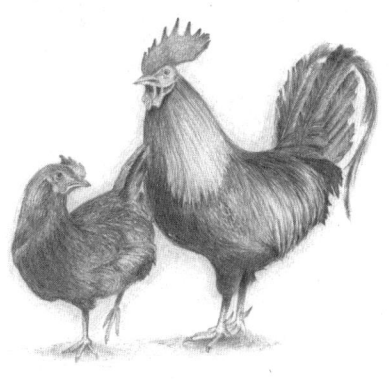

Henne und Hahn

eine Harmonie zwischen den verschiedenen Körperteilen eines Tieres zu begünstigen scheint. (Der Name hat sich auch bis heute erhalten – Funktionen von »Ruhe und Verdauung« unterstehen dem »parasympathischen« Teil des Nervensystems, für Funktionen von »Flüchten oder Kämpfen« ist das »sympathische« Nervensystem zuständig.)

Arnold Berthold (1803–1861), Professor für Medizin und Kurator der zoologischen Abteilung am Museum der Universität Göttingen, war von der Hypothese der Sympathien nicht überzeugt. Es gab nur eine logische Alternative: Die Hoden konnten ihren Einfluss auf den übrigen Körper und das Gehirn auch auf dem Weg über das Blut ausüben.[13] Berthold wollte herausfinden, ob die Hoden ihre breit gefächerten Wirkungen auch dann behalten, wenn sie verpflanzt werden. Wenn eine solche Hodentransplantation funktionierte, würde die Vermännlichung auch ohne Verbindungen zwischen Hoden und Sympathien – das heißt Nerven – eintreten, und damit wäre die Alternativhypothese bestätigt.

Berthold experimentierte mit jungen Hähnen. Zwei von ihnen kastrierte er auf die übliche Weise: Er setzte einen Schnitt am Bauch, entfernte die Hoden und nähte die Wunde wieder zu. Was aus diesen Vögeln werden würde, wusste er: Genau wie bei Kastraten würde sich ihre Stimme nicht weiterentwickeln, und sie würden in Aussehen und Verhalten eher Hennen ähneln. Dann aber kastrierte er zwei weitere junge Hähne und setzte dieses Mal die Hoden anschließend wieder ein. Allerdings nicht an der Stelle, an die sie eigentlich gehörten. Vielmehr verlegte er einen Hoden jedes Vogels in die Bauchhöhle des anderen. Die Hoden dieser beiden jungen Hähne waren also nicht ihre eigenen, und sie befanden sich nicht am richtigen Ort. Wie groß war die Chance, dass die falsch angeordneten, fremden Hoden die Hähne vor der Verweiblichung bewahrten, die ansonsten bei kastrierten Vögeln und anderen Tieren eintritt? Würden sie zu ausgewachsenen Tieren mit großen, leuchtend bunten Federn, Kehllappen und Kamm heranwachsen? Würden sie laut, streitsüchtig und wollüstig werden? Oder würden sie unauffälliger, kleiner, stiller, ruhiger und zurückhaltender bleiben?

In seinem 1849 erschienenen, bahnbrechenden Aufsatz beschrieb Berthold seine Beobachtungen so: »Was Stimme, Sexualtrieb, Streitlust und das Wachstum von Kamm und Kehllappen angeht, blieben solche Vögel echte Hähne.«[14] Die Transplantation wirkte also und hatte den Vögeln ihre männliche Entwicklung bewahrt. Berthold tötete und sezierte die Tiere, dabei stellte er fest, dass sich um jeden Hoden ein dichtes Netz von Blutgefäßen mit Verbindung zum Wirt (und insbesondere zum Darm) gebildet hatte und dass er fast doppelt so groß geworden war. Daraus ergab sich eine unbestreitbare Folgerung:

»Da aber transplantierte Hoden nicht mehr mit der ursprünglichen Innervierung in Verbindung stehen, und da [...] keine besonderen sekretorischen Nerven vorhanden sind, muss man folgern, dass die fraglichen Befunde durch die produktiven Funktionen der Hoden hervorgerufen werden, *das heißt durch ihre Wirkung auf das Blut und dann durch die entsprechende Wirkung des Blutes auf den gesamten Organismus.*«[15]

Wenn ich diese letzten wenigen Worte lese und über ihre Bedeutung nachdenke, bekomme ich noch heute jedes Mal eine Gänsehaut. Wie gesagt: Zu jener Zeit herrschte der Gedanke vor, dass das Nervensystem irgendeine Verbindung zwischen dem Hoden und dem übrigen Körper herstellt und dass es ihm auf diese Weise gelingt, solche großen, den ganzen Körper betreffende Veränderungen von Verhalten und Aussehen hervorzurufen. Berthold dagegen stellte fest, dass die Hoden ihre Wirkungen auf Körperbau und Verhalten über das Blut und ohne jede Nervenverbindung ausüben. Das war revolutionär. Die Hoden müssen irgendetwas in den Blutkreislauf abgeben, das die bei der ersten Gruppe der kastrierten Hähne auftretende Verweiblichung verhinderte.

Berthold hatte nicht als Erster die Vermutung, dass die Hoden über das Blut wirken, aber als Erster veröffentlichte er experimentelle Befunde, die für diese Hypothese sprachen.[16] Seine Entdeckung, dass die Hoden letztlich über das Blut das Verhalten beeinflussen, gab den Anlass zur Entwicklung des Fachgebiets der Verhaltensendokrinologie. Es sollte aber noch weitere zehn Jahre dauern, bevor Darwin mit der sexuellen Selektion den ersten klaren wissenschaftlichen Rahmen skizzierte, mit dem verstanden werden konnte, warum solche Unterschiede überhaupt existieren. Mehr darüber werden wir in Kapitel 6 erfahren; kurz gefasst, steht dahinter der Gedanke, dass die Evolution die Männchen dazu ausstattet, um Partnerinnen zu konkurrieren. Damit ist erklärt, warum sie häufig größer, bunter oder streitlustiger sind als die Weibchen. Nochmals 100 Jahre später konnte das Testosteron endlich isoliert und identifiziert werden. Damit gab es ein festes Fundament, auf dem stichhaltige Kenntnisse über die biologischen Hintergründe der Männlichkeit aufbauen konnten. Aber zurück zu den Anfängen. Bertholds Entdeckungen legten in den Augen mancher Fachleute die Vermutung nahe, dass die Hoden irgendein magisches Männlichkeitselixir enthalten müssten und dass man die Männlichkeit vielleicht medizinisch beeinflussen könnte. Bis diese Idee Fuß gefasst hatte, dauerte es nicht lange.

DER JUNGBRUNNEN

Nachlassender Elan, Falten und schwindende Fähigkeiten sind Folgen des Alterns. Wir können uns – zum Teil erfolgreich – darum bemühen, manche dieser Effekte mit gesunder Ernährung und ausreichender Bewegung abzumildern, aber letztlich müssen wir uns mit dem unausweichlichen langsamen Niedergang abfinden. Die Anti-Aging-Branche will uns dazu veranlassen, andere Möglichkeiten in Betracht zu ziehen. Wir können Produkte wie Botox, teure Faltencremes oder verschiedene Nahrungsergänzungsmittel nutzen, die angeblich Energie und Kraft, ja sogar die sexuelle Leistungsfähigkeit steigern. Es mag sich erstaunlich anhören, aber diese Branche hat alte historische Wurzeln – und die haben mit dem Hoden zu tun.

Der angesehene britisch-französische Anatom und Zoologe Charles-Édouard Brown-Séquard (1817–1894) war ein produktiver Wissenschaftler: Mehr als 500 wissenschaftliche Fachaufsätze hatte er verfasst.[17] Als er aber über 70 war, wurde der Verlust von Energie und wissenschaftlicher Produktivität für ihn unerträglich. Während er seine Laufbahn bisher zum größten Teil der Erforschung des Nervensystems gewidmet hatte, stellte er jetzt die »inneren Ausscheidungen« in den Mittelpunkt – den Begriff hatte er 1891 in einer Vorlesung bei der Gesellschaft für Biologie in Paris eingeführt. Er ging davon aus, dass man die Ursachen von Krankheiten entdecken kann, indem Tiere (einschließlich seiner selbst) mit den Extrakten verschiedener Gewebe behandelt werden. Wirkte die Behandlung, war die Krankheit auf unzureichende Ausscheidungen aus einem bestimmten Gewebe oder einer Drüse zurückzuführen.

Brown-Séquard war insbesondere versessen auf die potenziellen Wirkungen der »Hodensekrete«. Der Verlust von Samenflüssigkeit durch Sex oder Masturbation, so wurde damals geglaubt, führe zu Apathie, und dem könne man mit den Ausscheidungen der Hoden entgegenwirken.[18] In einem 1889 erschienenen Artikel mit der Überschrift *Bemerkungen über die Wirkungen subkutaner Injektionen einer Flüssigkeit, die aus dem Hoden von Tieren gewonnen wurde, auf einen Mann* formulierte er es so:

»Wie allgemein bekannt ist, befinden sich gut organisierte Männer, insbesondere solche im Alter von 20 bis 35 Jahren, die vollkommen frei von sexuellem Verkehr und anderen Ursachen der Aufwendung von Samenflüssigkeit sind, in einem Zustand der Erregung, der ihnen eine große, beinahe anormale körperliche und geistige Aktivität verleiht. Diese beiden Tatsachenreihen tragen dazu bei zu zeigen, welche große [...] Wirkung einer Substanz oder Substanzen innewohnt, die unser Blut dem Hoden verdankt.«[19]

Brown-Séquard schreckte nicht vor Selbstversuchen zurück und hatte sich bereits Extrakte zerkleinerter Hoden einschließlich Blut und Samenflüssigkeit gespritzt, die er aus Meerschweinchen und Hunden gewonnen hatte. In dem Vortrag in Paris berichtete er begeistert über die erstaunlichen Wirkungen. Der Bogen, in dem er urinieren konnte – eindeutig das wichtigste Maß der Männlichkeit! – war länger geworden, seine geistige Klarheit und Konzentrationsfähigkeit hatten zugenommen, sein Händedruck und andere Anzeichen für Körperkraft und Ausdauer hatten sich verstärkt. Seinen lebhaften, detaillierten Beschreibungen der Wirkung solcher inneren Ausscheidungen fehlten die wissenschaftliche Strenge und Sorgfalt seiner früheren Arbeiten, und so nahmen viele seiner Wissenschaftlerkollegen die Berichte mit Skepsis auf. Weit weniger kritisch äußerten sich diejenigen, die auf schnelles Geld oder einfache Heilmethoden aus waren.

So entstand eine florierende Branche der »Organotherapie« zur Bekämpfung der normalen Alterserscheinungen und verschiedener anderer Leiden. Das »Brown-Séquard-Elixier« wurde von Tausenden von Ärzten und noch mehr Scharlatanen verschrieben. Neben den Organextrakten wurden auch Gewebe- und Zellverpflanzungen zu Bestandteilen des – damals in der Regel wirkungslosen – medizinischen Arsenals. Hoden von Unfallopfern, hingerichteten Häftlingen, Schaf- und Ziegenböcken wurden denjenigen eingepflanzt, die bereit waren, für die Hoffnung auf Verjüngung viel Geld zu bezahlen.[20] Die gleiche Quacksalberei gibt es noch heute. Wer sich lustlos fühlt, wenn die Libido nachlässt und die Erektion nicht ganz den Erwartungen entspricht oder die Muskelmasse schwindet, braucht man nur ein paar Links im Internet anzuklicken und kann sich etwas Ähnliches wie Brown-Séquards Elixier ins Haus liefern lassen.

Die stärkende Wirkung der Organextrakte, über die Brown-Séquard so überzeugend berichtete, war mit ziemlicher Sicherheit auf den Placeboeffekt zurückzuführen[21] (und das Wissen, dass das Gleiche wahrscheinlich auch für meine Augencreme gilt, hält mich nicht davon ab, sie anzuwenden).[22] Damit rief Brown-Séquard zwar eine zweifelhafte Medizinbranche ins Leben, er hinterließ aber auch ein positives Erbe. In der britischen Fachzeitschrift *The Lancet* machte er eine weitsichtige Bemerkung: »Die Ergebnisse zeigen, dass man dieses wichtige Thema weiter experimentell untersuchen sollte.« Auch wenn seine Befunde nicht echt waren, trug er dazu bei, dass die wissenschaftliche Erforschung der Hormone allmählich Fahrt aufnahm.

DAS »EXPERIMENTUM CRUCIS« UND DIE BÄLLE DER BULLEN

Angesichts der wachsenden Begeisterung für die »inneren Ausscheidungen« machte sich der angesehene britische Physiologe Ernest Starling zusammen mit seinem Schwager William Bayliss an die Beantwortung der Frage, durch welchen Mechanismus die Bauchspeicheldrüse (Pankreas) Natriumbicarbonat ausscheidet, das in Magen und Dünndarm den sauren Verdauungssäften entgegenwirkt.[23] (Ohne Natriumbicarbonat, das auch der aktive Bestandteil von Backpulver ist, würden wir an Darmverätzung leiden. Manch einer hat vielleicht selbst schon einmal Backpulver genommen, um einen verdorbenen Magen zu beruhigen.) Natriumbicarbonat selbst ist kein Hormon, aber die Bauchspeicheldrüse muss wissen, wann sie es ausschütten soll. Bayliss begriff, dass die Verdauungsorgane ein inneres Signal wie »zu viel Säure, bitte hilf, sie zu neutralisieren!« aussenden müssen, das von der Bauchspeicheldrüse empfangen wird. Aber in Anlehnung an Bertholds Erkenntnisse über die Wege, auf denen die Hoden sich mit dem übrigen Körper verständigen, wollte Bayliss herausfinden, ob die Bauchspeicheldrüse über das Blut oder aber über das Nervensystem mit den Verdauungsorganen kommuniziert. Die zweite Erklärung war zu jener Zeit allgemein anerkannt und wurde auch von dem einflussreichsten Physiologen der Epoche, dem Russen Iwan Pawlow, bevorzugt. (Manch einer erinnert sich vielleicht an Pawlow wegen seiner berühmten Experimente mit Hunden.)

Auch Bayliss und Starling verwendeten Hunde als Versuchsobjekte, die Tiere ereilte in ihrem Fall allerdings ein elendes Schicksal. Das Objekt des entscheidenden Experiments, des »Experimentum crucis«, wie sie es nannten, wurde betäubt und das Verdauungssystem chirurgisch freigelegt. Als die beiden dann Säure in den Dünndarm einbrachten, produzierte dieser eine »gut charakterisierte Ausscheidung«. Wie Bayliss und Starling 1902 in einem Aufsatz berichteten, konnten sie auch nachweisen, dass die Ausscheidung über das Blut die Bauchspeicheldrüse beeinflusst:

>»Schon bald stellten wir jedoch fest, dass wir es mit einer ganz anderen Gruppe von Phänomenen zu tun hatten und dass die Ausscheidung des Pankreas normalerweise überhaupt nicht durch Nervenkanäle ins Spiel gebracht wird, sondern durch eine chemische Substanz, die sich unter dem Einfluss von Säure in der Schleim-

haut der oberen Teile des Dünndarms bildet und vom Blut zu den Drüsenzellen des Pankreas getragen wird.«[24]

Diese chemische Substanz – das erste Hormon, das man isoliert hatte – bezeichneten Bayliss und Starling als »Sekretin«. Pawlow, nach dessen Hypothese der Darm über das Nervensystem mit der Bauchspeicheldrüse in Verbindung trat, versuchte, Bayliss' Experimente zu wiederholen, wobei er offensichtlich auf einen Fehlschlag hoffte, damit sich seine Theorie als richtig erwies. Aber Pawlow ließ nicht zu, dass die eigene Eitelkeit der Wissenschaft in die Quere kam: Als er mit eigenen Augen sah, dass die Reaktion der Bauchspeicheldrüse auf die Magensäure durch chemische Signale im Blut und nicht durch das Nervensystem ausgelöst wurde, meinte er: »Natürlich haben sie recht. Es ist klar, dass wir kein exklusives Patent auf die Entdeckung der Wahrheit haben.« Zwei Jahre später erhielt Pawlow den Nobelpreis »in Anerkennung seiner Arbeiten zur Physiologie der Verdauung, durch die das Wissen über entscheidende Aspekte des Themas verändert und erweitert wurde«.[25]

Im Jahr 1905 schilderte Starling in einem Vortrag beim Royal College of Physicians die Entdeckung des Sekretins und legte dar, was er daraus über die Unterschiede zwischen der nervlichen und der chemischen Steuerung von Körperfunktionen gelernt hatte. Außerdem prägte er für Botensubstanzen wie das Sekretin einen Namen, den er aus dem Griechischen entlehnt hatte:

»Diese chemischen Botensubstanzen oder Hormone (von *ormao*, ›ich rege an oder rege auf‹), wie wir sie nennen könnten, müssen mittels des Blutes von dem

Organ, in dem sie produziert werden, zu jenem transportiert werden, das sie beeinflussen, und die ständig wiederkehrenden physiologischen Bedürfnisse des Organismus müssen über ihre wiederholte Produktion und ihre Zirkulation im Körper bestimmen.«[26]

Mit der Entdeckung des Sekretins eröffnete sich ein neuer Blick auf die grundlegenden physiologischen Funktionen der Organismen: Chemische Substanzen werden von spezialisierten Drüsen produziert, wandern mit dem Blut und entfalten ihre Wirkung in weit entfernten Geweben, womit sie die Körperfunktionen regulieren und koordinieren.[27] Aber das war nur der Anfang. Auf dem Fachgebiet gab es in rascher Folge weitere Entdeckungen. Während einer kurzen Phase, die 1929 begann, wurden die drei Östrogene entdeckt (das Östradiol, das gemeinhin »Östrogen« genannt wird, außerdem die in weit geringerer Menge vorhandenen Östrogene Östriol und Östron). Kurz darauf folgte die Entdeckung des Testosterons.

Gegen Ende des 19. und Anfang des 20. Jahrhunderts machten Hodenextrakte ermüdeten, älteren, abgespannten und impotenten Männern Hoffnung. Der aktive Bestandteil war aber noch nicht identifiziert, von einer Synthese in großen Mengen ganz zu schweigen. Während Brown-Séquards Elixier und seine Konkurrenzprodukte allmählich in Misskredit gerieten, bemühten sich andere Wissenschaftler eifrig darum, das Männlichkeitssekret zu identifizieren. Die grundlegenden wissenschaftlichen Kenntnisse waren ebenso vorhanden wie Labormethoden und finanzielle Anreize. Es war also nur eine Frage der Zeit.

Die Zeiten, in denen die Keimdrüsen von Schweinen und Affen zerkleinert wurden, waren vorüber. Die neue Methode – die Entnahme von Organen aus Schlachttieren – erwies sich als produktiver. Ernst Laqueur, ein Physiologe der Universität Amsterdam, wurde sogar zum Mitbegründer eines Unternehmens namens Organon, das noch heute als Tochterfirma des Pharmakonzerns Merck tätig ist. Es befand sich in der Nähe mehrerer Schlachthäuser und verschaffte ihm einfachen Zugang zu den Hoden geschlachteter Stiere. Im Jahr 1935 sammelte er 100 Kilo (ungefähr das Gewicht eines Elefantenbabys) an Stierhoden. Daraus gewann er winzige zehn Milligramm (weniger als das Gewicht eines Reiskorns) einer Substanz, die er dann einem kastrierten Hahn injizierte. Damit wollte er feststellen, inwieweit er damit den Hahnenkamm regenerieren konnte. (Dies wurde zu einem Standardverfahren, um festzustellen, in welchem Umfang eine bestimmte Substanz männliche Merkmale hervorruft.) Der Botenstoff regenerierte den Hahnenkamm und hatte damit die gleiche Wirkung wie eine Hodentransplantation. Laqueur taufte ihn auf den Namen »Testosteron«. Drei Wissenschaftlergruppen unter Leitung von Adolf Butenandt, Károly Gyula David und Leopold Ružička, die unabhängig voneinander von drei europäischen Pharmakonzernen finanziert wurden, veröffentlichten 1935 fast gleichzeitig Aufsätze über die Synthese des Testosterons. Butenandt erhielt 1939 für seine Arbeiten den Chemie-Nobelpreis.[28]

Heute sind rund 75 Hormone bekannt. Zu den Hormonen oder endokrinen Drüsen gehören je nachdem, wie sie definiert werden, der Hypothalamus, die Hypophyse, die Schilddrüse, die Nebenschilddrüse, die Nebennieren, die Zirbeldrüse, die Eierstöcke, die Hoden und die Bauchspeicheldrüse. Wie Bayliss und Starling aber ebenfalls zeigen konnten, scheiden nicht nur die endokrinen Drüsen Hormone aus. So sind beispielsweise auch Darm- und Fettzellen aktive Hormonproduzenten. Die Liste ist noch länger und führt Leber, Herz,

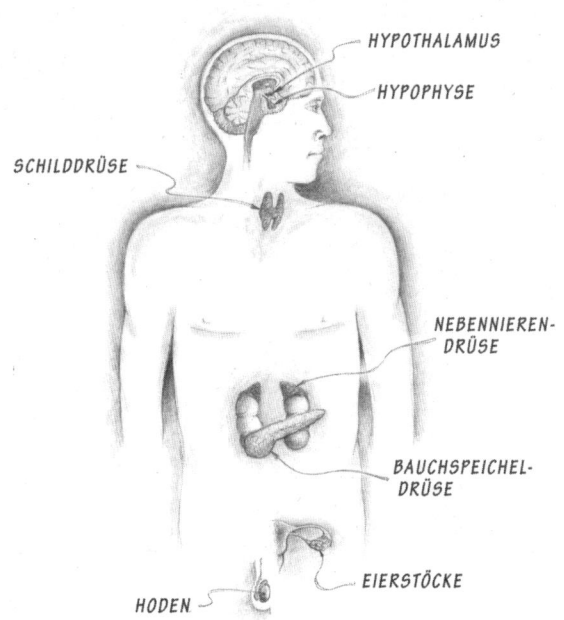

Die wichtigsten endokrinen Drüsen

Nieren, Haut und – besonders wichtig – das Gehirn auf. Sie alle scheiden Hormone aus und sprechen auf Hormone an. Selbst die Darmbakterien produzieren Hormone, manche davon sogar in großen Mengen, und ihre Funktionen sind in vielen Fällen noch nicht bekannt. Jede neue Erkenntnis über das endokrine System überrascht uns wieder damit, wie der Erfindungsreichtum der natürlichen Selektion uns am Leben erhält, für unsere Gesundheit sorgt und uns die Fortpflanzung ermöglicht. Demnach liegt der Gedanke nahe, dass wir auf diesem Erfindungsreichtum aufbauen können, um Kranke zu behandeln oder den Menschen ein besseres Leben zu schenken. Inmitten des Trubels um T die Wahrheit zu finden, ist unmöglich, wenn wir nicht grundlegende allgemeine Kenntnisse über die Hormone besitzen. Also sehen wir uns diese lebenswichtige Klasse chemischer Boten, zu der auch T gehört, einmal genauer an.

WAS SIND DAS FÜR RÄTSELHAFTE BOTENSTOFFE?

Wer sich nicht gerade in der Schule mit Hormonen beschäftigt hat oder an einer Krankheit leidet und deshalb zu einer Art Experte oder Expertin geworden ist, hat vielleicht nur am Rand von einigen Hormonen gehört – beispielsweise Östrogen, Insulin oder Schilddrüsenhormonen. Vielleicht haben wir auch davon gelesen, dass Melatonin beim Schlafen hilft, aber dabei ist nicht unbedingt klar, dass es sich hier ebenfalls um ein Hormon handelt. Hormonen werden oftmals Wunderkräfte zugeschrieben, aber die meisten Menschen könnten nicht sagen, woher diese Substanzen stammen, woraus sie bestehen, welche Wirkung sie in unserem Organismus haben oder ob sie sich auf das Gehirn auswirken.

Alle Pflanzen und Tiere, ja sogar alle vielzelligen Lebewesen, besitzen Hormone. Bei Tieren lassen sie sich vorwiegend in zwei Kategorien einteilen: Proteinhormone und Steroidhormone. Die Proteinhormone, zu denen unter anderem Insulin und Melatonin gehören, bestehen aus Aminosäuren (den Bausteinen aller Proteine). Zu den Steroiden gehören Testosteron, andere Androgene wie Dihydrotestosteron (DHT) und Androstendion, aber auch das Östrogen – sie alle werden aus Cholesterin hergestellt. (Cholesterin hat nicht zuletzt deshalb eine große Bedeutung, weil es ein Hauptbestandteil aller Zellmembranen ist.) Hormone entstehen in verschiedenen Drüsen und Geweben: Melatonin wird von der Zirbeldrüse produziert, Testosteron und Östrogen stammen aus Hoden, Eierstöcken und anderen Geweben; Insulin ist ein Produkt der Bauchspeicheldrüse. Alle Hormone kreisen im Blut und transportieren gewissermaßen Informationen zu verschiedenen Körperteilen. Da Hormone an alle Stellen gelangen, an denen es auch Blut gibt, kreisen sie praktisch überall.

In jedem komplexen System, ob es sich um einen Organismus, eine Familie, eine Maschinenfabrik oder eine Universität handelt, muss die Information von einer Stelle zur anderen weitergeleitet werden, damit alles reibungslos funktioniert. Für diese Kommunikation sind in dem komplexen System unseres Körpers die sogenannten chemischen Botenstoffe zuständig. Bei Tieren gibt es zwei Haupttypen dieser Botenstoffe: Die einen, Neurotransmitter genannt, erleichtern die Kommunikation im Nervensystem (Gehirn und Rückenmark), die anderen sind die Hormone.

Neurotransmitter übermitteln Informationen auf dem Weg über elektrische Impulse zwischen den Nervenzellen oder Neuronen von einem Punkt zum anderen. Sie können mit Eisenbahnzügen verglichen werden, die auf einem verzweigten Schienennetz unterwegs sind. Hormone hingegen verbreiten ihre chemischen Botschaften weit gefächert an alle Zellen, die »zuhören«. Meinen Lieblingsradiosender in Boston kann ich nur empfangen, wenn mein Radiogerät auf die richtige Frequenz eingestellt ist und das Signal aufnimmt, das von den entsprechenden Sendemasten ausgestrahlt wird. Hormone werden ausgesandt und empfangen wie die Signale von diesem Sendemast und meinem Empfänger. Die Sender sind Hormondrüsen (und andere hormonproduzierende Zellen), die sie in den allgemeinen Blutkreislauf abgeben. Aufgenommen werden die Signale aber nur von Zellen, die besondere, auf sie spezialisierte *Rezeptoren* besitzen. Das gesamte Netzwerk der Hormondrüsen und hormonproduzierenden Zellen wird als *endokrines System* bezeichnet. Zellen, die auf ein bestimmtes Hormon ansprechen, sind die sogenannten Zielzellen dieses Hormons. Die Rezeptoren für Proteinhormone sind in die äußere Membran der Zielzellen eingelagert, Rezeptoren für Steroide wie das Testosteron liegen im Inneren der Zielzellen. (Von dieser Regel gibt es einige Ausnahmen, auf die wir später noch zu sprechen kommen werden.) Eine Zelle, die keine Rezeptoren für Testosteron besitzt, gleicht einem Radioempfänger, der auf einen anderen Sender abgestimmt ist. Das Radio ist vielleicht ebenfalls dem Signal ausgesetzt, kann es aber nicht aufnehmen. Ebenso verhält es sich mit der Zelle: Sie trifft zwar mit dem Testosteron zusammen, ist aber nicht darauf »eingestellt«.

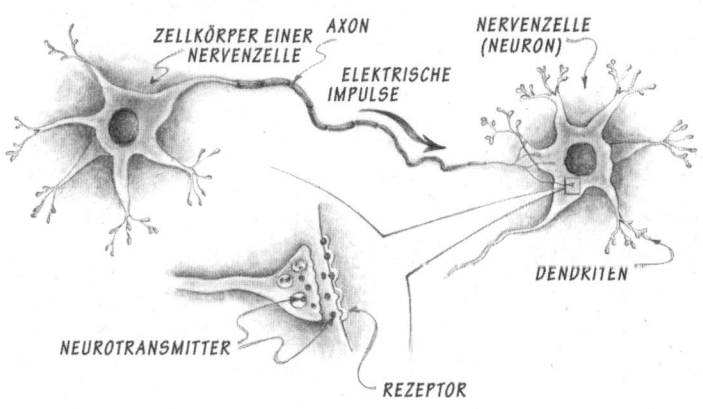

CHEMISCHE SIGNALÜBERMITTLUNG IM NERVENSYSTEM

ZELLKÖRPER EINER NERVENZELLE
AXON
ELEKTRISCHE IMPULSE
NERVENZELLE (NEURON)
DENDRITEN
NEUROTRANSMITTER
REZEPTOR

Signalübermittlung in den Nerven

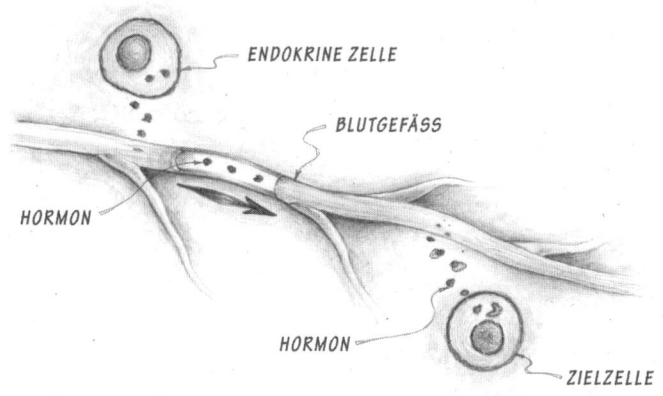

ENDOKRINE ZELLE

BLUTGEFÄSS

HORMON

HORMON

ZIELZELLE

Hormonelle Kommunikation

Während Sie diese Zeilen lesen, tragen Neurotransmitter dazu bei, dass Sie die visuellen Reize, aus denen die Worte bestehen, entschlüsseln und darauf reagieren können. Gleichzeitig übersetzen sie den Wunsch weiterzulesen in die Tätigkeit des Umblätterns. Wenn Sie hungrig sind, haben Hormone die Signale über den Energiezustand vom Darm zum Gehirn übertragen. Dort verändern sie das Gefühl und sorgen dafür, dass Sie sich nur unter Schwierigkeiten weiter auf dieses Buch konzentrieren können, während Sie sich nach einem kleinen Snack sehnen. Die Motivation, etwas zu essen, wurde durch die Wechselwirkungen zwischen Hormon- und Nervensystem ausgelöst (die Schnittstelle zwischen beiden wird als »neuroendokrines System« bezeichnet). Auf diesem Weg nehmen die Hormone Einfluss auf Gehirn und Verhalten. Sie erleichtern die Kommunikation zwischen Körper und Gehirn und koordinieren Wünsche und Tätigkeiten mit körperlichen Bedürfnissen. Hormone und Neurotransmitter existieren, weil die Evolution sie geschaffen hat, das heißt, dass sie dem Überleben und der Fortpflanzung dienen.

Eine solche Koordination ist die Voraussetzung dafür, damit der Energiebedarf unseres Körpers gedeckt wird, sodass Überleben, Wachstum, Reparatur und Fortpflanzung möglich werden. Energie ist gewissermaßen das »Geld« des Organismus. In einem Unternehmen werden Informationen über Einnahmen und Ausgaben vielleicht per E-Mail übermittelt, damit die Firma finanziell planen kann. Aber wie tauschen Körper und Gehirn ihre Informationen aus und treffen Entscheidungen über Energiesparen oder Energieaufwand? Wann beginnt und endet das Wachstum? Sollen wir in die Gesunderhaltung investieren und ist genug Energie vorhanden, damit wir spielen, Partner suchen, um Partnerinnen kämpfen oder Milch für unsere Babys produzieren können?

Wenn wir Joggen wollen, bereiten wir uns vielleicht mit ein paar Bissen von einem Energieriegel vor. Sind wir ein paar Kilometer gelaufen, möchten die arbeitenden Muskeln nur allzu gern wissen, ob Energie noch ohne Weiteres zur Verfügung steht. Um die von den Zellen benötigte Energie zu beschaffen, hat unser Körper eine Fülle von Möglichkeiten, aber einfacher und weniger aufwendig ist es, Glukose unmittelbar aus dem Blut aufzunehmen, ohne sie zuvor aus anderen Substanzen wie beispielsweise Fett herstellen zu müssen. Die Glukose aus dem Energieriegel gelangt also gerade zur richtigen Zeit ins Blut. Dort tritt sie in Wechselbeziehung zu besonderen glukoseempfindlichen Zellen der Bauchspeicheldrüse und informiert sie darüber, dass sie im Blut vorhanden ist und für die übrigen Körperzellen zur Verfügung steht, insbesondere für diejenigen, die sich gerade anstrengen müssen. Daraufhin schüttet die Bauchspeicheldrüse Insulin aus, das ebenfalls ins Blut gelangt und mit ihm zirkuliert. Es ruft den Zellen zu:

»Aufmachen! Glukose steht vor der Tür!« Nahezu unsere gesamten Zellen sind Zielzellen für das Insulin, denn alle brauchen die Glukose als Energielieferanten, aber in den arbeitenden Muskeln sind sie besonders erpicht darauf, auf das Signal des Insulins anzusprechen. Die Muskelzellen (und auch andere Zellen, die Bedarf haben) öffnen daraufhin ihre Tore und nehmen die Glukose auf. Wenn das Insulin an seine Rezeptoren auf den Muskelzellen bindet, sorgt es dafür, dass sich in der Zellmembran ein besonderes Tor öffnet, durch das die Glukose einströmen kann. Da wir gerade joggen und uns anstrengen, brauchen die Zellen sofort Energie. Also wird die Glukose, die in die hungrigen Zellen gelangt, augenblicklich für die Produktion von ATP genutzt, einer Substanz, die als Zelltreibstoff dient. Insulin übermittelt also die Information, dass Glukose zur Verfügung steht, an den gesamten Organismus (Gehirnzellen nehmen die Glukose allerdings durch andere Mechanismen auf). Die angestrengten Zellen haben reagiert, und die Energie zur Vollendung der Laufstrecke steht zur Verfügung.

Aber wenn wir wenig später nach Hause kommen und uns auf die Couch fallen lassen, spüren wir den Drang, aufzustehen und in der Süßigkeitenschublade nach etwas Befriedigendem zu suchen. Dafür gibt es einen guten Grund: Der Insulinspiegel hat als Reaktion auf die zuvor aufgenommenen Kohlenhydrate einen Spitzenwert erreicht und seine Aufgabe erfüllt. Das Insulin hat dafür gesorgt, dass die Zellen viel Glukose aus dem Blut aufgenommen haben. Deshalb ist jetzt nicht nur der Glukosespiegel im Blut ein wenig niedrig, sondern auch der Insulinspiegel. Dies nimmt das Gehirn wahr, und wenn seine Appetitzentren vom Insulin die Nachricht »niedriger Glukosespiegel!« erhalten, werden sie aktiv. Über Neurotransmitter signalisieren sie anderen Gehirnarealen, dass sie dem Glukosemangel mit einer Verhaltensweise begegnen sollen. Wir lindern das fortgesetzte Unbehagen, indem wir von der Couch aufstehen. Vielleicht greifen wir dann nach einem Apfel aus der Obstschale. Wer es aber macht wie ich, hat am Ende eine Handvoll Salzbrezeln oder Kartoffelchips zu sich genommen.

Wenn der Darm die Lebensmittel zu Makromolekülen abgebaut hat, die im Dünndarm ins Blut übergehen können, steigt der Blutzuckerspiegel an, und der Insulinspiegel folgt ihm. Er schiebt die Glukose wiederum in die Zellen, und durch den hohen Insulinspiegel gelangt die Information auch ins Gehirn: Es erfährt, dass der Organismus jetzt voller Energie ist. Der Hunger hört auf. Das Hormon ist mit dem Gehirn in Wechselwirkung getreten und hat das Verhalten mit den Bedürfnissen des Körpers, die jetzt fürs Erste im Wesentlichen befriedigt sind, in Einklang gebracht.

Das Testosteron ähnelt (wie auch die anderen Geschlechtshormone) dem Insulin: Es wirkt im Organismus, übermittelt aber auch Informationen an das Gehirn. Wie das Insulin koordiniert auch das Testosteron Körpervorgänge und Verhalten, aber es steuert nicht den Blutzucker, sondern seine Tätigkeit dreht sich um die Entwicklung und Unterstützung der Fortpflanzungsfunktion.

Natürlich erfordert Fortpflanzung auch Energie. Die Funktion der Fortpflanzung hängt also davon ab, wie viel Energie zur Verfügung steht (und Hormone wie Insulin oder Testosteron werden immer in Verbindung mit anderen Hormonen und sonstigen Substanzen tätig). Die Beziehung zwischen Energie und Fortpflanzung ist bei Frauen viel engeren Grenzen unterworfen als bei Männern. Für den Mann hat erfolgreiche Fortpflanzung weniger mit energiefressender Physiologie zu tun – also mit der Nährstoffzufuhr und dem Wachstum des Fötus im eigenen Körper –, aber dafür ist mehr Energie erforderlich, um Partnerinnen zu finden, mit anderen um sie zu konkurrieren und sie anzulocken. Ein relativ hoher T-Spiegel (der im typischen Bereich von Männern liegt) begünstigt im männlichen Organismus das Muskelwachstum und die Samenproduktion, und gleichzeitig teilt er dem Gehirn mit, wozu der Körper in der Lage ist. Ein hoher Insulinspiegel sagt: »Hier ist viel Energie, nutze sie!« Der hohe T-Spiegel ruft: »Hier ist viel Sperma bereit zur Verwendung!« Testosteron hilft Männern, das zu tun, was sie für die Fortpflanzung tun müssen – das hat die Kastration zu allen Zeiten deutlich gemacht.

Als es noch nicht die heutigen medikamentösen Therapieverfahren gab, hingen das typisch männliche Aussehen und Verhalten davon ab, dass Hoden vorhanden waren. Wie wir bereits erfahren haben, hatten die Menschen schon vor langer Zeit beobachtet, dass männliche Tiere ohne Hoden weder männliche körperliche Merkmale noch Prozesse wie die Samenproduktion entwickeln (oder sie wieder verlieren), und je nach Tierart gehören dazu auch ein buntes Gefieder, ein großes Geweih mit spitzen Enden, ein langer Hals oder muskulöser Oberkörper. Der Einfluss der Hoden erstreckt sich auch auf männliche Verhaltensweisen wie die Erektion, körperliche Aggression oder die Motivation, um die sexuelle Aufmerksamkeit von Artgenossinnen zu konkurrieren.

Seit Ende des 19. Jahrhunderts erlebten sowohl die Forschung als auch die Industrie, die sich auf die Ausscheidungen der Hoden konzentrierte, einen Aufschwung. In der Wissenschaft konnten jetzt die Auswirkungen von Hormonen auf Physiologie, Anatomie und Verhalten der Tiere erforscht werden, ohne auf die aufwendigen, wenig effektiven und grausamen Methoden der Transplantation ganzer Organe oder

Gewebe zurückgreifen zu müssen. Zu Beginn des 20. Jahrhunderts wurden Östrogen, Progesteron und Testosteron künstlich synthetisiert und zur pharmakologischen Verwendung (für Quacksalberei ebenso wie für ernsthafte medizinische Zwecke) sowie für die Forschung verkauft.[29]

Neben lebensrettenden Entdeckungen und der Synthese neuer Medikamente wie des Insulins – erstmals 1921 zur Behandlung von Diabetes des Typs 1 verwendet – führte auch die Kooperation von Medizinern, Pharmaunternehmen und Forschenden zu einem Aufschwung des Fachgebiets der Endokrinologie. Die enge Beziehung, die bis heute besteht, hat zu immer umfassenderen Kenntnissen über die Auswirkungen der Hormone auf Körper und Gehirn geführt.

Bevor das Testosteron entdeckt war, stammte das Wissen über die Wirkungen des Hormons bei Tieren ausschließlich aus Kastrationsexperimenten – die Quelle des Testosterons wurde *nach* der Geburt entfernt. Etwas anderes habe ich aber noch nicht erwähnt: Die normale Entwicklung der meisten männlichen Tiere setzt den Kontakt mit Testosteron *vor oder kurz nach der Geburt* voraus.[30] Was geschieht also, wenn ein männlicher Fötus nicht im Mutterleib oder irgendwann danach dem Testosteron ausgesetzt ist? Mit dieser Frage beschäftigen wir uns im nächsten Kapitel.

KAPITEL 3

Man nehme T oder
Wie Jungen entstehen

JENNY

Jenny erschien genau zur richtigen Zeit an der Tür meines Büros. Die meisten Studierenden tragen tagtäglich die gleiche Uniform aus Jeans und Sweatshirt oder T-Shirt, Jenny hingegen hatte wie gewöhnlich ein Kleid an, das bis über ihre Knie reichte, und dazu trug sie flache schwarze Lederschuhe. Ihre auffälligen hellbraunen Haare fielen adrett über ihre Schultern und bildeten einen Kontrast zum Weiß ihrer Perlenohrringe.

Die Vorlesungszeit war vorüber, die Abschlussprüfungen standen bevor. Im Gegensatz zu den meisten Studierenden, die meine Sprechstunde in der Studienphase – in der Zeit zwischen dem Ende der Vorlesungen und den Prüfungen – aufsuchen, wollte Jenny nicht fragen, was in der Prüfung für mein Seminar »Hormone und Verhalten« verlangt würde oder wie sie sich darauf vorbereiten sollte. Stattdessen lächelte sie freundlich und sagte, sie wolle über den Kurs sprechen. Das

Thema weckte mein Interesse, weil sie bislang nie in meine Sprechstunden gekommen war. Jennys Gesicht – die lebhaften blauen Augen, die hohen Wangenknochen und die makellose blasse Haut – kannte ich vor allem deshalb, weil es unter den vielen Gesichtern eines der wenigen war, die während der Vorlesungen meinen Blick anzogen. Ihr munterer Gesichtsausdruck gab mir immer wieder das Gefühl, dass meine Ausführungen verstanden wurden. Sie saß stets aufmerksam da, konzentrierte sich auf mich oder ihre Notizen und nickte wiederholt bei Aussagen, die auch ich für besonders interessant hielt.

Mehrmals hatte sie auch zu der Gruppe von Studierenden gehört, die sich nach den Vorlesungen um das Rednerpult sammelten und ihre Notizblöcke zückten. In der Regel gab es zwei Varianten von Fragen: Die einen sollten dazu dienen, die Kenntnisse über neue Begriffe oder Konzepte zu festigen – »Welche Zelltypen produzieren noch mal das Anti-Müller-Hormon?« –, in den anderen spiegelte sich eine tiefer gehende Beschäftigung mit dem Stoff wider – »Wussten die Wissenschaftler, die geschlechtsbedingte Unterschiede in der Aktivität von Babys festgestellt haben, vorher über das Geschlecht Bescheid?« Jennys Fragen gehörten in die zweite Kategorie.

Ich begrüßte sie in meinem Büro, und wir setzten uns gegenüber an einen kleinen runden Tisch. Dann plauderten wir über ihre Interessen, ihre Familie und ihr Studium an der Harvard University. Alles schien mit meinen Erwartungen übereinzustimmen. Die Vorlesungen machten ihr Spaß, sie sang Sopran in einem Studierendenchor und war in ihrer Studentinnen-Verbindung aktiv (offiziell gibt es in Harvard keine Verbindungen, aber ihre Frauengruppe ähnelte stark einer solchen Organisation). Wie die meisten meiner Studierenden wollte sie nach dem College Medizin studieren. Angesichts ihrer Intelligenz, Disziplin und Empathie war ich sicher, dass es ihr gelingen würde. Sie stammte aus einer intakten, liebevollen Familie. Es schien, als sei sie glücklich und habe die richtige Einstellung.

Dann sagte Jenny, sie wolle mir berichten, warum sie sich für Hormone interessierte. Im Laufe der Jahre haben viele Studierende mir davon erzählt, was sie in meine Vorlesungen geführt hatte: Sie selbst oder Verwandte hatten eine Hormonstörung wie Diabetes oder eine Schilddrüsenüberfunktion, sie waren Transgender und unterzogen sich einer Hormonersatztherapie, oder sie interessierten sich für Bodybuilding. Solche Studierenden wissen oft sehr genau über das endokrine System Bescheid, obwohl sie noch keine Vorlesungen darüber gehört haben.

Jenny schilderte, wie sie im Teenageralter gemerkt hatte, dass sie anders war als Gleichaltrige und Freunde. Sie erzählte ihre persönliche Geschichte einfach und nüchtern. Verblüfft hörte ich zu und konnte nur mit Mühe die Tränen zurückhalten.

Ungefähr mit zwölf Jahren, als ihre Freundinnen zum ersten Mal ihre Periode bekamen, nahm Jenny an, auch sie selbst werde bald diesen Ritus der Frauwerdung durchlaufen. Wie bei ihren Freundinnen zeigten sich die üblichen Anzeichen der Pubertät – die Brust war gewachsen, die Hüften waren breiter geworden, sie hatte an den typischen Stellen Fett angesetzt. Aber sie wurde 14, dann 15 und die Periode kam immer noch nicht. Sie wirkte zwar wie ein gesunder Teenager, aber dass die Periode mit 16 noch nicht eingesetzt hatte, konnte ein Zeichen für ein gesundheitliches Problem sein. Also brachte Jennys Mutter sie zu einem Frauenarzt. Bei der Untersuchung stellte sich heraus, dass die Sache komplizierter war, als sie angenommen hatte – Jenny war nicht einfach nur eine Spätentwicklerin. Sie wurde zu weiteren Untersuchungen an einen Spezialisten überwiesen, der Blutproben machte, Ultraschalluntersuchungen durchführte und Gewebeproben entnahm. Dann rief ein Ärzteteam Jenny und ihre Eltern an, um die Ergebnisse zu besprechen.

An diesem Tag erfuhr Jenny, dass sie gesund war, was alle erleichterte. Ihr wurde aber auch gesagt, ihr Körper sei anders – sie habe eine andersartige (manchmal auch als »gestört« bezeichnete) Sexualentwicklung (*differences of sex development* oder kurz DSD). Jenny hatte eine seltene DSD, die als komplette Androgenresistenz (*complete androgen insensitivity syndrome*, CAIS) bezeichnet wird und bei ungefähr zwei von 100.000 Menschen vorkommt.[1]

Der medizinische Name CAIS beschreibt das Hauptproblem gut. Jennys Zellen enthielten nicht die Geschlechtschromosomen XX, die für weibliche Säugetiere typisch sind, sondern ein X und ein Y, die typische Kombination männlicher Säugetiere. Ihr Y-Chromosom hatte dafür gesorgt, dass sich keine Eierstöcke, sondern Hoden entwickelt hatten, aber diese Hoden waren nicht abgestiegen, sondern in der Bauchhöhle verblieben. Sie erzeugten viel Testosteron, aber der Organismus konnte darauf und auch auf männliche Hormone (Androgene) nicht ansprechen. Und da ihr Körper nicht auf T reagierte, produzierten die Hoden auch keine Samenzellen. Wegen dieser fehlenden Testosteronwirkung konnten sich vor ihrer Geburt weibliche Merkmale entwickeln. Jennys Vagina sah normal aus, war aber nicht mit einer Gebärmutter verbunden. Deshalb musste sie sich auch mit der Tatsache abfinden, dass sie niemals schwanger werden konnte.

Dieses Gespräch veränderte ihr Leben. Für Jenny und ihre Angehörigen war es verwirrend und frustrierend. Aber wie sie später bemerken sollte, hatte sie Glück gehabt. Seit sie über ihren Zustand Bescheid wusste, hatte Jenny sich mit anderen CAIS-Frauen in Verbindung gesetzt, die ähnliche Erfahrungen gemacht hatten und über ihre Geschichten berichteten, einige von ihnen wurden sogar Freundinnen. Viele von ihnen erzählten Jenny, man habe sie angelogen, ihnen schlechte medizinische Ratschläge erteilt oder unnötige Operationen vorgenommen, und das habe dazu geführt, dass sie sich wegen ihres Körpers schämten. Jenny wusste, welches Glück sie hatte, dass ihre Familie hinter ihr stand und dass ihr Ärzteteam einfühlsam war und sich fortschrittlicher Methoden bediente: Die Ärzte wussten, dass es sich um einen lebenslangen Zustand handelte, und waren sich über Chancen und Risiken jeder potenziellen Entscheidung bewusst.

CAIS wird auch oft als Form der »Intersexualität« bezeichnet, weil die äußere Anatomie der Fortpflanzungsorgane nicht mit dem übereinstimmt, was man aufgrund der Keimdrüsen oder Geschlechtschromosomen erwarten würde. Solche Zustände gehören in die größere Kategorie der DSD (von der in diesem Buch noch genauer die Rede sein wird). Verständlicherweise legen manche Menschen großen Wert auf die richtigen Begriffe. Jenny bezeichnet CAIS gern als »Variation«, deshalb werde auch ich dieses Wort verwenden.

Mit der Chromosomenkombination XY und Testosteron produzierenden Hoden, aber ohne Wirkung von T hat der betreffende Mensch weibliche primäre und sekundäre Geschlechtsmerkmale. (Als primäre Geschlechtsmerkmale werden die inneren und äußeren Geschlechtsorgane bezeichnet, die bei der Geburt vorhanden sind; die sekundären Geschlechtsmerkmale sind beispielsweise die Brust bei Frauen und die Gesichtsbehaarung bei Männern, die erst in der Pubertät entstehen.) In Aussehen und Verhalten haben Menschen mit CAIS nichts Ungewöhnliches: Sie sehen aus und handeln wie typische Frauen oder Mädchen. In vielen Fällen werden CAIS-Mädchen erst durch das Ausbleiben der ersten Menstruation darauf aufmerksam, dass sie einen anderen Körper haben als Gleichaltrige.

Aus wissenschaftlicher Sicht hatte ich in meinen Lehrveranstaltungen schon seit Jahren über CAIS berichtet, um die erstaunlichen Wirkungen des Testosterons zu veranschaulichen, aber ich hatte noch nie jemanden kennengelernt, der damit lebte. Hier war nun ein Mensch, in dessen Organismus sich das befand, was ich für den Schlüssel zur Männlichkeit hielt – Hoden und Testosteron. Und doch wirkte Jenny auf mich äußerst weiblich. Obwohl ich über ihre Variation Bescheid wusste, konnte ich es nur mit Mühe verarbeiten, denn es schien mir immer noch eine Diskrepanz zu sein. Es gibt viele Kombinationen von Geschlechtschromosomen, Keimdrüsen und der Konzentration von Geschlechtshormonen, und alle tragen dazu bei, dass wir männlich, weiblich oder wie irgendetwas dazwischen aussehen und fühlen. Männlichkeit und Weiblichkeit sind nicht immer die »kompletten Pakete«, mit denen wir rechnen.

Jennys Geschichte wühlte meine Gefühle auf. Sie wirkte selbstbewusst und schien mit sich im Reinen zu sein, und doch verspürte ich Mitgefühl: Ich malte mir aus, welchen Herausforderungen sie gegenübergestanden haben musste. Gleichzeitig schoss mir ein anderer Gedanke durch den Kopf: »Ist sie hier, um mir eine Lektion darüber zu erteilen, wie ich den Stoff in meinen Vorlesungen behandeln soll? Habe ich einen kapitalen Bock geschossen und sie mit irgendeiner unsensiblen Äußerung verletzt oder beleidigt?« Wenn es so war, erwähnte sie es nicht. Stattdessen fragte sie, ob ich mir vorstellen könne, im nächsten Semester mit ihr zu arbeiten und mich an einer »unabhängigen Studie« zu beteiligen, in der wir beide so viel wie möglich über CAIS in Erfahrung bringen könnten? Natürlich sagte ich Ja.

WIE JUNGEN UND MÄDCHEN GENETISCH »GEBACKEN« WERDEN

Oft herrscht die Überzeugung, der Besitz der Geschlechtschromosomen XY in (nahezu) allen Körperzellen sei unvereinbar mit der natürlichen Entwicklung einer Vagina, von Brüsten, breiten Hüften, einer hohen Stimme und einer weichen, glatten Haut.[2] Jenny ist der lebende Beweis, dass das nicht stimmt. Die Geschlechtschromosomen selbst regen die Entwicklung solcher weiblicher Merkmale nicht an und hemmen sie auch nicht. Das ist die Aufgabe der Geschlechtshormone, und manchmal stimmen die nicht wie erwartet mit den Geschlechtschromosomen überein.

Dass sich bei Jungen ein Penis entwickelt und bei Mädchen nicht, oder dass Männer eine starke Gesichtsbehaarung haben und Frauen Brüste bekommen, liegt nicht daran, dass die Gene für solche Merkmale nur bei dem einen oder anderen Geschlecht vorhanden wären. Frauen sind nicht im Alleinbesitz von Genen, die für die Entwicklung Milch produzierender Brüste oder breiter Hüften sorgen, und Männer haben nicht das alleinige Recht auf Gene für eine tiefe Stimme oder Haare im Gesicht. Beide Geschlechter sind genetisch so ausgestattet, dass nahezu alle Merkmale, die für ein Geschlecht typisch sind, ausgeprägt werden können. Die Frage ist nur, welche Gene in welchem Ausmaß und in welchem Körper aktiv sind. Nicht gerade neu ist diese Tatsache für Frauen, die sehr viel Geld dafür ausgeben, ihr Gesicht von lästigem Haarwuchs zu befreien, oder für Männer, die sich mit einer

Gynäkomastie, abfällig auch »Männerbusen« genannt, herumschlagen müssen. Es ist auch der Grund, warum Transgender-Menschen die körperlichen Merkmale des anderen Geschlechts annehmen können. Manche Gene sind bei den Geschlechtern unterschiedlich, denn Männer besitzen in der Regel ein Y-Chromosom, Frauen hingegen nicht. Aber die Zahl der Gene auf dem Y-Chromosom – es sind ungefähr 70 – ist winzig klein im Verhältnis zu den 20.000 bis 25.000 Genen, von denen die übrigen 22 Chromosomenpaare bevölkert sind.[3] Dennoch sollte man die Macht des winzigen Y-Chromosoms nicht unterschätzen – sie kann gewaltig sein. Eines seiner Gene sorgt für den alles entscheidenden Unterschied.[4]

Wenn wir verstehen wollen, warum ein Mann und eine Frau trotz nahezu identischer Gene einen ganz unterschiedlichen Körperbau haben, können wir uns vorstellen, wir wollten Kekse backen. In der Küche sind alle Zutaten vorhanden, die wir für verschiedene Kekssorten brauchen: Butter, brauner und weißer Zucker, Backpulver, Mehl, Schokoladenflocken, Haferflocken, Nüsse ... Wir können damit Hunderte von Keksrezepten verwirklichen, aber eine Freundin hat sich die mit Schokoladenchips gewünscht.

Wir schlagen im Kochbuch die entsprechende Seite auf, lesen das Rezept, stellen die Zutaten zusammen, vermischen und backen sie, und dann genießen wir mit der Freundin die warmen, weichen, schokoladigen Leckerbissen.

Als Jenny noch eine Kugel sich teilender Zellen im Mutterleib und später eine Masse aus wachsenden, sich differenzierenden Geweben war, konnten ihre vielseitigen Stammzellen zu ganz unterschiedlichen Zelltypen werden. Genau wie ich mir ein Rezept aussuchen kann, um damit eine bestimmte Art von Keksen zu backen, entscheiden sich die Zellen im wachsenden Embryo, bestimmte Gene »abzulesen« und die ent-

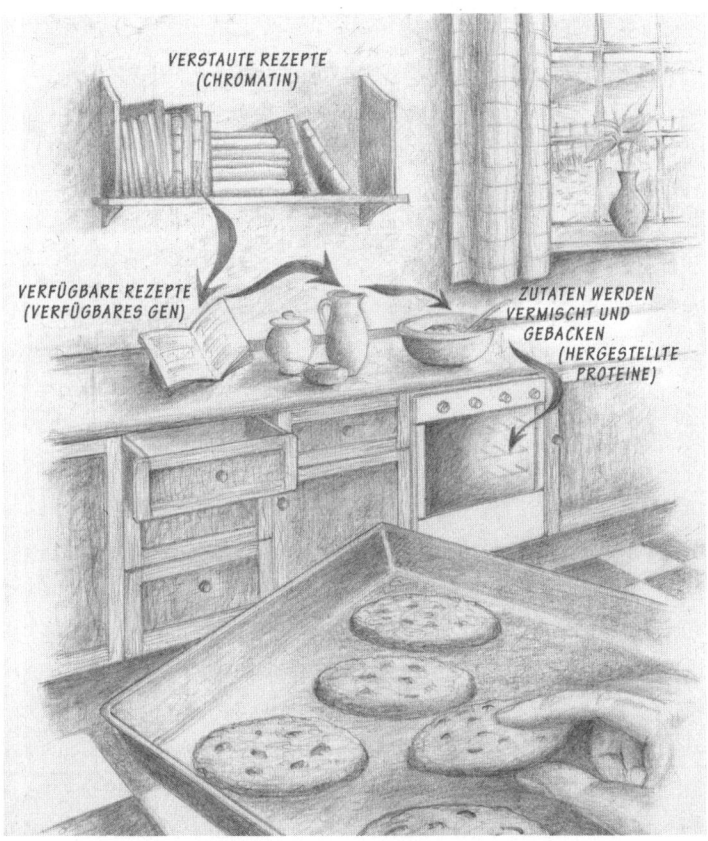

Backen als Genexpression

sprechenden Proteine herzustellen. So bilden sich die verschiedenen Zelltypen, darunter Muskelzellen, rote Blutzellen, Nervenzellen und viele andere.

Die 46 Chromosomen in jeder unserer Zellen enthalten das gesamte »Genom« des Menschen – unsere gesamte DNA (Desoxyribonukleinsäure). Das DNA-Molekül ist geformt wie zwei lange Spiralfedern, die seitlich ineinandergreifen. Von

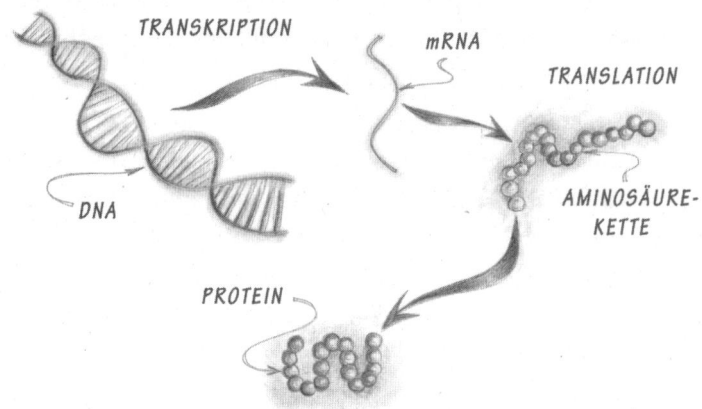

Transkription und Translation eines Gens

einem Ende zum anderen ist es in jeder Zelle knapp zwei Meter lang[5], und die DNA aus allen unseren Zellen könnte sich zweihundertmal von der Erde zur Sonne und zurück erstrecken.[6] In der DNA liegen die Gene, Ketten aus »chemischen Buchstaben« (auch »Basen« genannt), die aus einem sehr kleinen Alphabet – A, C, T und G – stammen und die Anweisungen für die Herstellung von Proteinen geben.

Jedes Gen ist also so etwas wie ein Rezept für ein Protein. (In der Fachsprache heißt es: Das Gen »codiert« das Protein.) Das Gen führt die erforderlichen Zutaten auf und legt fest, in welcher Reihenfolge sie zusammengestellt werden sollen. Allerdings werden hier nicht Butter, Zucker und Mehl vermischt, sondern Proteine bestehen aus aufgereihten chemischen Bausteinen, den Aminosäuren. Beim Menschen stehen 21 Aminosäuren zur Auswahl. Einige davon sind vielleicht bekannt: Die Aminosäure Phenylalanin dient zur Herstellung des künstlichen Süßstoffes Aspartam, und Tryptophan, eine andere Aminosäure, ist in Truthahnfleisch enthalten und macht uns angeblich nach dem Thanksgiving-Essen müde. (Aber das ist, nebenbei bemerkt, ein Mythos!)

Betrachten wir als Beispiel das Gen für das Hormon Insulin: Es schreibt vor, dass 51 Aminosäuren hintereinander aufgereiht werden müssen. Da es nur 21 Typen von Aminosäuren gibt, wird jede davon mehrfach verwendet, ganz ähnlich wie unter den Zutaten für einen Keks auch zehn Schokoladenchips und vier Walnüsse sein können. Keksrezepte sind zu *lesen*, anschließend müssen die Zutaten *gemischt und gebacken* werden. Im Fall der Gene werden sie *transkribiert* und dann *in Proteine translatiert*. Den ganzen Vorgang nennt man *Genexpression*.

GRIFFBEREITE REZEPTE UND BACKGESCHWINDIGKEITEN

Ich backe gern Kekse, und manche Rezepte benutze ich immer wieder, deshalb halte ich sie griffbereit. Zellen tun das Gleiche: Sie spezialisieren sich auf die Herstellung bestimmter Proteine, je nachdem, in welchem Gewebe sie zu Hause sind, und entsprechend greifen sie nur auf ganz bestimmte Anweisungen zurück. Die Anweisungen der vielen anderen Proteine, die ebenfalls hergestellt werden könnten, werden zusammengeknüllt und ignoriert. (Und das ganz buchstäblich: In jeder Zelle ist der größte Teil der DNA in dem sogenannten Euchromatin zusammengequetscht; dort ist die DNA so um Proteine gewunden, dass sie für die Transkription nicht zur Verfügung steht.) Auch ich habe ein Rezept für Speck mit Schokoladenüberzug, aber das ist tief in eine Schublade in unserem Küchenschrank verbannt und setzt Staub an (aber Moment mal, war es denn nicht gut?).

Welche genetischen Rezepte eine Zelle griffbereit hält, hängt davon ab, welche Aufgaben sie erfüllen soll. Die Zellen in der Bauchspeicheldrüse zum Beispiel müssen neben anderen Funktionen den Glukosespiegel im Blut wahrnehmen, Knochenzellen müssen Stützstrukturen bereitstellen, Zellen im Gehirn müssen elektrische Signale übermitteln. Um ihre verschiedenen Tätigkeiten ausführen zu können, müssen die Zellen ganz bestimmte Proteine herstellen. Besonders wichtig ist diese Form der Spezialisierung von Zellen im heranwachsenden Embryo, denn dort muss sich jede neue Zelle am Ende differenzieren und über ihr Schicksal entscheiden. Was für eine Zelle soll sie werden? Welche Gene – welche DNA-Abschnitte – sollen griffbereit sein und zur Verfügung stehen, welche sollten weggepackt werden?

Wenn wir erwachsen sind, haben sich unsere Zellen größtenteils bereits differenziert (nur eine winzige Minderheit bleibt als Stammzellen zurück). Jede Zelle enthält die gesamte DNA – das ganze Genomen – und produziert doch nur Proteine, die einer kleinen Auswahl ihrer Gene entsprechen. In den Zellen der Gesichtshaut einer Frau ist das Rezept zur Produktion dunkler, dicker Haare ganz hinten im Regal zusammengeknüllt – deshalb haben die meisten Frauen nur wenig davon im Gesicht. In den Hautzellen eines Mannes hingegen ist das gleiche Rezept immer griffbereit: Es wird an auffälliger Stelle zur Schau gestellt und deshalb immer und immer wieder transkribiert und translatiert. (Die Ursache für weibliche Gesichtsbehaarung ist oft ein hoher T-Spiegel. Davon wird in Kapitel 9 »T im Übergang« noch genauer die Rede sein.)

Die Gene sind dabei nicht einfach nur »eingeschaltet« oder »ausgeschaltet«. Gene können auch mit unterschiedlicher Geschwindigkeit transkribiert und in Proteine übersetzt werden. Steigt die Proteinproduktion, heißt es, dass die Genexpression »heraufreguliert« wird; vermindert sie sich, ist die Genexpression »herunterreguliert«.

KEIMDRÜSEN MIT DOPPELTEM POTENZIAL

Als Jenny noch ein Embryo war und sich im Bauch ihrer Mutter zu entwickeln begann, erhielten ihre Stammzellen die üblichen Anweisungen dafür, wozu sie werden sollten – Leber, Nerven, Knochen, Haut und so weiter. Den Anweisungen entsprechend regulierten sie manche Gene herauf, andere ignorierten sie – auf diese Weise wurden die üblichen Proteine produziert, und die Proteine veranlassten die Zellen, sich zu differenzieren und die Gewebe aufzubauen, die ein Mensch braucht. Die Entscheidungen darüber, wozu die Zellen in solchen »Unisex«-Gewebetypen werden sollen, unterscheiden sich bei Männern und Frauen kaum, denn eine Leber und Knochen benötigt jeder menschliche Körper, um zu funktionieren. Aber nicht alle Menschen brauchen Hoden, und nicht alle brauchen Eierstöcke. Woher weiß der Fötus während seiner Entwicklung, wie er die Entscheidung treffen soll und auf welchen Entwicklungsweg er sich begibt – den in Richtung der Eierstöcke oder den der Hoden?

Im Frühstadium der Entwicklung von Föten beiderlei Geschlechts sammeln sich Gruppen undifferenzierter Zellen am Rand von Strukturen, die später zu den Nieren werden. Diese »urtümlichen« oder »bipotenten« Keimdrüsen sind im männlichen und weiblichen Fötus bis zur sechsten Schwangerschaftswoche genau gleich. Erst danach differenzieren sich ihre Zellen und bilden zusammen den einen oder anderen

Typ von Keimdrüsen. Welchen Weg die Zellen einschlagen, hängt davon ab, ob Gene in ihrer DNA eine Anforderung in Form einer hohen Konzentration des Proteins SRY hören – die Abkürzung steht für *sex determining region of the Y chromosome* (»geschlechtsbestimmende Region des Y-Chromosoms«). Das SRY-Protein ist in einem Gen gleichen Namens codiert, und dieses liegt, wie nicht anders zu erwarten, auf dem Y-Chromosom.

Entscheidend ist, was für eine Samenzelle die Eizelle befruchtet hat. In der Regel trägt jede Samenzelle entweder ein X- oder ein Y-Chromosom, und ein X-Chromosom ist auch in jeder Eizelle enthalten. Ob alle Zellen des Embryos die Geschlechtschromosomen XY oder XX besitzen, hängt also davon ab, ob die befruchtende Samenzelle ein Y- oder ein X-Chromosom besitzt. Die Samenzelle entscheidet über das Schicksal der urtümlichen Keimzellen, denn das SRY-Gen liegt auf dem Y-Chromosom.

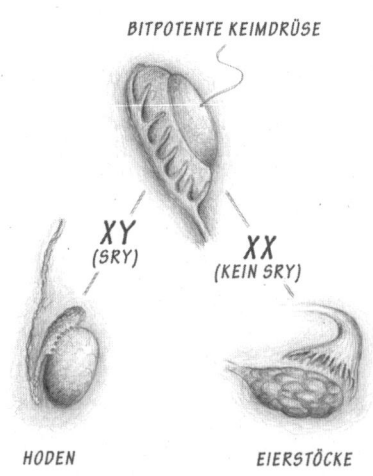

BITPOTENTE KEIMDRÜSE

XY
(SRY)

XX
(KEIN SRY)

HODEN

EIERSTÖCKE

Differenzierung bipotenter Keimdrüsen

Ungefähr nach sechs Wochen wird das SRY-Gen in das zugehörige SRY-Protein transkribiert. Das Protein steigert anschließend die Transkriptionsgeschwindigkeit anderer Gene auf anderen Chromosomen (oder senkt sie in manchen Fällen auch). Von besonderer Bedeutung ist dabei das Gen SOX9 auf dem Chromosom 17: Es ist eines der ersten Gene, deren Aktivität durch SRY heraufreguliert wird, sodass größere Mengen des SOX9-Proteins entstehen.[7] Dieses Protein verändert dann seinerseits die Expression anderer Gene in Zellen, aus denen die urtümlichen Keimdrüsen bestehen. So sorgt das SRY-Gen in den Zellen der urtümlichen Keimdrüsen für die Produktion ganz bestimmter Proteine. Daraufhin nehmen die Zellen die besonderen Eigenschaften von Hodenzellen an (und gleichzeitig werden Gene, die Eierstockzellen entstehen lassen, gehemmt).

Letztlich sind das Y-Chromosom und die Expression von SRY zusammen mit vielen anderen »nachgeschalteten« Genen der Grund, warum der Zellhaufen der urtümlichen Keimdrüse nicht zu einem Eierstock, sondern zu einem Hoden wird.

Die vollständige Entwicklung von Eierstöcken erfordert zwei X-Chromosomen und die Expression vieler verschiedener Gene. Es gibt hier aber keine Entsprechung zu dem »Hauptschalter«, der auf dem Y-Chromosom liegt und für die Entwicklung der Hoden sorgt. Eierstöcke entwickeln sich, wenn das SRY-Protein in den Zellen der urtümlichen Keimdrüsen während des entscheidenden Zeitraums – der sechsten Schwangerschaftswoche – nicht in großer Menge produziert wird. Kein Y-Chromosom, kein Anstieg von SRY, keine Hodenentstehung. Auch bei einer Person mit der Kombination XY können Eierstöcke entstehen, wenn SOX9 oder andere wichtige Gene aus dem »Hodenherstellungsweg« nicht wie gewohnt funktionieren. In solchen Fällen entwickelt sich der Fötus in der Regel als Mädchen, allerdings sind die Eierstöcke dann im ausgewachsenen Zustand unter Umständen nicht vollständig funktionsfähig. Das Geschlecht eines Menschen stimmt nicht immer mit den Geschlechtschromosomen überein. Am wichtigsten ist das Muster der Genexpression, das zur Entwicklung von Hoden oder Eierstöcken führt.

Ich gebe zu: Bis ich Anfang 30 war, hatte ich keine Ahnung, wie das alles funktioniert. Aber dann begann ich an der Harvard University zu promovieren, und in einer meiner ersten Vorlesungen über Endokrinologie des Verhaltens saß ich zusammen mit einer ganzen Reihe von Studienanfängern (einige Anfängervorlesungen gehören auch für die meisten Doktoranden zum Standardprogramm). Mich faszinierten die Unterschiede, die ich zwischen männlichen und weiblichen Tieren beobachtet hatte, aber ich hatte nie darüber nachgedacht, wie sich bei uns einige sehr grundlegende Merkmale entwickeln, durch die wir uns unterscheiden. Vermutlich hatte ich mir vorgestellt, dass von der Befruchtung an für jeden Menschen nur ein Geschlecht vorbestimmt ist. Es war naheliegend, dass manche Zellklumpen, aus denen im weiteren Verlauf ein kleiner Junge oder ein kleines Mädchen wird, von vornherein dazu bestimmt sind, sich zu Hoden oder Eierstöcken, zu Penis oder Vagina und den ganzen anderen Teilen, die mit ihnen zusammenhängen, zu entwickeln. Als ich erfuhr, dass zwei Zellhaufen noch nach sechs Wochen *sowohl* Eierstöcke *als auch* Hoden bilden können, und dass aus anderen *entweder* die Vagina *oder* der Penis hervorgeht, staunte ich über die Effizienz der natürlichen Selektion: Sie sorgt nur für relativ geringfügige Abwandlungen eines einzigen Körperbauplans, und am Ende entstehen Männer und Frauen. Außerdem spürte ich ein tiefes Gefühl der Verbundenheit mit dem anderen Geschlecht. Wir bestehen *nahezu* aus genau dem gleichen Stoff.

DIE BEIDEN GESCHLECHTER

Ich benutze hier selbstverständlich die Begriffe »männlich« und »weiblich«, aber ich habe noch nicht erklärt, was sie bedeuten. Manch einer glaubt vielleicht genau wie ich vor meiner Promotion, die Antwort zu kennen. Ich war überzeugt, Weiblichkeit und Männlichkeit seien durch die Chromosomen XX und XY definiert. Aber so funktioniert das nicht, auch wenn diese Chromosomen für männliche und weibliche Säugetiere charakteristisch sind.[8] Die Chromosomenkombinationen XX und XY sind – jedenfalls bei Säugetieren – Geschlechts*merkmale*, aber sie *definieren* nicht das Geschlecht.

Bei Menschen wird das Geschlecht in der Regel bei der Befruchtung festgelegt, je nachdem, ob die Samenzelle ein X- oder ein Y-Geschlechtschromosom enthält. Aber die Geschlechtschromosomen sind nicht immer XX und XY. Männliche Vögel tragen beispielsweise zwei identische Geschlechtschromosomen (»ZZ«), bei den Weibchen sind es zwei verschiedene (»ZW«). Und das ist noch nicht alles: Bei vielen Tierarten bestimmen Chromosomen überhaupt nicht darüber, ob Männchen oder Weibchen entstehen. Bei Schildkröten und Krokodilen hängt das Geschlecht der geschlüpften Jungtiere von der Temperatur der Eier ab. Und Tiere behalten auch nicht immer das eine oder andere Geschlecht. Jeder an Korallenriffen lebende Clownfisch wird als Männchen geboren und entwickelt sich später zu einem Weibchen. Und nicht zuletzt gibt es auch Tiere, die, wie manche Schnecken, beide Geschlechter gleichzeitig haben. Was haben also alle Männchen (oder Weibchen) gemeinsam, wenn es nicht die Geschlechtschromosomen sind? Grundsätzlich ist es das Größenverhältnis der Keimzellen oder Gameten. Männchen produzieren kleine, bewegliche Keimzellen (die Samenzellen), die der Weibchen (die Eizellen) sind größer und unbeweglich.[9] Und auch wenn meine Eierstöcke heute nicht mehr regelmäßig Eizellen produzieren, bin ich nicht weniger eine Frau als zu der Zeit, als sie im Monatsrhythmus regelmäßig solche Zellen ausgestoßen haben. Was zählt, ist die Gestaltung der Gameten.[10]

T: DER SCHLÜSSEL ZUR ENTSTEHUNG VON JUNGEN

Jenny, meine Studentin mit der kompletten Androgenresistenz, besaß ein Y-Chromosomen und das Gen SRY. Aus diesem Grund hatten sich bei ihr Hoden anstelle von Eierstöcken entwickelt. Bis ungefähr zur neunten Woche der Embryonalentwicklung, als Jenny ungefähr so groß war wie eine Weintraube, sah sie aus wie jeder andere männliche Embryo. Malen wir uns also einmal zu Vergleichszwecken einen typischen männlichen Fötus aus und nennen wir ihn James. Die Hoden der weinbeerengroßen Jenny und des weinbeerengroßen James tun eines der Dinge, die Hoden am besten können: Sie produzieren Testosteron.

Am Anfang tragen wir nicht nur alle bipotente Keimdrüsen, die sich entweder zu Eierstöcken oder zu Hoden weiterentwickeln können, sondern auch die innere Anatomie unserer Fortpflanzungsorgane ist anfangs je nach Geschlecht wandelbar. Zu Beginn der Embryonalentwicklung bilden sich bei allen Menschen zwei urtümliche Gangsysteme, aber nach ungefähr acht Wochen verkümmert eines davon, während das andere sich weiterentwickelt. Wir alle besitzen anfangs Urnierengänge, aus denen die männlichen inneren Leitungsbahnen hervorgehen können, darunter der Samenleiter oder Vas deferens (ein Gang, der dem Transport der Samenzellen dient) und die Samenbläschen, ebenso besitzen wir die Müller-Gänge, aus denen die weiblichen Organe wie Eileiter, Gebärmutter und Gebärmutterhals hervorgehen können.

Die Müller-Gänge (das weibliche System) verkümmern, wenn sie von den Hoden ein hormonelles Signal in Form des Anti-Müller-Hormons erhalten. Dagegen verkümmern die Urnierengänge (das männliche System), wenn sie nicht von den Hoden ein anderes Signal erhalten – nämlich das Testosteron. Das weibliche System ist voreingestellt: Im Gegensatz zum

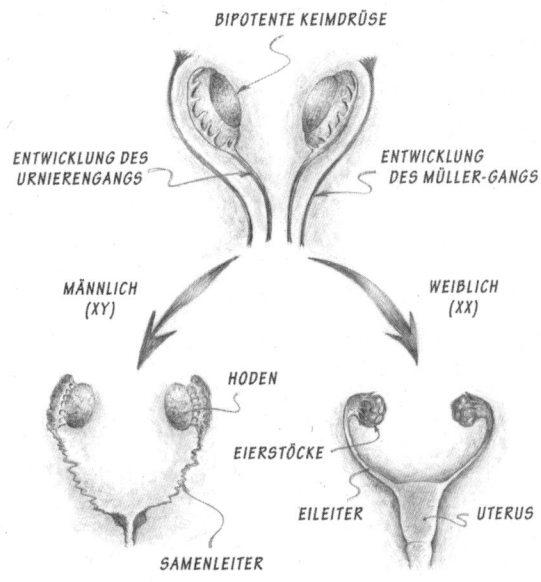

Die Differenzierung der inneren Fortpflanzungsorgane

System der männlichen Gänge entwickelt es sich ohne besondere hormonelle Anregung.

Mich verblüffte die Erkenntnis, dass unsere äußeren Geschlechtsorgane (alles, was außen zu sehen ist) aus den gleichen Strukturen des Embryos hervorgehen. Der Penis ist im Wesentlichen eine riesige Klitoris, der Hodensack und die Linie, die sich über die Unterseite des Penis zieht, sind eigentlich verschmolzene Schamlippen.

Diese Strukturen sehen zu Anfang wesentlich stärker nach weiblichen Geschlechtsorganen aus. Damit sie die männliche Form annehmen, muss noch einiges geschehen. Als ich das alles auf einem Diagramm sah, erschien es mir äußerst plausibel – veranschaulicht durch die gegenüberliegende Abbildung »Differenzierung der äußeren Geschlechtsorgane«, die hoffentlich das gleiche Gefühl der Befriedigung weckt, das ich hatte, als ich zum ersten Mal davon erfuhr.

Hormone wie das Testosteron passen zu ihren Rezeptoren wie ein Schlüssel ins Schloss und öffnen gleichsam die Tür zu allen möglichen Veränderungen. Aber wenn das Schloss defekt ist, nützt der Schlüssel nichts. So war es bei Jenny.

Zu einem bestimmten Zeitpunkt, ungefähr nach neun Wochen, verlief Jennys Entwicklung anders als die von James, unserem typischen Mann. Bei James wuchsen Genitalhöcker und Genitalfalten zu Penis und Hodensack heran. Seine Urnierengänge (die Vorläufer der inneren männlichen Geschlechtsorgane) entwickelten sich, während die Müller-Gänge (die Vorläufer der weiblichen inneren Geschlechtsorgane) verkümmerten. Damit hatte er den typisch männlichen Entwicklungsweg eingeschlagen. Bei Jenny nahmen Genitalhöcker und Genitalfalten zwar an Größe zu, blieben aber im Wesentlichen gleich und entwickelten sich schließlich zu Klitoris und Schamlippen. (In der Regel läuft die Entwicklung eines weib-

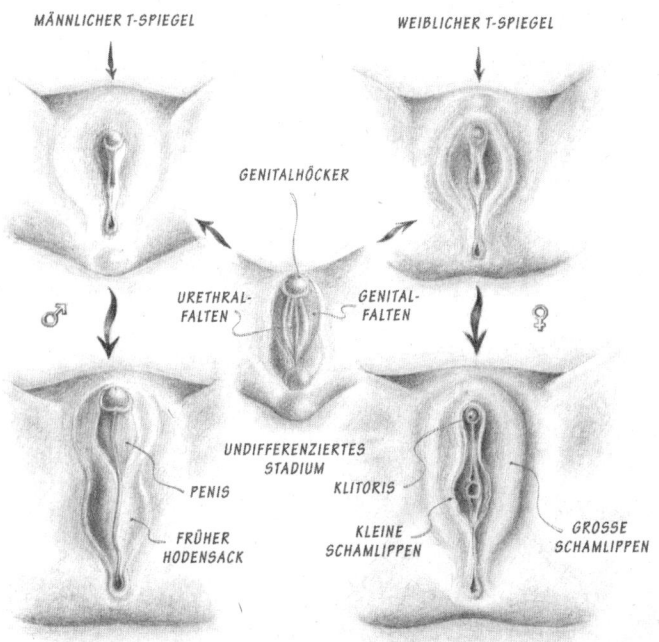

Die Differenzierung der äußeren Geschlechtsorgane

lichen Fötus zwar ab, ohne dass Geschlechtshormone notwendig sind, eine starke Wirkung von Testosteron kann aber, wie ich im nächsten Kapitel genauer erläutern werde, die typisch weibliche Entwicklung beeinträchtigen.) Wie bei James verkümmerten auch bei Jenny die Müller-Gänge, denn die erhielten von den Hoden das Signal des Anti-Müller-Hormons; deshalb entwickelten sich bei ihr weder Eileiter noch eine Gebärmutter. Die Urnierengänge verkümmerten aber ebenfalls, deshalb bildete sich weder ein Samenleiter noch eine Prostata. Die Vagina, die normalerweise mit der Gebärmutter verbunden ist, endete einfach blind.

Was ist die Ursache für die höchst unterschiedlichen Entwicklungswege von James und Jenny? Ein winziger Unterschied in einem der vielen Gene auf dem X-Chromosomen, ein Tippfehler in einer von Jennys drei Milliarden DNA-Basen.

JEDES SCHLOSS BRAUCHT EINEN SCHLÜSSEL

Manche Tippfehler spielen in einem Rezept keine große Rolle. Angenommen, wir backen zum ersten Mal Kekse mit Schokoladenchips. Für das Rezept werden eigentlich nur zwei Eier benötigt, aber dort sind drei Eier angegeben. Die Kekse schmecken dann vielleicht immer noch gut, der Geschmack ließe sich aber steigern. Das wäre vergleichbar mit einer mäßig starken Mutation in einem Gen: Das Protein funktioniert immer noch ein wenig, entfaltet aber nicht seine vollständigen Fähigkeiten.

Der Rezeptor für Testosteron – das Proteinschloss, das von dem Schlüssel namens T geöffnet wird – heißt Androgenrezeptor. Wie der Name schon vermuten lässt, kann er von jedem Androgenschlüssel geöffnet werden. Der wichtigste derartige Schlüssel ist das T. Das Gen für Jennys Androgenrezeptor hatte einen winzigen Tippfehler, der aber mehr Folgen als die im Rezept fälschlich genannten drei Eier hatte. Es ist eher so, als stünde im Rezept nicht »100 Gramm Mehl«, sondern »100 Gramm Müll«. Müll ist natürlich zum Backen nicht zu gebrauchen. Wer blind die Anweisungen befolgt, erhält nicht die gewünschten Kekse.

Andere Mutationen im Gen für den Androgenrezeptor lassen die Funktionsfähigkeit des Proteins teilweise bestehen und ähneln eher der Anweisung für ein oder zwei Eier. Die Folge solcher Mutationen ist die partielle Androgenresistenz (*partial androgen insensitivity syndrome* oder PAIS). Dabei kann der Rezeptor eine nahezu vollkommene, aber auch eine sehr schlechte Bindungsfähigkeit für Androgene haben.[11] Führt die Mutation nur zu geringfügigen Veränderungen des Rezeptors, treten bei der betroffenen Person die vermännlichenden Wirkungen der Androgene ein, und sie entwickelt sich praktisch wie ein typischer Mann. Am anderen Ende des Spektrums steht aber eine völlige Ausschaltung des Androgenrezeptors, und solche Menschen entwickeln sich eher wie Jenny. In ihrem Fall war die Mutation »komplett«. Ihr Androgenrezeptor funktioniert überhaupt nicht, und der Körper kann das übliche laute Signal von T – »Entwickle männliche Körperteile!« – nicht hören.

Bei Männern sorgt der hohe T-Spiegel dafür, dass ihr Körper sich vor der Geburt, in der Jugend und während des ganzen restlichen Lebens männlich entwickelt. Diese Wirkung hat das Testosteron, weil es die Transkription von Genen herauf- oder herabregulieren kann. Seine wechselnde Menge gibt Anweisungen, ob und wie oft genetische Rezepte umgesetzt werden sollen, damit reguliert es die Produktion verschiedener Proteine in verschiedenen Geweben und in verschiedenen Lebensabschnitten.

Eine hohe T-Konzentration reguliert die »für Männlichkeit zuständigen« Gene herauf. Bei erwachsenen Frauen ist das gleiche System tätig, aber bei den Geschlechtshormonen, die zuständige Gene heraufregulieren, handelt es sich vor allem um Östrogen und Progesteron. Nur manche Gene sprechen auf solche Steroidhormone an, und zwar insbesondere solche, die entweder mit der Fortpflanzungsfunktion oder mit sekundären Geschlechtsmerkmalen wie Stimme, Körperbehaarung, Brust und Muskulatur zu tun haben.[12]

Steroide sind biologisch aktive chemische Verbindungen mit vier Ringen aus Kohlenstoffatomen. Eines davon ist (ebenso wie die anderen Geschlechtshormone) das Testosteron – es ist, wie ich bereits in Kapitel 2 erwähnt habe, ein Steroidhormon. Fett und Wasser mischen sich nicht – lässt man ein paar Tropfen Olivenöl in ein Glas Wasser fallen, sammeln sich die Öltropfen und bilden eine eigene Schicht. Wird hingegen ein wenig Alkohol in ein Glas Wasser gegeben, vermischt er sich sofort. Hormone gleichen in der Regel entweder dem Olivenöl oder dem Alkohol. Steroidhormone sind wie Olivenöl: Sie sind *lipophil* (»Fett liebend«), sodass sie durch die fetthaltigen Zellmembranen ins Innere der Zellen schwimmen können. Dort angekommen, treten sie in Wechselwirkung mit den Rezeptoren. Proteinhormone wie Insulin hingegen ähneln dem Alkohol: Sie sind *hydrophil* (»Wasser liebend«) und dringen nicht in die Zelle ein. Sie interagieren stattdessen mit Rezeptoren, die aus der Zelloberfläche herausragen.

Im Zellinneren findet Testosteron den Androgenrezeptor und bindet daran. So entsteht der »Hormon-Rezeptor-Komplex«, wie er genannt wird. Damit kommt ein neuer Ablauf in Gang. Der Hormon-Rezeptor-Komplex dringt zunächst in den Zellkern ein und tritt dort in Kontakt mit der DNA der Zelle, und zwar insbesondere mit Abschnitten, die »Promotoren« genannt werden. Manche Promotoren sprechen auf Androgene an, und wenn sie aktiviert werden, kurbeln sie die Transkription der von ihnen gesteuerten Gene an. (Eine Vorstellung davon, wie Steroidhormone wirken, vermittelt die gegenüberliegende Abbildung.)

Die Entstehung einer Frau ist in vielerlei Hinsicht »einfacher« als die eines Mannes – ist kein Hormonsignal vorhanden, entwickeln sich die äußeren Strukturen in die weibliche Richtung. (Jenny besaß Hoden, weil deren Entwicklung nicht vom Testosteron abhängig ist, sondern vom SRY-Gen auf dem

Y-Chromosom). Damit sich bei einem Fötus ein Penis entwickelt, sind sowohl Testosteron als auch funktionierende Androgenrezeptoren notwendig, aber für die Entwicklung einer Vagina wird kein Östrogen gebraucht. Die Gene, die dafür notwendig sind, werden einfach transkribiert, wenn kein Testosteron mitwirkt. Deshalb entwickelten sich Jennys äußere Geschlechtsorgane wie bei einer normalen Frau.

Der kleine Tippfehler in einem einzigen Gen machte also einen Menschen, der sonst wie James gewesen wäre, zu Jenny. Da sie weder Eierstöcke noch eine Gebärmutter besitzt, bekommt sie auch keine Periode. Im Puzzle der Geschlechter fehlt aber noch ein letztes Stück. Warum ist Jenny nicht dauerhaft im Kindesalter stehen geblieben? Wie konnte ein Mensch ohne Eierstöcke eine weibliche Pubertät durchmachen? Ist für die Entwicklung zur Frau nicht eine Menge Östrogen notwendig?

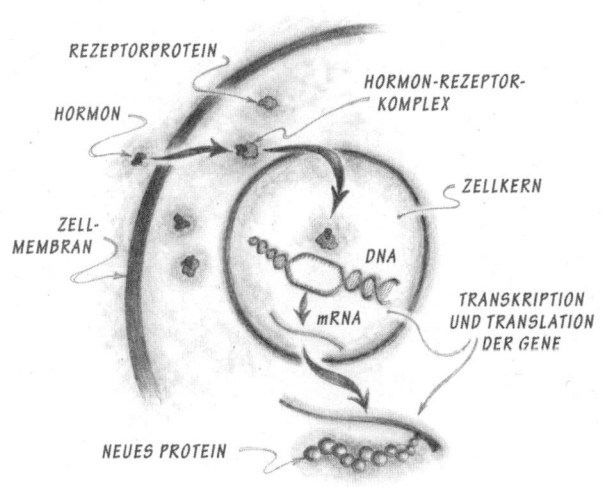

Die Wirkung von Steroidhormonen

JENNY UND DIE PUBERTÄT

Für die weibliche Pubertät ist Östrogen notwendig, und außerdem dürfen Androgene im Organismus nur schwach oder überhaupt nicht aktiv sein. Das ist der Grund, warum die vermännlichenden Wirkungen eines nur mäßig hohen Testosteronspiegels bei Frauen die übliche Wirkung des Östrogens, eine weibliche Entwicklung, zunichtemachen. Jenny erhält erstaunlicherweise alles Östrogen, das für die weibliche Entwicklung gebraucht wird – viel ist es nicht –, durch ihren hohen T-Spiegel.

Der Ursprung aller Steroidhormone ist das Cholesterin (eine Form von Fett). In Eierstöcken, Hoden und anderen Drüsen und Zellen, die Steroide produzieren, gibt es Enzyme, Proteine, die chemische Reaktionen beschleunigen oder katalysieren und so das Cholesterin in die notwendigen Steroidhormone umwandeln. Stellen wir uns einmal einen verzweigten Bach vor, der aus einem See mit reinem Gebirgswasser gespeist wird. Er hat einige Hauptarme, von denen sich jeder wiederum in kleinere Wasserläufe verzweigt. Wenn das Wasser von einem Arm zum anderen fließt, verändert es sich: Aus reinem Wasser wird Wasser mit geringfügig anderen Eigenschaften – es ist mehr oder weniger salzig und mehr oder weniger trüb, je nachdem, über welchen Boden (oder über welche Enzyme) es sich bewegt.

Auf dem Entstehungsweg für Steroide ist der See, der die Bäche speist, mit Cholesterin gefüllt. An jedem Arm des »Wasserlaufes« verwandelt ein Enzym das unmittelbar stromaufwärts gelegene Steroid (den »Vorläufer«) in ein anderes. Der Vorgang ist in der gegenüberliegenden Abbildung auf Seite 109 vereinfacht dargestellt. In den verschiedenen Geweben unseres Organismus gibt es unterschiedliche Enzyme, die bestimmte Vorläufer in unterschiedliche Steroide verwandeln.

Was in unserem Zusammenhang wichtig ist: *Bei allen Menschen entsteht das gesamte Östrogen aus Testosteron* (oder anderen Androgenen). Mit anderen Worten: Testosteron ist ein Vorläufer für Östrogen. Ein Enzym namens Aromatase wandelt das Testosteron und andere, weniger aktive Androgene in Östrogen um. Aromatase kommt in vielen verschiedenen Geweben vor, so in relativ hoher Konzentration in Eierstöcken und Fett, aber auch in Knochen, Haut, Gehirn und sogar den Hoden. Seine Konzentration ist wie die aller Enzyme von Mensch zu Mensch, von Gewebe zu Gewebe und von einem Lebensstadium zum anderen unterschiedlich. Ist mehr Aromatase vorhanden, wird ein größerer Teil des verfügbaren

CHOLESTEROL

ANDROGEN-
ZWISCHENSTUFEN

TESTOSTERON

AROMATASE
(ENZYM)

5-AR
(ENZYM)

ÖSTROGEN

DHT

Vereinfachter Produktionsweg für Androgene und Östrogene

Testosterons in Östrogen umgewandelt. (Bodybuilder sind sich dessen bewusst und nehmen besondere, veränderte Androgene ein, die von der Aromatase nicht umgesetzt werden. Würden sie sich einfach große Mengen T zuführen, würde ein großer Teil davon zu Östrogen, und das verleiht ihnen nicht das gewünschte Aussehen.[13])

Jenny hatte also eine eigene Östrogenfabrik in Form ihrer Hoden. Vielen Menschen mit CAIS wird routinemäßig geraten, die Hoden entfernen zu lassen, denn sie sind mit einem erhöhten Krebsrisiko verbunden. Aber wenn CAIS-Frauen die Hoden entfernen lassen, müssen sie Östrogenpräparate nehmen, um die weiblichen körperlichen Merkmale und auch die Knochendichte aufrechtzuerhalten. Jenny wog die Risiken gegeneinander ab und entschloss sich, die Hoden im Körperinneren zu behalten, sodass ihr Organismus weiterhin das Östrogen auf natürlichem Weg herstellt.[14] Die Drüsen lieferten genau das, was sie für eine ganz gewöhnliche Pubertät brauchte: Diese setzte im gleichen Alter ein wie bei anderen Mädchen, und die äußerliche Entwicklung verlief ebenfalls gleich. Sie strahlte sogar vor Begeisterung, als sie von einigen Unterschieden zu anderen Mädchen berichtete: Sie hatte weder Körperbehaarung noch Körpergeruch oder Akne! Das T machte Jenny nicht zum Mann, sondern auf besonders spektakuläre Weise zur Frau.[15]

Jenny hat die Unterschiede akzeptiert. Sie ist dankbar, dass sie eine liebevolle Familie hat und dass ein Ärzteteam sie angesichts ihrer vielen emotionalen Herausforderungen und medizinischen Entscheidungen begleitet und unterstützt. Eines weiß sie genau: Ohne die Abweichung wäre sie nicht der Mensch, der sie heute ist, und sie freut sich über den gesunden Körper, den die Natur ihr gegeben hat.

Mir hat Jenny geholfen, die CAIS besser zu verstehen,

dafür bin ich sehr dankbar. Ihr beruflicher Weg verläuft so,
wie sie es sich gewünscht hat, und sie hat vor, mit ihrem Mann
eine Familie zu gründen.

SCHNECKEN UND WELPENSCHWÄNZE

Woraus sind kleine Jungs gemacht?
Woraus sind kleine Jungs gemacht?
Aus Schnecken und Welpenschwänzen
Daraus sind kleine Jungs gemacht.
Woraus sind kleine Mädchen gemacht?
Woraus sind kleine Mädchen gemacht?
Aus Zucker und Spezerei
Was alles nett sei
Daraus sind kleine Mädchen gemacht.*

Jenny durchlebte eine normale Kindheit. Angesichts ihrer
Eigenschaften als Erwachsene kann ich mir leicht vorstellen,
dass sie sich als Mädchen eher mit einzelnen Freundinnen

---

* What are little boys made of?
  What are little boys made of?
  Slugs and snails
  And puppy-dogs' tails
  That's what little boys are made of
  What are little girls made of?
  What are little girls made of?
  Sugar and spice
  And all things nice
  That's what little girls are made of

  (englischer Kinderreim)

und nicht mit Gruppen zusammentat und dass sie eher Vater-Mutter-Kind spielte, anstatt sich zu streiten oder Sachen kaputt zu machen. Normalerweise sind Mädchen vor ihrer Geburt im Mutterleib einer gewissen T-Menge ausgesetzt, aber die ist im Vergleich zu Jungen winzig. Könnte dieses Fehlen der Wirkung von T erklären, warum Mädchen aus »Zucker und Spezerei« bestehen und nicht aus »Schnecken und Welpenschwänzen«?

Mein elfjähriger Sohn Griffin gräbt im Garten gern Würmer aus und füttert damit die hungrigen Fische in unserem kleinen Teich. Zu seinen Lieblingsbeschäftigungen mit engen Freunden gehört es, sie (die Jungen, nicht die Würmer) auf den Boden zu drücken. Er hat aber auch etwas gegen Mannschaftssport, hat nie so getan, als würde er mit einem Stock schießen, den er im Garten gefunden hat, und er liebt Babys, verkleidet sich gern und baut Häuser aus Pappe. Vielleicht habe ich Vorurteile, aber für mich ist er etwas weniger »jungenhaft« als viele Gleichaltrige. Mich hat auch fasziniert, wie versessen er auf seine Schöpfung war, das böse Genie »Dr. Flergenbug«, der das Universum zerstören will, und seinen guten Gegenspieler »Super-sausage«. Ungefähr mit sieben Jahren entwickelte Griffin erstmals eine ausgeklügelte Fantasiewelt, in der er seine Themen (mit vielen ergänzenden Gestalten) spielen ließ. Unzählige Stunden brachte er damit zu, Szenen mit gewalttätigen Kämpfen, Weltraumwaffen und Monstern mit mehreren Köpfen zu zeichnen, aber auch mit Augen, die an Antennen hingen, mit Außerirdischen und Explosionen. Wenn er mir stolz seine Schöpfungen zeigte, freute ich mich nicht nur darüber, dass er so kreativ war, sondern ich war auch verblüfft über den Gegensatz zwischen dem netten Jungen, den ich für meinen Sohn hielt, und seiner offenkundigen Freude daran, tödliche Schlachten und die gewalttätige Zerstörung von Planeten nachzuspielen. Es passte einfach nicht zusammen. Aber vielleicht hänge ich zu sehr an meinem Thema, denn natürlich ist es plausibel. Er ist ein Junge. Und er berichtet mir, sein Kopf sei voller derartiger Fantasien.

Dränge ich ihm Klischeevorstellungen für die Eigenschaften von Jungen auf, die es in Wirklichkeit nicht gibt, um damit meine sexistischen Hypothesen über Geschlechterunterschiede zu bestätigen? Vielleicht macht mich mein Wissen, dass Griffin ein Junge ist, voreingenommen bei meiner Interpretation seiner Kunstwerke. Das ist keine leere Besorgnis. Die feministische Biologin Anne Fausto-Sterling berichtet in ihrem 1985 erstmals erschienenen Buch *Gefangene des Geschlechts?* über eine Studie mit der Überschrift »Baby X Revisited«. Darin wird deutlich, wie Menschen das Verhalten von Tieren durch die geschlechtsabhängige Brille betrachten:

»Die Experimentatoren teilten einer Gruppe von Versuchspersonen mit, dass der drei Monate alte Säugling, mit dem sie spielen sollten, ein Junge sei, einer anderen, dass es sich um ein Mädchen handle, und forderten dann beide Gruppen auf, das Verhalten des Kindes zu beobachten. Alle Beobachter schrieben den Kindern geschlechtsstereotypes Verhalten zu. Eine Versuchsperson sagte beispielsweise über ein Kind, das sie für ein Mädchen hielt (obwohl es in Wirklichkeit ein Junge war), ›sie ist freundlich, und weibliche Säuglinge lächeln mehr‹, während eine andere feststellte, ein vermeintliches Mädchen (in Wirklichkeit ein Junge) sei ›zufriedener und genügsamer‹, als es ein Junge wäre.«[16]

Wenn wir wissen wollen, wie stark sich Jungen und Mädchen unterscheiden, sollten wir uns nicht auf den sogenannten gesunden Menschenverstand und auch nicht auf unsere eigenen Beobachtungen des Verhaltens von Kindern verlassen. Glücklicherweise wurde genau dieses Thema in zahlreichen wissenschaftlichen Studien untersucht.

Über eine klassische Studie werde ich im nächsten Kapitel genauer berichten. Unter dem Strich kann aber gesagt werden: Griffins Fantasiespiele sind repräsentativ für die Beschäftigung von Jungen – Helden kämpfen gegen Bösewichter und retten das Universum unter großen Gefahren. Gegenstände, Häuser, Planeten und Sonnensysteme werden zerstört, und es finden alle möglichen gefährlichen Schlachten statt, aus denen der Junge als Sieger hervorgehen kann (wobei heute viele dieser Themen nicht in der Fantasie, sondern in Videospielen durchgespielt werden). Mit welchen Fantasiespielen beschäftigen sich Mädchen? Darin geht es um Beziehungen, Liebe und häusliche Angelegenheiten wie Heirat, Elternschaft, Einkaufen oder die Erfüllung von Haushaltspflichten. In den Spielen von Mädchen werden anders als bei Jungen keine Planeten in die Luft gejagt, sondern sie konzentrieren sich darauf, zusammenzufinden und sich nach einer Bedrohung in Sicherheit zu bringen.[17]

Kinder beziehen ihre Anregungen zum Spiel von Spielzeugen, und die werden auch in die Fantasiespiele einbezogen. Was das bevorzugte Spielzeug angeht, bestehen zwischen den Geschlechtern recht große Unterschiede, und die entsprechen den Klischeevorstellungen. Jungen spielen gern mit Spielzeug, das mit Transport zu tun hat – beispielsweise Lastwagen und Flugzeuge – oder das zu Schlachten verwendet werden kann wie insbesondere Schusswaffen. Die wissenschaftliche Literatur über die Geschlechterunterschiede bei der Auswahl von Spielzeug ist voller Beispiele von Jungen, die höchst erfindungsreich waren, nachdem ihnen verboten wurde, mit Gewehren zu spielen. Ich fand eine amüsante Beschreibung eines Vorschuljungen, der sich eine Barbiepuppe griff und anfing, mit »Kugeln« aus ihrem Kopf zu schießen. Jungen, so scheint es, widersetzen sich den Bemühungen, sie von Kämpfen und Waffen abzubringen.[18]

Mädchen hingegen kämpfen nicht, sondern sind gern gesellig. Insbesondere haben sie Spaß an Kaffeekränzchen und Teegeschirr, am Spiel mit Möbeln, Stofftieren und Puppen. Natürlich sind Mädchen ebenso kreativ, wenn ihr Lieblingsspielzeug nicht zur Verfügung steht: Jenny hätte vielleicht ihre Puppe auf die Ladefläche des Lastwagens ihres Bruders – ein provisorisches Bett – gelegt und ihr einen Gutenachtkuss gegeben.

Der größte Unterschied im Spiel von Jungen und Mädchen ist der Umfang des körperlichen Kontakts mit anderen Kindern. Jungen stoßen, schieben und schlagen weitaus öfter (wobei sie in der Regel lächeln oder lachen) und genießen es, Freunde anzugehen und sich mit ihnen über den Boden zu wälzen, während sie darum wetteifern, wer den anderen länger niederhalten kann. Dabei bevorzugen sie oftmals Kampf- und Tobespiele, die Kooperation und Konkurrenz erfordern. Das gilt für ein breites Spektrum verschiedener Kulturen von den Industriegesellschaften in den Vereinigten Staaten, Europa und Asien bis zu Jägern und Sammlern wie den Yanomami-Indios in Südamerika, den Buschleuten im südlichen Afrika und den Himba in Namibia und Angola.[19]

GENE ODER UMWELT?

Der Gedanke, dass Jungen und Mädchen sich in der Art ihrer Kinderspiele und Interessen unterscheiden, ist relativ wenig umstritten – meist ist es mit den eigenen Augen zu sehen. (Natürlich geht es dabei um Unterschiede in Durchschnittswerten – viele Mädchen haben auch Spaß an Kampf- und Tobespielen, und viele Jungen mögen sie nicht. Von solchen geschlechtsuntypischen Spielen und ihren Beziehungen zur sexuellen Orientierung wird in Kapitel 8 genauer die Rede sein.) Weniger klar und stärker umstritten (was noch eine gewaltige Untertreibung ist) sind die Ursachen der Unterschiede.

Die Unterschiede im Verhalten der meisten Jungen und Mädchen lassen sich größtenteils durch unterschiedliche Testosteronmengen vor der Geburt erklären, es gibt aber auch eine naheliegende Alternative. Wenn ein Kind gerade auf die Welt gekommen ist, lautet die am häufigsten geäußerte erste Frage: »Ist es ein Junge oder ein Mädchen?« Die Antwort hat vom ersten Tag an Auswirkungen darauf, wie das Baby behandelt wird. Wir werden in ein von Geschlechtern geprägtes soziales Umfeld hineingeboren, und an beide Geschlechter werden unterschiedliche Erwartungen gestellt. Vielleicht werden also die Unterschiede im Verhalten von Kindern vor allem durch gesellschaftliche Kräfte geprägt, und die Kinder treiben den Kreislauf weiter, wenn sie erwachsen werden und selbst wiederum Kinder haben. Fausto-Sterling macht an dem Experiment mit Baby X deutlich, wie die Wahrnehmung des Geschlechts eines Kindes sich darauf auswirkt, wie es behandelt wird:

»Wenn die Beobachter von Baby X glaubten, dass es ein Junge sei (ob dies zutraf oder nicht), dann gaben sie ihm viel öfter einen Fußball zum Spielen als eine Puppe. Tatsächlich reichten männliche Beobachter einem Kind, das sie für ein Mädchen hielten, *niemals* einen Fußball.«[20]

Nach dieser Alternativhypothese werden Jungen nicht mit einem Gehirn geboren, das sie dazu veranlasst, Fußball gegenüber dem Nähen oder Lastwagen anstatt Puppen zu bevorzugen. Vielmehr entwickelten sich diese Vorlieben, weil sie von den Eltern und anderen Bezugspersonen gefördert werden.

Kehren wir noch einmal kurz zu Jenny und ihrem hypothetischen Zwillingsbruder James zurück. James jagt gern Dinge in die Luft, Jenny mag es, ihre Puppenstube gemütlich und hübsch einzurichten. Warum liegen ihre Lieblingsspiele wie bei den meisten Jungen und Mädchen so weit auseinander? Eine Erklärung hat wenig bis nichts mit Unterschieden im Gehirn bei der Geburt zu tun, dafür aber umso mehr mit dem Körper, der beeinflusst, wie sie sozialisiert werden. Jenny und James sind unterschiedlich, weil wir alle – auch andere Kinder – Menschen je nach dem Geschlecht, dem sie nach unserer Wahrnehmung angehören, unterschiedlich behandeln. Wir rechnen damit, dass Jungen robust, ruhig und gut im Umgang mit Bausteinen oder Mathematik sind, und von Mädchen erwarten wir, dass sie freundlich, zugewandt, sensibel und auf ihr Äußeres bedacht sind. Auch wenn wir es nicht wollen, haben wir im Umgang mit den beiden Geschlechtern unterschiedliche Gewohnheiten. Wir drängen Mädchen und Jungen zu unterschiedlichen Tätigkeiten und loben sie, wenn sie sich so benehmen, dass es zu unseren Erwartungen an die Geschlechter passt.

Da Testosteron für James' äußeres Erscheinungsbild (seine Geschlechtsorgane) sorgt, ist es nach dieser Vorstellung tatsächlich ein entscheidender Teil der Erklärung dafür, warum Jenny lieber mit Puppen spielt und James sich gern mit anderen Jungen balgt. Wichtig ist dabei nach der sozialen Hypothese allerdings, dass T das Verhalten nicht durch direkte Einwirkung auf das Gehirn beeinflusst, sondern auf dem Weg über den Körper. Wären Jenny und James in eine Gesellschaft mit umgekehrten Geschlechterrollen hineingeboren, in der von Mädchen erwartet wird, dass sie mit Lastwagen spielen und sich balgen, während Jungen mit Puppen spielen und beim Saubermachen helfen sollen, wäre James ein meisterhafter Putzmann, und Jenny hätte eine beeindruckende Sammlung von Spielzeuglastwagen.

Feministische Gelehrte und Wissenschaftlerinnen sind keine großen Anhängerinnen der Vorstellung, dass T neben den physischen Merkmalen auch das Gehirn männlicher macht. In ihrem 2010 erschienenen, preisgekrönten Buch *Brain Storm* vertritt Rebecca Jordan-Young die Ansicht, es sei

> »wenig mehr als die verfeinerte Form einer alten, volkstümlichen Erzählung über die gegensätzlichen Wesensformen von Männern und Frauen und ihre Verbindung zur gegensätzlichen männlichen und weiblichen Natur. Als Volkserzählung ist es eine oberflächliche Antwort, welche die Neugier tötet. Und die Daten passen ohnehin nicht zu fein säuberlich getrennten männlichen und weiblichen Gehirnmustern [...] Warum soll man versuchen, die Daten in eine Geschichte über Geschlechter hineinzuzwängen?«[21]

Ich könnte noch viele solche Zitate anführen. Gina Rippon formuliert die zentrale Aussage ihres 2018 erschienenen Buches *The Gendered Brain* kurz und knapp so: »Eine nach Geschlechtern eingeteilte Welt bringt ein nach Geschlechtern eingeteiltes Gehirn hervor.«[22] Etwas anderes zu glauben, so heißt es in einer begeisterten Rezension in der führenden Fachzeitschrift *Nature*, sei »Neurosexismus«.[23]

Also was nun? Beeinflusst Testosteron das Gehirn von Jungen so, dass sie sich bevorzugt typisch männlich verhalten? Oder haben die T-Skeptiker recht, und unser Gehirn ist eine geschlechtsneutrale leere Schiefertafel, auf die eine nach Geschlechtern geordnete gesellschaftliche Umwelt mit rosa oder blauer Kreide schreibt?

Manch einer fragt sich jetzt vielleicht, wie das überhaupt herauszufinden ist – schließlich wirken die hormonelle und die gesellschaftliche Erklärung oftmals gleichermaßen überzeugend. Glücklicherweise kann uns eine Fülle von Forschungsergebnissen wichtige Anhaltspunkte liefern.

KAPITEL 4
T im Gehirn

TAMAN

Taman ist zusammen mit ihren drei Geschwistern bei ihren Eltern in der indonesischen Hauptstadt Jakarta aufgewachsen. Obwohl sie in einer muslimischen Gesellschaft lebte, in der an das Verhalten von Mädchen und Jungen strenge Erwartungen geknüpft wurden, war sie schon als kleines Mädchen ein sogenannter Tomboy. Zwar trug sie den traditionellen Hidschab und ein langes Kleid, aber sie spielte am liebsten draußen, ließ Drachen steigen und kletterte auf Bäume.[1]

Als Taman ungefähr zwölf Jahre alt war, entwickelte sich bei ihr so etwas wie ein kleiner Penis. Bei anderen Mädchen in ihrem Alter wuchsen die Brüste, Tamans Brustkorb dagegen blieb flach. Das Wort »er« schien auf sie jetzt eher zuzutreffen als »sie«. Im Alter von 14 Jahren wurde Tamans Stimme tiefer, der Adamsapfel trat hervor, der Oberkörper wurde breiter und muskulöser. Mit 15 Jahren übte Taman eine sexuelle Anziehungskraft auf Mädchen aus, und die Hoden stiegen aus der Bauchhöhle an die Stellen ab, die er und seine

Eltern bisher für Schamlippen gehalten hatten. Als Taman mit 18 Jahren schließlich von Endokrinologen untersucht wurde, stellte sich heraus, dass er mit den Geschlechtschromosomen XY und einem normalen T-Spiegel gesund war – als junger Mann. Gleichzeitig verlief die Pubertät mehr oder weniger so, wie sie sollte.

Tamans geschlechtsspezifische Sozialisation als Kind blieb nicht hängen. Als sich sein Körper veränderte, hielt er sich nicht mehr für ein Mädchen, sondern für einen Mann. Diese ungewöhnliche Erfahrung mit der Pubertät sagt viel über Testosteron aus.

In der Gebärmutter seiner Mutter begann Tamans Entwicklung wie die eines typischen Jungen. Unter dem Einfluss des Proteins aus dem Gen SRY (geschlechtsbestimmende Region des Y-Chromosoms) differenzierten sich seine bipotenten Keimdrüsen zu Hoden und schütteten zu den entscheidenden Zeitpunkten die für einen Jungen typischen Testosteronmengen aus. Aber wie bei Jenny, die ebenfalls intakte Hoden, einen hohen T-Spiegel und ein Y-Chromosom besaß, entwickelten sich bei Taman vor der Geburt nicht die normalen äußeren Geschlechtsorgane eines Mannes. In Jennys Fall lag die Ursache für den Unterschied in dem Gen für den Androgenrezeptor: Es enthielt eine Mutation, die den Rezeptor funktionsunfähig machte – er passte nicht mehr zum T, deshalb konnte das Hormon seine Wirkung nicht entfalten. Tamans Androgenrezeptoren hingegen funktionierten hervorragend. Dennoch entwickelten sich bei ihm äußere Geschlechtsorgane, die nicht männlich, sondern weiblich aussahen.[2]

Im vorherigen Kapitel war davon die Rede, dass männliche Geschlechtsorgane sich unter dem Einfluss von Testosteron entwickeln. Jenny wurde mit weiblichen Geschlechtsorganen geboren, weil ihr Organismus darauf nicht ansprechen konnte.

Das war eine gewisse Vereinfachung. Penis und Hodensack entwickeln sich beim Fötus nur, wenn die Androgenrezeptoren im Vorläufergewebe – in dem undifferenzierten frühen Fortpflanzungsgewebe – über das Testosteron hinaus eine weitere Anregung erleben. Diese zusätzliche Anregung liefert das Dihydrotestosteron (DHT), ein noch wirksameres Androgen, das von dem Enzym 5-Alpha-Reduktase aus dem Testosteron hergestellt wird.[3] Wie gesagt: Auch Östrogen entsteht aus Testosteron, allerdings mithilfe des Enzyms Aromatase.

Wie das Testosteron, so passt auch das DHT als sogenannter Schlüssel in das »Schloss« der Androgenrezeptoren, es kann sich aber darin leichter umdrehen und bleibt auch länger dort. Diese zusätzliche Wirkung führt dazu, dass sich die Transkription und Translation bestimmter Gene verstärkt. Ist im Mutterleib kein DHT wirksam, entwickeln sich die äußeren Geschlechtsorgane überwiegend wie bei einem Mädchen, die inneren aber (mit Ausnahme der Prostata, für deren Entwicklung ebenfalls DHT notwendig ist) so, wie es für Männer typisch ist.

Nun können wir schon eine Vermutung darüber anstellen, was bei Taman abgelaufen ist. Sein Organismus konnte T nicht zu DHT umsetzen, weil das entscheidende Enzym nicht funktionierte – er hatte einen 5-Alpha-Reduktase-Mangel (5-ARD, der biochemische Reaktionsweg wird in der Abbildung auf Seite 124 dargestellt). Taman trug eine Mutation in dem Gen, welches das 5-Alpha-Reduktase-Protein codiert, genau wie bei Jenny das Gen mutiert war, das die Information für den Androgenrezeptor enthält. Taman hatte zwar einen hohen Testosteronspiegel, aber ohne 5-Alpha-Reduktase konnte sein Organismus nicht so viel DHT produzieren, dass die Geschlechtsorgane schon während der Embryonalentwicklung männlich wurden. In der Pubertät hingegen ist ein hoher

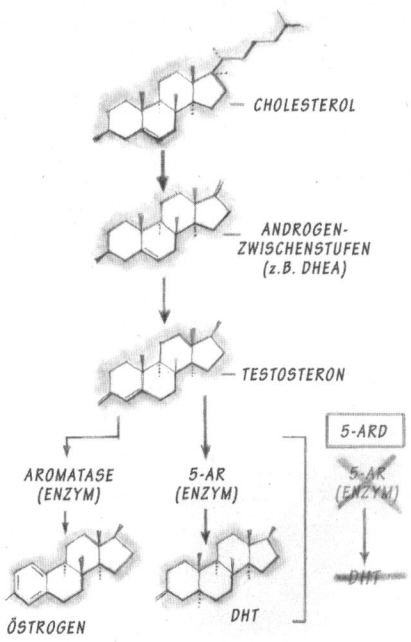

CHOLESTEROL

ANDROGEN-
ZWISCHENSTUFEN
(z.B. DHEA)

TESTOSTERON

5-ARD

AROMATASE
(ENZYM)

5-AR
(ENZYM)

5-AR
(ENZYM)

ÖSTROGEN

DHT

DHT

Der Reaktionsweg bei 5-Alpha-Reduktase-Mangel

DHT-Spiegel für die männliche Entwicklung der Geschlechtsorgane nicht unbedingt erforderlich. Hier kann auch ein
hoher T-Spiegel allein die Aufgabe erfüllen; deshalb wuchs der
Penis bei Taman im Teenageralter heran, und die Hoden stiegen ab.[4]

Am Ende des vorherigen Kapitels habe ich die Frage gestellt, ob Testosteron sich auf das Gehirn des Fötus auswirkt
und Jungen dazu veranlasst, sich typisch männlich zu verhalten. Dass diese Frage so schwierig zu beantworten ist, liegt
daran, dass Föten mit einem hohen T-Spiegel im Gehirn in der
Regel mit normalen männlichen Geschlechtsorganen geboren
werden, das heißt, sie werden als Jungen angesehen und un-

terliegen potenziell männlichen gesellschaftlichen Einflüssen. Woher sollen wir wissen, ob T das männliche Verhalten unmittelbar durch seine Wirkung im Gehirn hervorruft oder indirekt über den ganzen Körper, oder ob beides zutrifft? Stellen wir uns vor, wir würden ungeborenen Kindern hohe Dosen Testosteron ins Gehirn injizieren und gleichzeitig dafür sorgen, dass sie bei der Geburt wie Mädchen aussehen. Solche Babys würden dann den üblichen gesellschaftlichen Einflüssen unterworfen, einschließlich weiblicher Stereotype. Hätte T keine unmittelbare Wirkung auf das Gehirn, würden die Kinder sich im weiteren Verlauf wie typische Frauen verhalten. Würden sie dagegen eher wie Jungen spielen – vielleicht wie sogenannte Tomboys –, wäre das ein Indiz, dass ein hoher T-Spiegel sie vor der Geburt auf männliches Verhalten vorbereitet hat. Wie wahrscheinlich leicht vorzustellen ist, brauchen wir nicht zu versuchen, ein solches Experiment von der Ethikkommission genehmigen zu lassen: Wie an Taman zu erkennen ist, gibt es Menschen, die das Ganze von Natur aus durchmachen.

Natürlich können wir von einem Einzelfall nicht verallgemeinern. Vielleicht war Tamans Verhalten als sogenannter Tomboy einfach auf seinen einzigartigen kindlichen Charakter zurückzuführen, oder vielleicht hatten seine Eltern auch einseitige Erinnerungen und stellten unabsichtlich sein männliches Verhalten in der Kindheit übertrieben dar, um die verwirrende Verwandlung ihrer kleinen Tochter in einen jungen Mann besser begreifen zu können. Aber der gleiche Zustand wie bei Taman findet sich auch bei vielen anderen Menschen, und diese waren Gegenstand eingehender Forschungsarbeiten. Dabei stellte sich heraus, dass das Gehirn von Jungen und Mädchen keine geschlechtsneutrale leere Schiefertafel ist.

DIE GUEVEDOCES

Anfang der 1970er-Jahre hörte die Endokrinologin Julianne Imperato-McGinley, die am Weill Cornell Medicine Medical College in New York arbeitete, von einer Gruppe »Mädchen« in der Dominikanischen Republik, die in der Pubertät zu Männern wurden. Zusammen mit ihrem Forschungsteam machte sie sich in das abgelegene, nur über eine unbefestigte Straße zugängliche Dorf auf, um diese Personen kennenzulernen. Am Ende studierte Imperato-McGinley 33 solche Menschen in zwei Dörfern. 19 davon waren ihren Untersuchungen zufolge »eindeutig als Mädchen großgezogen worden«. Wie in dem sozialen Umfeld, in dem Taman aufgewachsen war, so waren auch in der Dominikanischen Republik die Geschlechterrollen relativ streng festgelegt. Wenn Kinder sieben oder acht Jahre alt waren, gingen die Erwartungen an Jungen und Mädchen krass auseinander, und sie spielten ausschließlich mit Kindern gleichen Geschlechts. Wie Imperato-McGinley berichtete, ließ man den Jungen mehr Raum zum »Toben und Spielen«, und es wurde erwartet, dass sie dem Vater auf dem Feld halfen, Pflanzen anbauten und ernteten oder das Vieh versorgten.[5] Die Mädchen sollten ihren Müttern beim Kochen und Putzen helfen, Wasser holen und den Jungen und Männern, die auf dem Feld arbeiteten, das Essen bringen. Ältere Jungen und junge Männer interessierten sich für die traditionellen Hahnenkämpfe und suchten die örtlichen Bars auf, die älteren Mädchen und jungen Frauen hingegen blieben meist zu Hause bei den weiblichen Verwandten und kümmerten sich um jüngere Geschwister.[6]

Die Menschen, deretwegen Imperato-MGinley gekommen war, waren als Mädchen aufgewachsen, hatten sich aber zu Männern entwickelt. Von den Dorfbewohnern wurden sie als

Guevedoces bezeichnet, was manchmal mit »Penis mit zwölf« oder »Eier [Hoden] mit zwölf« übersetzt wird. (Ein anderer Name war *Machihembras*, »erst Frauen, dann Männer«.) Die Geschichte der Guevedoces ähnelte der von Taman. Nachdem sie im Alter von sieben bis zwölf Jahren als junge Mädchen gelebt hatten, wurde ihnen klar, dass sie ungewöhnlich waren. Bei anderen Mädchen entwickelten sich Brüste, bei den Guevedoces aber nicht. Stattdessen tauchten Hoden auf, und die »Klitoris« wuchs zu einem kleinen Penis heran. Siebzehn Guevedoces hatten in der Pubertät oder danach beschlossen, ein Leben als Mann zu führen, und sie fühlten sich auch sexuell zu Frauen hingezogen. In einem späteren Fachartikel erläuterte Imperato-McGinley, wie wichtig die Veränderungen in der Pubertät für die Festigung der Geschlechtsidentität sind, und fasste den Geschlechtsübergang, der sich trotz der absehbaren gesellschaftlichen Folgen abspielte, so zusammen:

»Die allmähliche Entdeckung der eigenen Männlichkeit wurde verstärkt, weil sich in der Pubertät eine männliche Muskelverteilung und ein männlicher Körperbau entwickelten, während gleichzeitig morgendliche Erektionen und nächtliche Samenergüsse einsetzten. Letztlich änderte sich ihre Geschlechterrolle vom Weiblichen zum Männlichen, eine Veränderung, die unabhängig von Eingriffen durch Ärzte und trotz der Angst vor sozialer Ausgrenzung und Belästigung vollzogen wurde. Manche Personen warteten, bis sie sicher waren, dass sie sich selbst vor körperlichen Angriffen schützen konnten.«[7]

Seit Imperato-McGinleys Pionierarbeiten wurden auch weitere Bevölkerungsgruppen mit 5-Alpha-Reduktase-Mangel entdeckt, so unter anderem in der Türkei, in Mexiko, Brasilien, Papua-Neuguinea und anderen Ländern. Diese Gruppen haben einige Gemeinsamkeiten: Sie leben relativ isoliert, die Geschlechterrollen sind in der Regel traditionell, und in den Familien herrscht eine gewisse Inzucht, was die Wahrscheinlichkeit erhöht, dass seltene genetische Störungen vererbt werden. Wegen ihrer Abgeschiedenheit bleiben die Störungen häufiger unbemerkt und unbehandelt. In manchen abgelegenen Regionen lebt eine erstaunlich große Zahl von Menschen mit 5-Alpha-Reduktase-Mangel, aber der Übergang vom weiblichen zum männlichen Geschlecht folgt nach der Pubertät keineswegs automatisch. In einer großen Studie an verschiedenen Bevölkerungsgruppen stellte sich heraus, dass ungefähr 60 Prozent der Menschen, bei denen die Störung auftritt, das Geschlecht nach der Pubertät wechseln. Der Anteil schwankt aber je nach der örtlichen Kultur und liegt manchmal auch nur bei 17 Prozent.[8] (Natürlich können auch Menschen, die den Übergang zum Leben als Mann nicht vollzogen haben, sich vergleichsweise männlich fühlen.)

Imperato-McGinley hielt nicht ausdrücklich fest, wie sich die Guevedoces in der Kindheit verhalten hatten, sie erwähnt aber, dass sich unter ihren Studienobjekten »eine männliche Identität entwickelte, lange bevor die männliche Pubertätsentwicklung abgeschlossen war«.[9] Andere Berichte legen die Vermutung nahe, dass Tamans Tomboy-Interessen durchaus nicht untypisch sind. Ein Filmteam der BBC besuchte 2015 noch einmal die Guevedoces in der Dominikanischen Republik und stellte ähnliche Beobachtungen an. Sie interviewten Johnny, der früher unter dem Namen Felicita bekannt gewesen war. Er berichtete, er habe sich dagegen gewehrt, in der Schule ein »rotes Kleidchen« zu tragen, und sich auch nicht für das »Mädchenspielzeug« interessiert, das seine Eltern ihm gekauft hatten. Stattdessen wollte er mit den Jungen Ball spielen. Außerdem filmte das Team die siebenjährige Carla, die mitten im Übergang zu Carlos steckte. Seine Mutter berichtete, der Wechsel sei keine Überraschung gewesen:

>Es ist mir schon aufgefallen, als sie fünf wurde: Jedes Mal, wenn sie einen ihrer Freunde gesehen hat, wollte sie mit ihm kämpfen. Ihre Muskeln und der Brustkorb sind gewachsen. Man konnte sehen, dass sie ein Junge werden würde. Ich liebe sie, ganz gleich, wer sie ist. Ob Mädchen oder Junge, das spielt keine Rolle.«[10]

»LEICHTSINNIGE EXTRAPOLATION UND FEHLERHAFTE LOGIK«

Imperato-McGinley veröffentlichte ihre Ergebnisse 1974 in der angesehenen Fachzeitschrift *Science*. Als Erste hatte sie die Gene und das Enzym nachgewiesen, die am Alpha-5-Reduktase-Mangel beteiligt sind. Ihr Artikel wurde fast 1500 mal zitiert.[11] Fünf Jahre später, 1979, schrieb sie eine Fortsetzung, die dieses Mal im *New England Journal of Medicine* erschien. Darin ging sie der Frage nach, welche Folgerungen sich aus ihren Untersuchungen am Alpha-5-Reduktase-Mangel und anderen »Intersexualitäts«-Störungen für die Entwicklung der männlichen Geschlechtsidentität ergeben. Nach ihrer eigenen Überzeugung hatten ihre Daten gezeigt, dass »die Einwirkung von Androgenen (das heißt von Testosteron) auf das Gehirn vor der Geburt, in der Frühphase nach der Geburt und in der Pubertät einen größeren Einfluss auf die Bestimmung der männlichen Geschlechtsidentität hat als das Geschlecht beim Aufwachsen«. Weiter stellte sie fest: »Neben den Verhaltens-

unterschieden sind bei Tieren auch von Androgenen ausgelöste Geschlechtsunterschiede in Morphologie und Funktion
des Gehirns gut dokumentiert.«[12] Insbesondere galt das für
Nagetiere. Und Menschen, so schien es, waren in dieser Hinsicht nur eine weitere Tierart.

Damit waren nicht alle einverstanden. Die bekannte femi-
nistische Wissenschaftlerin Ruth Bleier, die damals als Neuro-
physiologin an der medizinischen Fakultät der University of
Wisconsin arbeitete, schickte als Antwort einen wütenden
Brief an das *New England Journal*. Darin warf sie Imperato-
McGinley fehlende »wissenschaftliche Objektivität« vor und
schrieb, »von Arbeiten an Nagetieren« sei »leichtsinnig auf die
Interpretation des Verhaltens von Primaten und Menschen
extrapoliert worden, obwohl die Befunde besagen, dass das
Modell der Nagetiere nicht für Primaten oder Menschen gilt«.
Bleier beendete ihre Reaktion mit einer düsteren Warnung:

»Ich habe die Befürchtung, dass diese Studie wie andere, die Voreingenommenheiten, fehlerhafte Logik
und eingeschränkte Interpretationen beinhalten, von
manchen Wissenschaftlern, Soziologen, Psychologen
und anderen interessierten Parteien trotz aller liberalen
Widerstände und Proteste vereinnahmt werden, als
würden sie beweisen, dass unser Gehirn im Fötalsta-
dium ein für alle Mal durch die Gegenwart oder das
Fehlen von Androgenen geprägt wird: als würden Androgene nicht nur über unsere Geschlechtsidentität bestimmen, sondern auch über unser Schicksal.«[13]

In ihrem 1984 erschienenen Buch *Science and Gender: A Critique of Biology and Its Theories on Women* kam Bleier auf das
Thema zurück. Darin äußerte sie die Ansicht, ihre Befürch-

tung habe sich bereits bewahrheitet. Unverantwortliche wissenschaftliche Untersuchungen wie die von Imperato-McGinley, nach deren Behauptung manche Unterschiede zwischen den Geschlechtern die Folge einer unterschiedlichen Einwirkung von Hormonen seien, würden bereits genutzt, um »die untergeordnete Stellung von Frauen zu etwas Unausweichlichem zu machen«.[14]

SEXY RATTEN

Betrachten wir einige dieser Arbeiten an Nagetieren, von denen nach Bleiers Behauptung »leichtsinnig extrapoliert« worden war, einmal etwas genauer. Dazu beginnen wir mit der Ratte. Wie viele weibliche Säugetiere hat auch ein Rattenweibchen nur dann Lust auf Sex, wenn sie schwanger werden kann – wenn sie sich im Östrus befindet. Und natürlich ist es kein Zufall, dass die Männchen sie genau zu dieser Zeit am attraktivsten finden. Jetzt hat sie das Heft in der Hand, und sie weiß, was sie tun muss, um die Aufmerksamkeit eines Männchens zu erregen. Sie ist motiviert, sich zu paaren, spielt aber die Schüchterne. Dabei sammeln beide Seiten Informationen übereinander. Wenn das Weibchen die richtigen Maßnahmen ergreift, signalisiert sie damit, dass es eine gesunde, geschlechtsreife, fortpflanzungsfähige Partnerin ist. Reagiert er mit Interesse, signalisiert er im Gegenzug das Gleiche in der männlichen Version. Ihr Verhalten sieht ein wenig wie Neckerei aus (die auch als »Pseudo-Rückzug« bezeichnet wird): Sie läuft zu ihm hin und schießt dann wieder davon. Folgt er ihr nicht, zieht sie sich zurück und kommt wieder, und das Gleiche wiederholt sich einige Male, bis er ihr nachläuft, an ihrem Hinterteil schnuppert und sie damit noch gründlicher prüft. In der Regel findet er die Annäherung und den nachfolgenden Rückzug sehr verführerisch. Jagt er nicht hinter ihr her, hat er kein wirkliches Interesse an ihr, sodass sie und ihre potenziellen Jungen ohne seine Gene auskommen müssen. Sie ist motiviert, aber auch er muss eine gewisse Anstrengung auf sich nehmen.[15]

Die Vaginalöffnung weist normalerweise zum Boden. Versucht er, sich mit ihr zu paaren, wenn sie nicht dafür empfänglich ist, macht sie ihm dies durch Tritte und Bisse klar. Und ohnehin wäre er körperlich an der Paarung gehindert, solange sie ihm nicht die Vagina zugänglich macht. Das geschieht nur, wenn jedes der beiden Tiere eine stereotype Abfolge von Verhaltensweisen an den Tag legt. Er muss hinter ihr stehen, sich nach vorn beugen und sie beiderseits an den »Flanken« packen. Nur dann nimmt sie die »Hohlkreuzhaltung« ein: Sie steht vollkommen still und beugt die Vorderbeine, wobei der Rücken sich nach unten biegt und das Hinterteil in die Höhe ragt. (Die Hohlkreuzhaltung kommt bei weiblichen Säugetieren während der Paarung häufig vor, so bei Nagetieren, Kaninchen, Katzen und Elefanten.[16])

Insbesondere jüngere Männchen, die das Sexualverhalten noch erlernen müssen, versuchen manchmal, auf den Kopf oder andere Körperteile des Weibchens zu steigen oder sich sogar mit Männchen zu paaren. Ratten müssen es genau richtig machen: Findet der Sexualakt nicht genau auf die beschriebene Weise in dieser einen Position statt, entstehen keine jungen Ratten.

Eine solche langweilige, aber einigermaßen berechenbare Form der Sexualität ist für Ratten und andere Nagetiere charakteristisch und einer der Gründe, warum sie als ideale Forschungsobjekte gelten. Das Sexualverhalten der beiden Geschlechter ist sehr unterschiedlich, und es kann sowohl der Körper der Tiere als auch ihre Umwelt leicht manipuliert werden. Heute können Gene hinzufügt oder entfernt werden, und es kann sogar die Aktivität verschiedener Gehirnareale angeregt oder blockiert und dann die Auswirkung auf das Verhalten beobachtet werden. Nager und andere Tiere haben uns die Möglichkeit verschafft, unsere Sexualität besser zu verstehen: Sie haben dazu beigetragen, dass wir in einem relativ gut kontrollierten Umfeld, wie wir es für Menschen nicht herstellen können, überprüfbare Hypothesen aufstellen konnten.

HORMONTHERAPIE FÜR RATTEN

In den 1950er-Jahren war die Endokrinologie so weit fortgeschritten, dass der durch eine Kastration hervorgerufene Verlust ersetzt werden konnte. Testosteronspritzen stellten die sexuelle Motivation und die Paarungsfähigkeit kastrierter männlicher Tiere wieder her. Ein paarungsbereites Weibchen ist in der Regel für ein ausgewachsenes, gesundes Rattenmännchen sexuell unwiderstehlich, ein kastriertes Männchen bleibt gleichgültig. Wird bei einem solchen Männchen hingegen der normale T-Spiegel wiederhergestellt, reagiert es auf das Weibchen als Objekt der Begierde und kann sich auch paaren. Etwas Ähnliches geschieht, wenn die Eierstöcke eines Rattenweibchens entfernt werden, ein Eingriff, der als »Ovariektomie« bezeichnet wird: Sie produziert kaum noch Östrogen und Progesteron, die Männchen verlieren das Interesse an ihr, und sie nimmt auch nicht mehr reflexhaft die Hohlkreuzhaltung ein.[17] Die Hormone aus den Keimdrüsen treiben also ganz offensichtlich bei beiden Geschlechtern die Verhaltensweisen voran, die für die Fortpflanzung notwendig sind.[18]

   In der Wissenschaft ist schon seit Längerem bekannt, dass Nagetiere bis zu einem gewissen Grade bisexuell sind. Rattenweibchen steigen gelegentlich auf Weibchen, und Männchen nehmen gelegentlich die Hohlkreuzhaltung ein. Deshalb lag der Gedanke nahe, dass Weibchen nur das männliche Geschlechtshormon brauchen, um ein einheitlich männliches Sexualverhalten an den Tag zu legen. Aber so war es nicht. Es kann ein Rattenweibchen nicht dazu gebracht werden, ein anderes Weibchen zu besteigen, indem ihr Testosteron gespritzt wird.[19] Was fehlte da?

Schon Ende der 1930er-Jahre wurde in Experimenten etwas Interessantes festgestellt: Wird einer trächtigen Ratte Testosteron gespritzt, kommen ihre weiblichen Nachkommen mit einer Art Penis zur Welt. Es war also klar, dass Testosteron im Mutterleib eine Entwicklung männlicher Geschlechtsorgane herbeiführen kann. Damit aber, so der Glauben, waren die Wirkungen des T vor der Geburt zu Ende: mit der Entwicklung einer männlichen sexuellen Anatomie.

In den 1950er-Jahren waren sich die meisten Fachleute einig, dass Fortpflanzungsverhalten wie die Hohlkreuzhaltung und das Aufsteigen in der Entwicklung »vorprogrammiert« werden, aber nicht durch Hormone, sondern durch Gene und erste Erfahrungen. Die Rolle der Hormone, so wurde gedacht, beschränke sich darauf, bei ausgewachsenen Tieren sexuelle Verhaltensweisen auszulösen. Der Gedanke, Hormone könnten schon viel früher die neuronale Bühne frei machen, wurde nicht ernst genommen. Das alles änderte sich erst 1959 mit den Untersuchungen einer Arbeitsgruppe an der medizinischen Fakultät der University of Kansas: Ihr Leiter war der legendäre Endokrinologe William C. Young.

Für die Untersuchung solcher heiß umstrittener Themen herrschte vor 70 Jahren vielleicht kein besseres Klima als heute. Young selbst berichtete:

»Die Erforschung der Zusammenhänge zwischen Hormonen und Sexualverhalten wurde nicht mit der Energie vorangetrieben, die durch die biologische, medizinische und gesellschaftliche Bedeutung des Themas gerechtfertigt wäre. Die Erklärung liegt vielleicht darin, dass jede Tätigkeit in Verbindung mit dem Sexualverhalten lange mit einem Stigma belegt war. Nach unserer Erfahrung wurde in institutionellen Berichten und in den Überschriften für Forschungsanträge ein eingeschränkter Gebrauch des Wortes Sex verlangt. Wir können uns noch lebhaft daran erinnern, dass die Korrektheit bestimmter Daten auf wissenschaftlichen Tagungen und Seminaren infrage gestellt wurde. *Dieser Abschreckung wirkt die Anregung entgegen, die von Kollegen aus vielen Fachgebieten kam, nachdem wir sie um Hilfe gebeten hatten, und die Befriedigung, die wir verspürten, als wir sahen, wie die Teile des Puzzles untersucht wurden, zusammenpassten und ein Bild entstehen ließen.*«[20]

Wenn ich beim Schreiben dieses Buches jemals ängstlich war, habe ich mich an diesen letzten Satz erinnert und daraus Kraft bezogen.

ORGANISIEREN UND AKTIVIEREN

Mit seinem bahnbrechenden, 1959 erschienenen Artikel stellte Young die übliche Sichtweise infrage, wonach das Gehirn des Erwachsenen von Genen und Erfahrung strukturiert wird, nicht aber von Hormonen.

Wie er in dem Aufsatz berichtete, war er mit einem Experiment der Frage nachgegangen, ob Testosteron sich in entscheidenden Phasen kurz vor und nach der Geburt so auf die Entwicklung des Nervensystems auswirkt, dass männliches Sexualverhalten im Erwachsenenalter begünstigt wird. Wenn Testosteron eine solche Organisationswirkung hat, sollte ein Weibchen, dem vor seiner Geburt T verabreicht wird, sich im Erwachsenenalter männliches Sexualverhalten zu eigen machen, wenn es dann wiederum T erhält. Dahinter stand der Gedanke, dass die zweite, im Erwachsenenalter einwirkende Dosis jene Gehirnareale aktiviert, die in der frühen Entwicklung von dem Hormon organisiert wurden.[21]

Young und sein Team behandelten weibliche Meerschweinchen vor der Geburt mit T, indem sie das Hormon in hoher Dosis den trächtigen Müttern injizierten. Außerdem entfernten sie den hormonell behandelten Weibchen nach der Geburt die Eierstöcke, sodass die Geschlechtshormone in vollem Umfang künstlich gesteuert werden konnten.

Ein weibliches Meerschweinchen, das vor der Geburt mit T in Kontakt gekommen war, wurde mit einer Art Penis geboren – die Geschlechtsorgane waren also eindeutig männlich geprägt. Aber wie stand es mit dem Gehirn? Würde ein solches vermännlichtes Weibchen, das im ausgewachsenen Zustand T erhielt, sich wie ein Männchen verhalten und versuchen, ein sexuell attraktives Weibchen zu besteigen? Und was geschah, wenn es Östrogen und Progesteron bekam, die Hormone, die den Östrus auslösen? Würde sie dann in Gegenwart eines sexuell attraktiven Männchens immer noch die Hohlkreuzhaltung einnehmen?

Wie Young herausfand, verhält sich ein weibliches Meerschweinchen, das als Fötus bereits vermännlicht war und dann im ausgewachsenen Zustand T erhielt, wie ein Männchen: Sie versuchte energisch, paarungsbereite Weibchen zu besteigen. Erhielt dasselbe Weibchen aber anstelle von T die

Hormone Östrogen und Progesteron, die den Östrus auslösen, so zeigte sie keinerlei Interesse an normalerweise anziehenden, ausgewachsenen Männchen und nahm auch nicht die Hohlkreuzhaltung ein. Ihr Gehirn, das bereits vor der Geburt vermännlicht wurde, reagierte im ausgewachsenen Zustand nicht wie das Gehirn eines typischen Weibchens auf die Östrus-Hormone. (Die Tatsache, dass ihre Eierstöcke nicht mehr vorhanden waren, hatte damit nichts zu tun: Weibliche Meerschweinchen, die keine Eierstöcke besaßen und vor der Geburt nicht mit T behandelt waren, nahmen bei Gabe weiblicher Hormone sehr wohl die Hohlkreuzhaltung ein.) Die Einwirkung großer T-Mengen auf den Fötus hatte die Fähigkeit zu normalem weiblichem Sexualverhalten zerstört.[22]

Da das Verhalten dem Nervensystem (Gehirn und Rückenmark) entspringt, zog Young aus seinen Beobachtungen den Schluss, dass ein hoher Testosteronspiegel vor der Geburt das Gehirn der weiblichen Meerschweinchen verändert hatte. Wird das Gehirn vor der Geburt nicht männlich geprägt, fehlt dem Tier die besondere neuronale Anatomie, auf die T im Erwachsenenalter einwirken und so das typisch männliche Verhalten »aktivieren« kann.[23]

Youngs Hypothese mit Organisation und Aktivierung war anfangs umstritten. Daran dachte sicher auch Ruth Bleier, als sie 1979 in ihrer Kritik an Imperato-McGinley »Arbeiten an Nagetieren« erwähnte. Bleier stellte nicht Youngs Forschungsergebnisse infrage, aber sie behauptete: »Es spricht vieles dafür, dass das Modell der Nagetiere nicht für Primaten oder Menschen gilt.«[24] Bleier belegte ihre Behauptung aber nicht mit einem Zitat – und ohnehin hatte sie unrecht. Im Jahr 1972 wurden die wesentlichen Ergebnisse von Youngs Artikel auch in einer Studie an Rhesusaffen nachvollzogen[25], und die Belege für die Hypothese von Organisation und Aktivierung wurden auch für Menschen und andere Tiere immer zahlreicher. Aber auch die T-skeptische Opposition nahm zu.

ERHOLUNG FÜR RATTEN

Testosteron wirkt sich auf das Verhalten von Ratten schon vor der Geschlechtsreife aus (und wie wir noch genauer erfahren werden, hat es eine ähnliche Wirkung auch bei Menschen). Da es sich bei T um ein Fortpflanzungshormon handelt, stellt sich angesichts der frühzeitigen Effekte die Frage, warum Tiere überhaupt eine solche frühe sexuelle Programmierung durchmachen. Warum wartet die Natur nicht einfach, bis der Rattenjunge sich für Rattenmädchen interessiert?

Ratten und Säugetiere im Allgemeinen verwenden erstaunlich viel Zeit auf eine scheinbar belanglose Tätigkeit: Sie spielen. Mit dem ganzen Toben und Laufen scheinen sie kostbare Energie zu vergeuden, die sie für sinnvollere Tätigkeiten wie die Nahrungssuche aufwenden könnten. Oder sie könnten sich auch einfach ausruhen und die Energie sparen. Außerdem sind kleine, unerfahrene Tiere, die ihre Possen treiben und dabei die Umgebung vergessen, ein ideales Ziel für lauernde natürliche Feinde. Warum also tun sie es?

Nun könnte man meinen: »Na, das ist doch klar – weil es Spaß macht!« Tatsächlich ist das eine »unmittelbare« Erklärung, wie die Biologen sie nennen: Sie beschreibt, welche (psychologischen, biochemischen oder auch gesellschaftlichen) Mechanismen einem bestimmten Merkmal oder einer Verhaltensweise zugrunde liegen. Es gibt aber auch eine »letzte« Erklärung, die sich mit der Evolutionsvergangenheit des Merkmals beschäftigt. Die letzte Erklärung dafür, warum Ratten spielen, lautet: Junge Tiere erlernen und üben auf diesem Weg

Verhaltensweisen erwachsener Ratten, die sie brauchen, um zu überleben und sich fortzupflanzen. Das Spielverhalten steigert den Fortpflanzungserfolg[26], deshalb ist es im Laufe der Evolution bei den Jungen vieler verschiedener Säugetierarten zu einem auffälligen Merkmal geworden.

Für die Männchen vieler Wirbeltiere hängt der Erfolg in der Paarungsarena vom Erfolg in der Dominanzarena ab. Wie andere lebenswichtige Fähigkeiten ausgewachsener Tiere, beispielsweise die Nahrungssuche und das Meiden natürlicher Feinde, so verwirklichen sich auch die Fähigkeiten zur Dominanz nicht auf magische Weise, wenn die Hormone beim Heranwachsen ihre Wirkung entfalten. Das Spielen schafft für junge Tiere die Möglichkeit, die Fähigkeiten der Erwachsenen zu entwickeln. Unter ausgewachsenen Rattenmännchen zahlt sich Dominanz aus. Die hohe Stellung erlangen sie, wenn sie aggressive Kämpfe gewinnen, bei denen sich der Verlierer am Ende unterwürfig verhält. Dominante Männchen, die aus Kämpfen als Sieger hervorgehen, paaren sich häufiger.[27] Männliche Ratten sind aggressiver als weibliche (die allerdings auch recht aggressiv werden können, insbesondere wenn sie ihre Jungen verteidigen). Der Unterschied zwischen den Geschlechtern ist die Folge einer Evolutionsvergangenheit, in der Aggression den Männchen einen größeren Nutzen für die Fortpflanzung brachte als den Weibchen.

Mit Geschlechterunterschieden beim Spiel sollten wir bei allen Arten rechnen, bei denen Männchen und Weibchen davon profitieren, wenn sie in der Kindheit unterschiedliche Fähigkeiten wie fürsorgliches Verhalten oder Dominanzstreben einüben, um so einen möglichst großen Fortpflanzungserfolg zu erzielen. Männliche Menschen sind ungewöhnliche Säugetiere, denn sie sorgen für ihre Jungen. Aber auch Männer, die nichts beitragen, können mit der Fortpflanzung durchaus erfolgreich sein – allerdings nur, wenn sie überlegene Konkurrenten sind. Auch Frauen bilden Dominanzhierarchien und profitieren von der Konkurrenz mit anderen Frauen, aber dazu bedienen sie sich häufig nicht der direkten, physischen Aggression von Angesicht zu Angesicht.[28] Deshalb rechnen wir nicht damit, dass Männern die Fähigkeit zur Fürsorge oder Frauen das Streben nach Dominanz fehlt. Aber obwohl zwischen Ratten und Menschen eine gewaltige Kluft liegt, ist es nicht verwunderlich, dass die Geschlechterunterschiede im Spiel von Ratten in mehreren wichtigen Aspekten ein Spiegelbild der Unterschiede zwischen Jungen und Mädchen sind.

Wie die meisten männlichen Säugetiere einschließlich des Menschen spielen auch Rattenmännchen häufiger mit anderen jungen Ratten als Weibchen. Die Männchen praktizieren dabei ihre eigene Form der Kampf- und Tobespiele – sie beißen, balgen sich und »boxen«; werden in der Beschreibung dieser Spiele (aus einem wissenschaftlichen Artikel über das Spiel von Ratten) die Wörter »Ratten« und »Pfoten« gestrichen, könnte damit auch das Spiel meines Sohnes gemeint sein:

»Zum Boxen kommt es, wenn beide Ratten auf den Hinterbeinen stehen und sich mit den Vorderpfoten gegenseitig stoßen. Beim Balgen rollen und stolpern zwei Ratten übereinander. Die Episoden von Boxen oder Balgen haben häufig zur Folge, dass eine Ratte die andere in liegender Position festhält. Solches Zu-Boden-Drücken dient häufig dazu, unter den Jungen die Dominanzstellung festzulegen.«[29]

Werden männliche Tiere im Experiment daran gehindert, auf diese Weise zu spielen, wachsen sie als Evolutionsverlierer heran. Sie können schlecht kämpfen, unterwerfen sich leicht Eindringlingen, haben eine niedrige Dominanzstellung und schneiden in der Paarungsarena nicht gut ab.[30]

Wie wir später in diesem Buch noch genauer erfahren werden, hat das gesellschaftliche Umfeld Einfluss auf T. Das Umgekehrte gilt aber ebenfalls, und das sogar bei Ratten: T hat Einfluss auf Beziehungen und das gesellschaftliche Umfeld. Rattenmütter lecken und kraulen beispielsweise ihre Jungen, um deren Körpertemperatur zu regulieren und die Ausscheidung von Exkrementen anzuregen. Und die Menge des T im Blut der Rattenbabys hat Einfluss darauf, wie oft die Mama sie leckt und krault![31] Wie das funktioniert, ist vielleicht keine Überraschung: Die Mama leckt und krault die Kinder mit dem höchsten T-Spiegel am häufigsten. Söhne mit niedrigerer T-Menge und auch Mädchen bekommen am wenigsten ab. Und die unterschiedliche Behandlung der Jungen durch die Mutter hat ihrerseits Einfluss auf ihr Sexualverhalten, wenn sie erwachsen werden. So brauchen beispielsweise Männchen, die am wenigsten geleckt und gekrault wurden, als Erwachsene länger für die Ejakulation, auch die Refraktärzeit, bis sie erneut ejakulieren können, ist länger.[32] Daraus können wir eine entscheidende Lehre ziehen: Hormone haben manchmal indirekte Auswirkungen auf das Verhalten, weil sie die sozialen Wechselbeziehungen beeinflussen, die ihrerseits das Verhalten verändern.

Bei vielen (vermutlich sogar allen) Säugetieren spricht das Nervensystem genau wie das entstehende Fortpflanzungssystem nur in einem begrenzten Zeitraum auf die langfristige Organisationswirkung des Testosterons an, nämlich je nach der Spezies vor und/oder unmittelbar nach der Geburt. Ist in dieser entscheidenden Phase kein hoher T-Spiegel vorhanden, vermindert sich durch den Mangel an männlichen Nervenstrukturen die Wahrscheinlichkeit, dass das Tier in seiner Jugend und später im ausgewachsenen Zustand angepasste, geschlechtstypische Verhaltensweisen an den Tag legt. (Nur für den Fall, dass es nicht ganz klar ist: Bei Menschen und allen anderen Tieren ist das nicht aus moralischer, sondern nur aus evolutionärer Sicht ein Problem!) Für Forschende ist es sehr bequem, dass die entscheidende Phase für die männliche Entwicklung des Nervensystems bei Ratten in der ersten Woche nach der Geburt liegt (beim Menschen liegen diese kritischen Phasen in der Schwangerschaft und neueren Befunden zufolge auch in den ersten Monaten nach der Geburt[33]).

SIND MENSCHEN NICHT EIN AUSNAHMEFALL?

Man kann immer noch die Ansicht vertreten, dass Menschen, die in einer nach Geschlechtern organisierten Gesellschaft leben, eine Ausnahme vom Tiermodell darstellen und dass die Geschlechterunterschiede in unseren Kinderspielen wenig oder gar nichts mit der frühen Einwirkung von T auf das Gehirn zu tun haben. Und es stimmt auch, dass Forschungsarbeiten an Ratten und ähnlichen Tieren unsere Kenntnisse über die Grundlagen geschlechtertypischen Verhaltens von Menschen nur bis zu einem gewissen Grade voranbringen. Natürlich ist unser Verhalten weitaus komplexer und flexibler. Kinder können so tun, als sei ein Stock ein Gewehr, ein krummer Säbel oder eine Puppe – oder sie können auch einfach mit einem schlichten alten Stock spielen. Selbst in Gegenwart eifriger, bereitwilliger Kameraden können sie sich entschließen, nicht zu spielen. Und was das Sexuelle angeht – nun ja, als erwachsene Menschen steht uns im Gegensatz zu anderen Säugetieren eine Fülle von Alternativen offen. Wir können zu jeder Tages- oder Jahreszeit Sex haben, und das mit einer endlosen Vielfalt von Partnern, Partnerinnen und körperlichen Voraussetzungen. Wir können uns auch entschließen, nicht sexuell aktiv zu sein, selbst wenn ein überwältigend attraktiver, bereitwilliger Partner verfügbar ist.

Anders als bei Ratten werden unsere Gene im Zusammenhang eines komplizierten kulturellen Umfeldes exprimiert oder zum Ausdruck gebracht, und damit sind vielfältige Normen und Praktiken verknüpft, die auf das fragliche Verhalten bedeutende Auswirkungen haben. Die Kultur, in der wir leben, fordert oftmals ausdrücklich oder unausgesprochen von uns, dass wir uns auf diese oder jene Weise geschlechtsspezifischen Normen unterwerfen. Deshalb müssen wir natürlich nach wie vor unsere Hypothesen an Menschen überprüfen, wenn wir eindeutige Aussagen darüber machen wollen, wie wir funktionieren.

Andererseits können wir von Ratten und anderen Tieren viel über uns selbst lernen, und es wäre ein schwerer Fehler, die Forschung an Ratten als bedeutungslos abzutun. Ein weltweit führender Experte für die neurochemischen und hormonellen Grundlagen des Sexualverhaltens bei Menschen und anderen Tieren ist James Pfaus, Professor für Neurowissenschaft und Psychologie an der Concordia University in Montreal. Ein Schwerpunkt seiner Forschung widmet sich der Frage, welche Parallelen zwischen der Sexualität von Menschen und Tieren bestehen. Wie er betont, sind die grundlegenden Systeme, die bei anderen Säugetieren für sexuelle Reaktionen sorgen, aufgrund der gemeinsamen evolutionären Abstammung auch bei Menschen in großen Teilen erhalten geblieben:

»Der Nachweis gemeinsamer neurochemischer und neuroanatomischer Nährböden für sexuelle Reaktionen bei Tieren und Menschen lässt darauf schließen, dass die Evolution des Sexualverhaltens stark konserviert ist [das heißt, es ist in den Zeiträumen der Evolution erhalten geblieben], und deutet darauf hin, dass Tiermodelle für sexuelle Reaktionen des Menschen erfolgreich als präklinische Hilfsmittel genutzt werden können.«[34]

Ein »präklinisches Hilfsmittel« ist eine erste Studie – meist an Tieren –, mit der die Wirksamkeit einer bestimmten Behandlungsmethode, eines Medikaments oder eines chirurgischen Eingriffs beurteilt werden soll, bevor es an Menschen ausprobiert wird. Seit der Zeit, als wir Extrakte aus zerquetschten Schweinehoden verkauft haben, liegt ein langer Weg hinter uns! Ohne Forschung an Ratten und anderen Tieren gäbe es die moderne Medizin nicht.

Natürlich müssen wir vorsichtig sein: Wir dürfen nicht von Studien an Ratten oder anderen Tieren eins zu eins auf uns schließen. Aber wenn wir die Untersuchungen an Tieren mit Studien an Menschen mit 5-Alpha-Reduktase-Mangel zusammennehmen, spricht das Gesamtbild dafür, dass die Hypothese von Organisation und Aktivierung auch für Menschen gilt. Die Befunde legen die Vermutung nahe, dass insbesondere Geschlechterunterschiede beim Spielverhalten zu einem beträchtlichen Maß auf die unterschiedliche Einwirkung von T vor der Geburt zurückzuführen sind. Allerdings gibt es über das Spielverhalten von Kindern mit 5-Alpha-Reduktase-Mangel nur vereinzelte Daten, was vor allem daran liegt, dass die betroffenen Bevölkerungsgruppen sehr isoliert leben, wie an vorangegangener Stelle im Buch (Kapitel 4 »T im Gehirn«, Seite 128) erläutert wurde. Im Idealfall würden wir uns ein weiteres natürliches Experiment wünschen, in dem das Kinderspiel genauer untersucht werden kann. Es sollte die Gelegenheit geben, die Spielvorlieben solcher Kinder detailliert zu studieren, ohne dass auf die vielleicht voreingenommenen Berichte der Eltern oder der Kinder selbst zurückgegriffen werden muss.

MEHR T IM GEHIRN

Das Adrenogenitale Syndrom (AGS), auch Angeborene Nebennierenhyperplasie genannt, ist eine seltene genetische Störung, die bei ungefähr einem von 15.000 Neugeborenen vorkommt.[35] Sie beeinträchtigt die Gesundheit von Jungen und Mädchen gleichermaßen, nennenswerte Auswirkungen auf das Verhalten hat sie aber nur bei Mädchen.[36] Beim AGS ist der Fötus einem ungewöhnlich hohen Testosteronspiegel ausgesetzt, aber in Regionen, in denen Familien Zugang zu moderner medizinischer Versorgung haben, wird das Hormonungleichgewicht in der Regel schon kurz nach der Geburt behoben. (Als »Störung« wird das AGS bezeichnet, weil seine gesundheitlichen Auswirkungen eine medizinische Behandlung erfordern.) Mädchen mit AGS unterscheiden sich also von anderen Mädchen dadurch, dass sie während ihrer gesamten vorgeburtlichen Entwicklung einer hohen Menge an T (die in der Regel allerdings nicht so hoch ist wie bei Jungen) ausgesetzt waren. Die Abweichungen im Verhalten solcher Mädchen bieten die Gelegenheit, die Folgen einer frühen Einwirkung von Androgenen auf das Gehirn während der Entwicklung des Menschen zu erforschen.[37]
Ursache der Störung ist eine Mutation in einem der Gene, die Enzyme für die Produktion des Steroidhormons Cortisol

codieren. Cortisol ist notwendig, damit Energie bei Bedarf freigesetzt werden kann, außerdem für lebensrettende Handlungen in Notfällen: die Kampf-oder-Flucht-Reaktion. (Heute wird dieses lebensrettende System in den meisten Fällen aktiviert, wenn wir beispielsweise in einem Verkehrsstau stecken bleiben oder einen Vortrag halten müssen.) Cortisol wird in den äußeren Schichten (der Rinde) der Nebennieren produziert, kleiner Drüsen, die oben auf den Nieren liegen. Das AGS kann durch Mutationen in verschiedenen Genen ausgelöst werden, in den meisten Fällen codiert das fehlerhafte Gen aber ein Enzym namens 21-Hydroxylase, das zum Produktionsweg für Steroidhormone gehört (ein einfacher solcher Reaktionswert ist in der gegenüberliegenden Abbildung auf Seite 147 dargestellt). Das Enzym wandelt die Steroidvorläufer in Cortisol um.

Auf den Cortisolmangel im Blut spricht die Hypophyse an, eine Drüse an der Unterseite des Gehirns, die wie ein Heizkörperthermostat in einem kalten Haus reagiert. Sie funktioniert ordnungsgemäß und übermittelt Signale an die Nebennieren, damit diese mehr Cortisol produzieren. Die Nebennieren reagieren ebenfalls ordnungsgemäß und produzieren die Steroidvorläufer, die das Ausgangsmaterial für die Cortisolproduktion bilden. Aber da das entscheidende Enzym fehlt, wird kein Cortisol produziert. Stattdessen schleust die hart arbeitende Nebenniere alle Steroidvorläufer in einen funktionierenden Produktionsweg ein, und der wandelt sie in Androgene um. Deshalb werden immer mehr Androgene produziert und ins Blut ausgeschüttet.

Wird das AGS bereits bei der Geburt diagnostiziert, kann es sofort mit Cortisol behandelt werden: Das Hormon bremst die Signale, mit denen die Hypophyse die Nebennieren anregt, sodass diese sich beruhigen und in den Normalzustand zu-

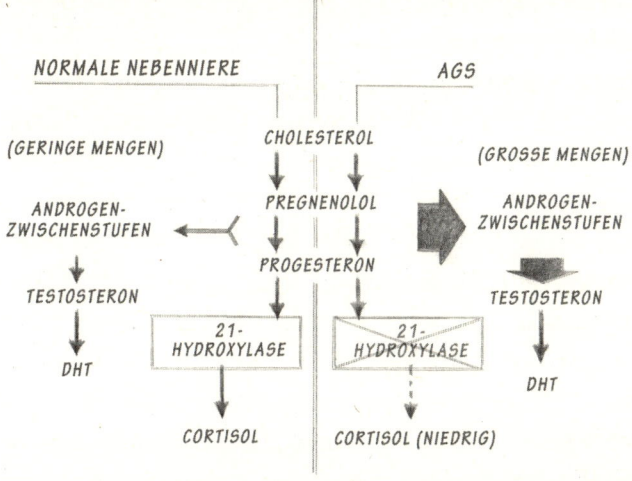

NORMALE NEBENNIERE   AGS

(GERINGE MENGEN)   CHOLESTEROL   (GROSSE MENGEN)

ANDROGEN-   PREGNENOLOL   ANDROGEN-
ZWISCHENSTUFEN   ZWISCHENSTUFEN

                       PROGESTERON

TESTOSTERON   TESTOSTERON

                  21-   21-
DHT   HYDROXYLASE   HYDROXYLASE   DHT

             CORTISOL   CORTISOL (NIEDRIG)

Der Weg der Steroidproduktion in den Nebennieren beim AGS

rückkehren. Auf das Aussehen von Jungen wirkt sich der hohe Androgenspiegel beim AGS kaum oder gar nicht aus, auf Mädchen aber sehr wohl. Weibliche Föten sind im Gegensatz zu männlichen empfindlich gegenüber einer stärkeren Androgeneinwirkung, das spiegelt sich in einer männlichen Ausprägung der Geschlechtsorgane wider. Mädchen sind je nach der Schwere der Störung unterschiedlich großen T-Mengen ausgesetzt. Sind diese relativ gering, werden die Mädchen unter Umständen mit einer vergrößerten Klitoris geboren, bei höheren T-Mengen sieht die Klitoris unter Umständen eher wie ein Penis aus. Ansonsten sind solche Mädchen aber typisch weiblich, und fast immer werden sie als Frauen betrachtet und großgezogen.[38]

MÄDCHEN, JUNGEN UND ZEIT ZUM SPIELEN

Wenn der organisatorische Teil der Hypothese von Organisation und Aktivierung auf Menschen zutrifft, sollten Mädchen, auf die in einer entscheidenden frühen Entwicklungsphase größere Androgenmengen eingewirkt haben, in der Kindheit auch häufiger typisch männliche Verhaltensweisen zeigen, wie es ähnlich bei Ratten und Affen beobachtet wird.

Verhalten sich also Mädchen mit AGS häufiger wie typische Jungen? Bevor wir uns mit dieser Frage beschäftigen, sollten wir die durchschnittlichen Unterschiede im Verhalten von Jungen und Mädchen betrachten. Statt uns dazu auf Anekdoten oder persönliche Erlebnisse zu verlassen, sehen wir uns zunächst ein klassisches Experiment an, das auf verblüffende Weise verdeutlicht, wie Jungen und Mädchen in sozialen Gruppen in der Regel interagieren.[39]

In der Studie wurden 80 Vorschulkinder im Alter zwischen vier bis fünf Jahren in Gruppen von jeweils vier Kindern des gleichen Geschlechts eingeteilt. Den Kindern wurde gesagt, dass sie sich über ein Betrachtungsgerät einen Zeichentrickfilm ansehen könnten. Die Sache hatte aber einen Haken: In jeder Gruppe konnte nur ein Kind den Zeichentrickfilm zur gleichen Zeit sehen, und zwei andere mussten zusammenarbeiten, um das Betrachtungsgerät in Gang zu setzen. Dazu musste ein Kind an einer Kurbel drehen, während ein anderes ständig auf einen Lichtschalter drückte. Das vierte Kind musste einfach abwarten. Die Wissenschaftler gaben den einzelnen Gruppen ihre Anweisungen und überließen die Kinder dann sich selbst.

An dem ganzen Projekt hatten die Jungen ganz offensichtlich mehr Spaß als die Mädchen. Sie lachten und lächelten, selbst als sie sich schlugen und schubsten, um sich den Platz an dem Gerät zu sichern. Die Mädchen waren, was die Betrachtungszeit anging, nicht weniger konkurrenzbewusst, aber sie bedienten sich einer anderen, weniger direkten Taktik, um sich ihren Vorteil zu verschaffen. Mädchen benutzten mehr »unfreundliche« Befehle als die Jungen, boten aber die Stelle am Betrachter oder an der Kurbel auch häufiger anderen Mädchen an. Jungen setzten häufiger Körperkontakt ein, um eine gewünschte Position zu erlangen. Insgesamt benutzten Jungen ihren Körper und Mädchen ihre Worte. Jungen schubsten, zogen oder schlugen ihre Partner ungefähr sechsmal so häufig wie Mädchen.

Nun ist es nicht so, dass Jungen und Mädchen niemals die gleichen Strategien verwenden würden – natürlich tun sie das. Manche Mädchen gehen mit starkem Körpereinsatz vor wie viele Jungen, und manche Jungen sind sanfter und neigen eher dazu, mit Worten zu überzeugen. Insgesamt jedoch hat sich in Studien herausgestellt, dass Jungen mit weitaus größerer Wahrscheinlichkeit unter Körpereinsatz um das Gewünschte konkurrieren.[40]

Bis zum Alter von zwei oder drei Jahren tollen Kinder herum und kümmern sich nicht darum, welches Geschlecht sie oder die anderen haben. Aber sobald sie begreifen, dass sie ein Junge oder ein Mädchen sind, neigen die meisten Kinder in den verschiedensten Kulturkreisen der ganzen Welt zu ihresgleichen. Die Spielkameraden von Kindern gehören in ihrer überwältigenden Mehrzahl dem gleichen Geschlecht an, und diese Geschlechtertrennung findet im Alter von ungefähr acht bis elf Jahren ihren Höhepunkt.[41] Kleinere Kinder werden offenbar von dem Geschlecht angezogen, dessen Spielweise sie reizvoll finden, was zu einer recht durchlässigen Trennung führt. Wenn aber die Entwicklung fortschreitet, wird das Spielen mit Geschlechtsgenossen immer wichtiger, ganz gleich, was sie tun.

Wenn sich kleine Kinder in einer Gruppe gegenseitig herumschubsen, lachen und Spielzeuglastwagen durch den Sandkasten schieben, werden Jungen und Mädchen, die mitmachen wollen, zugelassen. Will ein Junge Haushalt spielen, ein Puppenbaby pflegen oder sich verkleiden, ist er den Mädchen willkommen. Dass Jungen und Mädchen in gleichgeschlechtliche Gruppen getrieben werden, liegt an der Vorliebe für größere Gruppen und aktivere Spiele bei den Jungen und kleineren Gruppen, in denen mehr geredet wird und häusliche Themen vorherrschen, bei den Mädchen. Im Laufe der Zeit, wenn soziale Beziehungen immer stärker in den Mittelpunkt rücken, diskriminieren vor allem die Jungen. Mädchen sind weiterhin aufgeschlossen, wenn Jungen an ihren Spielen teilnehmen wollen, Jungen hingegen ziehen die Geschlechtergrenzen enger und lassen in ihren sozialen Gruppen nur selten Mädchen zu. Offensichtlich haben Jungen durch soziale Kontakte mit dem anderen Geschlecht mehr zu verlieren als Mädchen.[42]

Die Geschlechterunterschiede im Kinderspiel sind Vorboten der Unterschiede, die sich bei Erwachsenen immer wieder bestätigt haben.[43] Die Wurzeln der Geschlechterunterschiede bei Aggression, Elternverhalten, gesellschaftlicher Hierarchie und der Vorliebe für Menschen oder Dinge sehen wir schon in jungen Jahren.[44]

MÄDCHEN MIT AGS – MACHT MEHR T EINEN UNTERSCHIED?

Macht das zusätzliche T, das bei Mädchen mit AGS vor der Geburt auf das Gehirn eingewirkt hat, für das Geschlechterverhalten wirklich einen Unterschied?

Wird der Frage nachgegangen, wie die Einwirkung einer

großen T-Menge vor der Geburt bei AGS das Verhalten der Kinder beeinflusst, steht meist das Spielen im Mittelpunkt. Das ist auch nicht verwunderlich. Spielen ist für Kinder die liebste Freizeitbeschäftigung, und nirgendwo sind die Verhaltensunterschiede zwischen Jungen und Mädchen größer.

In einer 2005 erschienenen Studie erhielten zwei Gruppen drei- bis zehnjähriger Kinder mit und ohne AGS die Gelegenheit, mit verschiedenen Spielzeugen zu spielen. Sie konnten zwischen Gegenständen wählen, die früheren Forschungsergebnissen zufolge stark von dem einen oder anderen Geschlecht oder aber von Jungen und Mädchen gleichermaßen bevorzugt wurden. Unter den sogenannten Mädchenspielzeugen[45] waren ein Kosmetikset, Geschirr und Puppen, denen verschiedene Kleidungsstücke angezogen werden konnten. Zum sogenannten Jungenspielzeug gehörten Bausteine, ein Gewehr, ein Werkzeugkasten und verschiedene Fahrzeuge. Bei den »neutralen« Spielzeugen handelte es sich um Puzzles, Buntstifte und Papier zum Malen. Damit kein Missverständnis aufkommt: Die Spielzeuge wurden nicht ausgewählt im Glauben, sie würden sich für das eine oder andere Geschlecht eignen oder seien besonders reizvoll. Die Auswahl wurde nur danach getroffen, was Jungen oder Mädchen in früheren Studien immer wieder bevorzugt hatten.

Die Kinder, die nicht von AGS betroffen waren, trafen wenig überraschende Entscheidungen. Die Jungen spielten die meiste Zeit mit Jungenspielzeug, die Mädchen mit Mädchenspielzeug (und während der restlichen Zeit wurden »geschlechtsneutrale« Spielzeuge benutzt). Interessanter war der Vergleich zwischen der Spielzeugauswahl nicht betroffener Mädchen und solcher mit AGS: Letztgenannte beschäftigten sich nur während 21 Prozent ihrer Zeit mit dem Mädchenspielzeug, aber 44 Prozent ihrer Zeit verbrachten sie mit dem

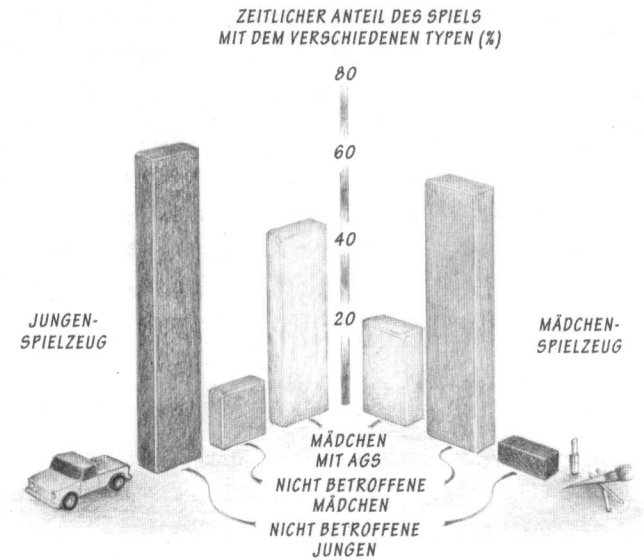

ZEITLICHER ANTEIL DES SPIELS
MIT DEM VERSCHIEDENEN TYPEN (%)

80

60

40

20

JUNGEN-
SPIELZEUG

MÄDCHEN-
SPIELZEUG

MÄDCHEN
MIT AGS

NICHT BETROFFENE
MÄDCHEN

NICHT BETROFFENE
JUNGEN

Bevorzugtes Spielzeug bei AGS

Spielzeug von Jungen. Bei den nicht betroffenen Mädchen dagegen zeigte sich eine umgekehrte Verteilung: Sie spielten während 60 Prozent der Zeit mit Mädchenspielzeug und nur 13 Prozent mit Jungenspielzeug (nicht betroffene Jungen spielten 70 Prozent der Zeit mit Jungenspielzeug und nur 6 Prozent mit Mädchenspielzeug). Die Mädchen mit AGS ließen also im Hinblick auf ihr Spielverhalten Vorlieben erkennen, die stärker männlich geprägt waren als bei nicht betroffenen Gleichaltrigen. Die Ergebnisse sind in der Abbildung oben dargestellt.

Solche Befunde sind in zweierlei Hinsicht für die Erforschung von AGS und Verhalten typisch. Erstens ist das Spiel von Mädchen mit AGS männlich geprägt, zweitens spielen solche Mädchen nicht *genau* wie Jungen, aber sie spielen stärker wie Jungen als nicht betroffene Mädchen. Was das Spielverhalten angeht, liegen Mädchen mit AGS in der Mitte zwischen typischen Mädchen und typischen Jungen.

Interessanterweise fand sich bei Jungen mit AGS im Hinblick auf das geschlechtstypische Verhalten kein Unterschied zu Jungen, die nicht betroffen waren. Der Unterschied zwischen der Wirkung eines erhöhten T-Spiegels in männlichen und weiblichen Föten ist also vermutlich ein »Deckeleffekt«: Wenn die T-Menge über eine typisch männliche Schwelle steigt, hat sie auf die männliche Entwicklung keine verstärkende Wirkung mehr. Das stimmt mit den Beobachtungen der Wirkungen von T im Erwachsenenalter überein: Hier zeigt sich, dass Verhalten und Physiologie von Frauen auf kleine Veränderungen des T-Spiegels ansprechen, Verhalten und Physiologie von Männern aber nicht. Ein Beispiel werden wir im nächsten Kapitel kennenlernen, wenn ich die Auswirkungen von T auf die sportlichen Leistungen von Männern und Frauen erläutere.

Seit Ende der 1960er-Jahre wurde in mehr als 100 veröffentlichten Studien über die Wirkungen von AGS auf das geschlechtsspezifische Verhalten berichtet, und dabei wurde sich ähnlicher Richtlinien bedient wie in der zuvor beschriebenen Studie über bevorzugtes Spielzeug aus dem Jahr 2005. Die Untersuchungen bestätigten, dass das Spielverhalten von Mädchen mit AGS männlich geprägt ist[46]: Im Vergleich zu Mädchen, die vor der Geburt einer normalen Androgenmenge ausgesetzt waren, spielen solche, auf die ein höherer Androgenspiegel eingewirkt hatte, eher wie Jungen. Im Vergleich zu gleichaltrigen nicht betroffenen Mädchen neigen Mädchen mit AGS stärker zu Kampf- und Tobespielen. Sie wählen eher Spielzeug wie Lastwagen, Flugzeuge und Bauklötze, und sie haben eine größere Vorliebe dafür, mit Jungen zu spielen.

Die Neigung zu stärker männlichem Verhalten und männlichen Vorlieben erstreckt sich auch ins Erwachsenenalter. Wenn Mädchen mit AGS zu Frauen werden, bevorzugen sie häufiger typisch männliche handwerkliche Berufe, bei denen es vorwiegend um die Arbeit mit Gegenständen geht, und weniger typisch weibliche Berufe wie das Unterrichten, die stärker durch den Umgang mit Menschen geprägt sind.[47]

SPIELT SICH ALLES IM KOPF AB?

Mit den eindeutigen Befunden aus den Studien an Mädchen mit AGS scheint die Sache besiegelt zu sein: Selbst wenn wir nur vor der Geburt einer hohen Testosteronmenge ausgesetzt sind, wird nicht nur unser Körper männlicher geprägt, sondern auch unsere Interessen, Vorlieben und Verhaltensweisen sind betroffen. Diese Erkenntnis hat jedoch viel Widerspruch hervorgerufen. Nicht die Gene und das Testosteron seien für Geschlechtsunterschiede verantwortlich, sondern die »Sozialisierung«.

Nach der Alternativhypothese der Sozialisierung sind Mädchen mit AGS in ihrem Spiel nicht durch die *unmittelbaren* Auswirkungen der Androgene auf das Gehirn männlicher geprägt, sondern vor allem durch *indirekte* Effekte – danach hat ihre medizinische Störung auch Auswirkungen darauf, wie sie sich in ihrem Körper fühlen und wie sie von anderen behandelt werden.

Die betroffenen Mädchen erleben eine gesteigerte Aufmerksamkeit an ihrem Geschlecht, ihren Geschlechtsorganen und ihrer körperlichen und psychischen Gesundheit, was unangenehm oder sogar traumatisch sein kann. Mittlerweile wandelt sich zwar die medizinische Praxis, aber kleine Mädchen mit einer großen, männlich aussehenden Klitoris mussten sich einem chirurgischen Eingriff unterziehen, bei dem die Klitoris verkleinert wurde.[48] Auch ohne einen solchen Eingriff haben Mädchen mit AGS in der Regel häufig erlebt, dass ihre Genitalien untersucht und kommentiert wurden, und sie mussten Fragen nach geschlechtsspezifischen Gefühlen und Verhaltensweisen beantworten. Außerdem, so die Argumentation weiter, verstärken Bezugspersonen, die sich der medizinischen Störung der Mädchen bewusst sind, unter Umständen unbewusst das männliche Verhalten. Solche sozialen Einflüsse sind nach dieser Vorstellung die Erklärung dafür, warum Mädchen mit AGS sich anders verhalten als nicht betroffene Geschlechtsgenossinnen.[49]

Eines stimmt: Manche Bezugspersonen lenken Jungen von sogenannten mädchenhaften Verhaltensweisen wie dem Spiel mit Puppen oder Haushaltsgegenständen weg in Richtung Lastwagen, Bausteinen oder Experimentierkästen. Mädchen werden aber im Allgemeinen nachsichtiger behandelt – das gilt auch in Gruppen von Gleichaltrigen, wo eine größere Flexibilität in der Frage herrscht, mit wem und wie sie spielen.[50] Dass Jungen gegenüber anderen Jungen, die geschlechtsübergreifende Interessen haben, weniger tolerant sind, dürfte auf den Statusverlust in der Gruppe zurückzuführen sein, der sich einstellt, wenn sie sich mit Mädchen zusammentun.

Solche gesellschaftlichen Einflüsse können die Spielweise von Kindern sicher prägen, möglicherweise sind dabei auch die Eltern von Bedeutung. Hätte ich für meinen Sohn nur Puppen und Geschirr gekauft und ihn gelobt, wenn er damit spielte, hätte er vielleicht lieber Puppen angezogen und sie zum Teetrinken um einen Tisch gesetzt. In mehreren wissenschaftlichen Studien sollte herausgefunden werden, ob eine unterschiedliche Behandlung durch Bezugspersonen für die stärker männlich geprägten Vorlieben im Spiel solcher Mädchen verantwortlich ist. Dazu wurden die Kinder beispielsweise allein oder mit ihren Eltern in ein Spiellabor geholt, und die Entscheidungen für verschiedene Spielzeuge wurden unter unterschiedlichen Bedingungen festgehalten. Dabei stellte sich heraus, dass Mädchen mit AGS unabhängig davon, ob ihre Eltern sich im Zimmer befanden oder nicht, lieber mit Jungen- als mit Mädchenspielzeug spielen. Außerdem berichten Eltern, dass sie ihre Töchter mit AGS dazu anhalten, sich weiblicher zu benehmen.[51] Die Ergebnisse sind klar: So leid es mir tut, aber Eltern spielen dabei keine große Rolle.

Intuitiv erscheint es plausibel, dass gesellschaftliche Einflüsse eine starke trennende Wirkung auf das Verhalten von Mädchen und Jungen haben, aber Studien wie diese legen die Vermutung nahe, dass Kinder den Druck der Eltern offensichtlich nicht zur Kenntnis nehmen und einfach tun, was sie wollen. Und die meisten Kinder wollen nun einmal schon in sehr jungen Jahren alles tun, was die Gleichaltrigen um sie herum tun.[52] Irgendwie scheint das auch intuitiv richtig zu sein!

Auch ein anderes Indiz spricht gegen den Gedanken, gesellschaftliche Kräfte seien der Grund für das abweichende Verhalten von Mädchen mit AGS. Die gemessene T-Konzentration im Blut einer schwangeren Mutter gibt nur einen sehr groben Hinweis darauf, welchen T-Mengen ein ungeborenes Mädchen ausgesetzt ist.[53] Aber auch wenn solche Ergebnisse mit Vorsicht zu interpretieren sind, stimmen die Ergebnisse im Allgemeinen mit denen aus den Studien an AGS überein. Sie legen die Vermutung nahe, dass auch gesunde Mädchen ohne AGS mit unauffälligen weiblichen Geschlechtsorganen beim Spiel stärker männliche Vorlieben haben, wenn der T-Spiegel während der Schwangerschaft ihrer Mutter am oberen Ende des Normbereichs lag.[54] Wenn das stimmt, hat das äußere Erscheinungsbild der Geschlechtsorgane damit überhaupt nichts zu tun.

Die T-kritischen Expertinnen und Experten, die der Sozialisierungshypothese zuneigen, weisen zu Recht auf die Komplexität der sozialen und körperlichen Entwicklung von Mädchen mit AGS hin und auf die Frage, wie solche Faktoren zu Verhaltensunterschieden beitragen könnten. Aber insgesamt hat die Sozialisierungshypothese keinen Bestand.

WICHTIG IST DAS FRÜHE T

Experimente an Säugetieren wie Meerschweinchen und Ratten bis zu Rhesusaffen zeigen immer wieder das Gleiche: Wenn die Weibchen vor ihrer Geburt einem hohen T-Spiegel ausgesetzt sind, ist ihr Verhalten männlich geprägt, wird T Männchen vorenthalten, verhalten sie sich weiblicher. Vor der Pubertät ist unter allen Verhaltensweisen das Spielen am stärksten betroffen – Weibchen, die T ausgesetzt waren, spielen eher wie Männchen. Unter evolutionstheoretischen Gesichtspunkten ist das vollkommen plausibel. Männchen und Weibchen haben in Sachen Fortpflanzung unterschiedliche Interessen, was sich schon im Kindesalter in den unterschiedlichen Spielweisen widerspiegelt. Und Menschen mit 5-Alpha-Reduktase-Mangel oder AGS machen den Untersuchungen zufolge vermutlich keine Ausnahme.

Hier ist das wissenschaftliche Prinzip der Sparsamkeit nützlich: Unter ansonsten gleichen Voraussetzungen sollten wir die einfachere Theorie gegenüber der komplexeren vorziehen. Als der griechische Astronom Ptolemäus seine Beobachtungen der Planetenbewegung mit seiner Theorie in Einklang bringen wollte, dass sie um die Erde kreisen, musste er eigenartige, komplizierte Planetenbewegungen postulieren, die sogenannten Epizyklen. Die Theorie, dass die Erde und alle anderen Planeten um die Sonne kreisen, war viel einfacher. Welche sich durchsetzte, wissen wir.

Sollen wir also annehmen, dass Menschen anders sind als alle anderen Tiere, bei denen man den Zusammenhang zwischen Testosteron und der männlichen Prägung jugendlichen Verhaltens beobachtet hat, oder ist es nicht plausibler, dass das Tier namens Mensch ähnlichen biologischen und evolutionären Kräften unterliegt? Und wenn soziale Kräfte allein die Erklärung wären, warum Mädchen und Jungen unterschiedlich spielen, hätten sie wahrscheinlich nicht bei Jungen, sondern bei Mädchen eine Vorliebe für Kampf- und Tobespiele hervorgebracht. Aus Sicht der Sozialisationshypothese wäre es ein bemerkenswerter, unerklärlicher Zufall, dass soziale Kräfte genau die Unterschiede im Spielverhalten hervorgebracht haben, die auch auf der Grundlage von Endokrinologie und Evolution vorherzusagen wären – und das in allen Kulturkreisen, die untersucht wurden.

Die Schlussfolgerung erscheint unausweichlich: Nach allem, was wir wissen, prägt T das Gehirn von Jungen.[55]

KAPITEL 5

Wie man sich einen Vorsprung verschafft

»ICH BIN MOKGADI CASTER SEMENYA. ICH BIN EINE FRAU, UND ICH BIN SCHNELL.«

Caster Semenya stammt aus einem kleinen, abgelegenen Dorf in Südafrika. Zu internationalem Ruhm gelangte sie, kurz nachdem sie bei den Weltmeisterschaften 2009 in Berlin die Goldmedaille über 800 Meter gewonnen hatte. Sie überquerte die Ziellinie mehr als zwei Sekunden vor der Silbermedaillengewinnerin. Ihre Geschwindigkeit und ihr muskulöses Erscheinungsbild warfen Fragen auf.

Bei der Pressekonferenz nach dem Wettbewerb, auf der die strahlenden Medaillengewinnerinnen auftreten sollten, fehlte Semenya. Sie wurde durch Pierre Weiss vertreten, den Generalsekretär der IAAF, des internationalen Dachverbandes aller nationalen Leichtathletikverbände. Er bestätigte Gerüchte, wonach Semenya aufgefordert wurde, sich einem »Geschlechtstest« zu unterziehen.

»Aber«, so versicherte er ihren Konkurrentinnen und der

neugierigen Presse, »eines ist klar: Wenn am Ende der Untersuchung bewiesen wird, dass es sich bei der Athletin nicht um eine Frau handelt, werden wir das Ergebnis des heutigen Wettbewerbs annullieren.«[1]

Weiss' Ankündigung war offensichtlich für einige unterlegene Konkurrentinnen ein Anlass, ihrer Frustration freien Lauf zu lassen. Die italienische Läuferin Elisa Cusma, die den sechsten Platz belegt hatte, klagte: »Solche Menschen sollten nicht mit uns laufen. Für mich ist das keine Frau. Sie ist ein Mann.« Die russische Läuferin Marija Savinowa äußerte ihre Zweifel, dass Semenya einen Geschlechtstest »bestehen« würde. Dem Interviewer sagte sie, man brauche die Konkurrentin »doch nur anzusehen«.[2] (Ironie des Schicksals: Savinowa wurde später des Dopings überführt und verlor die Goldmedaille über 800 Meter, die sie 2012 bei den Olympischen Spielen in London gewonnen hatte. Der Sieg wurde der Sportlerin zuerkannt, die als Silbermedaillengewinnerin den zweiten Platz belegt hatte, und das war zufällig Caster Semenya gewesen.[3])

Semanyas sportlicher Triumph wurde schon bald durch die Sensationsberichterstattung und Fragen der Presse nach ihrem Geschlecht in den Schatten gestellt. Auf der Website des Magazins *Time* erschien sogar ein Artikel mit der Überschrift »Könnte diese Weltmeisterin ein Mann sein?«[4] Viele Berichte zeigten Fotos von Semenya unmittelbar nach Überqueren der Ziellinie, auf denen ihre Muskeln besonders deutlich zu erkennen waren – triumphierend hielt sie die Arme gebeugt, die geballten Fäuste an den Kopf gelegt.

Einen Monat nach der öffentlichen Kontroverse über ihre Geschlechtszugehörigkeit erschien Semenya auf dem Cover des südafrikanischen Hochglanzmagazins *You*. Hier war sie fast nicht wiederzuerkennen. Ihre Fingernägel waren lang und violett lackiert, die Haare zu einer Lockenmähne frisiert, und das Gesicht war professionell geschminkt. Sie trug ein schwarzes Kleid mit einer langen, dicken Goldkette um den Hals und so viele goldene Armreifen, dass sie den halben Unterarm bedeckten. Auf der farbigen Ausklappseite im Magazin setzte sich das Thema einer weiblichen Semenya fort: Hier trug sie fröhlich High Heels und eine Menge Pailletten.[5]

Semenya wollte ganz offensichtlich eine gewisse Kontrolle über ihre Geschichte zurückgewinnen, aber wieder warf der IAAF-Vertreter Weiss, der in seiner Ausbildung offensichtlich das Sensibilitätstraining geschwänzt hatte, sein Gewicht in die Waagschale und bot wissbegierigen Journalisten einige faszinierende Einzelheiten über die Ergebnisse der Geschlechtstests an: »Sie ist eindeutig eine Frau, allerdings vielleicht nicht zu 100 Prozent. Wir müssen noch feststellen, ob es ihr einen Vorteil verschafft hat, dass sie möglicherweise im Vergleich zu den anderen zwischen den Geschlechtern steht.«[6]

Bei dem angeblichen »Vorteil« handelte es sich um Semenyas hohen Testosteronspiegel. Wenig später gab die IAAF bekannt, man müsse abwarten, während die Behörden feststellten, ob die Sportlerin ihren T-Spiegel senken müsse – und wenn ja, um wie viel –, um an den Frauenwettbewerben teilnehmen zu können. Schließlich erhielt Semenya die Erlaubnis, mit unverändertem T-Spiegel wieder in Wettbewerben anzutreten, und ihre läuferischen Erfolge setzten sich bis 2018 fort. Zu diesem Zeitpunkt führte die IAAF neue Bestimmungen für Athleten und Athletinnen mit Varianten der Geschlechtsentwicklung (DSDs) ein[7] – Semenya und ihre Unterstützer behaupteten, die neuen Regeln zielten insbesondere auf sie ab.[8] Darin wurde festgelegt, dass sie für die Frauenwettbewerbe in den Mittelstreckendistanzen gesperrt würde, wenn sie ihren T-Spiegel nicht senkte – was erfordert hätte, dass sie

Medikamente nahm. Zur Verteidigung der Bestimmungen wurde angeführt, in manchen Bereichen, so auch im Sport, »müsse die Biologie gegenüber der Geschlechtsidentität den Vorrang haben«.[9] Semenya weigerte sich, ihren T-Spiegel zu senken. Sie erklärte, sie sei eine Frau, und man solle ihr nicht vorschreiben, ihren natürlichen Körper zu verändern, damit sie als Frau antreten könne.[10]

Verschafft ein höherer T-Spiegel Sportlern und Sportlerinnen einen Vorteil? Veronica Ivy (die zu jener Zeit als Rachel McKinnon bekannt war), eine Transgender-Frau und Aktivistin, ehemalige Philosophieprofessorin und zweimalige Siegerin in den Masters-Radsportwettbewerben der Frauen, vertritt eine andere Ansicht: Danach beruhen die Vorschriften für Testosteron auf fehlerhaften wissenschaftlichen Erkenntnissen, eine Sichtweise, die sie 2018 auch in einem Interview mit einem Radsportmagazin vertrat. Der Gedanke, man sei »umso besser, je mehr endogenes Testosteron man hat«, ist nach Aussagen von Ivy ein »Mythos«. *Endogenes* Testosteron wird vom Körper selbst produziert, während im Gegensatz dazu *exogenes* Testosteron von außen, beispielsweise durch Injektionen, zugeführt wird. Der Organismus kann den Unterschied zwischen den beiden Formen von T im Blut nicht erkennen.[11]

SOFIA UND SAMUEL (UND SERENA)

Dass es bei sportlichen Leistungen einen großen Unterschied zwischen den Geschlechtern gibt, ist unumstritten. Insbesondere bei einem Sportler können wir uns darauf verlassen, dass er kein Schönredner ist: bei dem siebenmaligen Grand-Slam-Sieger John McEnroe. Er wurde 2017 in einem Interview auf National Public Radio von der Moderatorin Lulu Garcia-Navarro gefragt, warum er gesagt habe, Serena Williams spiele Tennis »wie keine andere Frau«. Warum hatte er nicht einfach gesagt, sie spiele Tennis »wie niemand sonst«? Darauf erwiderte McEnroe: »Wenn sie bei den Herren mitspielen würde, wäre sie wie 700 andere auf der Welt.« Weiter bezeichnete er sie als »unglaubliche Spielerin«, aber er wiederholte noch einmal, dass sie gegen die besten Männer keine Chance habe.[12]

Wie nicht anders zu erwarten, wurde McEnroe als Sexist gebrandmarkt, und eine offensichtlich irritierte Williams ließ als Antwort eine Reihe ätzender Tweets los.[13] Aber dem dahinter stehenden Eindruck hatte selbst Williams zugestimmt. Als sie 2013 in der *David Letterman Show* auftrat, fragte sie der Moderator, wie es ausgehen würde, wenn sie gegen einen der männlichen Spitzenspieler antrete. Daraufhin erklärte sie, wie sie gegen den damaligen Weltranglistenersten Andy Murray haushoch verlieren würde:

»Andy Murray hat Witze darüber gemacht, wie er und ich ein Match spielen würden. Ich habe gesagt: ›Andy, im Ernst, willst du mich auf den Arm nehmen?‹ Für mich sind Herrentennis und Damentennis fast zwei unterschiedliche Sportarten. Wenn ich gegen Andy Murray spielen würde, würde ich in fünf bis sechs Minuten 6-0, 6-0 verlieren, oder vielleicht in zehn Minuten. Nein, es stimmt. Es ist ein vollkommen anderer Sport. Die Männer sind viel schneller und schlagen härter auf, sie schlagen härter, es ist ein anderes Spiel. Ich spiele gern Damentennis. Ich möchte mit Mädchen spielen, denn ich möchte mich nicht blamieren.«[14]

In diesem Kapitel werden wir der Frage nachgehen, warum Andy Murray in einem Tennismatch gegen Serena Williams haushoch überlegen wäre. Es handelt davon, wie die geschlechtsabhängigen Unterschiede beim Testosteron dazu führen, dass Männer in den meisten Sportarten höhere Leistungen erbringen als Frauen. Wir werden aber nicht abwägen, wer in den Damenwettbewerben antreten darf. Stattdessen möchte ich mich mit den wissenschaftlichen Erkenntnissen beschäftigen, die Antworten auf solche Fragen geben. Und vor allem: Welche Belege sprechen dafür, dass Testosteron tatsächlich einen sportlichen Vorteil verschafft?

Beginnen wir mit der Kindheit, in der beide Geschlechter nahezu in die gleiche Richtung gehen.

Stellen wir uns zwei fiktive zweieiige Zwillinge vor: Sofia und ihren Bruder Samuel. Sie sind ganz normale Kinder. In der Grundschule hat Sofia Spaß am Rechnen, sie plaudert mit anderen Mädchen, spielt mit dem Ball und backt Kuchen mit ihrer Mutter. Sam zeichnet gern Comics, spielt Klavier und balgt sich unter Gelächter mit anderen Jungen. Aber auch wenn Sofia und Sam sonst unauffällig und durchschnittlich sind, haben sie etwas Ungewöhnliches. Als sie älter werden, treten sie in sportlichen Wettbewerben mit Feuereifer gegeneinander an. Mit sechs Jahren konkurrieren sie im 30-Meter-Lauf, mit zehn über eine Meile und im 25-Meter-Freistilschwimmen, und sie versuchen, sich gegenseitig im Speerwerfen zu übertreffen. Während der Pubertät verstärkt sich ihre sportliche Leidenschaft, und jetzt, mit über 20, laufen sie gemeinsam Marathon, meistern Stabhochsprung und heben Gewichte. Wer in diesen Geschwisterwettbewerben gewinnt, ist nicht schwer zu erraten.

Bis zum Alter von ungefähr zehn Jahren jedoch konnten weder Sofia noch Sam einheitlich schneller laufen oder weiter

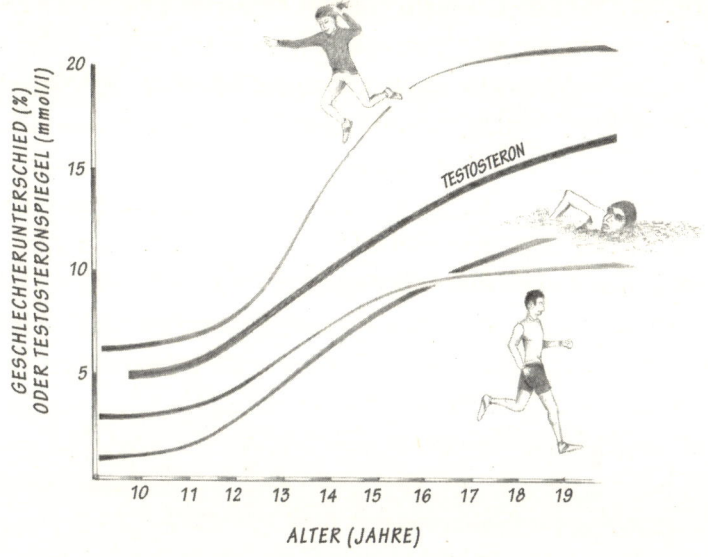

Geschlechterunterschiede bei Testosteronspiegel und sportlicher
Leistung (Springen, Schwimmen und Laufen) während der Pubertät[15]

werfen, und keiner hatte in irgendeiner Sportart einen Anlass
zum Prahlen. Erst als Sam mit ungefähr zwölf Jahren in die
Pubertät kam, zog er wirklich davon. Mit 15 war er im
30-Meter-Lauf mehr als vier Sekunden schneller als Sofia. Er
konnte weiter und mit größerer Genauigkeit werfen. (Beim
Werfen herrschen riesige Unterschiede.[16] Ein Wissenschaftler
formulierte es so: »Mit 15 Jahren wirft nahezu jeder Junge
besser als das beste Mädchen.«[17]) Zu den wenigen Sportarten,
in denen Sofia im Vorteil war, gehörte das Langstrecken-
schwimmen.[18]

ACHTEN SIE AUF DIE GESCHLECHTERLÜCKE

Als ich 30 war, bin ich Marathon gelaufen. Für die Strecke brauchte ich rund vier Stunden, für eine Frau dieses Alters ist das eine recht gute Zeit. Mit 40 lief ich noch einmal, und wieder brauchte ich vier Stunden – angesichts der verstrichenen zehn Jahre eine noch bessere Zeit. Meinen dritten Marathon wollte ich laufen, als ich 50 wurde. Ich trainierte, fühlte mich großartig und lief mit demselben Tempo wie früher. Es klappte noch. Das heißt, bis zu meinem 15-Meilen-Langstreckenlauf. Plötzlich begannen verschiedene Körperteile heftig zu schmerzen. Dennoch hielt ich durch (was im Allgemeinen eine schlechte Idee ist). Ich trainierte weiter, aber irgendwann musste ich das Laufen völlig aufgeben, weil die Verletzungen sich häuften. (Seither habe ich wieder angefangen, allerdings zurückhaltender.) So etwas hatte ich noch nie zuvor erlebt. Warum musste ich jetzt, mit 50 Jahren, plötzlich vorsichtiger sein?

Die Antwort lautet: Weil ein 50-jähriger Körper nicht so funktioniert wie ein 30- oder 40-jähriger Körper, ganz gleich, wie gut er behandelt wird. In vielen Sportarten sorgt eine Aufteilung nach Alters- oder Gewichtsklassen dafür, dass alle Teilnehmer realistischere Erfolgschancen haben. Noch stärker schwankt die sportliche Leistungsfähigkeit mit der Zahl der nutzbaren Extremitäten und der Fähigkeit zu sehen, Information zu verarbeiten, Muskeln zu koordinieren und so weiter. Deshalb gibt es die Paralympics: Hier können Menschen, die sonst wegen körperlicher oder geistiger Beeinträchtigungen im Nachteil wären, besser auf Augenhöhe konkurrieren. Die grundlegende Kategorieneinteilung ist aber in fast allen Leistungssportarten das Geschlecht. Und bis vor Kurzem war der Grund für diese Trennung offensichtlich und unumstritten.

Weltrekorde von Frauen liegen durchgängig ungefähr 10 Prozent niedriger als die der Männer.[19] Der Weltrekord im Marathon liegt beispielsweise für Frauen bei zwei Stunden, 15 Minuten und 25 Sekunden, etwa 14 Minuten mehr als der Weltrekord für Männer – zwei Stunden, eine Minute und 39 Sekunden –, den der Kenianer Eliud Kipchoge im Alter von 33 Jahren aufstellte.

Wegen solcher Leistungsunterschiede sind Tausende männlicher Athleten in vielen Sportarten auch den besten Frauen voraus. Im Jahre 2019 übertrafen 2500 Männer, fast ein Drittel aller Teilnehmer an den 100-Meter-Läufen der IAAF auf der ganzen Welt, die Zeit der schnellsten Frauen.[20]

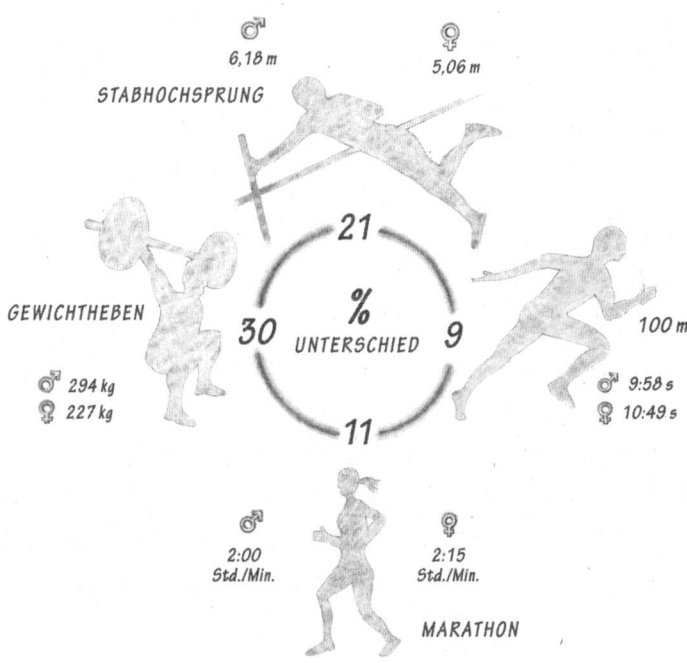

Geschlechterunterschiede bei den Weltrekorden

Ohne Trennung der Geschlechter würden Männer nicht nur gewinnen, sondern Frauen würden sich überhaupt nicht erst für die Wettbewerbe qualifizieren.

Veronica Ivy, die Weltmeisterin der Radsport-Masters der Frauen, ist optimistischer: »Wir haben gesehen, dass die Leistungsunterschiede zwischen Männern und Frauen der Elite in allen Sportarten kleiner werden. Die Männer verbessern sich zwar und stellen neue Rekorde auf, aber bei den Frauen werden Rekorde schneller aufgestellt. Die Lücke schließt sich. Wegen der heutigen Lücke zu sagen, es werde immer so sein, ist irreführend.«[21]

Hier irrt Ivy: Was die Ursache auch sein mag, die Lücke schließt sich nicht. Nachdem 1972 in den Vereinigten Staaten der Titel IX umgesetzt wurde (eine Vorschrift, die Geschlechterdiskriminierung in Bildungsprogrammen, die mit Bundesmitteln finanziert werden, verbietet), stieg die Leistung der Frauen im Verhältnis zu den Männern tatsächlich an, aber das setzte sich noch nicht einmal zehn Jahre fort. Von 1972 bis 1980 sank der Unterschied zwischen den Geschlechtern im Olympia-Probetraining von 17 auf 13 Prozent (im Laufen) und von 13 auf 11 Prozent (im Schwimmen).[22] In den vergangenen 40 Jahren jedoch ist die Lücke nicht mehr kleiner geworden.[23] Andere Testosteron-Skeptiker glauben offenbar, Frauen würden nicht so gute Leistungen erbringen, weil sie sich nicht genügend anstrengen. Die BBC-Radiosendung *Woman's Hour* strahlte 2018 einen Bericht über die Teilnahme von Transgender-Menschen an sportlichen Wettbewerben aus. Es ging um die Frage, ob Transgender-Frauen (Menschen, die als Männer geboren wurden, sich aber als Frauen fühlen – Näheres dazu in Kapitel 9) das Recht haben sollten, an Sportwettbewerben für Frauen teilzunehmen. Einer der Gäste in der Sendung, die Psychologin Beth Jones, hatte Zweifel daran, dass Testosteron ein Faktor ist:

»Es gibt keine hieb- und stichfesten wissenschaftlichen Belege dafür, dass Testosteron sich unmittelbar auf die sportliche Leistung auswirkt.« Sie äußerte die Vermutung, es werde »in den kommenden Jahren« möglich sein, die Geschlechterunterteilung im Sport aufzugeben. Als der Interviewer einwandte, dies würde das Ende für die Teilnahme von Frauen auf Spitzenebene bedeuten, spekulierte Jones: »Frauen beschneiden ihre Fähigkeiten psychologisch, weil sie gegen andere Frauen antreten. Hätten sie das Gefühl, dass sie mit Männern konkurrieren – vielleicht würde das ihre Leistung steigern und sie würden in der Konkurrenz eher dieses Niveau erreichen.«[24]

Aus welchen Motiven leugnen manche Fachleute das, was nach Ansicht der meisten Endokrinologen und Sportwissenschaftler glasklar auf der Hand liegt? Vielleicht weil wir bei T etwas falsch verstanden haben und seine angeblichen Kräfte in Wirklichkeit ein Mythos sind? In diesem Umfeld gibt es eine Menge fragwürdige wissenschaftliche Thesen.

LOCKVOGELTAKTIK

Eine Kategorie von Argumenten der T-Skeptiker wirkt zunächst überzeugend, weil sie durch hochwertige endokrinologische Forschung gestützt wird. Ein Beispiel findet sich in einem 2019 erschienenen Artikel der *Washington Post*. Darin bezeichnen die Autorinnen Rebecca Jordan-Young und Katrina Karkazis unter der Überschrift »Fünf Mythen rund um Testosteron« das Prinzip »je mehr Testosteron, desto besser ist der Sportler« als Mythos Nummer 5:

»Keine Studie ist jemals zu dem Schluss gelangt, dass man das Ergebnis eines Schnelligkeits- oder Kraftwettbewerbs vorhersagen kann, wenn man den T-Spiegel der Konkurrenten kennt. Während also T tatsächlich Einfluss auf Parameter hat, die mit Sportlichkeit in Verbindung stehen wie Muskelumfang oder Sauerstoffaufnahme, lässt sich der Zusammenhang nicht eindeutig in bessere sportliche Leistung ummünzen.«[25]

Im weiteren Verlauf berichten die Autorinnen über die Befunde aus zwei Studien: In der einen ging es um den Olympischen Wettbewerb im Gewichtheben, in der anderen um Spitzen-Leichtathleten. In beiden Studien zeigte sich, dass Teilnehmer mit dem höchsten T-Spiegel nicht immer die Sieger waren. Für manche Frauen und in manchen Sportarten war ein höherer T-Spiegel ein Vorhersagefaktor für bessere Leistungen. In anderen Frauenwettbewerben hingegen bestand kein Zusammenhang zwischen T und Leistung, oder ein niedriger T-Spiegel war sogar mit einem Vorteil verbunden. Ähnliche Zusammenhänge fanden sich auch bei den Männern. Solche Befunde, so Jordan-Young und Karkazis, »lassen an der These zweifeln, dass T der Generalschlüssel für Leistungsunterschiede im Sport ist«.[26]

In einer Hinsicht haben sie recht: T ist nicht der Generalschlüssel für Leistungsunterschiede *zwischen Menschen des gleichen Geschlechts*. Wie sich in vielen Studien gezeigt hat, steht der T-Spiegel (sofern er sich im Normbereich befindet) bei Leistungssportlern des gleichen Geschlechts nicht im Zusammenhang mit der Leistungsfähigkeit. Das heißt, wenn wir den T-Spiegel gesunder, typischer Sportler (oder Sportlerinnen) messen, werden wir nicht feststellen, dass Männer mit dem höchsten T-Spiegel *im Vergleich zu anderen gesunden Männern* immer in der jeweiligen Sportart die Besten sind. (In Ausdauersportarten haben die besten Männer sogar häufig einen relativ niedrigen T-Spiegel, das heißt, wir finden beinahe den umgekehrten Sachverhalt.[27]) Aber die Schlussfolgerung, der T-Spiegel sei keine Erklärung für Unterschiede *zwischen* den Geschlechtern, ist die Folge einer subtilen Lockvogeltaktik. An die Stelle der wissenschaftlich gestützten Behauptung, dass T nicht immer den sportlichen Erfolg *unter* Männern oder *unter* Frauen voraussagt, ist die ähnlich klingende, aber nicht belegte Behauptung getreten, T sei keine Erklärung für die sportlichen Leistungsunterschiede *zwischen* Männern und Frauen.

Wie ich noch genauer darlegen werde, weisen alle Anhaltspunkte auf die gleiche Schlussfolgerung hin: Ein männlicher T-Spiegel in der Pubertät und im Erwachsenenalter (und möglicherweise in der Zeit vor der Geburt) ist in den meisten Sportarten der Generalschlüssel für eine größere Leistungsfähigkeit.

DER T-SPIEGEL

Die Frage nach dem T-Spiegel eines Menschen ist viel komplizierter, als es vielleicht den Anschein hat. Erstens hat niemand nur einen »T-Spiegel« oder auch nur einen »Montags-T-Spiegel«. Die Konzentration des Hormons schwankt im Laufe eines Lebens und auch über den Tag – am höchsten ist sie morgens, am niedrigsten in der Nacht. Von besonderer Bedeutung für Sportler ist, dass längere körperliche Anstrengung den T-Spiegel ebenfalls vorübergehend sinken lässt. Und das Doping mit Androgenen kann dazu führen, dass der endogene T-Spiegel langfristig zurückgeht, weil die großen T-Mengen im Blut den Hoden das Signal geben, bei der Produktion von Steroiden (und Samenzellen) eine Pause einzulegen.

Zweitens wird die T-Konzentration, über die in Studien berichtet wird, in der Regel im Speichel oder im Blut gemessen. Erinnern wir uns noch einmal: Wie alle Steroide, so vermischt sich auch Testosteron nicht gut mit Wasser – es ist hydrophob (»Wasser fürchtend«). Damit es in dem wässrigen Blut gut transportiert werden kann, bindet es an *hydrophile* (»Wasser liebende«) Proteine.

Das T im Blut ist zu ungefähr 98 Prozent an ein hydrophiles Trägerprotein gebunden, und dieses Protein kann Zellmembranen nicht ohne Weiteres passieren. Da das gebundene T also nicht in die Zellen gelangen und mit ihren Androgenrezeptoren in Wechselwirkung treten kann, entfaltet es auch keine biologische Wirkung (jedenfalls keine, von der wir wissen).[28] Nur die restlichen zwei Prozent des T im Blut sind »ungebunden« oder »frei«. Freies T durchdringt Zellmembranen, interagiert mit den Androgenrezeptoren und wirkt sich auf die Gentranskription aus. Auf diese Weise kann es die Funktionen von Körper oder Gehirn beeinflussen. Wird der Testosteronspiegel im Blut gemessen, spiegelt das Ergebnis in der Regel je nach der Testmethode entweder die Gesamtmenge im Blut – gebundenes und freies T – oder nur den freien Anteil wider.[29]

Im Speichel liegt das Testosteron zum größten Teil frei (das heißt ungebunden und biologisch aktiv) vor, deshalb ist der T-Spiegel hier viel niedriger als im Blut. Das muss nicht zu Verwirrung führen, wenn wir sorgfältig darauf achten, Äpfel nicht mit Birnen zu vergleichen.

Wenn Studien besagen, dass zwischen den Geschlechtern kein großer Unterschied im T-Spiegel besteht, kann T wohl kaum die Erklärung für den sportlichen Vorteil der Männer sein. Zunächst müssen wir also herausfinden, ob es zwischen den Geschlechtern tatsächlich große Unterschiede im T-Spiegel gibt, und zu diesem Zweck müssen wir verstehen, wie der T-Spiegel auf unterschiedliche Weise gemessen und darüber berichtet werden kann.

Den T-Spiegel zu messen, ist nicht so einfach wie die Messung der Körpergröße. Zollstock und Maßband sind in der Benutzung einfach und liefern mehr oder weniger das gleiche Ergebnis. Für die Messung von T gibt es aber unterschiedliche Methoden, die stets auf hochentwickelter Technik beruhen. Was noch schlimmer ist: Die verschiedenen Methoden liefern selbst dann nicht die gleichen Zahlen, wenn nur Äpfel mit Äpfeln verglichen werden!

Die kostengünstigste und am weitesten verbreitete Methode ist der Radioimmunassay (RIA). Mit ihm kann das T in Speichel oder Blut gemessen werden. Aber wie immer bekommt man, was man bezahlt. Der RIA ist mit so vielen Problemen behaftet, dass wir ihn schon seit Jahren in unserem Labor für Fortpflanzungsökologie an der Harvard University nicht mehr zur Messung des T-Spiegels bei Frauen verwenden (und viele andere Forschungslabors sind dem Beispiel gefolgt). Erstens liefern schon verschiedene Testkits ganz unterschiedliche Ergebnisse. Zweitens spricht der Radioimmunassay (RIA) bei Frauen häufig auch auf andere, schwächere Androgene an, die eine ähnliche Struktur wie das Testosteron haben, in Muskeln und anderen Geweben aber nicht die gleiche Wirksamkeit entfalten. Eine solche »Kreuzreaktivität« mit anderen Steroiden kann dazu führen, dass bei Frauen über einen viel zu hohen T-Spiegel berichtet wird![30] Bei Männern stellt sich das Problem nicht, weil ihr T-Spiegel im Verhältnis zu den schwächeren Androgenen so hoch ist, dass die Kreuzreaktivität nicht ins Gewicht fällt.

Eine kürzlich erschienene Studie, in der die Genauigkeit von T-Messungen mit dem RIA untersucht wurde, gelangte zu dem Schluss: »Die Tendenz, sehr niedrige Testosteronkonzentrationen aufzuklären, bedeutet ein beträchtliches Hindernis für eine genaue Beurteilung des Testosteronspiegels von Frauen.«[31] Eine andere Untersuchung, in der die Genauigkeit des RIA evaluiert wurde, formuliert die Grenzen der Methode noch deutlicher: »Sind Tests, die den Zielwert um 200 bis 500 Prozent verfehlen, sinnvoll? Raten wäre genauer und könnte außerdem für Frauen preisgünstiger und schneller einen Testosteronwert liefern.«[32]

Solche Probleme bedeuten aber nicht, dass wir alle Befunde über Testosteron und Verhalten, in denen der T-Spiegel mit dem Radioimmunassay gemessen wurde, abtun sollten. Das wäre schon deshalb nicht sinnvoll, weil die Ergebnisse für Männer relativ zuverlässig sind. Es bedeutet aber, dass wir Vorsicht walten lassen sollten, wenn sich Behauptungen über Geschlechterunterschiede des T-Spiegels auf RIA-Messungen des T-Spiegels von Frauen stützen.[33]

Sari van Anders ist Professorin für Psychologie, Gender-Studien und Neurowissenschaft an der Queens University im kanadischen Toronto. Ihre Spezialgebiete sind soziale Neuroendokrinologie, Sexualität, Geschlecht und sexuelle Diversität sowie feministische und queere Wissenschaft. In ihren Facharbeiten erklärt sie: »In Wirklichkeit überschneiden sich die Testosteronspiegel von Männern und Frauen beträchtlich.«[34] (Sie ist nicht die einzige Wissenschaftlerin, die das behauptet.[35]) Als van Anders kürzlich von dem Magazin *Discover* interviewt wurde, wiederholte sie die Behauptung, es gebe beim T-Spiegel keine »Zweiheit« der Geschlechter, und dann fragte sie: »Welchen Zweck hätte es, eine solche Zweiheit herzustellen? Für die Wissenschaft gibt es keine. In der Regel existiert sie [die Zweiheit] aus politischen Gründen.«[36] Van Anders' Arbeiten sind interessant und innovativ: Sie stellt die traditionellen Denkweisen und die Erforschung von Sexualität und Geschlecht unter anderem deshalb infrage, weil sie in ihre Studien auch Menschen mit bisher wenig repräsentierter sexueller Identität aufnimmt. (Auf einige ihrer Forschungsergebnisse über Männer und Elternverhalten stütze ich mich auch in diesem Buch.) Hier jedoch sprechen die Befunde nicht zu ihren Gunsten.

Aber wofür sprechen Messergebnisse, die mit zuverlässigeren Methoden gewonnen wurden? Der Goldstandard für die Messung des T-Spiegels ist die Massenspektrometrie, sie wird zunehmend auch in der medizinischen Endokrinologie und Verhaltensforschung verwendet. Als einzige Methode ist sie auch bei den Anti-Doping-Agenturen in Gebrauch, denn dort wird sowohl für Männer als auch für Frauen eine hohe Präzision gefordert.

Die aktuellste, umfassendste und strengste Untersuchung zum T-Spiegel von Erwachsenen wurde von dem australischen Endokrinologen David Handelsman geleitet.[37] Handelsman ist ein weltweit führender Experte für Androgene, ihre Funktionen und ihren Nachweis bei Sportlern.

Zusammen mit seinen Kollegen und Kolleginnen durchforstete Handelsman die wissenschaftliche Literatur und stellte eine Liste von Studien zum Testosteronspiegel von Erwachsenen zusammen, die auf massenspektrometrischen Messungen beruhten. Solche Metaanalysen sind von entscheidender Bedeutung, wenn verstanden werden will, was die wissenschaftliche Literatur zu einem Thema insgesamt zu sagen hat. Eine Metaanalyse liefert keine Daten aus einer Studie, die aus verschiedenen Gründen unzuverlässig sein könnte, sondern sie führt die Befunde vieler verschiedener Studien zusammen, vergleicht und bewertet sie. Ergebnisse, die in verschiedenen Studien immer wieder auftauchen, sind ein starkes Indiz zugunsten einer bestimmten Hypothese.

Die Forschenden bewerteten 13 Studien, die zwischen 2005 und 2017 erschienen waren und ihren hohen Maßstäben entsprachen. Aufgenommen wurden nur Studien, in denen der T-Spiegel im Blut (und nicht im Speichel) gemessen wurde, denn diese Methode ist insbesondere bei Frauen am präzisesten.[38] Bei keiner Versuchsperson in den Studien waren gesundheitliche Probleme bekannt, die sich auf den Testosteronspiegel hätten auswirken können, deshalb wurde davon ausgegangen, dass sie eine repräsentative Stichprobe gesunder Männer und Frauen im Alter zwischen 20 und 40 Jahren darstellten. Die Zahl der Probanden in den einzelnen Studien lag zwischen 25 und mehr als 500. In den meisten Fällen wurde der T-Spiegel bei mehr als 100 Versuchspersonen gemessen, was für eine derartige Studie eine große Zahl ist.

Die Ergebnisse der Studien stimmten weitgehend überein, was für die Präzision der Messmethode spricht. Insbesondere gab es für beide Geschlechter kaum Unterschiede am oberen und unteren Ende des durchschnittlichen Konzentrationsbereichs. Diese Übereinstimmung bietet einen guten Ausgangspunkt, um zu beurteilen, inwieweit sich die T-Spiegel von Männern und Frauen überschneiden. Auf der Grundlage der Ergebnisse von T-Messungen aus verschiedenen unabhängigen Labors gelangte Handelsman zu dem Schluss: »Der Testosteronspiegel im Blut von Erwachsenen zeigt eine auffällige, nicht überlappende bimodale Verteilung mit einer weiten, vollständigen Trennung zwischen Männern und Frauen.«[39]

Eine »bimodale« Verteilung haben wir bereits im ersten Kapitel kennengelernt – dort ging es um die Verteilung der Körpergröße. Eine solche Verteilung hat zwei Spitzenwerte. Im Fall der Körpergröße sehen die Kurven für die Verteilung bei Männern und Frauen aus wie zwei Berge, die sich an ihrer breiten Basis überlappen. Mit anderen Worten: Die Körpergröße von Männern und Frauen überschneidet sich beträchtlich – manche Männer sind kleiner als viele Frauen, manche Frauen sind größer als viele Männer. Beim Testosteronspiegel hingegen zeigt die bimodale Verteilung eine »breite, vollständige Trennung«: Zwei Berge sind durch eine weite Ebene getrennt, wie in der hier gezeigten Abbildung zu erkennen ist.[40] Mit anderen Worten: eine Zweiheit.

Die Behauptung, der natürliche T-Spiegel erwachsener, gesunder Männer und Frauen würde sich deutlich überschneiden, wird also durch die wissenschaftlichen Befunde nicht gestützt. Vielmehr gibt es stichhaltige Anhaltspunkte für eine eindeutige Trennung. Solange keine DSDs, schwere Störungen der Hormondrüsen oder andere seltene Krankheiten vorliegen, die sich stark auf den T-Spiegel auswirken, ist dieser bei Männern zehn- bis zwanzigmal höher als bei Frauen.

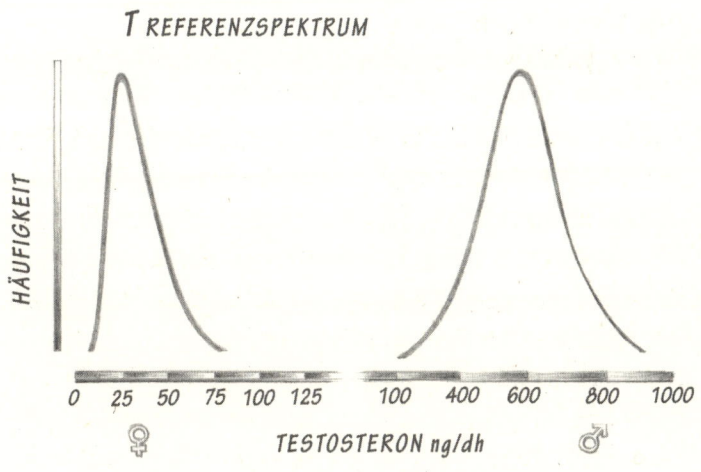

Der T-Spiegel im Blut junger Männer und Frauen

In der Abbildung auf Seite 177 sind Menschen mit Gesundheitsstörungen, die zu einem ungewöhnlich hohen oder niedrigen T-Spiegel führen, nicht berücksichtigt. Eine solche Störung ist das Polyzystische Ovarialsyndrom oder PCOS.[41] Bei dieser Erkrankung treten Zysten (flüssigkeitsgefüllte Hohlräume) in den Eierstöcken auf, und Testosteron sowie andere Androgene werden in übergroßen Mengen produziert. Bei PCOS liegt der T-Spiegel am oberen Ende des Normbereichs für Frauen oder darüber. (Der hohe T-Spiegel hat häufig zur Folge, dass sich männliche Merkmale wie Gesichtsbehaarung und Akne entwickeln.) Von PCOS sind zwischen fünf und 20 Prozent aller Frauen im fortpflanzungsfähigen Alter betroffen. Damit ist sie bei Frauen dieser Altersgruppe die häufigste Störung der Fortpflanzungsorgane. Viel seltener ist das androgenitale Syndrom (AGS), das wir bereits im vorangegangenen Kapitel kennengelernt haben. Ohne geeignete Therapie produzieren solche Frauen bis ins Erwachsenenalter große Mengen an T.

Störungen gibt es auch beim anderen Geschlecht: Bei manchen Männern funktionieren die Hoden nicht richtig, oder ihre Funktion wird durch Medikamente gehemmt. Manche Männer haben überhaupt keine Hoden.[42] Bei ihnen liegt der T-Spiegel sehr niedrig, manchmal sogar fast bei null. Dann gibt es Menschen, die zu Beginn ihres Lebens den männlichen Entwicklungsweg eingeschlagen haben, das heißt, ihre Hoden produzieren die normale männliche T-Menge, und sie entwickeln sich dennoch nicht wie typische Männer. Ein Extremfall aus dieser Kategorie ist CAIS, die komplette Androgenresistenz, die wir von Jenny kennen.

Denken wir noch einmal an Taman und den 5-Alpha-

Reduktase-Mangel (5-ARD). Er schien ein Mädchen zu sein und wurde als solches erzogen, aber in der Pubertät entwickelten sich ein Penis und sichtbare Hoden, nun lebt er als Mann. Anders als Jenny besitzt Taman Hoden, Testosteron *und* funktionsfähige Androgenrezeptoren, aber ihm fehlt die 5-Alpha-Reduktase, das entscheidende Enzym für die Umwandlung von Testosteron in das wirksamere DHT (Dihydrotestosteron). Ein beträchtlicher Teil der Menschen mit 5-ARD lebt auch während und nach der Pubertät weiterhin als Frau (und in manchen Fällen steigen die Hoden nie ab). Bei Spitzensportlern und Spitzensportlerinnen mit DSDs, die als Frauen antreten, aber XY-Chromosomen besitzen und einen hohen Testosteronspiegel haben, kommt die 5-ARD häufig vor.[43]

Die Metaanalyse, mit der Handelsman den Geschlechterunterschied beim T-Spiegel bestätigte, basierte auf einer großen Zahl typischer, gesunder, erwachsener Männer und

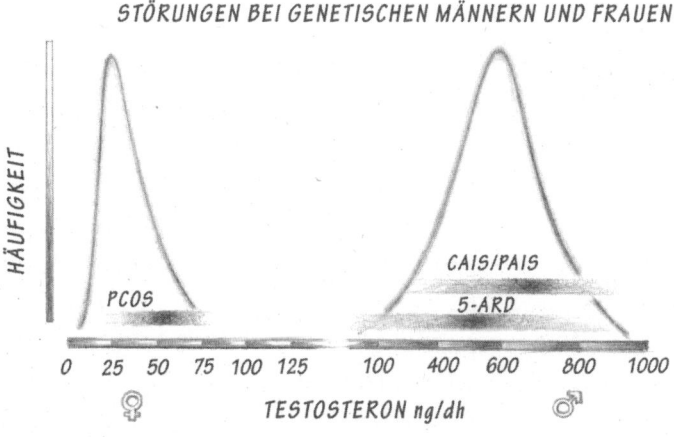

T-Spiegel im Blut unter Einschluss von Menschen mit atypischen Störungen

Frauen. Würde die Zweiheit verschwinden, wenn man Menschen mit DSDs oder verbreiteten gesundheitlichen Störungen in die Analysen einbezog? Um diese Frage zu beantworten, führte eine andere Forschergruppe unter Leitung von Richard Clark, einem Vorstandsmitglied der US-amerikanischen Anti-Doping-Agentur, eine ähnliche Literaturrecherche durch und schloss dabei auch Menschen mit PCOS, CAH und DSDs wie 5-ARD und PAIS (partielle Androgenresistenz, eine Störung, bei der die Androgenrezeptoren nur in geringerem Umfang auf T ansprechen) in die Betrachtung ein.

Die Abbildung auf Seite 179 zeigt die Bandbreite des T-Spiegels bei Menschen mit PCOS (und den Geschlechtschromosomen XX) und solchen mit CAIS/PAIS und 5-ARD (und den Geschlechtschromosomen XY).[44] Nach den Feststellungen von Clark und seinem Team liegt der T-Spiegel bei Menschen mit PCOS (die Eierstöcke besitzen) am oberen Ende des Normbereichs für Frauen, aber auch er reichte noch nicht an das untere Ende des Normbereichs für Männer heran. Außerdem stellte sich heraus, dass Menschen mit 5-ARD und PAIS, deren Hoden nicht entfernt wurden, einen Testosteronspiegel im typisch männlichen Bereich hatten.

Wenn der T-Spiegel bei Menschen mit XX-Chromosomen im männlichen Bereich oder sogar darüber liegt, ist die Ursache wahrscheinlich eine Krebserkrankung der Eierstöcke oder der Nebennieren. Von solchen schweren Erkrankungen abgesehen, gibt es nur einen natürlichen Weg, auf dem ein männlicher T-Spiegel entstehen kann: Hoden und die männliche Pubertät.

Natürlich sind Unterschiede des T-Spiegels allein kein Zeichen, dass T für die Unterschiede der sportlichen Leistungsfähigkeit sorgt. Kehren wir also zu unseren fiktiven Zwillingen Sam und Sofia zurück: Vielleicht ist Sam größer, kräftiger und schneller als Sofia, weil er sogenannte Sportlergene trägt, die nur bei Männern vorkommen. Vielleicht gibt es auch eine andere biologische Erklärung. Oder vielleicht haben seine Eltern ihn mit Haferflocken aufgepäppelt. Aber viele Befunde aus der Endokrinologie zeigen, dass Sams Vorteile im Wesentlichen auf das T zurückzuführen sind. Und alles beginnt in der Pubertät.

WENN JUNGEN ZU MÄNNERN UND MÄDCHEN ZU FRAUEN WERDEN

Sam war zu vier Zeitpunkten einem erhöhten T-Spiegel ausgesetzt. Der erste große Schub wirkte im Mutterleib auf ihn ein und sorgte für die Entwicklung von männlichen Fortpflanzungsorganen und dem Gehirn. Einen weiteren erhöhten T-Spiegel erlebte er kurz nach der Geburt (welchen Zweck diese »Minipubertät« hat, wie sie genannt wird, ist nicht genau geklärt). Wenig später sank sein T-Spiegel auf den gleichen niedrigen Wert ab wie bei der kleinen Sofia, und der nächste große Schub folgte in der Pubertät. In dieser entscheidenden Phase der körperlichen Entwicklung stieg Sams T-Spiegel um das 20- bis 30-Fache an, bei Sofia wuchs er nur geringfügig. Dann folgte das gesamte weitere Leben: Bei Sam erreichte der T-Spiegel ungefähr mit 20 Jahren seinen Höhepunkt, blieb einige Jahre auf dem hohen Niveau und nahm dann langsam ab.[45] In den westlichen Ländern liegt diese Abnahme ab dem 40. Lebensjahr bei ungefähr 1,2 Prozent im Jahr. (Der Rückgang ist allerdings offensichtlich vorwiegend auf eine Besonderheit in den westlichen Ländern zurückzuführen. In der übrigen Welt, in weniger industrialisierten Staaten und kleinen Gesellschaften haben Männer normalerweise insgesamt einen niedrigeren T-Spiegel, der dann im Erwachsenenalter nur geringfügig absinkt.)

Für die Entwicklung von Eigenschaften, die zu sportlichen Erfolgen beitragen, ist die Pubertät eine entscheidende Phase. Sie wurde bei beiden Zwillingen vom Hypothalamus in Gang gesetzt, einer evolutionär alten, mandelgroßen Struktur im Gehirn von Wirbeltieren, die als eine Art Brücke zwischen Nerven- und Hormonsystem dient. Mit Beginn der Pubertät schickte der Hypothalamus pulsierende Signale in Form des Gonadotropin-Releasing-Hormons (GnRH) an die erbsen-große Hypophyse. Diese begann daraufhin, wiederum eigene

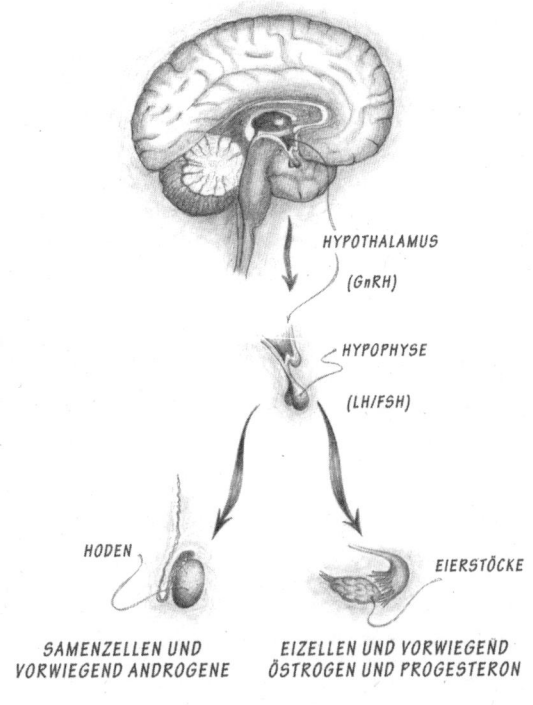

HYPOTHALAMUS

(GnRH)

HYPOPHYSE

(LH/FSH)

HODEN

EIERSTÖCKE

SAMENZELLEN UND VORWIEGEND ANDROGENE

EIZELLEN UND VORWIEGEND ÖSTROGEN UND PROGESTERON

Die HHGA-Achse

Signale – das luteinisierende Hormon (LH) und das Follikel stimulierende Hormon (FSH) – über das Blut an Sofias Eierstöcke und Sams Hoden auszusenden. Das ganze System, Hypothalamus-Hypophysen-Gonaden-Achse (HHGA) genannt, ist das A und O für die Steuerung der Produktion von Geschlechtshormonen wie auch von Ei- und Samenzellen.

Bei Sofia begann die Pubertät ungefähr mit elf Jahren, das durchschnittliche Alter bei Frauen. Kurz nachdem ihre Eierstöcke das Signal der Hypophyse empfangen hatten, wuchs die Schambehaarung, die Brustknospen tauchten auf, Pickel entstanden und ihr Größenwachstum beschleunigte sich. Ein Jahr später hatte sie ihre erste Periode. Sam trat mit zwölfeinhalb in die Pubertät ein – sie beginnt bei Jungen ein bis zwei Jahre später als bei Mädchen –, und nun entwickelte sich bei ihm ebenso die Schambehaarung wie auch eine fettige Haut. Außerdem wurden Penis und Hoden größer, die Stimme brach und wurde tiefer, 18 Monate später erlebte er den ersten Samenerguss. Schon bald war Sam größer als seine Mutter. Bei Sofia begann der Wachstumsschub zwar früher als bei Sam, er war aber auch früher zu Ende.[46]

Im Laufe der nächsten drei bis vier Jahre wurden die beiden zu Teenagern – sie waren keine Kinder mehr, aber auch noch nicht Mann oder Frau. Körperlich waren sie aber bereits in der Lage, neues Leben hervorzubringen. Damit die Fortpflanzung gelingt, muss sich der Organismus von Sam und Sofia ganz unterschiedlich entwickeln. Zuallererst muss er die kleinen Vehikel – die Keimzellen – produzieren, die ihre Gene in die nächste Generation tragen. Also nehmen die Keimzellen-Produktionsstätten, die Hoden und Eierstöcke, ihren Betrieb auf – aber genau wie eine Fabrik Geldverschwendung ist, wenn ihre Produkte nicht an Kunden geliefert werden können, so sind auch Samenzellen ohne ein System zu ihrer Auslieferung nutzlos. Auch Eizellen ergeben keinen Sinn, wenn es keinen Ort gibt, an dem der Fötus während seiner Entwicklung untergebracht und ernährt werden kann. Die steigende Konzentration der Geschlechtshormone stellt sicher, dass Samen- und Eizellen sich in einem Körper befinden, der sie auch nutzen kann. Die Evolution hat dafür gesorgt, dass keine Energie auf körperliche Merkmale zur Unterstützung der Fortpflanzung verschwendet wird, solange Samen- und Eizellen nicht zur Verfügung stehen. Zu solchen Zeiten, insbesondere in der Kindheit oder bei älteren Frauen, ist die Konzentration der Geschlechtshormone niedrig.

Die sekundären Geschlechtsmerkmale wie Brüste oder eine tiefe Stimme, die in der Pubertät auftauchen und es uns leichter machen, einen Menschen als Mann oder Frau zu erkennen, sind Produkte der Geschlechtshormone. Dazu gehören bei Sofia auch größere Fettpolster an Hüften, Brüsten, Oberschenkeln und Gesäß sowie das breitere Becken. Dieses ist notwendig, damit ein kleiner Mensch hindurchgleiten kann. Die zusätzlichen Fettvorräte speichern die Energie, mit der ein neuer Mensch in ihrem Körper entstehen kann, um später außerhalb davon mit ihrer Milch ernährt zu werden. Sam käme vielleicht damit davon, dass er zwar nur Samenzellen produziert, aber kräftigere Muskeln und ein größerer Körper helfen ihm, um Stellung oder Ressourcen zu konkurrieren, mit deren Hilfe er Partnerinnen anlocken und seine Nachkommen versorgen kann. Der hohe T-Spiegel sorgt also nicht nur dafür, dass sich bei Sam die Fortpflanzungsorgane entwickeln, sondern er trägt auch dazu bei, dass sein Körper mit kräftigeren, längeren Beinen und mehr Muskelmasse ausgestattet wird als der von Sofia.

Sowohl bei Sam als auch bei Sofia arbeiten die Geschlechtshormone wie die Chefs eines Hormonteams. Zu der Mannschaft gehören das Wachstumshormon (was es bewirkt, kann jeder erraten), das Insulin, der insulinähnliche Wachstumsfaktor 1 (IGF-1), das Schilddrüsenhormon und andere. Sie alle verändern durch ihr Zusammenwirken den Körper von Sam und Sofia so, dass die Fortpflanzung gelingen kann. Die Geschlechtshormone übernehmen dabei die Führungsrolle, aber sie könnten ihre Aufgabe nicht erfüllen, wenn die anderen Teammitglieder nicht mithelfen würden.

Kurz nachdem die Pubertät eingesetzt hat, kann Sam seine Schwester regelmäßig im Armdrücken besiegen. Zusammen mit dem Wachstumshormon und IGF-1 fördert Testosteron die Synthese von Muskelproteinen. Es sorgt dafür, dass die Stammzellen – Zellen, die sich noch nicht entschieden haben, ob sie zu Fett- oder Muskelzellen werden sollen – den Weg zu den Muskeln einschlagen, und hält sie aktiv davon ab, sich in Fettzellen zu verwandeln. Sams höherer T-Spiegel lässt auch die Muskelfasern größer werden, was ebenfalls zu stärkeren, größeren Muskeln führt.[47]

Da Sofia einen höheren Östrogen- und einen niedrigeren Testosteronspiegel hat, setzt sie im Vergleich zu ihrem Bruder einen größeren Teil der aufgenommenen Energie nicht in Muskelmasse, sondern in Fett um. Während der Pubertät setzen zwar sowohl Sam als auch Sofia mehr Fett an, bei Sofia verläuft der Prozess aber doppelt so schnell wie bei Sam! Mit knapp 20 Jahren, wenn die körperliche Entwicklung der Pubertät abgeschlossen ist und sich die ausgewachsene Form stabilisiert hat, ist die fettfreie Körpermasse (das heißt die gesamte Körpermasse mit Ausnahme des Fetts) bei Sam eineinhalb mal so groß wie bei Sofia. Das Fett begünstigt bei ihr die Fähigkeit, Kinder zu bekommen, aber wenn es um Sport geht, muss sie mehr totes Gewicht mit sich herumtragen als ihr Bruder. Es ist, als hätte Mutter Natur ein paar Beutel Mehl an

Sofia befestigt, während Sam nichts zu tragen hat. Deshalb wird Sofia im Klimmzugwettbewerb nicht gegen ihren Bruder gewinnen.[48]

Hier sollte man kurz innehalten und darauf hinweisen, dass Sofia nicht »biologisch dazu bestimmt ist«, den Klimmzugwettbewerb zu verlieren. Unterschiedliche Gewohnheiten der verschiedensten Art und selbst Worte der Ermutigung von den Eltern können dazu führen, dass Sofia ihren Bruder in einer beliebigen Zahl von Sportarten schlägt. Wenn Sam den ganzen Tag auf dem Sofa herumlümmelt, sich mit Videospielen beschäftigt und Fastfood verschlingt, während Sofia in der gleichen Zeit trainiert und sich gesund ernährt, verbessern sich ihre Aussichten gewaltig. Dass Umwelt, Erziehung, Kultur und persönliche Gewohnheiten Einfluss darauf haben, was Menschen sportlich leisten können, steht außer Frage. Unter gleichen Voraussetzungen jedoch wird Sam sich wahrscheinlich eines sportlichen Vorteils erfreuen. Und das nicht nur, weil er mehr Muskeln hat, sondern es spielen auch Unterschiede im Knochenbau eine Rolle.

In den Knochen gibt es Rezeptoren für Östrogen und Testosteron, und beide Typen wirken am Wachstum der langen Knochen mit.[49] Dabei spielt das Östrogen sowohl bei Jungen als auch bei Mädchen die dominierende Rolle. Wie kommt es also, dass Sams Knochen in der Pubertät stärker wachsen als die von Sofia? Erinnern wir uns noch einmal: *Sämtliches Östrogen entsteht aus Testosteron*, und zwar mithilfe des Enzyms Aromatase. Dass das Östrogen für das Knochenwachstum bei Jungen eine wichtige Rolle spielt, wurde erst in den 1990er-Jahren herausgefunden: Damals untersuchte man einige wenige Jungen mit Aromatasemangel, einer seltenen Krankheit. Diese Jungen konnten wegen einer Mutation in dem Gen für das Aromatase kein Östrogen bilden, weil die Umwandlung aus Testosteron ohne das Enzym nicht möglich war. Diese Jungen hatten sowohl in der Jugend als auch später im Erwachsenenalter ähnliche Probleme mit den Knochen wie Eunuchen. Sie wurden groß, ihre Gliedmaßen waren lang und ihre Knochen porös (außerdem zeigten auch andere Stoffwechselstörungen, dass Östrogen für Wachstum und Gesundheit von Männern wichtig ist). Anfangs versuchten die Ärzte, die Störung mit Testosteroninjektionen zu behandeln, aber der Effekt blieb aus (schließlich hatten die Jungen von vornherein schon viel T). Bekamen sie stattdessen Östrogen, normalisierte sich die Knochendichte, und das Knochenwachstum kam nach einer längeren Phase zum Stillstand.[50]

Das Knochenwachstum wird während eines großen Teils der Pubertät durch einen erhöhten Östrogenspiegel (der bei Jungen aus Testosteron gebildet wird) vorangetrieben, aber am Ende der Pubertät sorgt das Östrogen auch dafür, dass die Knochen nicht mehr weiterwachsen. (Auch Androgene fördern in den Knochen das Wachstum, aber ihre Wirkung ist nicht so wichtig wie die des Östrogens.) Mädchen überholen die Jungen für kurze Zeit im Größenwachstum, weil bei ihnen die Pubertät ein bis zwei Jahre früher beginnt, sodass sie mit ihrem Wachstumsschub einen Vorsprung haben.[51] Der Schub endet aber auch früher, nämlich schon mit ungefähr 14 oder 15 Jahren. Da die Jungen ein Jahr länger das kindliche Wachstum durchmachen, sind sie schon größer, wenn die Pubertät schließlich beginnt. Dieser Größenvorsprung trägt dazu bei, dass Jungen am Ende ihrer Pubertät mit rund 16 oder 17 Jahren und später als Erwachsene größer sind. Der Wachstumsschub endet bei beiden Geschlechtern, wenn der Östrogenspiegel gegen Ende der Pubertät einen Schwellenwert erreicht und dafür sorgt, dass die Wachstumsfugen der langen Knochen verschlossen werden.

Dass Sam größere, kräftigere Knochen hat, ist die Folge seiner höheren Muskelmasse und des höheren T-Spiegels. In der Pubertät reagiert die Knochenstruktur besonders empfindlich auf mechanische Belastungen und entwickelt sich entsprechend. Die Muskeln eines pubertierenden Jungen üben auf die sich entwickelnden Knochen eine größere Belastung aus als bei einem Mädchen. An Sams Knochen ziehen ständig stärkere, größere Muskeln und sorgen dafür, dass sie mit einer Steigerung der Mineraldichte und des Durchmessers reagieren. Diese Effekte – Verlängerung, Vergrößerung und Stärkung – bleiben zum größten Teil auf Dauer erhalten. Was die Knochenstärke angeht (von der Körpergröße gar nicht zu sprechen), hätte Sam gegenüber Sofia selbst dann einen Vorteil, wenn sein T-Spiegel im Erwachsenenalter auf ihr Niveau sinken würde.

Durch die vermehrte T-Produktion steigt in der Pubertät bei Sam auch wie bei fast allen ausgewachsenen Säugetieren die Hämoglobinkonzentration. (Diese liegt bei Männern um ungefähr 12 Prozent höher als bei Frauen.) Hämoglobin ist ein Protein in den roten Blutzellen und hat die Aufgabe, Sauerstoff von der Lunge zu den Muskeln zu transportieren, wo er neben anderen nützlichen Effekten deren Tätigkeit antreibt und die Ausdauer steigert. (Diese Wirkung von T ist nicht von Dauer – Sam und Sofia können als Erwachsene Einfluss auf die Hämoglobinkonzentration nehmen, indem sie den T-Spiegel verändern.[52])

Neben solchen vom T ausgelösten pubertären Veränderungen profitiert Sam auch während seines gesamten weiteren Lebens von den täglichen Effekten des Testosterons. Ein hoher T-Spiegel sorgt dafür, dass seine primären Geschlechtsmerkmale – Penis, Hoden und die inneren Fortpflanzungsorgane – ordnungsgemäß funktionieren. (Ein niedriger Testosteronspiegel kann bei Männern zur erektilen Dysfunktion, einer Schrumpfung der Hoden und einer nachlassenden Spermienproduktion führen. Wir werden uns später noch mit der Frage beschäftigen, was geschieht, wenn ausgewachsene männlich-zu-weiblich-Transgendermenschen, die einen hohen T-Spiegel nicht für einen Vorteil halten, ihr Testosteron unterdrücken.) Der hohe T-Spiegel erhält aber auch Sams sekundäre Geschlechtsmerkmale aufrecht, insbesondere seine Knochendichte und die größere Muskelmasse. Außerdem steigert der hohe T-Spiegel die Hämoglobinkonzentration und verleiht ihm damit eine größere aerobe Kraft. Da das Testosteron weiterhin seinen Körperfettgehalt niedrig hält, ist Sams sportliche Überlegenheit gegenüber Sofia in Verbindung mit seinem intensiven Training gesichert.

T, MUSKELN UND T-SKEPSIS

Dass Testosteron dem Muskelaufbau dient, scheint auf der Hand zu liegen – man muss sich nur Sportler wie Barry Bonds und Mark McGwire vor und nach dem »Aufblasen« mit anabolen Steroiden ansehen! Das ist noch nicht alles: Wenn man Tiere kastriert, ihre Androgenrezeptoren funktionsunfähig macht oder den Testosteronspiegel senkt, spielen sich in der Muskulatur die erwarteten Veränderungen ab. Die gleiche Gesetzmäßigkeit ist auch zu erkennen, wenn der Testosteronspiegel bei Menschen im Experiment beeinflusst wird. Das gilt für Transgender-Menschen, die sich einer Hormonersatztherapie unterziehen, ebenso wie für ältere Menschen, die Testosterongaben erhalten, oder für Patienten mit Prostatakrebs, die mit Testosteronantagonisten behandelt werden.

Dennoch haben manche Skeptiker erfindungsreich Wege

gefunden, um die unausweichliche Schlussfolgerung zu vermeiden. Ein Beispiel stammt aus dem Buch *Testosteron: Warum ein Hormon nicht als Ausrede taugt* von Rebecca Jordan-Young und Katrina Karkazis. Die Autorinnen berichten über eine der klarsten, einflussreichsten Studien, die jemals über das Testosteron und seine Wirkungen auf die Muskeln von Männern durchgeführt wurden und von dem Endokrinologen Shalender Bhasin und seinen Kollegen stammt. Jordan-Young und Karkazis schreiben dazu:

>»Diese klassische Studie ist der Standardbeleg für den Umstand, dass T Muskelmasse aufbaut. Aber es ist zugleich eine wunderbare Studie, um einige Grenzen dieser Behauptung zu erkennen. Erstens: *Um die Auswirkung von T auf Muskeln nachzuweisen, mussten Bhasin und Kollegen riesige Mengen Testosteron verabreichen* – sechsmal so viel, wie Männer mit Hypogonadismus in der Regel erhalten, und dreimal so viel, wie in früheren Forschungsarbeiten über den Testosteroneffekt auf die Muskelentwicklung verabreicht wurde. Zweitens: Selbst bei diesen hohen T-Dosen blieb die signifikante Zunahme der Muskelgröße und vor allem der Kraft meist auf die Gruppe beschränkt, die neben der Einnahme von Testosteron regelmäßig Sport trieb. *T allein bewirkte nicht so viel.*«[53]

Dabei stellt sich nur ein Problem: Beide hervorgehobenen Behauptungen (die Kursivierungen sind von mir) sind unbegründet. Bhasins Institut hatte mehrere Studien zur Wirkung von Testosteron auf das Muskelwachstum veröffentlicht, und diejenige (aus dem Jahr 1996), die von den *Testosteron*-Autorinnen herausgegriffen wurde, war gezielt darauf angelegt, die

Wirkung sehr hoher Dosen von T auf das Muskelwachstum zu untersuchen. Damit sollte aber nicht festgestellt werden, welche T-Menge zur Steigerung der Muskelmasse erforderlich ist. Dennoch fanden die Wissenschaftler sogar in dieser Studie heraus, dass T die Muskelmasse und die Kraft bei Männern steigert, die *nicht* trainieren. Welche Überraschung: Von den Männern, die T (und keine Placebospritze) erhalten hatten, setzten diejenigen, die trainierten, mehr Muskeln an als andere, die es nicht taten. Natürlich trägt Training plus Testosteron zur Muskelmasse bei. Aber auch »T allein« bewirkte viel.

Sehen wir uns nun einmal die Studie von Bhasin an, die tatsächlich die Frage beantworten sollte, wie sich unterschiedliche Dosierungen von T – unterhalb, innerhalb und oberhalb des Normbereichs für Männer – auf Kraft und Muskelmasse auswirken.

In dieser einflussreichen Studie aus dem Jahr 2001 untersuchten Bhasin und Kollegen 61 junge Männer im Alter zwischen 18 und 35 Jahren, die 20 Wochen lang unterschiedliche T-Mengen erhielten. Um zu gewährleisten, dass man den T-Spiegel der Versuchspersonen vollständig unter Kontrolle hatte, blockierten die Wissenschaftler zunächst die natürliche T-Produktion. Dazu bedienten sie sich der besten verfügbaren Methode: Die Männer wurden nach dem Zufallsprinzip einer von fünf T-Dosierungen zugeordnet, und weder die Wissenschaftler noch die Versuchspersonen selbst wussten, welche Menge sie erhielten. (Dieses Verfahren wird als »randomisierte Doppelblindstudie« bezeichnet.) Alle Versuchspersonen verzichteten während der gesamten 20 Wochen auf Hanteltraining, und während dieser Zeit wurden die Veränderungen in Volumen und Kraft der Muskeln gemessen. Das Volumen von Oberschenkel- und Oberarmmuskeln (Ergebnisse in der Abbildung auf Seite 192), die Kraft in der Beinpresse und die

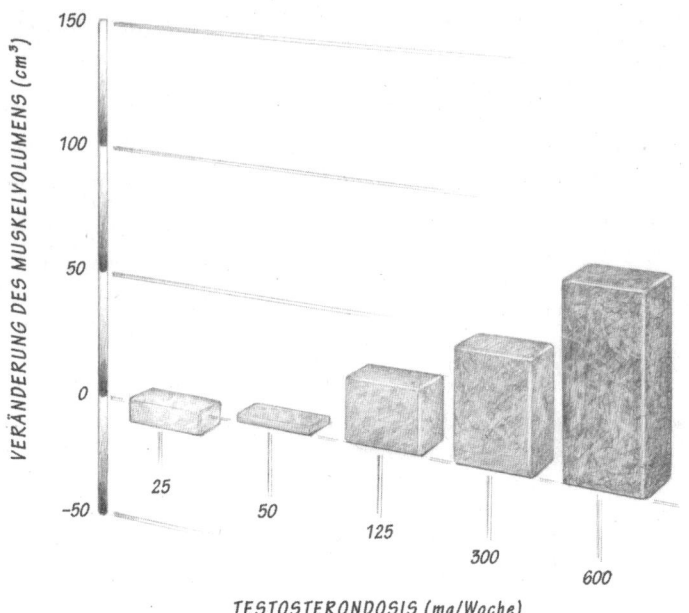

Die Ergebnisse aus Bhasin et al. 2001

fettfreie Körpermasse veränderten sich in Abhängigkeit von der Dosis: Größere T-Mengen führten zu einer größeren Zunahme. T ließ Muskelmasse und Kraft innerhalb des gesunden Normbereichs ohne Training deutlich ansteigen (die Ergebnisse werden in der Abbildung oben gezeigt). Was dabei entscheidend war: Die Befunde wurden von einer zweiten Arbeitsgruppe, die nach einer ähnlichen Methode arbeitete, nachvollzogen, auch weitere Studien gelangten zu ähnlichen Ergebnissen.[54]

Ich möchte mir hier ein wenig Zeit nehmen, um die Methoden und Befunde von Bhasins Studien zu betrachten und damit einen der Gründe zu verdeutlichen, warum ich dieses Buch geschrieben habe: Im Zusammenhang mit Geschlecht und Hormonen gibt es eine Fülle ungenauer oder irreführender Behauptungen, das Testosteron ist dabei einer der wichtigsten Zielpunkte. Dafür haben wir hier ein ausgezeichnetes Beispiel. Eine maßgebliche Studie über die Beziehung zwischen T und Muskelmasse wird hier so dargestellt, als würde sie »die Grenzen der Behauptung, wonach T Muskeln aufbaut, deutlich machen«. In Wirklichkeit tut diese Studie wie auch andere Arbeiten der verantwortlichen Wissenschaftler genau das Gegenteil.

Eine solche Verzerrung hervorragender wissenschaftlicher Befunde kommt nicht nur in einem Buch über Testosteron vor, sondern sie wird auch von Zeitungen und Zeitschriften ungeprüft übernommen sowie in Interviews wiederholt. Damit wird der Wissenschaft, den Forschenden, die sie hervorbringen, und den Laien, die etwas über die Wirklichkeit erfahren wollen, kein Gefallen getan. Mir erschwert es die Arbeit als naturwissenschaftliche Dozentin, weil ich mir die Zeit nehmen muss, Missverständnisse über gut nachgewiesene Befunde zu korrigieren, ganz zu schweigen davon, dass ich gleichzeitig die Integrität und den Wert des naturwissenschaftlichen Prozesses verteidigen muss. Wenn man Wissenschaft verzerrt und Studien aus dem Zusammenhang reißt, wird die interessierte Öffentlichkeit verwirrt oder in die Irre geführt, und wir können uns auf eines der leistungsfähigsten Hilfsmittel, um uns selbst und die Welt um uns herum zu verstehen, nicht mehr verlassen. Bhasins Studien gehören zu den strengsten und am besten angelegten der gesamten Endokrinologie. Wir sollten zulassen, dass solche stichhaltige Wissenschaft Bestand hat, und die Ergebnisse sollten in unser Denken, unsere Diskussionen und unsere Politik einfließen.

Testosteron baut Muskeln auf, Männer haben mehr davon, und es verschafft ihnen im Sport einen großen Vorteil gegenüber Frauen.

SPORTLERINNEN MIT NATÜRLICHEN UNTERSCHIEDEN BEIM T

Angesichts der bisher beschriebenen Befunde würden wir wohl alle vorhersagen, dass Sportlerinnen, die in den Frauenwettbewerben antreten und wegen DSDs wie dem 5-Alpha-Reduktase-Mangel einen T-Spiegel im männlichen Bereich haben, Frauen mit einem normalen weiblichen T-Spiegel übertreffen. Tatsächlich verhält es sich so. Einer Schätzung zufolge sind Menschen mit diesen Hormonstörungen im Leistungssport der Frauen im Vergleich zu ihrer Häufigkeit in der allgemeinen Bevölkerung um das 140-Fache überrepräsentiert.[55]

Die Obergrenze für den T-Spiegel von Frauen mit PCOS (Polyzystisches Ovarialsyndrom) liegt einer umfassenden Literaturübersicht zufolge immer noch nur halb so hoch wie der von Männern am unteren Ende ihres Normbereichs, aber das ist unter Umständen schon das Fünffache des Normalniveaus für Frauen.[56] PCOS kann zwar sehr schmerzhaft sein und die Fruchtbarkeit beeinträchtigen, es hält Frauen aber nicht davon ab, an Sportwettbewerben teilzunehmen.

Wenn der hohe T-Spiegel von Frauen mit PCOS in Rechnung gestellt wird, erscheint es plausibel, dass sie auch im Spitzensport der Frauen überrepräsentiert sind – allerdings hätten sie dann im Vergleich zu Sportlerinnen mit 5-ARD (die Hoden und einen viel höheren T-Spiegel haben) nur einen geringfügigen Vorteil. Auch das ist zu beobachten. In einer

Studie hatten 37 von 90 schwedischen Olympiateilnehmerinnen PCOS. Damit lag ihr Anteil ungefähr dreimal so hoch wie in der gleichen Altersgruppe der Gesamtbevölkerung.[57]

NOCH MEHR T-SKEPTISCHE RHETORIK

Dass T daran mitwirkt, Jungen zu größeren, schnelleren und stärkeren Männern zu machen, ist eine Grundaussage der endokrinologischen Lehrbücher. Dennoch hören sich die T-Skeptiker oft ziemlich überzeugend an.

Sportlerinnen mit Varianten der Geschlechtsentwicklung, abgekürt DSD (differences of sex development) wie dem 5-Alpha-Reduktase-Mangel, die im Frauensport antreten, werden in der Laienpresse häufig als »Frauen mit von Natur aus hohem T-Spiegel« oder »hyperandrogene Frauen« bezeichnet. Die DSDs werden dabei nicht erwähnt. Das hört sich so an, als wären solche Sportlerinnen vergleichbar mit dem Schwimmolympiasieger Michael Phelps, ein Mann, der von Natur aus eine anormale Armspannweite hatte. Wenn wir die Verteilung der Armspannweite von Männern feststellen wollen, gibt es keinen Grund, Phelps in den Daten nicht zu berücksichtigen. Aber es stimmt: Phelps gewann seine vielen Medaillen nicht nur, weil er eisern trainiert hatte, sondern auch weil die genetische Lotterie ihm einen großen Vorsprung verschaffte. Grundsätzlich ist er aber ein vollkommen normal entwickelter Mann.

Dagegen haben manche Sportlerinnen, die als Frauen leben und in den Frauenwettbewerben antreten, die Geschlechtschromosomen XY und testosteronproduzierende Hoden. Sie sind entgegen den üblichen Berichten nicht einfach Frauen, die gezwungen werden, ihren von Natur aus hohen T-Spiegel zu senken. Die *New York Times* berichtete 2019 über ein gefälltes Urteil des Sportgerichtshofs CAS zu den Testosterongrenzwerten bei Sportlerinnen wie Semenya. Der erste Absatz lautete:

»Leichtathletinnen mit von Natur aus erhöhtem Testosteronspiegel müssen die Hormonmenge senken, um bei wichtigen Wettbewerben wie den Olympischen Spielen an bestimmten Läufen teilnehmen zu können. Dies beschloss der höchste internationale Sportgerichtshof am Mittwoch in einem bahnbrechenden Urteil mitten in der aufgeheizten Debatte um die Frage, wer an Frauenwettbewerben teilnehmen darf.«[58]

Das Ganze ist natürlich ein heikles Thema: Sportlerinnen wie Semenya leben und fühlen sich wie Frauen, und es sollte sowohl ihre Geschlechtsidentität als auch ihre Privatsphäre respektiert werden. Der *Times*-Artikel verschleiert aber, welche drastischen körperlichen Auswirkungen ein typisch männlicher T-Spiegel in entscheidenden Entwicklungsstadien und bis ins Erwachsenenalter hinein hat. Ein ausgewogenerer Eröffnungsabsatz würde so beginnen: »Leichtathletinnen, die sich als Frauen fühlen, aber innen liegende Hoden besitzen, die Testosteron im männlichen Konzentrationsbereich produzieren ...«

Wenn wichtige politische Entscheidungen in erheblichem Umfang auf den geschlechtstypischen Merkmalen von Menschen basieren, müssen wir uns Klarheit über die Fakten verschaffen. Wenn wir wichtige Diskussionen mit irreführenden Aussagen über Biologie vermischen, tun wir niemandem einen Gefallen. Wir brauchen wissenschaftliche Befunde und Begriffe nicht zu verdrehen, um Menschenrechte, Individualität und den Wert von Menschen zu respektieren. Das sollten wir ohnehin immer tun.

Die starken Auswirkungen des Testosterons auf Körpergröße, Muskelmasse, Kraft und – über das Hämoglobin – auf die aerobe Kapazität bringen offenkundige Vorteile für die sportliche Leistung mit sich. Manchmal ist das Argument zu hören, es sei nicht fair, sich auf den T-Spiegel zu konzentrieren, weil die Leistungsfähigkeit aller Menschen ohnehin aufgrund natürlicher Unterschiede schwankt. Aber wird einmal vom Alter und dem Gesundheitszustand abgesehen, zieht nur T eine so klare, einheitliche Grenze zwischen großen Gruppen von Menschen, die sich in ihren sportlichen Leistungen voneinander unterscheiden.

GESCHLECHTERTRENNUNG IM SPORT

Caster Semenya war nicht die Erste, deren Körperbau für die geschlechtsabhängige Zweiteilung im Sport eine Herausforderung darstellte. Die IAAF und das Internationale Olympische Komitee (IOC) können auf eine lange Geschichte der gescheiterten Versuche zurückblicken, die Ziele eines fairen Wettbewerbs mit den Rechten von Sportlern in Einklang zu bringen, die als Frauen antreten wollen, obwohl ihre biologischen Merkmale eher für Männer als für Frauen typisch sind. Aufgrund solcher Ziele wurden Frauen gezwungen, Untersuchungen über sich ergehen zu lassen, die bestätigen sollten, dass sie die »richtigen« Geschlechtsorgane, Gene und Chromosomen besitzen. Solche Untersuchungen waren generell ungenau und oft für die Sportlerinnen erniedrigend.[59]

Ein Tiefpunkt waren die verpflichtenden »Nacktparaden«, die erstmals 1966 bei den Leichtathletik-Europameisterschaften in Budapest stattfanden. Maren Seidler, eine 1,85 Meter große, kräftig gebaute US-amerikanische Kugelstoßerin, war davon wie die meisten anderen Sportlerinnen gelinde gesagt nicht begeistert: »Sie haben uns nebeneinander vor einem Zimmer aufgestellt, und dort saßen drei Ärzte in einer Reihe hinter Schreibtischen. Man musste hineingehen, das Hemd hochschieben und die Hose herunterziehen. Dann haben sie einfach nur geglotzt, und man hat gewartet, bis sie sich beraten und entschieden hatten, ob alles in Ordnung ist. Ich weiß noch, wie ich in der Schlange stand und eine kleine magere Läuferin herauskam, die den Kopf schüttelte und sagte: ›Naja, ich bin durchgefallen, ich hatte obenrum nicht genug. Sie sagen, ich darf nicht laufen und muss nach Hause fahren, weil ich nicht *groß* genug bin.‹«[60]

Im Sport herrscht Geschlechtertrennung, weil die Pubertät den Männern einen Vorteil verschafft, der vom T auch im Erwachsenenalter weiter aufrechterhalten wird. Ohne Geschlechtertrennung würden Menschen, die nicht die männliche Pubertät durchlaufen haben, aus Spitzenwettbewerben praktisch ausgeschlossen. Die Trennung hat aber auch ihren Preis. Wer als Frau aufgewachsen ist, von allen wie eine Frau behandelt wird, sich selbst für eine Frau hält und vielleicht auch juristisch eine Frau ist (eine Möglichkeit, die je nach den örtlichen Gesetzen für manche als Männer geborenen Menschen besteht), möchte natürlich auch im Sport als Frau antreten.

Auch eine Transgender-Frau fühlt sich unter Umständen berechtigt, im Frauensport an Wettbewerben teilzunehmen. Das Dilemma ergibt sich, weil manche Sportlerinnen, die vernünftigerweise im Frauensport antreten wollen, auch die körperlichen Wirkungen der männlichen Pubertät erlebt haben. Diese Wirkungen verschwinden nicht, wenn der Testosteronspiegel im Rahmen der Geschlechtsumwandlung vom Mann zur Frau gesenkt wird. Nach einjähriger Einnahme T-senkender Medikamente bei gleichzeitiger zunehmender Östrogengabe nehmen viele sportlich wichtige Nutzeffekte des hohen T-Spiegels deutlich ab. Die Hämoglobinkonzentration fällt beispielsweise auf das für Frauen typische Niveau. Aber die Größe der Knochen (und damit natürlich auch die Körpergröße) gehen nicht zurück, auch die vom T verursachte Knochendichte bleibt zum größten Teil erhalten. Die Frage, um welchen Betrag Kraft und Muskelvolumen sinken, ist zwischen Experten und Aktivistinnen umstritten, aber die Befunde zeigen, dass die für Männer typische Muskelmasse und Kraft nicht vollständig verloren gehen, auch wenn es starke individuelle Schwankungen gibt. Bei manchen Transfrauen gehen überhaupt keine Muskeln verloren, bei anderen schrumpfen sie beträchtlich. Nur ein Befund ist eindeutig: Die Zunahme an Muskelmasse bei Frau-zu-Mann-Transgendern, die von einem weiblichen auf einen männlichen T-Spiegel umgestellt werden, ist beträchtlich größer als der Muskelverlust in der anderen Richtung. Diese Beobachtungen stützen sich auf die Untersuchung der Transgender-Bevölkerungsgruppen, die keine Spitzensportler sind. Bei trainierten Athleten könnte die Verminderung von T andere Wirkungen haben.[61]

Aber wie wir das Dilemma um die Teilnahme am Frauensport auch lösen, immer werden sich manche Menschen verständlicherweise benachteiligt fühlen. Es ist ein heikles Thema, das zu Stigmatisierung und Diskriminierung führen kann. Wie wir es lösen sollen, weiß ich nicht genau.

Das letzte Wort möchte ich dem Internationalen Sportgerichtshof überlassen, der 2019 über den Einspruch von Caster Semenya gegen die DSD-Vorschriften der IAAF entschied.

Semenya und ihre Anwälte argumentierten, den DSD-Vorschriften fehle die wissenschaftliche Grundlage, sie seien unnötig, um einen fairen Wettbewerb im Frauensport zu gewährleisten, und sie fügten den betroffenen Sportlerinnen Schaden zu, der nicht wiedergutzumachen sei.[62] Der Sportgerichtshof hörte viele Sachverständige an, unter ihnen auch David Handelsman, und wies die Klage schließlich ab. Dazu sagte das Gericht aber Folgendes:

> »Der Gerichtshof zollt Ms. Semenyas Anstand und Tapferkeit während des ganzen schwierigen Prozesses seine Anerkennung und bringt seine Dankbarkeit zum Ausdruck für ihre würdevolle persönliche Beteiligung und ihr mustergültiges Verhalten während des gesamten Verfahrens.«[63]

Die Endokrinologie sagt nichts darüber aus, ob Sportlerinnen wie Semenya im Frauensport antreten sollten. Was auch über dieses sensible und schwierige Thema gedacht wird, auf eines können wir uns einigen: Wir sollten Semenya und anderen Athletinnen mit Varianten der Geschlechtsentwicklung respektvoll begegnen, und über ihre Anliegen sollte fair und im Licht der Fakten entschieden werden. ⊣

KAPITEL 6
Geweihe und Gewalt

WISDOM 11

Anfang Oktober 2019 saß ich auf der Insel Rum vor der West-küste Schottlands in einer Spalte an einem felsigen Bergab-hang. Die Stelle bot Schutz vor dem schneidenden Wind, und ich hatte ein spektakuläres Schauspiel vor Augen. Vor mir er-streckte sich Kilmore Glen, dahinter, aber auch zu meiner Rechten lag eine Reihe welliger Hügel, die Gras bewachsen und mit zerklüfteten Felsen übersät waren. Links von mir öff-nete sich die Kilmory Bay, und ich konnte zusehen, wie die Wellen unaufhörlich gegen die gezackte Küste donnerten.

Ich war auf die Insel gekommen, um mir die Forschungs-stätte des Red Deer Project anzusehen. Von der Reise hatte ich schon als Doktorandin geträumt. Der Hinweg bestand aus mehreren Etappen: ein Flug über den Atlantik, eine fünfstün-dige Zugfahrt durch die atemberaubende Landschaft der schot-tischen Highlands, eine Übernachtung in der kleinen, maleri-schen Ortschaft Mallaig an der Westküste Schottlands, und dann morgens die Fähre nach Rum – die Hirschbevölkerung bestand aus ungefähr 1000 Exemplaren, die menschliche Bevölkerung umfasste 33.[1] Ali, einer der beiden Forschungsassistenten des Projekts, holte mich an der Anlegestelle ab, und wir fuhren im Land Rover der Arbeitsgruppe über unbefestigte Straßen zwischen Sandsteinhügeln hindurch, die mit Moos und kurzem Gras bewachsen waren. Als wir uns der Forschungsstätte näherten, hörte ich das tiefe Röhren der Hirsche, die um die Hirschkühe konkurrierten.

Jetzt blickte ich von meinem Ausguck am Abhang hinunter auf einen stolzen, majestätischen Hirsch, der bei den Teammitgliedern unter dem Namen Wisdom 11 bekannt war. (Die Hirsche werden nach ihrer Mutter und ihrem Geburtsjahr benannt.) Er streckte sein schweres Geweih in die Höhe. Sein Kopf wurde von einem langen, dicken Hals gestützt, von dem eine struppige Mähne herabhing. Das Geweih verzweigte sich auf beiden Seiten des Kopfes, beschrieb an der Spitze einen Bogen und endete jeweils in fünf Spitzen. Insgesamt war es fast einen Meter lang. Unmittelbar über den Augen wuchsen zwei kürzere Spieße geradewegs aus dem Kopf, eine ideale Position, um einem Rivalen die Augen auszustechen. Der Körper sah von vorn stämmig aus, stand aber auf relativ dünnen Beinen. Große Hirsche wie Wisdom 11 sind rund zwei Meter lang und wiegen um die 200 Kilo.

Wisdom 11 war von seinem Harem umgeben. Die 22 schlankeren, kleineren Hirschkühe trugen kein Geweih und unterstrichen den Eindruck seiner Größe und Kraft. Auf den Hügeln und in dem langen Tal konnte ich fünf weitere Harems erkennen, jeder davon mit einem einzigen Männchen.

Anfang Oktober ist für die Rothirsche von Rum der Höhepunkt der Paarungssaison, auch »Brunft« genannt. Jetzt ist die Insel von Aktivität erfüllt – und wie man sich leicht vorstellen kann, auch von Testosteron. Wenn man sich dafür interessiert, wie Testosteron, Sexualität und Aggression bei Wildtieren zusammenhängen, bietet kaum ein Ort auf der Welt augenfälligere Aufklärung.

Ich hatte bereits viel über diese Hirschpopulation gelesen: Die Tiere werden auf Rum seit 1953 erforscht, länger als nahezu alle anderen Populationen wilder Wirbeltiere auf der ganzen Welt. Aus den Forschungsarbeiten auf der Insel sind mehr als 100 wissenschaftliche Artikel hervorgegangen, außerdem drei Bücher mit bahnbrechenden Beiträgen zur Evolutionsbiologie. Deshalb kannte ich die Daten: Ich wusste, wie Alter, Größe und Geweih der Hirsche Einfluss darauf haben, wie viele Hirschkühe sie sich verschaffen können und wie viel mehr Nachkommen die Sieger im Vergleich zu den Verlierern zeugen. In meinen Seminaren gab ich solche Erkenntnisse an meine Studierenden weiter und machte damit eindringlich deutlich, wie die Evolution bei männlichen Tieren die Aggression und das Sexualverhalten prägt.

Aber jetzt hatte ich die Hirsche leibhaftig vor mir: Die Sieger waren von ihren Harem umringt, und die Verlierer, die (zumindest vorerst) einsamen Hirsche, wanderten allein herum. Mindestens sechs solche Männchen konnte ich am Rand des Reviers von Wisdom 11 erkennen. Sehnsüchtig beäugten sie seinen Harem. Einige waren den Weibchen im Tal relativ nahe, andere hielten sich in sicherer Entfernung auf dem Hügel.

Alle Hirsche streben danach, sich ein Revier und einen Harem zu sichern, aber in jeder Saison haben nur wenige Erfolg.[2] Vielen gelingt es, wenigstens eine Hirschkuh für eine gewisse Zeit zu verteidigen, aber angesichts des großen Erfolges von Hirschen wie Wisdom 11 müssen die meisten anderen die Saison als Junggesellen überstehen. Welche Eigenschaften etwas über die Stellung und die Zahl der Hirschkühe im Harem aussagen, ist klar: Der Hirsch muss groß, kräftig, gesund und weder zu jung noch zu alt sein (der Idealbereich liegt bei sieben bis zehn Jahren).[3] Zu den Vorteilen des richtigen Alters gehören Erfahrung und Körpergröße, aber auch das Geweih, das für jeden Kampf von entscheidender Bedeutung ist, hat seine optimale Größe und Stärke erreicht. Wenn zwei Hirsche es auf einen Konflikt anlegen, mit den Geweihen kämpfen und auf den Gegner einstürmen, ist ein kleines oder schwaches Geweih von Nachteil.

Wenn Hirsche mit der Strategie »Geweih gegen Geweih« voraussichtlich nicht bekommen, was sie wollen, müssen sie andere kreative Wege finden, um aus ihrer zölibatären Situation herauszufinden. Wenn ich hin und wieder meinen Ausguck verließ, um mir die Beine zu vertreten oder eine Szene unter mir besser beobachten zu können, fiel mir ein einsamer, nur wenige Meter entfernter Hirsch auf. (Ich wusste, dass Hir-

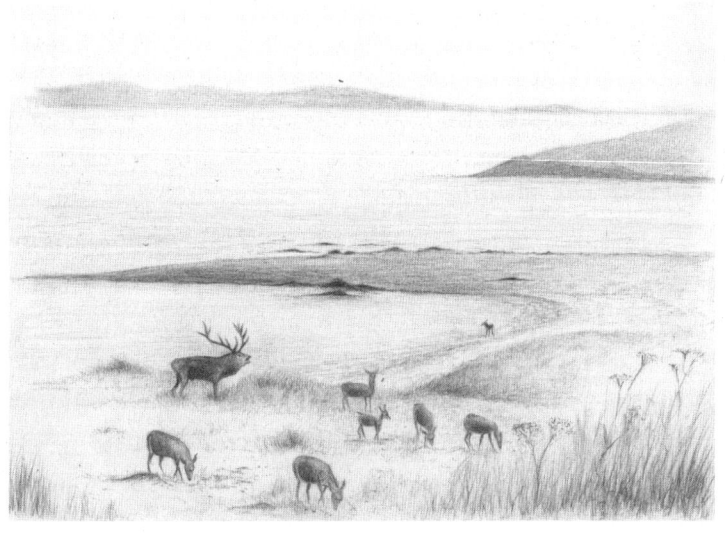

Wisdom 11 mit einem Teil seines Harems

sche nur selten Menschen angreifen, aber das half nicht gegen meine Nervosität. Wenn er es darauf angelegt hätte, hätte er mich ohne Weiteres töten können.) Manchmal verstecken sich Hirsche, die keinen Harem haben, hinter den Felsen auf den Hügeln und warten, bis ein machtvoller Hirsch wie Wisdom 11 durch seine Aufgaben als Haremsbesitzer abgelenkt ist, beispielsweise weil er die Hirschkühe hüten, sich paaren oder andere aufdringliche Hirsche vertreiben muss. Wenn sich die Gelegenheit ergibt, eilt einer der verzweifelten Junggesellen wagemutig und in der fast immer vergeblichen Hoffnung, bei einer Hirschkuh Glück zu haben, an den Rand des Reviers von Wisdom 11. Hirsche riechen, wann die Weibchen sich in der kurzen Phase der Fruchtbarkeit befinden: Diese dauert unter Umständen nur zwei Stunden und lockt alleinstehende Männchen an. Forschende bezeichnen solche Hirsche, die sich mit Hirschkühen aus einem anderen Harem paaren wollen, als »SFs«, die Abkürzung für »sneaky fuckers«. Diese risikoärmere Strategie nützt vor allem jüngeren Hirschen: Sie haben die Chance, mutiges Verhalten zu üben, vermeiden dabei aber das hohe Verletzungsrisiko, das mit der unmittelbaren Herausforderung eines dominierenden Männchens verbunden ist. Und in seltenen Fällen zahlt es sich in Form einer Paarungsmöglichkeit aus.[4]

Wisdom 11 stand auf einem kleinen Hügel und musterte seine Umgebung. Den Kopf hatte er nach hinten gelegt, sodass das riesige Geweih über seinem Rücken zu schweben schien und den Eindruck eines noch respekteinflößenderen Körpers schuf. Er ließ ein donnerndes Röhren hören. Dann noch eines, und noch eines, und noch eines. Als Antwort hörte ich eine Reihe weiterer Schreie. Sie kamen von Tattler 06, einem der Hirsche, die hinter ihm durch die Hügel streiften. Wisdom 11 wandte sich zu Tattler 06 um. Der alleinstehende Hirsch war von dem Hügel heruntergelaufen und kam jetzt langsam näher.

In der Brunftzeit wird eine solche Annäherung nie als freundliche Begrüßung zwischen zwei Männchen aufgefasst. Es ist eine unerwünschte Überschreitung der weit gefassten Grenzen des persönlichen Spielraums und eine unmittelbare Herausforderung. Beide Hirsche blieben aufrecht und steif stehen, sahen einander an und setzten ihren Wettbewerb im Röhren noch einige Minuten fort. Wenn es so weit ist, bemerken viele Hirsche, die sich genähert haben, dass sie nur sehr geringe Siegeschancen haben, und reagieren klug: Sie laufen weg. Tattler 06 tat das nicht. Er war zur Eskalation bereit, was bedeutete, dass die beiden Hirsche den nächsten Schritt auf dem Weg zur Schlacht vollzogen: den parallelen Marsch.

Wie die meisten Menschen haben auch Rothirsche in der Regel nicht die Gewohnheit, sich unvermittelt in einen physischen Konflikt zu stürzen.[5] Kämpfen ist gefährlich und anstrengend. Es wird am besten für Gelegenheiten aufgehoben, bei denen der Lohn – in der Regel Hirschkühe oder eine größere Dominanz, die später bei der Beschaffung von Hirschkühen hilft – das Risiko wert ist. Durch ihre körperliche Konstitution sind Hirsche zum Kämpfen geboren, manchmal enden diese Kämpfe tödlich. Aber wenn sie mit Einschüchterungsgebärden erfolgreich sind, belassen sie es dabei und vertreiben einen Rivalen, indem sie ihre Größe, ihre Waffen und ihre Absichten vorzeigen. Die Rivalen haben an solchen Darbietungen größtes Interesse, denn sie beziehen daraus wertvolle Informationen. Wie die Forschenden auf Rum beispielsweise nachweisen konnten, ist das Röhren ein »ehrliches Signal« der Kampfbereitschaft: Größere, gesunde Männchen, die in den meisten Fällen den Kampf gewinnen, geben häufiger lautere, tiefere Geräusche ab. Als ehrlich gelten die Signale, weil sie nicht gefälscht werden können. Ein solches Röhren kann nur der hervorbringen, der dazu genug Kraft, Körpergröße und Energie besitzt.[6] Das sind teilweise die gleichen Qualitäten, die gebraucht werden, um siegreich aus einem Kampf hervorzugehen.[7]

Wenn sich die Frage, wer der Chef ist, durch die Beurteilung der Kampffähigkeiten anstelle eines tatsächlichen Kampfes klären lässt, profitieren beide Seiten davon. Der Verlierer bleibt am Leben und kann zu einem späteren Zeitpunkt kämpfen und sich paaren, der Sieger behält seinen Harem. (Hat der Verlierer allerdings auch eigene Hirschkühe, werden diese unter Umständen vom Sieger übernommen.) Zum physischen Kampf kommt es nur, wenn beide Seiten einen Sieg für möglich halten, oder wenn die Verzweiflung, die meist durch den Geruch paarungsfähiger Weibchen ausgelöst wird, einen von beiden zu etwas Verrücktem treibt, sodass er beispielsweise mitten in das Revier eines anderen Hirsches vordringt, um eine Paarung zu vollziehen.

Kraft ist allerdings nicht alles. Auch Geschicklichkeit und Schlauheit zählen. Der Evolutionsbiologe Tim Clutton-Brock von der Universität Cambridge hat lange auf Rum geforscht und beschreibt es so:

»Offensichtlich wirken sich viele Verhaltensfaktoren auf die Siegeschancen eines Individuums aus. Manche Hirsche kämpfen geschickt und nutzen die Bodenbeschaffenheit, die Steigung und das Verhalten des Gegners, andere tun das nicht. Manche sind entschlossene Kämpfer und behaupten auch dann noch hartnäckig ihr Territorium, wenn sie mehrere Male von einem größeren Hirsch zurückgedrängt wurden, andere geben schnell auf.«[8]

Solche schwer fassbaren Eigenschaften eines gegnerischen Hirsches sind im Voraus viel schwerer einzuschätzen, und unter Umständen weiß man über die Siegeschancen erst Bescheid, wenn der Kampf begonnen hat.

Wisdom 11 und Tattler 06 kamen langsam aufeinander zu. Die Köpfe hoch erhoben, zeigten sie ihren kräftigen Hals und das Geweih; mit steifen, langsamen Schritten vermittelten sie den größtmöglichen Eindruck von ihrer Fähigkeit, Schaden anzurichten. Dann bogen die beiden großen Männchen ab und gingen nebeneinander in einem Abstand von ungefähr fünf Metern weiter, wobei sie starr geradeaus blickten. Der steifbeinige, angespannte Marsch setzte sich einige Minuten fort – hin und her, hin und her. Plötzlich wandte Tattler 06 sein Gesicht zu Wisdom 11. Er senkte den bewaffneten Kopf als formelle Aufforderung zum Kampf. Wisdom 11 wandte sich ebenfalls zu ihm und nahm die Aufforderung durch Senken des Geweihs an. Ich hörte das Knacken harter Knochen, als die Geweihe der beiden Tiere sich verhakten, und ich konnte zusehen, wie jeder Hirsch sich bemühte, den anderen

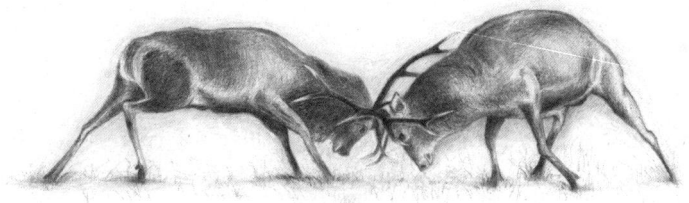

Kämpfende Hirsche

zurückzudrängen, aus dem Gleichgewicht zu bringen und niederzuringen. Geht ein Hirsch zu Boden, hat der siegreiche Gegner die Gelegenheit, eine Geweihspitze in Hals oder Flanken des anderen zu stoßen, und er wird nicht zögern, dies auch zu tun.[9]

Genauso plötzlich, wie der Kampf begonnen hatte, war er zu Ende. Die beiden trennten sich und nahmen den parallelen Marsch wieder auf, als hätten sie nicht noch vor wenigen Sekunden versucht, sich gegenseitig die Augen auszustechen. Das Ganze dauerte ungefähr eine Minute, dann senkte Tattler 06 den Kopf und forderte seinen Rivalen auf, den Kampf wieder aufzunehmen. Das Ganze kam mir sehr höflich vor. Keine Täuschung, nichts Hinterlistiges. Sie befolgten auf dem Weg zum Kampf alle Rituale, über die ich gelesen und seit vielen Jahren berichtet hatte. Die nächste Runde dauerte nicht lange – nach weniger als einer Minute war sie zu Ende. Wenig später lief Tattler 06 in Richtung der schützenden Berge davon, und Wisdom 11 kehrte zu seinem Harem zurück.

Während meines viertägigen Aufenthaltes auf der Insel sah ich rund ein Dutzend solche Kämpfe. Manche dauerten kürzer, andere länger, und in einem Fall führte ein Stoß mit dem Geweih ins Gesicht zu einer blutigen Verletzung. Ich konnte sogar zusehen, wie Wisdom 11 seinen Nachbarn und Haremsbesitzer Glariola 09 herausforderte, der nur vier Weibchen besaß. Nach kurzem Kampf lief Glariola 09 davon und überließ seine Hirschkühe Wisdom 11, der sie in seine ohnehin bereits beeindruckend große Sammlung aufnahm.

Die Aktionen der männlichen Hirsche nahmen zwar meine Aufmerksamkeit zum größten Teil in Anspruch, das völlig andere Verhalten der Hirschkühe war aber ebenso bemerkenswert. Wie die Hirsche, so konzentrierten sie sich auch darauf, ihren Beitrag zur Fortpflanzung zu leisten. Für eine

Hirschkuh bedeutet das hin und wieder eine Paarung, vor allem aber Fressen, Ausruhen und das Bestreben, nicht vom Harembesitzer belästigt zu werden. Er mag es nicht, wenn sie sich zu weit entfernt und sich nicht auf Wunsch paart, also fügt sie sich, damit sie nicht angebrüllt, verfolgt oder manchmal auch getreten wird. Dennoch klebt sie nicht an ihm. Wenn es ihr überhaupt nicht gefällt, kann sie auch davonlaufen und sich einem anderen Harem anschließen oder ebenfalls treten. Wenn alles gut geht, sie gesund bleibt und die erforderlichen Nährstoffe und Kalorien erhält, wird im nächsten Frühjahr ein neues Hirschkalb geboren.

Welches Hormon die auffälligen Eigenschaften verursacht, durch die sich die Hirsche von den Hirschkühen unterscheiden – darunter auch die Neigung der Männchen, oftmals in rascher Folge zu kämpfen und sich zu paaren – ist leicht zu erraten. Die Rothirsche von Rum sind ein idealer Einstieg zur Beantwortung der Frage, wie und warum Testosteron das Konkurrenzverhalten anheizt, sodass es manchmal sogar in Gewalt zwischen ausgewachsenen Männchen gipfelt.

AUSRUHEN

Während der längsten Zeit im Jahr besteht für Wisdom 11, Tattler 06, Glariola 09 und die anderen männlichen Hirsche kaum Anlass zum Konkurrieren: Die Hirschkühe können nicht trächtig werden und sind deshalb sexuell nicht attraktiv. Sie leben getrennt von den Männchen in Gruppen vorwiegend verwandter Weibchen, kümmern sich um ihre Jungen und weiden. Die Hirsche wissen auch in ihren Junggesellenherden, wer der Chef ist, und wenn sich die Rangfolge nicht klären lässt, werden Konflikte in der Regel gelöst, ohne dass im

Kampf aufs Ganze gegangen werden muss. Gebrüll oder Parallelmärsche gibt es nicht, und Geweihe prallen nicht aufeinander, sondern fallen nach der Brunft ohnehin ab.

Die Hirschkühe führen rund ums Jahr ein relativ ruhiges, stabiles Leben. Hin und wieder gibt es Streitigkeiten, die aber nicht in Gewalttätigkeit ausarten. Sie verfolgen einander, stoßen sich mit den Nasen an und treten in seltenen Fällen mit den Hinterbeinen aus oder fechten es mit den Vorderbeinen aus. (Dieses »Boxen« ist auch unter den männlichen Hirschen außerhalb der Brunft die Form des Kampfes.) Die Stellung als dominierende Hirschkuh kann sich dadurch auszahlen, dass sie Zugang zu den besten Weidegebieten hat. Das führt zu einer besseren körperlichen Verfassung, die sich ihrerseits im Laufe eines Lebens in Form einer größeren Zahl überlebender Jungtiere äußert.[10] Aber da es keine Entsprechung zu dem Gegenstand gibt, um den die Männchen in jeder Saison kämpfen – keine Art großes Fortpflanzungslos –, müssen die Hirschkühe auch nicht so aggressiv sein. Wichtig ist, dass sie wohlgenährt und gesund sind. Eine erfolgreiche Hirschkuh bringt unter Umständen jedes Jahr ein Junges zur Welt, das sind während ihres Lebens bis zu 14 Kälber[11], ein erfolgreicher Hirsch wie Wisdom 11 hingegen wird in einem Jahr zum Vater von insgesamt bis zu 30 Jungen. 2019 hatte er ungefähr 15 Kälber gezeugt, das waren erstaunliche 25 Prozent der Gesamtzahl aller jungen Hirsche, die in dieser Saison geboren wurden und für die Hirsche von Rum ein Weltrekord. Und das in einer Gruppe von fast 90 ausgewachsenen Männchen.[12]

Sowohl die Hirsche als auch die Hirschkühe brauchen für ihre unterschiedlichen Fortpflanzungsstrategien viel Energie, die Geschlechtshormone tragen dazu bei, diese Energie je nach Bedarf zu lenken.[13]

Ein vielbeschäftigter, dominierender Haremsbesitzer hat während der Brunft keine Zeit für Luxus wie das Fressen: Er wendet in dieser Phase nur rund fünf Prozent seiner Zeit für die Nahrungsaufnahme auf.[14] Außerhalb der Saison hingegen ist er die meiste Zeit mit Fressen und Ausruhen beschäftigt, den Weibchen geht es das ganze Jahr über so. Außerdem muss er seine Fettvorräte aufbauen und speichern, damit er die notwendige Energie besitzt und sich auf Konkurrenz und Paarung konzentrieren kann, und er muss unverletzt bleiben. Solche Ziele kann er aber nicht erreichen, wenn er ein Hitzkopf und Rowdy ist; deshalb nützt es allen, wenn sie lernen, miteinander zurechtzukommen.

Begünstigt wird der Gleichmut der Hirsche durch eine physiologische Veränderung: Nach der Brunft stellen die Hoden ihre Tätigkeit nach und nach ein, und der T-Spiegel im Blut sinkt auf sehr geringe Werte ab. Das Ganze gleicht einer vorübergehenden Kastration. Da keine Aussichten auf Fortpflanzung bestehen, werden Sperma und T nicht gebraucht. Die Hirsche ruhen sich aus.

GEWEIH HOCH!

Im Spätsommer, wenn die Tage kürzer werden und der Herbst vor der Tür steht, erwachen die Hoden der Hirsche aus ihrem Schlaf. Ihre Größe und ihr Gewicht verdreifachen sich, und sie fahren die T-Produktion auf das Maximum hoch.[15] Zuvor hat die Wirkung des Hormons auf Körper und Gehirn bereits dafür gesorgt, dass die jahreszeitliche Steigerung des T-Spiegels die Aufgabe erfüllen kann, ohne bei null anfangen zu müssen. Testosteron legt das Fundament für aggressive Konkurrenz, bevor der Hirsch überhaupt fortpflanzungsfähig wird. Schon vor der Geburt sorgt es für die männliche Prägung der Fortpflanzungsorgane. In der Pubertät lassen typisch männliche T-Konzentrationen längere, kräftigere Knochen und mehr Muskelmasse entstehen – ein großer Hirsch wiegt unter Umständen fast doppelt so viel wie eine durchschnittliche Hirschkuh. Außerdem lässt T in der Pubertät den Kehlkopf eines Hirsches länger werden. Ein längerer Stimmapparat bringt eine tiefere Stimme hervor[16]; genau wie Männer, deren Stimme so klingt, als ob sie das Sagen haben, so schüchtert auch die tiefere Stimme eines Hirsches seine Konkurrenten ein und lockt Weibchen an.

Im Vorfeld der Brunft ist der Testosteronspiegel weitaus höher, als er zur Unterstützung der Spermienproduktion sein müsste – diese setzt sich auch bei relativ niedrigem T-Spiegel ganz normal fort. Wozu also ist das zusätzliche T da? Es geht nicht um Sex, sondern um Krieg. Das übermäßige T trägt dazu bei, dass die Männchen Furcht einflößende, bessere Kämpfer werden.

Im vorangegangenen Frühjahr, ganz am Ende der Brunft, haben die Hirsche ihr Geweih abgeworfen. (Die Abbildung auf Seite 214 zeigt, wie sich T-Spiegel, Aggression und Geweihwachstum im Laufe der Jahreszeiten verändern.) Anschließend wächst es sofort wieder nach, aber bis zum Spätsommer ist es vom »Bast« bedeckt, einem weichen, samtartigen Überzug, und nicht besonders kräftig. Der Bast sichert die Blutzufuhr für das wachsende Geweih und reichert es mit Wachstums- wie auch anderen Nährstoffen an, sodass es jeden Tag um fast zwei Zentimeter länger werden kann.[17] (Der Bast der Geweihe ist bei Internet-Händlern sehr beliebt: Sie behaupten, er würde Stress vermindern, Erektionsstörungen kurieren und Libido, Kraft und sogar die T-Produktion steigern.) In diesem Stadium gleicht der Hirsch einem Ritter

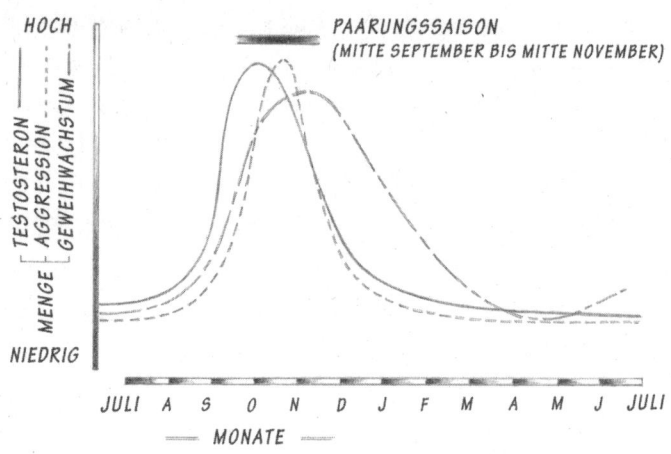

*T, Aggression und Veränderungen am Geweih
eines Hirsches im Laufe der Jahreszeiten*

mit Plastikschwert, das in einer ledernen Scheide festgeklebt ist.

Wenn der T-Spiegel im August und September steigt, sorgt er dafür, dass der Hirsch das riesige Knochengebilde auf seinem Kopf gut gebrauchen kann. Ebenso wie beim Menschen steigert ein hoher T-Spiegel auch hier die Kalkeinlagerung in die Knochen und macht sie damit kräftiger.[18] Bei Hirschen findet die Kalkeinlagerung vor allem im Geweih statt. Deshalb sind Geweihknochen ungefähr dreimal so kräftig wie die anderen Knochen des Tiers. Hirsche mit einem höheren T-Spiegel haben ein kräftigeres Geweih, das im Kampf weniger leicht bricht, womit sie in der Hierarchie des Rudels besser aufsteigen können. Der hohe T-Spiegel unterbricht auch die Blutversorgung aus dem Bast, sodass dieser schließlich abfällt und die scharfen Spitzen des Geweihs freilegt. Jetzt gibt es nichts mehr zu verbergen.

Darüber hinaus bereitet der hohe T-Spiegel den Hirsch auch auf die Brunft vor. Er fördert das Muskelwachstum am Hals, sodass sich dessen Umfang verdoppelt. Wie beim Menschen ist der Halsumfang auch bei Hirschen ein recht zuverlässiges Anzeichen für die kämpferischen Fähigkeiten – aber bei Hirschen ist er noch wichtiger. Größere Halsmuskeln tragen dazu bei, dass das starke Geweih gut eingesetzt werden kann, beispielsweise wenn es dazu dient, einen Gegner zu Boden zu drücken und ihm dann größere Schäden zuzufügen. T fördert auch das Wachstum einer zottigen Mähne am Hals des Hirsches, die ihn größer und damit noch einschüchternder erscheinen lässt.[19]

Außerdem hat T bei den Hirschen einen weiteren Effekt: Es steigert die Produktion roter Blutzellen und verstärkt damit den Sauerstofftransport. Mehr Sauerstoff in den arbeitenden Muskeln verhilft dem Hirsch in einem anstrengenden Kampf zu besserem Durchhaltevermögen.[20]

T UND VERHALTEN

Ein hoher T-Spiegel ist für die Rothirsche beim Kämpfen sicher hilfreich. Natürlich gäbe es ohne T auch keine Samenzellen, die DNA tragen und ihre Gene an die nächste Rothirschgeneration weitergeben. Aber wie sieht es mit der Wandlung des Verhaltens vom freundlichen zum wilden Hirsch aus? Wird sie dadurch verursacht, dass Testosteron unmittelbar auf das Gehirn einwirkt, Nervenschaltkreise verändert und den Hirsch zu aggressivem Verhalten anstachelt? Vielleicht, aber das ist nur eine Hypothese. Wie wir alle wissen, ist eine Korrelation oder ein Zusammenhang nicht gleichbedeutend mit einer Kausalität. Und selbst wenn T aggressives Verhalten verursacht, muss es das Gehirn dazu nicht unmittelbar verändern.

Einer Alternativhypothese zufolge werden die Hirsche einfach dadurch aggressiver, dass T sie mit einem großen Geweih und kräftigen Muskeln ausstattet. Diese haben Einfluss auf die Sozialbeziehungen, und diese wiederum wirken sich auf das Verhalten aus. Vielleicht steigert T auch das sexuelle Interesse an den Hirschkühen, das dann die Männchen anstachelt, miteinander zu konkurrieren. Oder aber das aggressive Verhalten lässt sich überhaupt nicht mit dem T erklären, sondern hat andere Ursachen. Es könnte sogar die umgekehrte Kausalbeziehung gelten – dann sorgt aggressives Verhalten für einen hohen T-Spiegel.

Wie können wir das feststellen? Nehmen wir einmal ein Beispiel, das vielen Eltern vertraut sein dürfte: Zucker und die Aktivität von Kindern. Mein Sohn Griffin freut sich jedes Jahr auf Halloween, aber nachdem er eine gewisse Menge Süßigkeiten gegessen hat, ist er einfach nicht ins Bett zu bekommen. Was ist die Ursache für dieses verrückte Verhalten zur Zubettgehzeit? Einer Hypothese zufolge lässt ihn der Zucker, den er und die anderen kleinen Naschkatzen gegessen haben, herumlaufen – vielleicht weil der Körper die zusätzliche Energie verbrauchen muss. Viele von uns haben schon mit eigenen Augen gesehen, dass Kinder aus dem Häuschen geraten, nachdem sie etwas Süßes gegessen haben. Wir können also vernünftigerweise annehmen, dass der Zucker für die Aufgedrehtheit sorgt.

Aber wie wäre es, wenn Griffins hohe Energie nicht aus dem Zucker stammt, sondern Halloween der Grund für seine Aufregung ist? Er hatte mit Freunden einen lustigen Abend verbracht, sich als Außerirdischer kostümiert und darauf gefreut, auf absehbare Zeit jeden Tag eine Menge Süßigkeiten zu essen. Nach dieser Hypothese steht der Zucker zwar mit dem aufgeregten Verhalten in Zusammenhang, ist aber nicht seine Ursache.

Wie können wir herausfinden, ob der Zucker die Aufgedrehtheit verursacht hat oder nur mit der wahren Ursache in Verbindung steht? Dazu sollten wir unsere Beobachtungen mit anderen Informationen in Verbindung bringen: Ist ein Mechanismus bekannt, durch den ein erhöhter Blutzuckerspiegel eine Zunahme der Aktivität verursacht? Drehen auch andere Tiere nach zu viel Zucker ein wenig auf? Gibt es unabhängige Anhaltspunkte dafür, dass das soziale Umfeld sich auf die Aktivität von Kindern auswirkt?

Wir könnten auch eine Art Experiment mit »Entfernen und Ersetzen« machen, wie Bertolt es mit den Hoden von Hähnen tat (siehe Kapitel 2). Dieses Mal entfernen und ersetzen wir den Zucker in den Süßigkeiten. Wir könnten die Umwelt so konstant wie möglich halten, und dann isst Griffin eine Woche lang vor dem Zubettgehen zuckerfreie Bonbons (die durch irgendein Wunder wie die »echten« Bonbons schmecken). Anschließend folgt eine Woche mit zuckerhaltigen Süßigkeiten. Würde sich dabei herausstellen, dass er in der Woche, in der er die zuckerhaltigen Bonbons ist, deutlich schwerer zur Ruhe kommt, wäre die Zuckerhypothese gestützt.[21] Wenn er aber überhaupt keine Schwierigkeiten hat, sich zu entspannen und die ganzen zwei Wochen jeden Abend ohne Protest ins Bett geht – ha! – dann wäre die Tür für die »Party-Hypothese« immer noch geöffnet.

Das Prinzip ist klar. Nur mit sorgfältigen Experimenten kann bewiesen werden, was die Ursache ist, wichtig ist dabei auch die Übereinstimmung mit anderen gut belegten Theorien. (Experimente gemäß solchen Richtlinien wurden für die Zuckerhypothese tatsächlich angestellt, und wie sich dabei herausgestellt hat, ist sie ein Mythos.)

Zwischen Hormonen und Verhalten bestehen niemals einfache Zusammenhänge, insbesondere wenn sie, wie bei den meisten Wildtieren, in einem komplizierten sozialen und ökologischen Umfeld betrachtet werden. Wenn es aber um physische Aggression geht, zeigen Experimente mit dem »Entfernen und Ersetzen« bei mehreren Arten in freier Wildbahn wie auch in Gefangenschaft, dass T an vorderster Front steht. Solche Experimente wurden an den Hirschen von Rum schon in den 1970er-Jahren angestellt, sie waren damit die ersten derartigen Versuche an Wildtieren überhaupt.[22]

Um herauszufinden, welche Rolle T für das Aggressionsverhalten der Rothirsche spielt, kastrierten die Wissenschaftler auf Rum zu verschiedenen Jahreszeiten zu Beginn und Ende der Paarungssaison drei Hirsche. Ohne Testosteron verloren sie schon bald das Geweih. Ein neues Geweih begann zu wachsen, aber es war missgebildet, hatte keine Verzweigungen und war auch dann noch mit dem Bast bedeckt, wenn dieser gewöhnlich abgelegt wurde. Die Halsmuskulatur blieb in ihrem kleineren sommerlichen Zustand, auch die zottige Mähne wuchs nicht zu der üblichen Zeit vor der Brunft. Wenn die unversehrten Hirsche den Bast ablegten und »harte Hörner« bekamen, konnten die kastrierten Hirsche mit ihren weichen, kleinen Hörnern nicht mehr mithalten, selbst wenn sie es gewollt hätten. Ihre Aggression und damit ihre soziale Stellung sanken. Aber es schien ihnen nichts auszumachen. Der einstmals sexuell wirksame Geruch der paarungsbereiten Hirschkühe erregte die kastrierten Hirsche nicht mehr, sie machten auch keine Anstalten, zu röhren oder ihre üblichen Brunftgebiete aufzusuchen.

Durch die Kastration verminderte sich die Aggression der Hirsche, aber die Wissenschaftler und Wissenschaftlerinnen konnten nicht mit Sicherheit sagen, ob die Verhaltensveränderung durch das Fehlen von Testosteron und seiner Wirkung auf das Gehirn oder einen anderen, indirekteren Effekt verursacht wurde. Vielleicht war das Fehlen der T-Wirkung auf die Hörner entscheidend. Die Hirsche könnten gefügiger gewesen sein, weil sie oder ihre Geschlechtsgenossen erkannten, dass sie keine ebenbürtigen Konkurrenten waren.

Um diese Frage zu beantworten, ersetzten die Forschenden später das T. Sie verabreichten den kastrierten Hirschen mit langsam wirkenden Kapseln eine Testosteronmenge, die für die Brunft typisch war. Auf diese Weise sorgten sie zweimal im Jahr, nämlich innerhalb und außerhalb der normalen Brunftphase, für einen höheren T-Spiegel, um so die Auswirkungen auf das Sexual- und Aggressionsverhalten beurteilen zu können. Waren die geweihlosen, kastrierten Hirsche auf diese Weise dem T ausgesetzt, kehrte ihr Interesse an den Hirschkühen zurück – sie näherten sich den Weibchen und versuchten, einen Harem um sich zu scharen. Der Effekt auf die Sexualität trat aber nur während der Brunft auf, wenn die Kühe fruchtbar waren. Außerhalb der Brunft, wenn die Weibchen nicht empfängnisbereit waren, hatte das T auf das sexuelle Interesse der Hirsche keine Auswirkungen. Vermutlich lag es daran, dass die anderen Informationen aus der Umwelt, die das Sexualverhalten anregen, nicht vorhanden waren. Insbesondere fehlten der Geruch und die Fruchtbarkeit der Hirschkühe sowie die Veränderung der Tageslänge als Signal für den Beginn der Brunft.

Die derart behandelten Hirsche mit dem jetzt hohen T-Spiegel kümmerten sich außerhalb der Saison zwar nicht um Sex, wohl aber um Dominanz. Dafür spielte die Jahreszeit – innerhalb oder außerhalb der Brunft – keine Rolle. Mit den zugeführten T-Kapseln suchten die zuvor so gefügigen Hirsche den Kampf mit benachbarten Männchen, und das, obwohl ihr Geweih noch nicht vollständig nachgewachsen war und nach wie vor den weichen Bast trug.

Solche Befunde zeigen, dass Testosteron notwendig ist, allein aber nicht ausreicht, damit sich das Sexualverhalten ausprägt. Erforderlich sind auch die richtigen Reize aus der Umwelt, seien es fruchtbare Weibchen oder irgendetwas, das mit ihrer Fruchtbarkeit in Verbindung steht. Außerdem machen die Beobachtungen deutlich, dass die Auswirkungen von T auf die Aggression zwischen Männchen wahrscheinlich nicht auf irgendeine Begleiterscheinung des T wie ein großes Geweih mit scharfen Spitzen, das aggressive Verhalten anderer Männchen oder auch die Gegenwart fruchtbarer Weibchen und eine hohe Libido zurückzuführen sind. Entsprechende Experimente liefern nie schlüssige Beweise, sind aber auch keine ernsthaften Erklärungsalternativen. Die vorhandenen Beobachtungen an Rothirschen und vielen anderen Tieren legen stark den Verdacht nahe, dass T in solchen Fällen die Aggression begünstigt, weil es auf das Gehirn wirkt.

Sexualität und Aggression sind zwar häufig gekoppelt, die Tatsache, dass T die beiden Eigenschaften aber auch getrennt vermitteln kann, ist unter Evolutionsgesichtspunkten plausibel. Bei vielen männlichen Tieren, darunter sowohl solche mit jahreszeitlicher Paarung (wie den Rothirschen) als auch solche, bei denen die Paarung nicht jahreszeitenabhängig ist (beispielsweise Schimpansen) werden Dominanzbeziehungen festgelegt und neu ausgehandelt, wenn keine fruchtbaren Weibchen in der Nähe sind. Solche Beziehungen bestimmen mit darüber, welche Reviere und andere Ressourcen die Männchen sich aneignen können, und das hat später Auswirkungen darauf, ob sie Partnerinnen finden. Mit anderen Worten: Aggression zahlt sich selbst dann aus, wenn es nicht unmittelbar um Partnerinnen geht. Veränderungen des

T-Spiegels können den Männchen helfen, ihre zukünftige Fortpflanzung zu planen.

SELEKTION UND SEXUALITÄT

Manche Hirsche zeugen keine Nachkommen. Aus evolutionärer Sicht könnten sie ebenso gut tot sein, denn ihre Gene sterben mit ihnen. Entsprechend haben Hirsche, die das Monopol auf Hirschkühe besitzen und Geschlechtsgenossen ausschließen, trotz des größeren Verletzungsrisikos einen Evolutionsvorteil. Hirsche, deren Gene für einen geringfügig größeren, muskulöseren Körper oder ein spitzeres Geweih sorgen, haben in der Regel mehr Nachkommen als ihre Konkurrenten, und wenn sie nur ein wenig mutiger sind und andere Hirsche ein wenig mehr verletzen können, verbessern sich ihre Fortpflanzungschancen ebenfalls. Das ist die Erklärung dafür, warum die männliche und die weibliche Form dieser Spezies im Laufe der Generationen immer unterschiedlicher geworden sind.

Rothirsche sind unter anderem deshalb ein überzeugendes Beispiel dafür, wie T sich auf männliche Tiere auswirkt, weil sie sich zu einer bestimmten Jahreszeit fortpflanzen. In Verbindung mit den jahreszeitlichen Schwankungen des sozialen und physikalischen Umfeldes setzt das Auf und Ab von T deutlich erkennbare, dramatische Veränderungen in Gang: Die Hirsche werden von samenlosen, unbewaffneten, relativ friedlichen Tieren zu sexuell aufgeladenen, aggressiven, gefährlichen Individuen. Aber Rothirsche besitzen viele sexuelle Ungleichheiten, die unter Tieren allgemein verbreitet sind. Insbesondere können die Männchen in kürzerer Zeit mehr Nachkommen hervorbringen als die Weibchen.

Die Asymmetrie beginnt schon bei der Größe und Zahl der Eizellen (sie sind groß und nicht zahlreich) im Vergleich zu den Samenzellen (die klein und in großer Zahl vorhanden sind und ständig produziert werden) und setzt sich mit dem Körperbau weiblicher und männlicher Säugetiere fort.[23] Die Weibchen müssen die Nachkommen während der Entwicklung in ihrem eigenen Körper aufnehmen und ernähren, in dieser Zeit sind sie nicht in der Lage, weitere Nachkommen hervorzubringen. Die meisten männlichen Säugetiere hingegen tragen zu jedem Nachkommen nur ihre DNA bei, es steht ihnen frei, die »überschüssige« Zeit und Energie in die Bemühungen um weitere Partnerinnen zu investieren. Solche Unterschiede führen zu einem berechenbaren, geschlechtstypischen Verhaltensmuster: Für die Männchen steht die Konkurrenz um Partnerinnen an erster Stelle, für die Weibchen hingegen ist die Beschaffung der Ressourcen wichtig, die sie für Gesundheit und Überleben brauchen; außerdem müssen sie sich körperlich geeignete Paarungspartner auswählen.[24]

Der Erste, der diese Gesetzmäßigkeit der Geschlechtsunterschiede beschrieb und erklärte, war der britische Naturforscher Charles Darwin. In seinem 1859 erschienenen Werk *Der Ursprung der Arten* schrieb er:

»Bei dieser Selektionsform geht es nicht um einen Kampf ums Dasein gegen andere Lebewesen oder äußere Bedingungen, sondern um einen Kampf zwischen Individuen eines Geschlechts, im Allgemeinen des männlichen, um den Besitz des anderen.«[25]

Wie ich schon in Kapitel 2 erwähnt habe, bezeichnete Darwin diesen Vorgang als *sexuelle Selektion*. Sie begünstigt nicht Merkmale, die im »Kampf ums Dasein« helfen wie ein dichtes

Fell als Kälteschutz oder eine Tarnung zur Täuschung natürlicher Feinde, sondern Eigenschaften, mit denen das Tier sich besser Paarungspartner beschaffen kann. Ein Geweih hilft, Nachwuchs zu zeugen, weil es den Hirschen hilft, Hirschkühe zu gewinnen.

Konkurrenz zwischen Geschlechtsgenossen (und zwar, wie schon Darwin feststellte, in der Regel Männchen) um Paarungsgelegenheiten ist nur eine Form der sexuellen Selektion.[26] Die andere besteht darin, dass ein Geschlecht (in der Regel die Weibchen) unter den Angehörigen des anderen Geschlechts seine Wahl trifft. Bei Vögeln ist das ein vertrautes Phänomen. Darwin formulierte es so:

»Der Rote Felsenhahn aus Guyana, Paradiesvögel und andere kommen zusammen, und dann balzen die Männchen nacheinander höchst kunstvoll und prahlen nach Kräften mit ihrem prachtvollen Gefieder, auch führen sie merkwürdige Possen vor den Weibchen auf, die als Zuschauer dabei stehen und schließlich den attraktivsten Partner wählen.«[27]

Das Musterbeispiel für diese Form der sexuellen Selektion durch Partnerwahl ist der Pfau mit seiner Schleppe aus langen, leuchtend bunten, dekorativen Federn. Das Pfauenweibchen dagegen sieht unscheinbar und langweilig aus. Darwin grübelte lange über diese Form des Geschlechtsdimorphismus nach und äußerte 1860 in einem Brief an seinen Freund, den Botaniker Asa Gray von der Harvard University, die berühmte Klage: »Der Anblick einer Feder aus einem Pfauenschwanz macht mich jedes Mal, wenn ich sie ansehe, ganz krank!«[28]

Den Schmuck der Vogelmännchen erklärte Darwin in seinem zweiten, 1871 erschienenen Meisterwerk *Die Abstammung des Menschen*:

»Es ist nicht schwierig zu verstehen, auf welche Weise männliche Vögel nach und nach ihre ornamentalen Charaktere erlangt haben. Alle Tiere bieten individuelle Verschiedenheiten dar, und da der Mensch seine domestizierten Vögel dadurch modifizieren kann, dass er die Individuen auswählt, welche ihm am schönsten erscheinen, so wird auch die gewöhnlich oder selbst nur gelegentlich eintretende Vorliebe des Weibchens für die anziehenderen Männchen beinahe mit Sicherheit zur Modifikation der Männchen führen; und derartige Modifikationen können dann im Verlaufe der Zeit beinahe in jeder Ausdehnung vermehrt werden, solange sie nur mit der Existenz der Spezies verträglich sind.«[29]

In Wirklichkeit ist die Selektion durch Partnerwahl komplizierter, als Darwin es sich vorgestellt hatte, aber grundsätzlich war seine Idee richtig. Sie erklärt manche Aspekte des Geschlechtsdimorphismus bei vielen Arten, nicht nur bei Vögeln, sondern auch bei Amphibien, Fischen, Reptilien und Primaten. Wenn Weibchen sich aktiv bestimmte Männchen als Partner wählen – ob es nun der Schönste, der Mutigste, der Musikalischste, der Hinterlistigste oder der ist, der am angenehmsten riecht –, ihre »Entscheidungen« werden zu nachdrücklichen Triebkräften für die Evolution seiner sekundären Geschlechtsmerkmale, das heißt, jener Merkmale, die während der Pubertät entstehen und durch die sich die Geschlechter unterscheiden und die nicht unmittelbar am physischen Akt der Fortpflanzung mitwirken.[30]

WEIBLICHE AGGRESSION

Auch bei weiblichen Tieren kann die Evolution häufiger auftretende heftige Aggression hervorbringen, insbesondere wenn die Weibchen unmittelbar um Ressourcen wie Nahrung, Nistplätze oder Männchen konkurrieren müssen.[31] Solche für die Fortpflanzung wichtigen Ressourcen können indirekt von einem Partner zur Verfügung gestellt werden (der auch gute Gene liefert), in manchen Fällen werden sie aber verstärkt, indem die Fortpflanzungsfähigkeit der Konkurrenz beseitigt wird. Ein erstaunliches Beispiel sind die Weibchen der Nacktmulle, die in unterirdischen Kolonien in der afrikanischen Wüste leben.[32] Die kleinen, harmlosen Nagetiere sehen mit ihrer gerunzelten rosa Haut ein wenig aus wie ein Penis mit Zähnen. Die Weibchen sind gegenüber den Männchen dominant. Ein aggressives Weibchen kann andere Weibchen so heftig herumstoßen und belästigen, dass ihre Eierstöcke durch den Stress die Funktion einstellen und unfruchtbar werden. Anschließend hat die Nacktmull-»Königin« ihre Lieblingsmännchen für sich.

Berüchtigt ist auch die weibliche Tüpfelhyäne, die so aggressiv ist, dass selbst abgebrühteste Experten sie kaum von einem Männchen unterscheiden können. (Ihre Klitoris, mit der sie Wasser lässt, sich sexuell betätigt und Junge zur Welt bringt, sieht wie ein Penis aus.[33] Sie besitzt sogar einen überzeugend aussehenden Pseudo-Hodensack.)

Ein weiteres Beispiel ist das weibliche Erdmännchen: Wenn sie dominant ist, hat sie innerhalb der Gruppe für fünf bis zehn Jahre das Monopol auf die Paarungsgelegenheiten. Eine solche Spitzenposition zu erringen, zahlt sich aus, und sie kämpft energisch dafür – neben anderen heimtückischen Taktiken tötet sie die Jungen ihrer Rivalinnen.[34]

In diesen Fällen ist der hormonelle Einfluss auf die weibliche Aggression nicht gut erforscht. Anders als bei den Männchen gibt es hier keinen eindeutigen Zusammenhang mit dem Testosteron. Manches spricht aber dafür, dass der Einfluss von T vor der Geburt zumindest in einigen Fällen wichtig ist. Bei Erdmännchen und Hyänen zum Beispiel haben dominierende Weibchen während der Trächtigkeit einen höheren T-Spiegel als schwangere Untergebene, und die Jungen, die von solchen hochrangigen Müttern zur Welt gebracht werden, sind am Ende aggressiver als die Nachkommen der untergeordneten Weibchen. Auch hier könnte also ein hoher T-Spiegel das Gehirn der weiblichen Föten so prägen, dass ihre Aggression sich im ausgewachsenen Zustand verstärkt.

Wenn Weibchen davon profitieren, dass sie sehr aggressiv sind, handelt es sich bei dem Hormon, das die Aggression auf geeignete Ziele richtet, in der Regel nicht um T. Weibchen haben andere Trümpfe im Ärmel, wenn Aggression sich für die Fortpflanzung auszahlt. Auf den hormonellen Mechanismus der Männchen brauchen sie nicht zurückzugreifen.

Weibchen können aggressiv werden, wenn ihr Fortpflanzungserfolg auf dem Spiel steht, beispielsweise weil ihre Jungen bedroht werden oder wenn sie um Ressourcen, Partner oder ihre Stellung konkurrieren müssen. Insgesamt aber profitieren Weibchen im Vergleich zu Männchen häufiger davon, vorsichtig zu sein und ein langes, gesundes Leben zu führen. Das wiederum wird durch ein niedrigeres Aggressionsniveau möglich.

KOORDINATION UND KOMMUNIKATION

Dass sexuelle Selektion auf den Körper wirkt, ist klar, sie wirkt aber auch auf das Verhalten. Das ist plausibel: Es wäre bizarr, wenn Tiere mit besonderen Waffen wie Geweihen oder einem auffälligen Schwanz ausgestattet wären und dann keine Neigung verspüren würden, sie zur Bedrohung anderer oder zum Anlocken von Partnerinnen einzusetzen. Die Evolution verschwendet nicht gern Energie, und Gene für aufwendige, nutzlose Merkmale werden in der Regel aus den Populationen ausgemerzt.

Hirsche sind motiviert, einem Konkurrenten ein Bein zu verletzen oder die Augen auszustechen, wenn sich die Gelegenheit ergibt, und dass insbesondere dann, wenn der andere durch sein Handicap gezwungen wird, seine Hirschkühe aufzugeben. Und die Neigung, um diese Kühe zu kämpfen und sich mit ihnen zu paaren, kommt genau zur richtigen Zeit – wenn sie empfängnisbereit sind.

Starke, rücksichtslose Kämpfer mit sexuellen Wünschen zeugen mehr Nachkommen, diese tragen die Gene ihres Vaters für eine starke Libido und Kampfeslust weiter. In den Männchen der nächsten Generation werden diese Gene dann vom T hochreguliert. Bequemerweise löst T auch das Problem, dass Weibchen die gleichen Gene besitzen: Der niedrige T-Spiegel sorgt dafür, dass sie ihre Wirkung nicht entfalten.

Wer nur zu bestimmten Zeiten über Waffen verfügt, muss genau darauf achten, die anderen Männchen nur zu diesen Zeiten zu provozieren. Alles andere würde dem Versuch gleichen, einen Raubüberfall mit einer Banane anstelle der Pistole zu verüben – was vielleicht hin und wieder geschieht, wahrscheinlich aber nicht erfolgreich endet. Wenn ein Tier entweder keine Waffen zum Kämpfen oder nicht die Gelegenheit zu ihrer Benutzung hat, können auch die Samenzellen kaum etwas bewirken. Die Aufgaben des Testosterons sind Koordination und Kommunikation, und die erfüllt es sehr wirksam. T ist die Lösung der sexuellen Selektion für die Aufgabe, Anatomie und Physiologie der Fortpflanzung mit den Verhaltensweisen in Einklang zu bringen, die zu ihrer Nutzung notwendig sind.

VERLIERERECHSEN UND ENGAGIERTE VÄTER

Der Stachelleguan *Sceloporus jarrovii*, der in Mexiko und im Gebirge im Südosten Arizonas vorkommt, ist polygyn und brütet nur zu bestimmten Jahreszeiten. Die Reptilien sind klein und haben kein Geweih, aber was ihre Fortpflanzung angeht, ähneln sie bemerkenswert stark den Rothirschen. Außerhalb der Paarungssaison leben die Männchen dicht gedrängt in »Ansammlungen«, wo sie von ihren Artgenossen regelmäßig herumgestoßen und getreten werden. Aber damit gehen sie gelassen um.

Die männlichen Echsen zeigen drei unterschiedliche Ebenen der aggressiven Revierverteidigung: Im Winter, außerhalb der Paarungssaison, findet sie fast überhaupt nicht statt. Im Sommer, wenn die Reviere abgesteckt werden, ist sie gering, im Herbst während der Paarungssaison stark. Im Winter und Frühjahr müssen die Tiere Energie speichern und Ärger (das heißt unnötige Konflikte) vermeiden, damit sie während der Paarungssaison in bester Kampfbereitschaft sind.

Damit der Frieden gewahrt bleibt und ihre Fettpolster zunehmen, erreicht der T-Spiegel im Winter einen Tiefpunkt. Sobald aber der Sommer kommt, setzt der Groll ein, und wenn die Männchen in ihre Paarungsgebiete zurückkehren, beginnt die alljährliche Konkurrenz um Status, Reviere und letztlich um Partnerinnen.

Die Weibchen erscheinen erst im Herbst auf der Bildfläche. Jetzt haben die Männchen ein wertvolles Ziel, um das sie kämpfen können, und dafür heben sie sich ihre heftigste Aggression auf. Vorerst jedoch, im Sommer, brüllen und rangeln die Burschen nicht, sondern sie machen sich mit einer Art Liegestütze nach Echsenart wichtig und vollführen auch andere auffällige Bewegungen: So wackeln sie mit dem Kopf und zittern, was offensichtlich beängstigend wirkt. Wer einen Echsen-Liegestütz nicht zur Kenntnis nimmt, tut das auf eigene Gefahr! Ist ein männlicher Nachbar gegenüber den Darbietungen eines Bewohners gleichgültig, kann er damit rechnen, einen Schlag abzubekommen oder gebissen zu werden. Als Unterstützung für ein solches Aggressionsniveau liegt der T-Spiegel genau auf der richtigen Höhe: Er ist zehnmal höher als im Winter. Nicht allzu hoch, nicht allzu niedrig, sondern genau richtig.[35]

Aber was ist richtig daran, dass der T-Spiegel im mittleren Bereich liegt? Was ist falsch an einen hohen T-Spiegel? Wenn er für die Fortpflanzung der Männchen von so großer Bedeutung ist, warum steigt er dann nicht schon zur Vorbereitung auf die Weibchen über das ideale Niveau hinaus an? Eine solche Echse könnte mehr und intensivere Liegestütze machen, sich ein größeres Revier sichern und am Ende mit mehr Weibchen auch mehr Junge zeugen. Und warum wird der T-Spiegel nicht einfach das ganze Jahr über hochgefahren? Könnte nicht eine Echse oder ein Hirsch mit einem ständig hohen T-Spiegel die Gegner schon aus dem Weg räumen, bevor das ganze Spiel überhaupt beginnt?

Die gleichen Fragen hat sich auch die Wissenschaft gestellt, und Ende der 1980er-Jahre wurden erstmals Experimente durchgeführt, um die Antworten zu finden. Was sich dabei herausstellte, wäre vorherzusagen gewesen: Wenn man Echsen kastriert und so das T während der Paarungssaison im Herbst entfernt, lassen Revierverhalten und sexuelles Interesse an den Weibchen nach.[36] Wird hingegen bei einer normalen, revierbewussten Echse, deren T-Spiegel im Sommer in der mittleren Zone liegt, die Konzentration des Hormons bis zu einem Maximalwert hochgefahren, der gewöhnlich erst in der herbstlichen Paarungssaison erreicht wird – und der um das Hundertfache über dem Basisniveau liegt –, nehmen Revierverhalten und aggressive Darbietungen zu.[37] (Allerdings erreichen sie nicht das maximale Niveau, solange nicht vom paarungsbereiten Weibchen das Stichwort kommt.)

Haltet die Druckpressen an! Die Wissenschaft hat gezeigt, dass Testosteron die Streitlust und die Geilheit steigert! Aber immer noch war nicht die Frage beantwortet, warum Männchen nicht ständig einen hohen T-Spiegel aufrechterhalten, um sich einen Konkurrenzvorteil zu verschaffen.

Am Ende des Sommers wurden die Echsen, deren T-Spiegel erhöht worden war, mit der »Kontroll«-gruppe verglichen – mit Tieren, die leere Implantate erhalten hatten, sodass ihr T-Spiegel sich im normalen, mittleren Bereich befand.[38] 80 Prozent dieser Echsen mit mittlerem T-Spiegel lebten noch. Sie taten, was Echsen im Sommer normalerweise tun: Drei Stunden am Tag kamen sie aus ihren Verstecken, sonnten sich, taten sich an ihren Lieblingsinsekten gütlich und verteidigten ihr Revier. Die »aufgedrehten« Echsen verbrachten mehr als die doppelte Zeit im Freien, patrouillierten durch ihre Reviere, griffen andere Echsen an und posierten. Sie verwendeten mehr Zeit auf den Energieverbrauch und weniger Zeit aufs Ausruhen und Fressen.

Vielen dieser Echsen mit höherem T gelang es, ihre Reviere zu vergrößern. Aber was die Vorbereitungen auf die Paarungssaison im Herbst anging, in der die größeren Reviere sich ausgezahlt hätten, versagten sie kläglich. Im Vergleich zur Kontrollgruppe waren die Männchen mit hohem T-Spiegel jetzt ziemlich mager oder – noch schlimmer – tot. Die Hälfte von ihnen war vorzeitig verendet. Sie hatten zu schnell losgelegt und die kostbare Energie unklug vergeudet. Die Echsen mit normalem T-Spiegel waren ausgeruht, vollgefressen und bereit für den Auftritt der Weibchen. Sie gaben ihre intelligenteren Gene an die nächsten Generationen weiter. Wer ist da der Loser?

ENGAGIERTE VÄTER

Dass man auch auf einem anderen Weg mit hohem T-Spiegel zum Loser werden kann, entdeckte der britische Evolutionsbiologe und Vogelliebhaber John Wingfield. Er wuchs in den 1950er- und 1960er-Jahren in einer ländlichen Region Englands auf, begeisterte sich für die Natur und war neugierig auf die jahreszeitlichen Veränderungen im Verhalten der Vögel seiner Gegend. Auf die Endokrinologie des Verhaltens hatte er einen Einfluss wie kaum ein anderer. Im Mittelpunkt seiner Arbeiten stand vor allem die hormonelle Regulation des Fortpflanzungsverhaltens von Singammern, einer Vogelart, die im Osten der Vereinigten Staaten zu Hause ist.

Diese mittelgroßen, braun-weißen Vögel mit ihrem melodischen Gesang brüten wie die meisten Vögel nur zu bestimmten Jahreszeiten. Wenn die dunkle Kälte des Winters dem Frühjahr Platz macht, ändern sich ihre Farben, ihr Gesang, ihr Sexualleben und ihr Konkurrenzverhalten. Wie bei

Rothirschen, Stachelechsen und anderen Tieren, die sich nur zu bestimmten Jahreszeiten fortpflanzen, verlaufen auch die Beziehungen zwischen den männlichen Vögeln relativ reibungslos, solange keine Samenzellen gebraucht werden und die Hoden mehr oder weniger inaktiv sind. Wenn aber die Temperaturen steigen und die Weibchen fruchtbar werden, konkurrieren die Männchen um die besten Reviere (vor allem indem sie andere durch Gesang vertreiben, manchmal aber auch mit Unterstützung physischer Aggression) und locken so die Weibchen mit den besten Fortpflanzungsaussichten an. In der Regel tut sich ein Männchen für eine ganze Saison in dem von ihm verteidigten Revier mit einem Weibchen zusammen, und das Paar strebt gemeinsam danach, mehrere Male eine Brut großzuziehen.

Während der Brutsaison legt das Weibchen mehrfach jeweils einige Eier und wechselt dabei immer wieder in den Zustand der Fruchtbarkeit. In solchen Phasen ist sie nicht nur für ihren Partner sexuell attraktiv, sondern auch für andere Männchen in der Umgebung, was zu einem gerüttelt Maß an »Ehebruch« führt – ungefähr ein Viertel aller jungen Singammern wurden von Männchen aus der Nachbarschaft gezeugt! Der Partner muss sie also »bewachen« und sicherstellen, dass andere Männchen auf Abstand bleiben. Außerdem muss er seine Partnerin füttern und die Jungen vor natürlichen Feinden schützen (das Weibchen bleibt meist im Nest). Zu Beginn der Paarungssaison, auf dem Höhepunkt der Konkurrenz zwischen den Männchen, ist der T-Spiegel am höchsten. Wenn aber die anfängliche Aufregung vorüber ist und die Vögel sich zu Paaren zusammengefunden haben, sinkt der Testosteronspiegel auf das ideale Niveau ab – er reicht gerade aus, damit alles Notwendige für die Paarung und für das Aufziehen der Jungen getan werden kann.

Eine vereinfachte Darstellung dieser Beziehung zwischen T und dem Brutverhalten männlicher Singammern zeigt das folgende Bild:

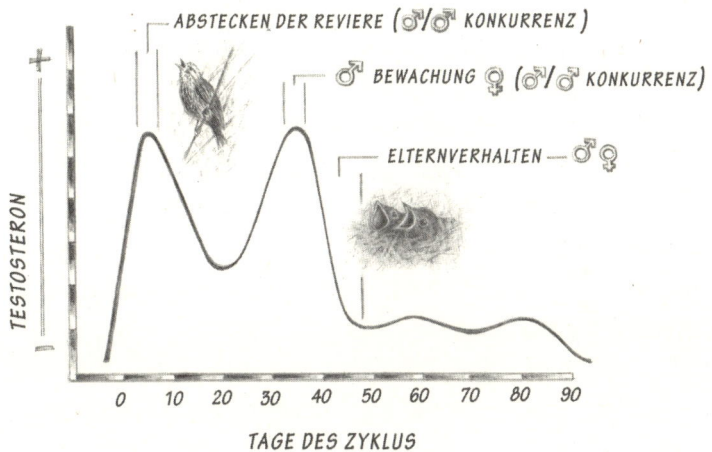

Veränderungen von Fortpflanzungsverhalten und T-Spiegel bei Singammern

Wie Wingfield nachweisen konnte, stehen solche Verhaltensänderungen mit Veränderungen des T-Spiegels nicht nur im Zusammenhang, sondern sie werden von ihm reguliert. Was geschieht, wenn Hähne, Rothirsche oder Echsen kastriert werden, wissen wir bereits: Sexualverhalten und Aggression nehmen ab. Das Gleiche, so Wingfields Erkenntnis, geschieht auch bei brütenden männlichen Singammern. Kein T, kein Fortpflanzungsverhalten. Aber was geschieht, wenn der T-Spiegel stattdessen in die Höhe getrieben wird – und zwar bei Männchen, die ihre väterlichen Pflichten erfüllen und bei denen sich das T normalerweise im mittleren Bereich befindet? Leiden die Vögel ebenso darunter wie die Echsen, die für

233

das vom T aufgeblasene Ego den Preis des Hungers zahlen und manchmal sogar sterben? Nicht ganz. Aber einen Preis bezahlten sie schon – oder genauer gesagt, bezahlten ihn dieses Mal die Jungen.

Wingfield erhöhte den T-Spiegel bei einer Gruppe von Männchen, die pflichtbewusste Väter waren und den ganzen Tag Käfer, Samen, Würmer oder andere Leckerbissen suchten, um sie zum Nest zu bringen. Mit einem erhöhten Testosteronspiegel fanden sie andere Tätigkeiten reizvoller. Statt Zeit und Ressourcen für ihre Kinder aufzuwenden, sangen die Väter mit dem hohen T-Spiegel stundenlang am Rand ihres Reviers, womit sie den Nachbarn mitteilten, sie sollten abhauen, während sie andererseits auch neue Weibchen zu beglücken versuchten. Sie vernachlässigten ihre Familien, und für ihre Jungen bestand eine größere Gefahr zu verhungern.

DIE HERAUSFORDERUNGSHYPOTHESE

In einem anderen Experiment mit Singammern setzte Wingfield männliche »Eindringlinge« (die sich einzeln in Käfigen befanden) mitten in bereits festgelegte Reviere. Die Vögel in den Käfigen sangen fröhlich, das schätzten die Revierbesitzer überhaupt nicht. Zur Verteidigung ihres hart erworbenen Reviers sangen sie ebenfalls und griffen sogar den Käfig des Eindringlings an. Wingfield und seine Arbeitsgruppe fingen diese zornigen Vögel ein und verglichen ihren T-Spiegel mit dem von Männchen aus der Nachbarschaft, die einfach ihr normales Leben führten. Die Eindringlinge im Revier – die für die Fortpflanzung eine »Herausforderung« darstellten – hatten bewirkt, dass der T-Spiegel bei den ansässigen Männchen bis zum Maximum anstieg. Jetzt war klar, dass T nicht nur die

Aggression steigern kann, sondern die Aggression steigert auch den T-Spiegel.

Wie bei den Männchen vieler Tierarten bleibt der T-Spiegel auch bei den Singammern die meiste Zeit so niedrig wie möglich, damit schädliche Auswirkungen auf Gesundheit, Überleben und Fortpflanzungserfolg vermieden werden. Möglich wird dies durch stabile Sozialsysteme und Statussignale, die der alltäglichen Aggression entgegenwirken und damit die Notwendigkeit eines hohen T-Spiegels beseitigen. In Zeiten der sozialen Instabilität hingegen, wenn die Männchen in heftige Konkurrenz um das Recht zur Paarung oder den dafür nötigen Status und die Ressourcen treten, steigt er an.[39] Kurz gesagt, schwankt der T-Spiegel je nachdem, ob ein Männchen paarungsbereit sein muss, für seine Familie sorgt oder Rivalen abwehrt. Dieses Prinzip bezeichnete Wingfield in einem 1990 erschienenen Fachartikel als *Herausforderungshypothese*.[40]

Die Herausforderungshypothese erklärt viele Befunde, die bei den verschiedensten Wirbeltieren eine Verbindung zwischen T und Aggression herstellen. Die T-Konzentration bei Männchen spricht sehr fein auf Signale aus der physischen Umgebung an; bei Arten, die sich zu bestimmten Jahreszeiten paaren, sind das beispielsweise Tageslänge und Temperatur. Solche zuverlässigen Hinweise regen die physiologischen Vorgänge und Verhaltensweisen für die Fortpflanzung an (oder dämpfen sie). Aber Signale aus der sozialen Umwelt, so Drohungen durch konkurrierende Männchen, die sexuelle Ausstrahlung von Weibchen oder das Quieken hungriger Jungtiere teilen den Männchen mit, wann sich der Aufwand eines hohen T-Spiegels lohnt oder wann er zu vermindern und die Aggression für Gelegenheiten aufzusparen ist, bei denen es für die Fortpflanzung sinnvoll ist. Das Auf und Ab des T-Spiegels dient der Anpassung[41]: Mehr T ist nicht immer besser als wenig T, abhängig von den Umständen kann es sogar tödlich sein. Die ursprünglich von Wingfield formulierte Herausforderungshypothese wurde zwar später vor dem Hintergrund neuer Befunde abgewandelt und differenziert, aber ihre Grundprinzipien wurden in Hunderten von Studien bestätigt. Sie erklärt die Zusammenhänge zwischen Testosteron und Verhalten bei Arten, die sich zu bestimmten Jahreszeiten oder immer fortpflanzen, bei monogamen und polygamen Arten von Vögeln über Fische bis zu Säugetieren und sogar bei Insekten.[42] Die Mechanismen, die der Herausforderungshypothese zugrunde liegen, sind ein Musterbeispiel für die Intelligenz der sexuellen Selektion.

Peter Ellis, ein Spezialist für die Endokrinologie der Fortpflanzung (und einer meiner Doktorväter) formulierte es so: »Die männliche Fortpflanzungsphysiologie kann man ganz grob als System zur Umwandlung von Energie in Paarungsgelegenheiten charakterisieren. In der Steuerung dieses Systems scheint die funktionelle Bedeutung der Testosteronschwankungen zu liegen.«[43]

Dass diese Aussage für Säugetiere zutrifft, ist kaum zu bezweifeln. Aber wie steht es mit uns Menschen?

KAPITEL 7
Gewalttätige Männer

SETZ DICH VERDAMMT NOCH MAL HIN!

Der Schriftsteller Daemon Fairless und seine Frau Lyana hatten am Silvestertag im kanadischen Toronto einen schönen Nachmittag verbracht und waren auf einer Eislaufbahn zum Schlittschuhlaufen gewesen. Jetzt saßen sie in der U-Bahn und freuten sich darauf, Silvester bei Lyanas Eltern zu feiern. Die ausgelassene Stimmung in der Bahn zeigte, dass die anderen Fahrgäste bereits mit dem Feiern begonnen hatten. Aber im Laufe der Fahrt zog eine Gruppe grölender Männer zunehmend die Aufmerksamkeit der anderen, weniger angetrunkenen Fahrgäste auf sich.

Mit wachsender Verwirrung und Fassungslosigkeit sah Fairless zu, wie einer der Betrunkenen, ein Mann Anfang 20, mit großem Trara versuchte, die Türen aufzudrücken und den Kopf hinauszustrecken, während der Zug durch einen Tunnel fuhr. Während die anderen Fahrgäste ihm nervös bei seinen Possen zusahen, erstarben die Stimmen im Wagen. *Ein beschränkter Dummkopf*, dachte Fairless. Er konnte die laute, unflätige Sprache und die wachsenden unguten Gefühle nicht mehr ertragen. Fairless versuchte einzuschätzen, ob er die Situation unter Kontrolle bringen konnte. Er wusste um seine Vorteile. Der andere Mann war zwar groß und vielleicht 15 Jahre jünger, aber Fairless war größer – er maß 1,87 Meter und wog rund 90 Kilo. Und so weit er es beurteilen konnte, war er körperlich besser in Form, außerdem war er nüchtern.[1] Er gelangte zu dem Schluss, dass er es mit dem anderen aufnehmen konnte, wenn es hart auf hart kam. Wie schnell die Dinge außer Kontrolle gerieten, schilderte Fairless in seinem 2018 erschienenen Buch *Mad Blood Stirring: The Inner Lives of Violent Men*:

> »Da [...] baut sich am Horizont eine Welle auf, bewegt sich schnell auf mich zu, eine bevorstehende Welle, ein tiefes, verführerisches Anschwellen. Er ist ein Stück Dreck. Zwischen meinen Schläfen macht sich Gelassenheit breit. Die Leute um mich herum sind verängstigt, nervös. Sie fühlen sich bedroht. Ich nicht. Bei mir ist das anders, es juckt immer stärker, eine Form der Lust. Ich will ihn auf den Knien sehen. Unterworfen. Verängstigt. Ich erhebe mich von meinem Sitz. Ich stehe neben ihm.

> ›Du setzt dich jetzt verdammt noch mal hin‹, sage ich zu dem Typen. Mein Gesicht fühlt sich angespannt an. Ich zeige meine Zähne, mache seltsame Grimassen.

> Er blickt auf, echt überrascht. Er mustert mich, dann legt er den Kopf schief. ›Wer verdammt noch mal bist du?‹, brüllt er. Sein Atem ist heiß ...

Ich beuge mich nach vorn und flüsterte ihm fast ins Ohr. ›Ich bin der Typ‹, zischte ich, ›der dafür *sorgen* kann, dass du dich hinsetzt.‹

Was er sagt, weiß ich nicht mehr – irgendetwas mit *Fotze*. Seine Faust ist über den Kopf erhoben. Er ist verdammt noch mal zu nahe bei Lyana.

Ich stehe. Wir sind uns dicht gegenüber.

›Du laberst nur‹, sage ich, ›aber du hast keinen einzigen verdammten Schlag gelandet. Du bist ein verdammtes Weichei. Schlag mich. Oder setz dich verdammt noch mal hin.‹

Die Welle schlägt zu. Plötzlich ist alles klar und einfach. Die Lösung ist offensichtlich. Ich bin erleichtert, dass sie so einfach ist.

Ich senke die Stirn wie einen Hammer. Ich ziele auf seinen Nasenrücken, aber offensichtlich hat er den Kopf gedreht. Ich sehe Sterne – ganz buchstäblich Sterne wie im Comic. Der Typ taumelte zurück, aber er steht noch.

Angriff! ruft die Stimme in meinem Kopf. *Angriff! Angriff!*«[2]

Es ging damit weiter, dass sich der Mann auf Fairless stürzte. Anderen Fahrgästen gelang es, die beiden zu trennen, aber zuvor hatte Fairless noch versucht, seinem Gegner einen Finger ins Auge zu drücken, um ihn abzuwehren. Am Ende wurde der betrunkene Mann von der Polizei in Handschellen gelegt und abgeführt, niemand war ernsthaft verletzt worden.

Eine dramatische Geschichte, aber auch vollkommen glaubwürdig: Zwei Männer stoßen buchstäblich mit den Köpfen zusammen (allerdings ohne die eingebauten Waffen, die Rothirsche für solche Gelegenheiten besitzen). Wird aber nur eine kleine Abwandlung dieser Szene vorgenommen, ist eine solche Interaktion kaum vorzustellen: Es reicht, das Geschlecht der Beteiligten zu ändern. Es liegt nicht daran, dass Frauen nicht aggressiv wären. Wir sind genauso wie Männer in der Lage, wütend zu werden und anderen Schmerzen zuzufügen. Aber wenn es darum geht, wie wir diese Wut zum Ausdruck bringen und anderen wehtun, liegen Welten zwischen uns und den Männern.

TOXISCHE MÄNNLICHKEIT

Heute ist es beliebt, ein hohes Maß an männlicher Aggression auf das Patriarchat und seine gesellschaftlichen Regeln und Werte zurückzuführen. Diese Regeln und Werte, so die Theorie, veranlassen Männer und Frauen gleichermaßen, nur Jungen – nicht aber Mädchen – beizubringen, dass Emotionen und Schwäche etwas Schlechtes sind, Gleichmut und Aggression hingegen etwas Gutes.

Die American Psychological Association zum Beispiel vertrat die Theorie in »Harmful Masculinity and Violence«, einem Newsletter, der 2018 erstmals erschien und seitdem auf breite Zustimmung gestoßen ist. Dort heißt es: »Die primäre Sozialisation der Geschlechterrollen zielt darauf ab, patriarchalische Codes aufrechtzuerhalten, indem von Männern verlangt wird, dominante, aggressive Verhaltensweisen an den

Tag zu legen. Das Konzept der Geschlechterrollen ist nicht als biologisches Phänomen angelegt, sondern ein psychologisch und gesellschaftlich konstruiertes System von Ideen, die verändert werden können.«[3]

Der gleichen Ansicht ist auch Matthew Gutmann, Professor für Anthropologie an der Brown University und Autor des 2019 erschienenen Buches *Are Men Animals?* Nach seiner Ansicht zeigen neue Forschungsarbeiten, die »gerade jetzt das allgemeine Publikum erreichen«, dass »kaum ein Zusammenhang zwischen T und Aggression besteht (außer bei sehr hohen oder sehr niedrigen Konzentrationen)«. Dies hat ihn zusammen mit seinen Interpretationen anderer wissenschaftlicher Veröffentlichungen zu der Überzeugung gebracht, dass die Erklärungen für männliche Gewalt nicht in der Biologie und insbesondere nicht im Testosteron zu finden sind: »Wer glaubt, dass T würde etwas Sinnvolles darüber aussagen, wie Männer handeln und denken, täuscht sich. Männer handeln so und nicht anders, weil Kultur es ihnen erlaubt, aber nicht, weil die Biologie es verlangt.«[4]

Verhalten ist immer ein Produkt der Wechselwirkungen zwischen der äußeren Umgebung eines Tieres und seiner Biologie einschließlich der Gene. Und um noch einmal eine der wichtigsten Aussagen in diesem Buch zu wiederholen: Testosteron hat vor allem die Aufgabe, die sexuelle Anatomie, die Physiologie und das Verhalten eines Mannes im Dienste der Fortpflanzung zu koordinieren. Für viele männliche Tiere, die wie die Rothirsche von Rum um Partnerinnen konkurrieren müssen, ist Aggression eine der Verhaltensweisen, die am unmittelbarsten der Fortpflanzung dienen.

Dass T für die Gewalt von Männchen eine wichtige Rolle spielt, ist bei vielen Tieren gut nachgewiesen. Und da sollen Menschen eine Ausnahme sein?

DER ZWECK DER AGGRESSION

Nach einer weit gefassten Definition ist Aggression ein Verhalten, das die Absicht verfolgt, einem anderen zu schaden (oder ihn zumindest einzuschüchtern). Sie gehört zum Leben. Tiere tun, was sie tun müssen, um zu überleben und sich erfolgreich fortzupflanzen. Sie müssen fressen, einen Partner, eine Partnerin finden, das Gefressenwerden vermeiden und sicherstellen, dass auch eine ausreichende Anzahl ihrer Nachkommen sich wiederum fortpflanzen kann. Manchmal erreichen Tiere solche Ziele ohne Aggression: Sie haben eine empfindliche Nase für Nahrung, sie sorgen dafür, dass sie für das andere Geschlecht attraktiv sind, sie verstecken sich vor natürlichen Feinden, sie produzieren Tausende von Nachkommen, von denen einige gegen alle Chancen selbst wieder Nachkommen haben. Andere Strategien sind mit körperlicher Aggression verbunden: Tiere vertreiben Rivalen, die es auf Nahrung oder Partnerinnen abgesehen haben, aber auch natürliche Feinde, die Eltern oder Junge bedrohen. Im gesamten Tierreich verfolgen Männchen und auch Weibchen die Strategie der Aggression.

Wenn aber die beiden Geschlechter vor unterschiedlichen Herausforderungen für den Fortpflanzungserfolg stehen, finden sie auch unterschiedliche Lösungen. Für Männchen ist der Fortpflanzungserfolg stärker als für Weibchen durch den Zugang zu Partnerinnen eingeschränkt. Das heißt, die Kräfte der sexuellen Selektion sorgen insbesondere bei Männchen für Merkmale, die eine bessere Kampfesfähigkeit zur Folge haben, wie Waffen und die Motivation, sich gegen Rivalen zur Wehr zu setzen.

ES GEHT NICHT NUR UM MÄNNER

Das Klischee, wonach Männer das körperlich aggressivere Geschlecht sind, wird zwar durch eine Fülle von Daten gestützt, aber zu glauben, Frauen seien nicht zu erschreckenden gewalttätigen Handlungen fähig, ist schlicht falsch. Im Jahr 1994, während des Völkermordes in dem ostafrikanischen Staat Ruanda, bei dem mindestens eine halbe Million Menschen getötet wurde, war Pauline Nyiramasuhuko Ministerin für Familien und Frauenförderung. Sie ist die erste Frau, die wegen Völkermord und Vergewaltigung als Verbrechen gegen die Menschlichkeit verurteilt wurde. Wie ein Zeuge berichtete, befahl Nyiramasuhuko den Angehörigen einer Miliz, 70 Frauen und Mädchen mit Benzin, dass sie in ihrem Auto hatte, zu verbrennen, und dabei sagte sie: »Warum vergewaltigt ihr sie nicht, bevor ihr sie umbringt?«[5]

Zwar stimmt es, dass Männer insgesamt körperlich aggressiver sind als Frauen, aber auch Frauen sind zu körperlicher Aggression in der Lage. Gewalt gegen Intimpartner – Gewalt oder physische Aggression gegen einen derzeitigen oder früheren Partner oder Ehemann – kommt bedrückend häufig vor und wird zu wenig zur Kenntnis genommen. Die Befunde zu Geschlechterunterschieden bei der Gewalt gegen Intimpartner sind umstritten, es wurden unterschiedliche Methoden angewandt, und in vielen Teilen der Welt stehen keine zuverlässigen Daten zur Verfügung. Männer sind zwar die Haupttäter, aber in diesem Bereich ist der Anteil der Frauen an physischer Aggression (zumindest in den westlichen Ländern) ebenso hoch wie jener der Männer. (Damit ich nicht falsch verstanden werde: Es geht um Belege für die gleiche *Häufigkeit* der physischen Aggression, aber nicht um ihre Schwere oder die Motive, auch andere Formen von

Misshandlung, Zwang und Kontrolle sind damit nicht erfasst.)

Helen Gavin und Theresa Porter berichten beispielsweise in ihrem Buch *Female Aggression* über eine Studie, die 6200 körperliche Angriffe zwischen Ehepartnern dokumentiert, die in Detroit, Michigan, wohnten. Dabei gingen die körperlichen Angriffe häufiger von den Frauen aus: Sie verletzten ihre Ehemänner mit Messern, Schusswaffen und anderen Gegenständen.[6] Eine andere Forschergruppe berichtete über die Häufigkeit und charakteristischen Merkmale der Gewalt zwischen Intimpartnern in sechs europäischen Großstädten: London, Budapest, Stuttgart, Athen, Porto und Östersund in Schweden. Dabei konnte die Arbeitsgruppe nicht nachweisen, dass Frauen ihre Partner häufiger angriffen als umgekehrt, aber sie stellten fest: »In jeder Stadt befanden sich Männer und Frauen mit der gleichen Häufigkeit in der Opfer- und Täterrolle; eine Ausnahme ist nur die sexuelle Nötigung, die häufiger von Männern ausgeht.«[7]

Als ich zum ersten Mal von diesen Ergebnissen hörte, war ich skeptisch. Sie widersprachen allem, was ich über häusliche Gewalt zu wissen glaubte, und dass Frauen in nennenswertem Umfang Täterinnen sein sollten, konnte ich mir kaum vorstellen. Aber ich hatte nicht genau genug hingesehen, und als ich das nachholte, erschienen mir diese Ergebnisse plausibel – auch wenn sie unangenehm waren.

Zwar gibt es zwischen Männern und Frauen keinen Unterschied in der Häufigkeit körperlicher Aggression gegenüber Partnern, Partnerinnen (oder Expartnern, Expartnerinnen). Wenn Frauen jedoch aggressiv sind, fügen sie seltener gravierende körperliche Verletzungen zu. Wenn eine Frau auf einen Partner losgeht, mit Tellern wirft und Ohrfeigen, Fausthiebe oder Tritte verteilt, sind die Verletzungen des Partners im

Durchschnitt weniger schwer, als wenn der Mann die aggressiven Handlungen begeht. Das gilt insbesondere in heterosexuellen Beziehungen, in denen eine relativ einheitliche Asymmetrie von Körpergröße und Kraft besteht.

Dass Männer die Zielscheibe ihrer Aggression häufiger schwer verletzen, dürfte nicht nur daran liegen, dass sie größer und stärker sind – auch die Psychologie spielt wahrscheinlich eine Rolle. Empathie ist unsere Fähigkeit, die Gefühle anderer zu verstehen, dazu sind Männer quer durch die Kulturen weniger gut in der Lage als Frauen. Dieser häufig bestätigte, einheitliche Befund gilt nicht nur für Männer und Frauen. Auch bei Schimpansen, Bonobos, Gorillas, Elefanten, Hunden und Wölfen wurde beobachtet, dass Männchen mit geringerer Häufigkeit Verhaltensweisen an den Tag legen, die mit Empathie im Zusammenhang stehen wie Fürsorge, Kooperation, Hilfsbereitschaft und Trösten.[8] Die mangelnde Empathie dürfte nicht nur die Auswirkungen der größeren Körperkraft von Männern verstärken, sondern sie ist wahrscheinlich auch eine Erklärung dafür, warum Männer häufiger Pistolen und andere tödliche Waffen gegen Partnerinnen einsetzen. Auch wenn also die Gewalt gegen Intimpartner unter den Geschlechtern ungefähr gleich verteilt ist, gilt das für die Folgen der aggressiven Auseinandersetzungen nicht. Männer richten mehr Schäden an und nehmen auch in der extremsten Form der Gewalt gegen die Intimpartnerin, dem Mord, die dominierende Stellung ein.[9] Weltweit sterben Frauen sechsmal häufiger von der Hand eines Intimpartners als umgekehrt.

Auch die Motive für körperliche Aggression gegen einen Partner beziehungsweise eine Partnerin scheinen unterschiedlich zu sein. Beide Geschlechter können gewalttätig werden, wenn sie die Untreue des anderen fürchten, aber

Männer wenden häufiger Gewalt an, wenn sie die Partnerin vom Fremdgehen abhalten wollen. Wenn Frauen ihre Partner ernsthaft verletzen oder töten, geschieht das auf der ganzen Welt häufiger als Reaktion auf frühere Drohungen oder Misshandlungen, von denen sie selbst, ihre Kinder oder andere Angehörige betroffen waren. Bei Frauen ist das Motiv häufiger Selbstverteidigung.[10]

Wie alle weiblichen Tiere können auch Frauen körperlich aggressiv werden, wenn es sein muss. Und es muss sein, wenn ihr eigenes Leben, das Leben ihrer Kinder oder ihr zukünftiger Fortpflanzungserfolg gefährdet ist.

GEMEINE MÄDCHEN

Menschen sind in vielerlei Hinsicht seltsame Tiere, und ein besonders seltsames Phänomen ist unsere Kreativität, wenn wir anderen Schmerzen zufügen. Aggression zwischen Menschen ist nicht immer mit unmittelbarer Konfrontation verbunden, beispielsweise indem wir »Du bist eine F...!« schreien, die Faust gegen das Gesicht eines anderen erheben oder Geweihe aufeinanderprallen lassen – all das sind Beispiele für »direkte Aggression«, wie sie genannt wird. »Indirekte Aggression« hingegen gibt es nur bei unserer Spezies. Dazu gehört, dass wir andere mit sprachlichen Mitteln dazu veranlassen, die Schmutzarbeit zu machen, beispielsweise wenn wir Tratsch über einen angeblichen Freund oder eine Kollegin verbreiten und die Fäden ziehen, um die betreffende Person zu vertreiben.[11]

Wer jemals Bekanntschaft mit Oberschülerinnen gemacht hat, dem ist diese Form der Aggression vertraut. Als ich auf der Junior Highschool war, sorgte das Alpha-Mädchen meiner

Freundinnenclique dafür, dass eine meiner Kindheitsfreundinnen aus der Gruppe ausgestoßen wurde. Zu meiner Schande muss ich gestehen, dass ich es versäumte, unsere Anführerin zur Rede zu stellen und das Ganze zu verhindern. Wie schrecklich es für meine Freundin war, habe ich nie verstanden, bis wir uns bei einem Klassentreffen wiedersahen. Jetzt schilderte sie mir, was es für ein traumatisches Ereignis gewesen war. (Allerdings war es mit einem Silberstreif verbunden: Es trug dazu bei, dass sie neue, loyalere Freunde und Freundinnen fand.) Natürlich betreiben auch Jungen und Männer diese Form der Heimtücke, aber Mädchen und Frauen scheinen dafür eine besondere Vorliebe zu haben.[12]

Eine besonders starke Form der Aggression wird bei weiblichen Tieren ausgelöst, wenn ihre Kinder in Gefahr geraten könnten oder bedroht werden. Ich muss zugeben, dass ich heute Morgen auf dem Weg zur Schule einen Autofahrer angeschrien habe, der ein Stoppschild überfuhr, als mein Sohn und ich die Straße überqueren wollten. Mütterliche Aggression dient den Fortpflanzungszielen weiblicher Tiere – das gilt für Menschen und Nichtmenschen gleichermaßen. Es ist aber offensichtlich nicht an das Testosteron gekoppelt. Vielmehr zeigen Studien an Tieren, dass die Wahrscheinlichkeit mütterlicher Aggression durch Schwangerschafts- und Stillhormone gesteigert wird. Da weibliche Aggression allgemein anderen Zwecken dient als männliche, wird sie auch von anderen Hormonen gesteuert.[13]

Wenn Aggression in diesem Spektrum definiert wird, dass auch die zuvor beschriebenen indirekten, mütterlichen und intimen Formen einbezogen werden, ist mit Fug und Recht zu behaupten, dass Frauen ebenso aggressiv sein können wie Männer. Es gibt klare Belege dafür, dass Frauen auch wie Männer zu Wut neigen.[14] Wird Aggression aber enger definiert als die Form von Angriffen, die für den Täter mit einem körperlichen Risiko verbunden ist, beispielsweise durch Handlungen wie Prügel, Vergewaltigung und Mord, gibt es nichts zu beschönigen. Hier gewinnen die Männer haushoch.

MORD NACH ZAHLEN

Wie wir bereits erfahren haben, umfasst der Begriff »Aggression« eine Vielzahl ganz unterschiedlicher Verhaltensweisen. Wir schreien verärgert, wenn jemand uns den Parkplatz wegnimmt, grenzen einen Bekannten aus, drohen einem Kind mit Strafe oder planen einen Mord – all das sind aggressive Akte, aber ansonsten scheinen sie wenig gemeinsam zu haben. Wie sollen aggressive Handlungen differenziert werden? Einige Methoden dazu habe ich bereits erwähnt, beispielsweise die Unterscheidung zwischen direkter und indirekter Aggression. Forschende haben noch andere Kategorien aufgestellt.

Für unser Thema ist noch eine weitere Form der Kategorisierung von Aggression wichtig: die Unterscheidung zwischen »reaktiver« und »proaktiver« Aggression. Um uns den Unterschied klarzumachen, können wir uns vorstellen, wir kämen während der Arbeitszeit nach Hause, gehen ins Schlafzimmer und entdecken den Partner oder die Partnerin zwischen den zerwühlten Laken – die Haare zerzaust, nackt und in Gesellschaft. Wir spüren, wie unsere Wangen heiß werden und das Herz bis zum Halse pocht. Wir stoßen Kraftausdrücke aus und werfen den beiden das gerahmte Hochzeitsfoto an den Kopf. Das ist reaktive Aggression.[15]

In einem anderen Szenario handeln wir mit kalter Berechnung. Anstatt mit dem Foto zu werfen, holen wir das Handy heraus und machen eines. Später üben wir Rache, indem wir das Bild auf Instagram posten und private Informationen über den Geliebten der Partnerin preisgeben. Das ist proaktive Aggression, die zweite Form. Auf beide Formen hat keines der beiden Geschlechter ein Monopol.[16]

Richard Wrangham macht in seinem 2019 erschienenen Buch *Die Zähmung des Menschen – Warum Gewalt uns friedlicher gemacht hat* auf etwas Wichtiges aufmerksam: Reaktive Aggression tritt häufiger zwischen zwei Personen auf (wie bei den beiden, die zu Beginn dieses Kapitels in der U-Bahn aneinandergeraten sind), proaktive Aggression hingegen findet häufiger zwischen Menschengruppen oder auch Institutionen statt. Wrangham beschreibt eine Form der »koalitionären« proaktiven Aggression als Kernstück von Gräueltaten wie Krieg, Folter, Hinrichtungen, Sklaverei und Massaker.[17]

Für einen Zusammenhang zwischen Testosteron und proaktiver Aggression gibt es nur spärliche Belege – die Funktion des Nervensystems bei der proaktiven Aggression ist allerdings ein aktuelles Forschungsgebiet.[18] In diesem Kapitel möchte ich mich auf die Konkurrenz der Männchen um Status, Partnerinnen oder die Ressourcen zu ihrer Versorgung konzentrieren, daran ist meist reaktive Aggression beteiligt. Wie wir noch genauer erfahren werden, sprechen die Belege nachdrücklich für eine Verbindung zwischen dieser Form des Verhaltens und T.

AGGRESSION WIRD GEMESSEN

Aggression zu messen, ist nicht einfach. Die besten Daten über das Verhalten von Tieren gewinnen wir, wenn wir sie in den natürlichen Lebensräumen beobachten, an die sie durch ihre Evolution angepasst sind. Aber das ist schwierig, wenn es um uns selbst geht: Unsere Evolution hat sich nicht abgespielt, damit wir dicht gedrängt leben, täglich mit Fremden in Kontakt kommen, den größten Teil unserer Zeit in der Schule oder im Büro verbringen, uns auf Tinder herumtreiben oder uns bei McDonald's ernähren. Außerdem sind Augenzeugenberichte über Aggression häufig einseitig, insbesondere wenn der Zeuge selbst beteiligt war. (Dieses Problem lässt sich zum Teil beheben, wenn verschiedene Quellen ausgewertet werden, beispielsweise Berichte von Gleichaltrigen, Eltern und Lehrern und Lehrerinnen, wenn es um das Verhalten von Kindern geht.) Natürlich können wir Laborexperimente machen und damit Aggression objektiver messen, und wir können dabei sorgfältig den Hormonspiegel oder die Form der Provokation steuern. Manchmal ist allerdings nicht klar, wie wir Beobachtungen, die wir in einer solchen künstlichen Umgebung anstellen, auf das Verhalten in der Außenwelt übertragen können.[19]

Bis zu einem gewissen Grad lassen sich solche Probleme umgehen, wenn Gewaltverbrechen studiert werden. Allgemeine Verbrechensstatistiken sind zwar nicht hundertprozentig zuverlässig, Gewaltverbrechen werden aber in der Regel zutreffend festgehalten und aufgezeichnet. Nicht immer werden die Verbrechen aufgeklärt, aber die Aufklärungsquote für Gewaltverbrechen liegt erheblich höher als bei kleineren Straftaten. Das gilt insbesondere für Mord, der am wenigsten anfällig für einseitige Berichterstattung ist. Eine Schlägerei ohne tödlichen Ausgang wird nicht fälschlich als Mord eingeordnet, und Morde werden fast immer bekannt.

Statistiken über Gewaltverbrechen sind zur Beurteilung der evolutionären Grundlagen der Geschlechterunterschiede bei der Aggression auch deshalb nützlich, weil sie aus verschiedenen Regionen, Kulturkreisen und Zeiträumen zur Verfügung stehen. Allerdings vermitteln solche Statistiken ein eingeschränktes Bild, denn sie betreffen nur die extremen Formen physischer Gewalt. Das ist ungefähr so, als würden nur extreme Körpergrößen betrachtet werden. Bei 100 Menschen, die größer als 2,10 Meter sind, ist es Glück, wenn eine einzige Frau darunter ist. Mehr als 99,9 Prozent aller Menschen, die größer als 2,10 Meter sind, sind Männer – ein riesiger Unterschied! Kommen wir hingegen in die Nähe der Durchschnittsgröße, ist die Überschneidung zwischen den Geschlechtern viel größer. Unter 100 Menschen über 1,72 Meter sind ungefähr 22 Frauen. Verglichen mit den Unterschieden an den extremen Enden sind die Geschlechterunterschiede in der Nähe der durchschnittlichen Körpergröße weitaus weniger beeindruckend.

Ähnlich verhält es sich auch bei den Geschlechterunterschieden in der Aggression (und fast allem anderen). Die meisten Menschen begehen während ihres gesamten Lebens nie einen Mord und schlagen niemanden, aber viele Männer und Frauen haben schon einmal einen anderen gestoßen, verbal bedroht oder mit Gegenständen geworfen. Solche eher typischen aggressiven Handlungen tauchen in der Regel nicht in der Kriminalstatistik auf, die Unterschiede zwischen Männern und Frauen sind hier viel kleiner als bei Gewaltverbrechen.

Behalten wir solche Einschränkungen einmal im Hinterkopf und betrachten wir nun die schmerzliche Realität der extremen Aggression. Quer durch alle entfernten Zeiten und Orte begehen Männer weitaus häufiger Morde und körperliche oder sexuelle Übergriffe als Frauen. Männer sind weltweit für ungefähr 90 bis 95 Prozent aller Morde verantwortlich, meistens töten sie andere Männer.[20] Wenn sie Frauen töten, handelt es sich in der Regel um ihre Ehefrauen, Freundinnen, Exehefrauen oder Exfreundinnen. Wenn ein Mann eine Frau umbringt, ist das Motiv häufig sexuelle Eifersucht, der Mord wird dann als Bestrafung für das Verlassen-worden-Sein oder die vermeintliche Untreue verübt.[21]

Manch einer stellt sich nun vielleicht die durchaus berechtigte Frage, warum es für einen Mann der Anpassung dienen soll, seine Ehefrau oder Freundin umzubringen. Immerhin vernichtet er damit das, was nach den Vorhersagen der Evolutionstheorie bei ihm das größte Motiv, es zu schützen, auslösen sollte. Wenn Männer eine widerstrebende Partnerin körperlich bedrohen und zwingen, sexuell und emotional loyal zu bleiben, ist die Tötung vielleicht eine Art übertriebene Bemühung, die Glaubwürdigkeit der Drohung unter Beweis zu stellen. Martin Daly und Margo Wilson, zwei führende Experten für die evolutionären Grundlagen des Mordes zwischen Angehörigen, erklären es so:

»Männer sind bestrebt, Frauen zu kontrollieren. Das tun sie mit unterschiedlichen Mitteln und wechselndem Erfolg, Frauen dagegen sind bestrebt, sich dem Zwang zu widersetzen und ihre Entscheidungsfreiheit zu behalten. Jeder derartige Wettbewerb ist ein Spiel mit dem Feuer, und Morde durch Ehepartner beiderlei Geschlechts kann man als Pannen in diesem gefährlichen Spiel betrachten.«

Für andere Gewaltverbrechen, beispielsweise für Körperverletzung, gibt es nicht so genaue Statistiken wie für Morde. Insbesondere Vergewaltigungen werden wahrscheinlich deutlich zu selten angezeigt und verfolgt, außerdem sind sie juristisch sehr unterschiedlich definiert.[22] (Unabhängig von der

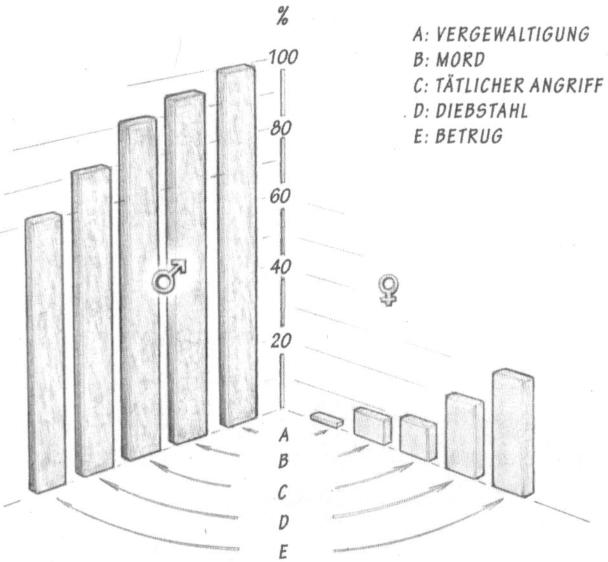
%
100
80
60
40
20
A: VERGEWALTIGUNG
B: MORD
C: TÄTLICHER ANGRIFF
D: DIEBSTAHL
E: BETRUG
♂
♀
A
B
C
D
E

Geschlechterunterschiede in der Kriminalitätsstatistik weltweit

Definition werden Frauen aber fast nie wegen Vergewaltigung festgenommen.) Eines aber ist klar: Wie die Zahlen für Gewaltverbrechen im Einzelnen auch aussehen mögen, in allen Kategorien dominieren die Männer. Wird die Zahl der Festnahmen als ungefährer Ersatz für die Anteile der Täter genommen, begehen Männer in den Vereinigten Staaten 80 bis 85 Prozent der Gewaltverbrechen.[23] Weltweit sind die Zahlen ähnlich. Die Anteile in den einzelnen Ländern schwanken zwar, aber Männer begehen ungefähr 90 Prozent der physischen Übergriffe (bei denen eine andere Person absichtlich verletzt wird), während nur 80 Prozent der Diebstähle auf ihr Konto gehen (wenn der Diebstahl mit einem größeren körperlichen Risiko verbunden ist, beispielsweise bei einem Autodiebstahl oder einem Wohnungseinbruch, ist die Zahl höher).

Wenn das Verbrechen nicht mit einem körperlichen Risiko verbunden ist, wie die Fälschung von Schecks oder Unterschlagung, sind Frauen für einen größeren Anteil verantwortlich als bei den Gewaltverbrechen. Weltweit begehen Männer häufiger Betrug als Frauen: Sie stellen (mit starken Schwankungen in verschiedenen Kulturkreisen) rund 70 Prozent der Täter.[24]

Je riskanter, extremer und grausamer die Gewalt ist, desto größer werden die Unterschiede zwischen den Geschlechtern und der Anteil der männlichen Täter. Der Psychologe John Archer, ein weltweit führender Aggressionsforscher, formuliert es so: »Männer und Frauen zeigen ein unterschiedliches Ausmaß im aggressiven Austausch, das sich bis auf ein gefährliches Niveau steigern kann.«[25] Männer verteilen am Ende vielleicht Kopfnüsse oder begehen einen Mord, Frauen hingegen ziehen häufiger die Handbremse und belassen es bei giftigen Blicken und Geschrei, oder sie stoßen, treten und teilen Ohrfeigen aus.

Ein hohes Maß an männlicher Aggression ist offenbar schon seit langer Zeit ein Wesensmerkmal der Menschen – es lässt sich bis zu unseren entfernten Vorfahren zurückverfolgen.[26] Vorzeitliche fossile Schädel zeigen Anhaltspunkte für gewalttätige Konflikte wie Risse und Löcher, die nach heutiger Kenntnis durch Angriffe mit Knüppeln, Steinen oder Speeren entstanden sind.[27] Solche Verletzungen kommen bei männlichen Schädeln weitaus häufiger vor als bei weiblichen. Und unter den heute noch verbliebenen Gruppen von Jägern und Sammlern sind die Geschlechterunterschiede in der Mordhäufigkeit mit denen in der übrigen Welt vergleichbar: Männer begehen nahezu alle Morde, die Opfer sind in den meisten Fällen andere Männer.[28]

AGGRESSION UND SEXUELLE SELEKTION

Bei den meisten Tierarten haben nicht alle Männchen gleichermaßen sexuellen Zugang zu Partnerinnen. Dass es in Sachen Fortpflanzung – und damit der Evolution – Gewinner und Verlierer gibt, gehört zum Leben. Wisdom ii, der Rothirsch aus dem vorangegangenen Kapitel, war ein großer Gewinner. Und je mehr er gewinnt, desto mehr verlieren andere: Es gibt nur eine begrenzte Zahl fruchtbarer Hirschkühe. Diese jedoch spielen kein solches Null-Summen-Spiel. Sie konkurrieren zwar vielleicht um Nahrung und andere Ressourcen, die sich auf den Fortpflanzungserfolg auswirken, aber sie brauchen selbst nicht um Partner zu kämpfen. Das wäre eine riskante Strategie mit geringem Nutzeffekt. Bei anderen Tieren und auch bei Menschen konkurrieren die Weibchen durchaus um Partner, aber der Wettbewerb ist bei ihnen in der Regel körperlich weniger riskant als unter Männchen.

Oft (allerdings nicht immer) bringt körperliche Aggression für Männchen einen evolutionären Gewinn, den sie für Weibchen nicht hat. Wenn Männchen durch Aggression mehr Paarungsgelegenheiten bekommen und andere Männchen davon ausschließen können, oder wenn sie die Weibchen am Fremdgehen hindern, begünstigt die Kraft der sexuellen Selektion diejenigen Gene, die solche Verhaltensweisen unterstützen.

Gibt es Belege, dass Männer an eine potenziell gewalttätige Konkurrenz mit anderen Männern um Partnerinnen angepasst sind? Ja, davon gibt es eine Menge. Männer sind größer und kräftiger als Frauen, ihre Aggressivität ist auf dem Höhepunkt des fortpflanzungsfähigen Alters am stärksten, und sie gehen größere physische Risiken ein (so sterben beispielsweise wesentlich mehr junge Männer durch Autounfälle oder Ertrinken als Frauen).[29] Jungen beschäftigen sich wie andere junge männliche Primaten wesentlich stärker als Mädchen mit Kampf- und Tobespielen, was eine nützliche Vorbereitung und Übung für die echte physische Konkurrenz in späteren Jahren ist.[30] Männer sind in gewalttätigen Kontaktsportarten wie Kampfsport überrepräsentiert – das gilt von Afrika über Asien bis nach Amerika.[31] Auch gewalttätige Videospiele werden häufiger von Männern gespielt, und Männer kämpfen viel häufiger als Frauen in ihrer Fantasie mit anderen.[32]

Auf Gewaltanwendung vorbereitet zu sein, hat seinen Preis – es kann sogar das eigene Leben kosten. Die Evolution begünstigt aggressive Neigungen nur dann, wenn der Vorteil, den sie für die Fortpflanzung mit sich bringen, schwerer wiegt als der Preis einer Verletzung. Wenn Männer dazu angepasst sind, mit anderen Männern in Konkurrenz zu treten, würde damit zu rechnen sein, dass es Gewinner in Sachen Fortpflanzung gibt (wie beispielsweise Wisdom 11), während andere die Verlierer sind. Bei Frauen hingegen sollten sich die Ergebnisse der Fortpflanzung stärker ähneln. Und tatsächlich ist in einem breiten Spektrum menschlicher Gesellschaften genau das zu beobachten(wobei es allerdings einige Ausnahmen gibt). Die Zahl der Nachkommen schwankt bei Männern stärker als bei Frauen.[33] In den modernen westlichen Gesellschaften kann dieser Unterschied relativ gering sein, aber in traditionellen Gesellschaften wie den Jägern und Sammlern vom Volk der Aché in Paraguay oder bei den Weide-Viehhirten der Kipsigis in Kenia ist er häufig groß.[34] Noch größer wird der Abstand zwischen evolutionären Gewinnern und Verlierern in polygynen Gesellschaften, in denen wenige Männer jeweils zwei oder mehr Ehefrauen haben können.[35]

Die sexuelle Selektion passt Tiere an den Paarungswettbewerb an, und Testosteron trägt dazu bei, dass männliche

Tiere diese Anpassung nutzen können, weil es Fortpflanzungsphysiologie und Verhalten der Männchen koordiniert.[36] Es besteht kein Grund zu der Annahme, diese Einflüsse seien in der Abstammungslinie der Menschen auf rätselhafte Weise ausgeschaltet worden. Auch wenn nicht im Detail angeschaut wird, wie T sich auf die Aggression von Männern auswirkt[37], ist zunächst einmal davon auszugehen, dass es ein bedeutender Faktor ist, wenn man die Geschlechterunterschiede im gewalttätigen Verhalten erklären will.[38]

MÄNNER, SCHIMPANSENMÄNNCHEN UND SPATZENPAPAS

Im Gegensatz zu Rothirschen, Stachelleguanen und Singammern halten sich unsere engsten Verwandten unter den Menschenaffen, die Schimpansen, mit der Paarung nicht an Jahreszeiten. (Das Gleiche gilt auch für die spielerischen, friedlichen Bonobos, die neben den Schimpansen unter allen Tieren heute am engsten mit uns verwandt sind.) Bei Rothirschen, Leguanen und Ammern bleiben die Hoden über lange Zeit inaktiv, wenn keine fruchtbaren Weibchen in der Nähe sind. Auf diese Weise können die Männchen über einen großen Zeitraum des Jahres ein relativ friedliches Leben ohne Sex führen. Die Hoden von Männern und ausgewachsenen Schimpansenmännchen hingegen sind immer in Betrieb. Diese Burschen müssen stets zu Paarung und Konkurrenz bereit sein, gleichzeitig aber den Aufwand zur Aufrechterhaltung eines maximalen T-Spiegels vermeiden. Also bleiben die Hoden in Habachtstellung. Sie stellen so viel T her, dass eine Menge Samenzellen produziert werden und die sekundären Geschlechtsmerkmale wie Muskulatur und Streitlust erhalten bleiben, sind aber auch stets darauf vorbereitet, die T-Produktion zu steigern, um die Konkurrenz anzutreiben, falls die Situation es erfordert. Bei Menschen, Schimpansen und anderen, die sich nicht zu bestimmten Jahreszeiten paaren, hängt der T-Spiegel nicht von diesem Timing ab, sondern er spricht auf Bedrohungen durch männliche Artgenossen an. Schimpansenmännchen drohen und kämpfen weitaus häufiger, wenn Weibchen in der Nähe sind, deren Eisprung kurz bevorsteht und die deshalb empfängnisbereit sind.

Schimpansenweibchen signalisieren ihren fruchtbaren Zustand mit einer »Sexualschwellung«, einer großen, fleischigen Vorwölbung am Hinterteil. Ein Weibchen, das dieses riesige Signal zeigt, ist für männliche Schimpansen sexuell attraktiv. An der Freiland-Forschungsstelle von Kanyawara in Uganda (wo ich Bekanntschaft mit den Schimpansen machte, bevor ich mit der Promotion begann) konnten Martin Muller und Richard Wrangham mit ihren Forschungsarbeiten zeigen, dass der T-Spiegel bei Schimpansenmännchen seinen höchsten Wert erreicht, wenn die Weibchen fruchtbar sind.[39]

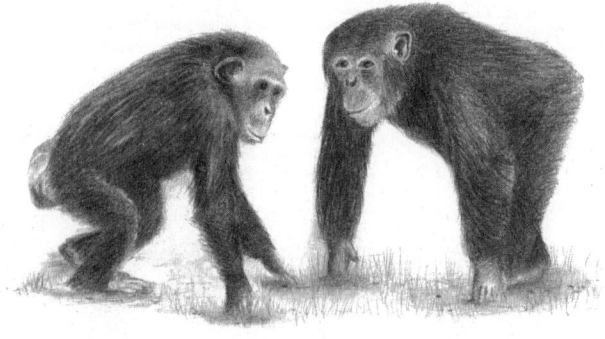

Ein empfängnisbereites Schimpansenweibchen mit einem Männchen

Das Gleiche gilt auch für Rothirsche, Singammern und Stachelleguane: Testosteron, Aggression und Sexualverhalten entwickeln sich im Einklang mit der Fruchtbarkeit der Weibchen und der Notwendigkeit, um das Recht zur Paarung oder die Ressourcen zu seiner Erlangung zu konkurrieren. Bei weiblichen Menschen hingegen läuft der Eisprung versteckt ab. Oder anders gesagt: Frauen signalisieren den Männern ihrer Spezies ihre Fruchtbarkeit nicht mit einer vorübergehend geschwollenen Rückseite, einem unwiderstehlichen Sexualgeruch oder einer plötzlichen Zunahme der Koketterie. (Manche Anhaltspunkte sprechen allerdings dafür, dass Männer rund um den Eisprung unbewusst geringfügige Veränderungen im Geruch von Frauen oder ihren Bewegungsmustern wahrnehmen.[40]) Frauen sind vielmehr während ihres gesamten fortpflanzungsfähigen Alters auf dem Höhepunkt ihrer sexuellen Attraktivität, ohne dass sie genau bekannt geben, wann sie während dieser Zeit schwanger werden können. (Das ist eine Erklärung dafür, warum Männer im Gegensatz zu anderen Säugetieren auch dann anhänglich bleiben, wenn Frauen nicht schwanger werden können, aber das ist eine andere Geschichte.[41])

Der versteckte Eisprung ist ein wichtiges Merkmal, durch das wir uns von den Schimpansen und 95 Prozent aller anderen Säugetiere unterscheiden. Es gibt noch einen weiteren Unterschied: Menschenkinder überleben und gedeihen meist besser, wenn sich auch die Väter um sie kümmern – das ist eine Erklärung dafür, warum viele Männer Zeit und Energie in ihre Kinder investieren.[42] Wie bei den Singammern, so sinkt der T-Spiegel auch bei Menschenvätern meist ab, wenn sie sich in einer Paarbeziehung befinden und an der Versorgung ihrer Nachkommen mitwirken.[43] Zwischen der Veränderung des T-Spiegels und dem Verhalten besteht bei Männern kein so enger Zusammenhang wie bei anderen Tieren, aber die Befunde stehen im Einklang mit dem Gedanken, dass die Abnahme dazu beiträgt, die Aufmerksamkeit von Konkurrenten und neuen sexuellen Aussichten abzulenken und auf die eigene Partnerin sowie auf die Kinder zu richten.[44]

STATUSKONKURRENZ

Aus Sicht der Evolution sollte Gewalt den Fällen vorbehalten bleiben, in denen der Gewinn es wert ist – sie sollte die letzte taktische Möglichkeit sein. Aber die Schwachen wie auch die Starken profitieren von einem System, in dem jedes Tier im Voraus weiß, welche Chancen es gegen ein anderes Tier hat und wer sich zurückziehen, sich entgegenstellen oder den anderen herausfordern sollte. Ein solches System sorgt für möglichst wenig echte Kämpfe, weil jedes Tier seinen Platz kennt und auf die Signale reagieren kann, die ihm sagen, wann es besser unterwürfig und wann es frech sein sollte. Damit kann eine Gruppe von Tieren sich des Zusammenlebens erfreuen, Familien gründen, Nahrung finden, herumalbern, Reviere verteidigen, Sex treiben und so weit wie notwendig kooperieren. Mit anderen Worten: Eine Statushierarchie ist nützlich.

Denken wir noch einmal an Daemon Fairless' Zusammenstoß mit dem betrunkenen Mann in der U-Bahn zu Beginn dieses Kapitels. Er war typisch für Gewalt unter Männern: Eine relativ triviale Kontroverse eskaliert, keine Seite zieht sich zurück, und schließlich fliegen die Fäuste. Es hätte auch schlimmer kommen können – und der eine Mann tötet den anderen im Affekt. Oder besser: Unzählige Meinungsverschiedenheiten wie diese verlaufen im Sande.

Zwei Männer sind so dumm, sich wegen nichts zu streiten? In einem gewissen Sinn stimmt es: Sie haben nicht um etwas gestritten, das irgendjemand sehen könnte wie ein dickes Bündel Bargeld oder Reviergrenzen. In einem anderen Sinn stimmt es nicht. Sie haben um etwas gekämpft, das nicht greifbar und doch ungeheuer wichtig ist: um die soziale Stellung. Je mehr Respekt und Unterwürfigkeit wir einem Menschen entgegenbringen, desto höher ist seine soziale Stellung. Der betrunkene Mann übertrat die Regeln, an denen höher gestellte Angehörige der Mittelschicht wie Fairless festhalten: Schreie nicht, fluche nicht, erschrecke nicht andere Fahrgäste. Und vor allem komm dabei meiner Frau nicht zu nahe.

Ähnliche Statushierarchien gibt es auch bei vielen anderen Primaten. Um einen hohen Status zu erlangen oder zu behalten, greifen die Männchen nicht nur auf soziale Kompetenz und die Fähigkeit zum Schmieden von Bündnissen zurück, sondern auch auf die glaubwürdige Androhung von Gewalt. Und in Situationen, in denen Männchen mit Aggression über andere herrschen, dient eine Statushierarchie dazu, die Heftigkeit und Häufigkeit von Kämpfen zu vermindern. Wer seinen Platz kennt und den dominanten Individuen signalisiert, sie anzuerkennen – Schimpansen verfügen zu diesem Zweck über ein »Hechelgrunzen« – müssen die Angehörigen der Gemeinschaft es nicht jedes Mal untereinander ausfechten, wenn sich ein Konflikt ergibt. Wer den Kampf um ein empfängnisbereites Weibchen oder einen ergiebigen Fressplatz gewinnen wird, weiß jeder im Voraus. Werden die Regeln allerdings übertreten, ist eine Reaktion des Höhergestellten notwendig, denn dieser hat ein Interesse daran, den Status quo aufrechtzuerhalten. Schließlich sind diejenigen, die an der Spitze stehen, die Gewinner, und sie gewinnen nicht nur die beste Nahrung, die besten Schlafstellen, Geld oder Macht, sondern auch Partnerinnen – sie geben ihre Gene besser als ihre Konkurrenten an zukünftige Generationen weiter.[45]

Warum also setzte sich Fairless gewalttätig mit dem betrunkenen Mann im Zug auseinander? Warum nahm er ein solches Risiko bei jemandem auf sich, den er nicht kannte und wahrscheinlich nie wieder sehen würde? Fairless' Stellung auf der gesellschaftlichen Leiter war eigentlich nicht bedroht. Der betrunkene Mann hätte ihm realistischerweise nicht den Arbeitsplatz wegnehmen können, von seiner Frau ganz zu schweigen. Warum ließ Fairless die Sache nicht einfach im Sande verlaufen?

Eine (spekulative) Antwort liegt in unserer entfernten Vergangenheit. Die Menschen haben sich in ihrer Evolution im Hinblick auf ein soziales Umfeld entwickelt, das kaum Ähnlichkeit mit unserer heutigen Umgebung hat. Schätzungen (die sich vor allem auf heutige Jäger- und Sammler-Gemeinschaften stützen) legen die Vermutung nahe, dass die Gesellschaften früherer Zeiten im Durchschnitt aus 1000 Menschen bestanden, die Hälfte davon waren Kinder. Innerhalb einer Gesellschaft lebten die Menschen in kleineren, wechselnden Lagern und teilten Ackerland, Sprache und Sitten. Ein solches Lager bestand im Durchschnitt aus 50 Personen.[46] Eine Zahl von mehr als 300 wurde kaum überschritten.

Deshalb sind Fremde in der heutigen Umgebung der Menschen ein neuer Aspekt. Früher kannte in einer Gesellschaft jeder jeden.[47] Männer begriffen ihre gesellschaftliche Stellung nicht nur innerhalb des Lagers, in dem sie wohnten, sondern auch in der größeren Gesellschaft und unter den Hunderten von Männern, mit denen sie während ihres Lebens Umgang hatten. Aufgrund dieser fehlenden Anonymität hatte jedes außergewöhnliche Verhalten weitreichende, langfristige Folgen für den eigenen Ruf: Wer sich einem als gleichwertig eingestuften Konkurrenten unterwarf, schädigte seine hart erarbeitete Stellung.

Die U-Bahn war voller fremder Menschen, und doch reagierten Fairless und der andere Mann so, wie Evolution und Testosteron sie geprägt hatten – als ob sie sich noch in der archaischen Gemeinschaft befanden, wo ihre Stellung festgestellt werden musste und wo sie nicht die Möglichkeit hatten, an der nächsten Haltestelle einfach auszusteigen.

SCHNELLE VERÄNDERUNGEN VON T

Im Unterschied zu Frauen ist ein männlicher Mensch im Mutterleib im frühen Säuglingsalter, in der Pubertät und während des größeren Teils seines Erwachsenenlebens normalerweise einem hohen T-Spiegel ausgesetzt. In der Embryonal- und Pubertätsentwicklung lässt das Testosteron ein männliches Gehirn und einen Körper entstehen, mit denen er im Erwachsenenalter auf einen hohen T-Spiegel anspricht. T gibt Männern ein Werkzeug an die Hand, mit dem sie Energie steuern und damit ihre Einschränkungen bei der Erzeugung von Nachwuchs überwinden können – das heißt, sie können damit Partnerinnen finden und festhalten.

Der T-Spiegel schwankt bei Männern normalerweise im Tagesverlauf: Von morgens bis abends nimmt er um 40 bis 50 Prozent ab, außerdem steigt und fällt er mit jeder T-Welle aus den Hoden, die ungefähr alle 60 bis 90 Minuten in den Kreislauf abgegeben wird.[48] Bei vielen männlichen Tieren und auch bei Männern kann sich der T-Spiegel aber auch innerhalb weniger Minuten verändern, wenn soziale Wechselbeziehungen für die Fortpflanzung von Bedeutung sind. Solche sozial ausgelösten Schwankungen von T sollen dem Mann offenbar helfen, anpassungsorientiert zu reagieren (das heißt, sich so zu verhalten, dass es in unserer evolutionären Vergangenheit seinen Fortpflanzungserfolg gesteigert hätte). Er soll eine gegenwärtige und zukünftige gesellschaftliche Situation herstellen, die für Paarung und Statuskonkurrenz von Bedeutung ist. Soll er mit Frechheit und Dominanz reagieren oder aber mit Furcht und Unterwerfung? Flüchten oder kämpfen? In der Hitze des Gefechts kann er das Pro und Contra eines Kampfes mit einem bestimmten Herausforderer nicht sorgfältig abwägen. Hier kommt ihm das T zu Hilfe: Seine Konzentration ändert sich so, dass Männer ihre Erfolgschancen in der Konkurrenz besser einschätzen können, und damit steigert es die Wahrscheinlichkeit, dass die Reaktion der Anpassung dient.

Solche kurzfristigen Veränderungen des T-Spiegels wurden bei Männern in einer ganzen Reihe verschiedener experimenteller und natürlicher Umfelder beobachtet. In einem davon wird eine sehr verbreitete Methode genutzt, mit der moderne Männer untereinander konkurrieren: den Profisport. Ein Fußballspiel oder ein Boxkampf haben vielleicht auf den ersten Blick nicht viel mit den Aussichten auf eine Paarung zu tun, aber Sport bietet eine Gelegenheit, die eigene Konkurrenzfähigkeit zu prüfen und zu verbessern, Bündnisse aufzubauen und letztlich die gesellschaftliche Stellung zu erhöhen.[49]

GEWINNER UND VERLIERER

Am 17. Juli 1994 traten Italien und Brasilien im Rose Bowl im kalifornischen Pasadena gegeneinander an. Es war das Finale der Fußballweltmeisterschaft, des größten Sportereignisses der Welt. Das brachte Endokrinologen der Georgia State University, die sich mit dem Verhalten von Menschen beschäftigten, auf eine Idee.

Vor dem Spiel fuhren sie mit Probenröhrchen und Teilnahmeformularen in die Stadt. In einer Pizzeria fanden sie eine Gruppe männlicher italienischer Fans und in einer Bar einen Trupp Brasilien-Anhänger. In beiden Fällen konnten sie einige Männer überreden, vor und nach dem Spiel Speichelproben abzugeben. Das alles gehörte zu einem einfachen Experiment, mit dem der T-Spiegel festgestellt werden sollte.[50]

Nach 90 Minuten hatte noch keine der beiden Seiten ein Tor geschossen. Es war schließlich Fußball. Die Verlängerung führte ebenfalls nicht zu Toren, so wurde das Spiel mit einem Gänsehaut-Elfmeterschießen fortgesetzt. Die Welt hielt den Atem an, und Spieler beider Seiten schossen ein Tor nach dem anderen.

Und wer gewann? Um das herauszufinden, hätten die Forschenden sich nur den Testosteronspiegel in den Speichelproben ansehen müssen. Er blieb bei den brasilianischen Fans mehr oder weniger gleich oder nahm gegen Ende der Partie zu, bei den Italienern sank er. Brasilien hat gewonnen! Zu ähnlichen Ergebnissen gelangten mittlerweile viele Studien: Vor einem Wettbewerb steigt der T-Spiegel bei den späteren Gewinnern und Verlierern, aber bei den Gewinnern bleibt er länger auf dem höheren Niveau. Solche Reaktionen wurden sogar bei Männern nachgewiesen, die in nichtsportlichen Wettbewerben wie Schach oder Videospielen gegeneinander antraten. Der Effekt tritt zwar bei Menschen und anderen Tieren regelmäßig auf, er ist aber variabel. Viele Faktoren haben Einfluss darauf, wie das T auf Wettbewerbe anspricht. Dazu gehören die Umstände des Experiments (beispielsweise ob der Wettbewerb im Labor organisiert wurde oder in der »wirklichen Welt« stattfindet), wie viel jemandem am Sieg liegt und in welchen Mengen andere Hormone vorhanden sind.[51]

Sieg oder Niederlage in einem körperlichen Wettbewerb liefern Hinweise auf die Kampfesfähigkeit eines Tieres. Ein Sieger kann aus seinen Fähigkeiten Kapital schlagen, der Verlierer sollte mit seinen Reaktionen auf Herausforderungen besonders vorsichtig sein – wer grün und blau geprügelt wird, verbessert nicht die Aussichten bei Partnerinnen. Dieser sogenannte Sieger-Verlierer-Effekt wurde bei Insekten, Fischen, Vögeln und Säugetieren nachgewiesen. Zumindest bei einigen Arten wird er eindeutig durch das Testosteron (oder chemische Varianten davon, die bei manchen Tieren vorkommen) vermittelt.[52]

Ein gut untersuchtes Beispiel aus dem Tierreich sind die männlichen Goldhamster. Mein Sohn hat einen als Haustier – er heißt Ringo nach dem vierten Beatle. Wenn wir ein größeres Männchen in Ringos Käfig setzen, fechten die beiden es aus, wobei der ängstliche Ringo wahrscheinlich verlieren wird und sich unterwirft. Am nächsten Tag leidet der arme Ringo immer noch unter der Niederlage. Selbst wenn wir ihm nur einen schmächtigen, friedlichen Hamster in den Käfig setzen, kauert er sich vor Angst zusammen und ist bemüht, sich im Fall eines Angriffs zu verteidigen. Bei Goldhamstern hält der Effekt ungefähr einen Monat an. Wir wissen, dass er mit einem Rückgang des T-Spiegels verbunden ist.[53]

Wie sich in Studien an Hamstermännchen gezeigt hat, blockiert zusätzliches T, das dem Verlierer kurz nach der Niederlage verabreicht wurde, die typische Verliererreaktion: Er fühlt sich wie ein Sieger und verteidigt weiterhin aggressiv sein Heimatrevier. Eine T-Dosis nach einer Niederlage vermindert die Stress- und Angstgefühle und steigert die Motivation, angesichts zukünftiger Herausforderungen nicht zu flüchten, sondern zu kämpfen.

In freier Wildbahn ist ein übermäßiges Selbstvertrauen natürlich in der Regel von Nachteil. Tiere, die früher verloren haben, müssen besonders vorsichtig sein, um am Leben zu bleiben, dabei hilft ihnen der Rückgang des Testosteronspiegels. Veränderungen beim T versorgen das Gehirn des Tieres mit Information: Sie verändern seine Ansprechbarkeit durch andere Hormone und Neurotransmitter (Substanzen, mit denen die Nervenzellen kommunizieren), die an der Wahrnehmung von Bedrohungen und den Reaktionen darauf beteiligt sind. Wenn das Verlierertier beim nächsten Mal bedroht wird, spürt es verstärkte Angst- oder Schmerzgefühle, und damit verringert sich die Wahrscheinlichkeit einer aggressiven Reaktion, während die Überlebenswahrscheinlichkeit steigt. Hätte Ringo den ersten Kampf gewonnen, wäre sein T-Spiegel gestiegen; angesichts der nächsten Bedrohung hätte er sich wahrscheinlich mutiger gefühlt und wäre motiviert gewesen, sein Revier gegen zukünftige Eindringlinge zu verteidigen. In der Natur führt die Rolle als dominierendes Männchen, das Aggression gezielt einsetzt, im Durchschnitt zu einem höheren Fortpflanzungserfolg.

CHARAKTER IST WICHTIG

Ob Männer nun an einem Hockeymatch teilnehmen, ein Videospiel spielen, diskutieren oder auch Faustschläge austeilen, immer spüren sie, dass ihre Stellung oder ihr Ruf auf dem Spiel steht, und das treibt sie an, alles für einen Sieg zu tun. Dass der Testosteronspiegel häufig zumindest kurzfristig auf einen (manchmal auch aggressiven) Wettbewerb unter Männern anspricht, steht außer Zweifel. Das passt zu der Herausforderungshypothese, wonach der T-Spiegel bei Männern als Reaktion auf eine Bedrohung der Stellung oder der Ressourcen ansteigt. Vieles ist dabei allerdings noch unklar: Welchen Zweck haben solche Veränderungen von T? Welche biochemischen Mechanismen sind beteiligt? Welche Eigenschaften haben Männer, bei denen der Effekt auftritt? Und welche sozialen Interaktionen können den T-Spiegel beeinflussen?

In allen diesen Bereichen werden mittlerweile faszinierende neue Entdeckungen gemacht. Ein Forschungsteam unter der Leitung der kanadischen Psychologinnen Shawn Geniole und Justin Carré ging in mehreren Studien der Frage nach, wie sich ein experimentell erhöhter T-Spiegel bei Männern auf die Aggression auswirkt.[54] »Dominanzorientierte« Männer, die »durchsetzungsstark, kraftvoll und selbstsicher sind«, haben das Motiv, Status und Macht zu erlangen. Ist dies mit einem Mangel an Selbstbeherrschung verbunden, führt eine Provokation mit größerer Wahrscheinlichkeit zu einer aggressiven Reaktion. Wie die Forschenden feststellten, reagieren dominanzorientierte Männer, die auch noch impulsiv sind und sich schlecht beherrschen können, auf einen Anstieg des T-Spiegels (wie er im Vorfeld einer Konkurrenzsituation auftreten kann) mit Aggression.

T dürfte also die Aggression steigern, allerdings gilt das nur für einen Teil der Männer. Dieser Befund ist eine Erklärung dafür, warum frühere Studien so widersprüchlich waren. Sind an einer Studie nur wenige Männer beteiligt (was in der Regel der Fall ist, denn solche Studien sind kompliziert und teuer), ist wahrscheinlich kein signifikantes Ergebnis zu erhalten, einfach weil keine ausreichende Zahl von Versuchspersonen die richtigen Persönlichkeitsmerkmale besitzt.

Um den Zusammenhang zwischen T und Aggression

noch genauer zu untersuchen, machten die gleichen Forschenden das bis heute größte Nachfolgeexperiment. Sie rekrutierten mehr als 300 Männer, die neben anderen Aufgaben einen Fragebogen über ihre Persönlichkeit ausfüllen und ein Computerspiel spielen mussten. Es war nicht Grand Theft Auto, sondern ein Spiel, dass ein gebräuchliches, gut untersuchtes Hilfsmittel zur Messung von Aggression im Labor ist: Es trägt den akademisch klingenden Namen Point Subtraction Aggression Paradigm oder kurz PSAP.

Den Männern wurde dabei vorgegaukelt, sie würden gegen einen anderen Spieler (einen Mann) antreten, den sie zuvor in einem Video gesehen hatten. (In Wirklichkeit spielten sie gegen ein Computerprogramm.) Bei PSAP geht es darum, bestimmte Tasten zu drücken und damit möglichst viele Punkte zu sammeln, die am Ende gegen Bargeld eingetauscht werden können. Statt die Punkte für sich selbst zu gewinnen, können die Versuchspersonen aber auch eine andere Taste betätigen, mit denen die Punkte des anderen »Spielers« verringert werden – dies nützt also nicht der Versuchsperson, sondern schadet nur dem anderen. Angehörige von Bevölkerungsgruppen, die bekanntermaßen aggressiv sind, wie beispielsweise Gewaltverbrecher, und auch solche, die sich selbst als aggressiv bezeichnen, gewinnen bei PSAP in der Regel weniger Punkte und damit auch weniger Geld, weil sie mehr Zeit darauf verwenden, ihrem »Konkurrenten« Punkte zu stehlen. Letztlich bezahlen diese Männer also einen Preis dafür, dass sie sich auf eine Provokation hin aggressiv verhalten.

Vor Spielbeginn wurde jeder Versuchsperson ein Gel in die Nasenöffnungen gestrichen. Es enthielt entweder Testosteron, das den T-Spiegel im Blut innerhalb von 15 Minuten ansteigen ließ, oder aber keine aktiven Wirkstoffe, sondern ein Placebo. Wenn die Versuchspersonen im Lauf des Experiments raten sollten, ob sie das Testosteron oder das Placebo erhalten hatten, kamen sie nicht über die Zufallsquote hinaus.

Die Ergebnisse bestätigten frühere Befunde. Wenn Männer das T-Gel erhalten hatten, verhielten sie sich aggressiver – das heißt, sie stahlen dem anderen mehr Punkte. Wie in dem früheren Experiment trat der Effekt vor allem bei dominanten, impulsiven Männern auf.

GENE SIND WICHTIG

Das war aber noch nicht alles. Die Forschenden betrachteten nicht nur die Persönlichkeit, sondern auch die Gene und insbesondere das Gen für den Androgenrezeptor. Erinnern wir uns noch einmal an meine Studentin Jenny aus Kapitel 3. Bei ihr enthielt dieses Gen eine Mutation, das den Androgenrezeptor funktionsunfähig machte. Bei der partiellen Androgenresistenz funktioniert der Rezeptor zwar, er spricht aber auf Androgene nicht so stark an wie die normale Form. Der T-Spiegel ist also nicht allein entscheidend, sondern auch die Leistungsfähigkeit des Androgenrezeptors spielt eine Rolle. Damit ist gemeint, dass der Androgenrezeptor T binden kann und dann die Proteinproduktion seiner »Zielgene« steuert, darunter diejenigen, die das Bartwachstum, die Muskulatur oder die Aggression begünstigen. Wie sich herausgestellt hat, gibt es selbst unter den typischen, vollständig funktionsfähigen Androgenrezeptoren manche, die effizient für eine Transkription an den Zielgenen und eine stärkere Proteinproduktion sorgen, während andere weniger gut dazu in der Lage sind.

Die Forschenden gingen der Frage nach, ob eine bestimmte T-Menge die Aggression vor allem bei Männern mit relativ wirksamem Androgenrezeptor steigert. Also ließen sie die Versuchspersonen gurgeln und gewannen aus der Mundspülung die DNA.

Der DNA-Abschnitt, der das Gen für den Androgenrezeptor darstellt, enthält eine sogenannte CAG-Wiederholung, das heißt, die Dreiergruppe mit den »Buchstaben« C+A+G wiederholt sich mehrfach – die Zahl reicht von acht bis zu 37 solchen Wiederholungen.[55] Mit weniger Wiederholungen ist der Rezeptor leistungsfähiger. Unter ansonsten gleichen Voraussetzungen sollten also die Versuchspersonen, die auf eine bestimmte T-Menge am stärksten ansprechen, in ihrem Gen für den Androgenrezeptor die geringste Zahl von CAG-Wiederholungen tragen.

Tatsächlich steht die Länge der CAG-Wiederholung im Zusammenhang mit allen möglichen Eigenschaften, so mit der Wahrscheinlichkeit, Prostatakrebs zu bekommen (dies ist mit weniger Wiederholungen wahrscheinlicher), mit dem Erfolg von Schwangerschaften (Fehlgeburten kommen bei weniger Wiederholungen häufiger vor) und selbst mit der ethnischen Herkunft.[56]

Heute wissen wir, dass anhand der CAG-Wiederholungen noch etwas anderes vorhergesagt werden kann: die Neigung zu aggressivem Verhalten bei Einwirkung von Testosteron. Unter den dominanzorientierten, impulsiven Männern sprachen diejenigen mit kürzeren CAG-Wiederholungen und einer entsprechend höheren Empfindlichkeit für T mit mehr Aggression auf das T-Gel an (das heißt, sie stahlen mehr Punkte).

Außerdem berichteten Männer mit kürzeren CAG-Wiederholungen, es mache ihnen mehr Spaß, aggressiv zu sein! Dieser Befund vermittelt eine Vorstellung davon, wie T bei Männern Aggressionen begünstigen könnte. Ein erhöhter T-Spiegel bietet einen Anreiz, denn T steigert die Empfänglichkeit für Belohnungen. Wenn Mäusen beispielsweise die Wahl gelassen wird, auf welcher Seite eines Käfigs sie sich herumtreiben wollen, wählen sie die Seite, auf der sie zuvor eine großzügige Testosterondosis erhalten haben.[57] Die Gehirnareale, die größere Mengen des Neurotransmitters Dopamin enthalten und die Motivation steuern, sind dicht mit Androgenrezeptoren besetzt.[58] Häufig erleben wir einen Dopaminschub, wenn wir etwas tun, was der Anpassung dient (oder in unserer Evolutionsvergangenheit der Anpassung gedient hat), beispielsweise wenn wir etwas Süßes essen, Sex haben oder einen Konkurrenten einschüchtern. Das Dopamin trägt dazu bei, solche Verhaltensweisen zu verstärken: Sie fühlen sich gut an, deshalb sind wir motiviert, das Gleiche noch einmal zu tun. Wie wir aus Tierversuchen außerdem wissen, sorgt T tatsächlich dafür, dass nach einem Sieg mehr Dopamin freigesetzt wird, gleichzeitig steigt auch die Zahl seiner eigenen Rezeptoren in den Belohnungszentren des Gehirns![59] Diese Veränderungen führen dazu, dass Tiere sich nach einem Sieg mit größerer Wahrscheinlichkeit zukünftigen Bedrohungen stellen werden.

Fassen wir die Lehren aus dieser Studie noch einmal zusammen: Ein steigender T-Spiegel wirkt anscheinend unter den »richtigen« Umständen bei manchen Männern mit dem »richtigen« Charakter und dem »richtigen« Androgenrezeptoren als Motivation und Belohnung.[60] Dass alle diese Faktoren mitspielen, ist kein Beleg dafür, dass zwischen T und Aggression auch nur ein schwacher Zusammenhang besteht. Es zeigt uns aber, dass die Sache kompliziert ist, ebenso kompliziert sind auch die Forschungsarbeiten, durch die wir etwas über die Funktionsweise der Beziehung erfahren.[61]

T hat auch andere Effekte, die heftige Aggression wahrscheinlicher machen.[62] Zunächst einmal vermindert es offensichtlich die Empathie. Bei erhöhtem T-Spiegel steigen Motivation und Belohnung, gleichzeitig nehmen Angst und

Schmerzwahrnehmung ab, sodass der Kampf eskalieren kann. Bei einer Verminderung des T-Spiegels kehrt sich der Effekt um;[63] wenn also der T-Spiegel sinkt, wird der Betroffene vermutlich durch Schmerzen oder Angst dazu veranlasst, dass Nützlichste zu tun und davonzulaufen oder sich davonzustehlen.[64] Ähnliche Gesetzmäßigkeiten gelten auch für Tiere.

Ganz gleich, um was für ein Tier es sich handelt: Zwischen Testosteron und Aggression besteht eindeutig kein einfacher Zusammenhang von Ursache und Wirkung, sondern er wird durch andere Faktoren abgewandelt, zum Beispiel durch frühere Erfahrungen, den Charakter und die Stellung in einer Statushierarchie. Um das zu verdeutlichen, schildert der Biologieprofessor Robert Sapolsky von der Stanford University, ein Fachmann für die Zusammenhänge zwischen Hormonen und Aggression, in seinem Buch *The Trouble with Testosterone* ein Experiment mit einer Gruppe von in Gefangenschaft lebenden Zwergmeerkatzen (einer Affenart).[65] Die Affen nahmen Kontakt zueinander auf und erhielten Zeit, um eine Statushierarchie aufzubauen. Als die Versuchsleiter bei einem der Affen den T-Spiegel erhöhte – »er hätte ausgereicht, damit jedes Neuron in seinem Gehirn ein Geweih und einen Bart bekam«[66] –, verfolgte, begrapschte und biss er andere Affen häufiger. Interessant ist aber, wer zur Zielscheibe der verstärkten Aggression wurde: Der Affe mit dem hohen T-Spiegel belästigte nicht unterschiedslos alle, die ihn zufällig reizten. Vielmehr verprügelte er nur diejenigen, die auf der Hierarchieleiter unter ihm standen, während er gegenüber Höhergestellten höflich blieb.

T ist kein Zaubertrank, der Feiglinge zu Kriegern macht oder eine überbordende Streitlust verursacht. Seine Wirkungen hängen stark von individuellen und umweltbedingten Faktoren ab, insbesondere Menschen können eine hohe Stellung häufig auch ganz ohne physische Aggression erlangen und behalten. T tut meistens das, was die Situation erfordert. Oder, wie Sapolsky in einem Vortrag scherzhaft sagte: Wenn man eine Gruppe buddhistischer Mönche mit Testosteron beschießt, würde das nicht zu Gewalt führen, sondern zu wahllos verteilter Freundlichkeit.[67]

MECHANISMEN DES SCHNELLEN T

Durch welchen Mechanismus T so schnell produziert wird, wenn Männer sich in Konkurrenzsituationen befinden, wissen wir nicht. Das rhythmische Signal zur Produktion des Hormons in den Hoden hat seinen Ursprung im Gehirn: Es geht vom Hypothalamus aus – dieser sendet eine Welle des Gonadotropin-Releasing-Hormons an die unmittelbar unterhalb gelegene Hypophyse. Das Signal regt die Hypophyse an, das luteinisierende Hormon (LH) ins Blut abzugeben. LH wiederum braucht ungefähr eine Stunde, um vom Gehirn zu den Hoden zu wandern. Dort erteilt es dann den Befehl, T zu produzieren und ins Blut auszuschütten.[68] Das ganze System arbeitet relativ langsam und über große Entfernungen. Wie der T-Spiegel dennoch innerhalb weniger Minuten nach einer sozialen Interaktion so stark ansteigen kann, ist bis heute ein Rätsel. Eine Möglichkeit wird durch Forschungsergebnisse nahegelegt: Die Hormone Adrenalin und Noradrenalin, die bei psychischem und körperlichem Stress (beispielsweise vor einem Wettbewerb oder angesichts einer Gefahr) ausgeschüttet werden, könnten das LH-System umgehen und entweder direkt oder durch verstärkte Durchblutung die Freisetzung von T in den Keimdrüsen anregen.[69]

Auch eine andere Frage ist rätselhaft: Wie kann T so schnell wirken, wenn es bei den Zellen und insbesondere bei den Neuronen ankommt? Wie ich in Kapitel 3 erläutert habe, aktiviert T normalerweise in den Zellen die Androgenrezeptoren und wirkt sich damit letztlich im Zellkern auf die Expression bestimmter Gene aus. Der ganze Prozess erfordert eine gewisse Zeit, und soweit wir wissen, kann er das Verhalten nicht innerhalb weniger Minuten beeinflussen. Demnach ist der Befund, dass die Länge der CAG-Wiederholung im Zusammenhang mit einer aggressiven Reaktion auf Testosteron steht, nicht so einfach, wie ich ihn zuvor beschrieben habe. Es kann sich dabei nicht einfach um die effizientere Transkription der Zielgene handeln, denn die würde zu viel Zeit erfordern. Neue, spannende Forschungsarbeiten legen aber die Vermutung nahe, dass T auch wichtige, schnelle »nicht-genomische« Wirkungen haben könnte. Solche Wirkungen würden sich nicht innerhalb der Zellen bei der Transkription der Gene entfalten, sondern unmittelbar auf der Zelloberfläche, ganz ähnlich wie bei einem Neurotransmitter oder Proteinhormon.[70] Hier geraten wir schnell ins mechanistische Gestrüpp. Aber ich selbst fühlte mich bis zum College von der Wissenschaft abgestoßen, und erst als ich scheinbar einfache Fragen nach der Wirkung von T stellte, wurde mir allmählich klar, wie interessant selbst grundlegende neurologische, hormonelle und genetische Einflüsse auf das Verhalten sein können. Bis wir verstehen, wie sich T auf die Aggression auswirkt, ist noch viel Forschungsarbeit notwendig.

T UND AGGRESSION BEI FRAUEN

Auch Frauen konkurrieren um Status, Ressourcen und Partner, und das manchmal heftig. Diese Verhaltensweisen stehen bei manchen weiblichen Tieren ebenfalls im Zusammenhang mit dem T-Spiegel.[71] Sollten also nicht auch Frauen das Auf und Ab beim Testosteron als Reaktion auf Konkurrenzsituationen erleben? Viele Forschende sind davon überzeugt und planen Experimente, um einen durch T vermittelten Gewinner-Verlierer-Effekt nachzuweisen, wie wir ihn manchmal bei Männern beobachten.

Komplizierter wird das Bild, weil Androgene auch von den Nebennieren produziert werden und bei beiden Geschlechtern die Aktivität bei Stress verstärken. Konkurrenz verstärkt ebenfalls den Stress. Damit kommt für die Interpretation der Veränderungen des Testosteronspiegels beim Gewinner-Verlierer-Effekt insbesondere für Frauen ein neuer Dreh hinzu. Das liegt (neben den Problemen bei der Messung des T-Spiegels von Frauen) daran, dass die Nebennieren bei Frauen ungefähr die Hälfte des im Blut vorhandenen Testosterons produzieren. Wenn wir also feststellen, dass der T-Spiegel einer Frau im Vorfeld einer Konkurrenzsituation ansteigt, könnte es schlicht daran liegen, dass die Nebennieren auf den Stress reagieren.[72]

In der wissenschaftlichen Literatur gibt es kaum Anhaltspunkte dafür, dass T bei Frauen Konkurrenzbewusstsein hervorruft. In Studien zum Gewinner-Verlierer-Effekt, in die auch Frauen einbezogen wurden, wird fast nie im Zusammenhang mit Status, Statusveränderungen und Gewinn oder Verlust über Veränderungen beim T berichtet. Oder anders gesagt: T scheint für die Konkurrenz keine ähnliche Rolle zu spielen wie bei Männern.[73]

Das sollte uns nicht wundern. Aus Sicht der Evolution ist damit zu rechnen, dass Männer und Frauen, wie wir bereits erfahren haben, unterschiedlich auf bedrohliche Konkurrenz reagieren. Ihr mit physischer Aggression zu begegnen, kann sich für Männer häufiger auszahlen. Was die Fortpflanzung angeht, haben Frauen, die sich an gewalttätiger Konkurrenz beteiligen, weniger zu gewinnen und mehr zu verlieren. Sie sollten also von vornherein weniger dazu motiviert sein, sich in physische Konfrontation zu begeben, und sie sollten auch stärker dazu neigen, sich aus aggressiven Interaktionen zurückzuziehen, wenn sich diese aufheizen. Da sich Anpassung und Physiologie der Geschlechter unterscheiden, wäre es erstaunlich, wenn die Testosteronproduktion von Männern und Frauen auf die gleiche Weise auf Konkurrenz ansprechen würde.[74]

Das alles bedeutet nicht, dass nicht auch Frauen etwas am Gewinnen liegen würde, und das in manchen Fällen sogar ebenso stark wie Männern. Es gibt im Berufsleben, beim Sport, in der Schule oder an den Universitäten eine Vielzahl höchst konkurrenzbewusster Frauen. Bei ihnen sind aber andere Hormone beteiligt, beispielsweise das Cortisol (das erst jetzt die seit Langem verdiente Aufmerksamkeit findet), und es ist durchaus möglich, dass bei Frauen auch Östrogen und Progesteron eine Vermittlerrolle spielen.[75] Wir müssen uns von der Idee verabschieden, dass wir klischeehaft männliches Verhalten bei Frauen nur dann belegen können, wenn wir zeigen, dass T bei beiden Geschlechtern die gleiche Wirkung hat. In Zukunft werden sich hoffentlich mehr Forschungsarbeiten mit den hormonellen Vermittlern der Konkurrenz bei Frauen beschäftigen.

DIE UMWELT IST WICHTIG

Die Ereignisse, die sich an jenem Silvesterabend in der U-Bahn von Toronto abspielten, hatten sicherlich damit zu tun, dass Daemon Fairless und der betrunkene Mann in einer

Gesellschaft mit eingespielten Gebräuchen und gesellschaftlichen Standards lebten. Wie vielleicht nicht anders zu erwarten, wurde Fairless' Kopfstoß von den anderen Fahrgästen und selbst von der Polizei von Toronto nicht mit Missbilligung aufgenommen. »Die Polizisten haben mir unterschwellig recht gegeben, dass ich mich verteidigt habe, auch wenn sie gleichzeitig auf die naheliegenden Gefahren hingewiesen haben [...] Zwischen uns herrschte ein Einverständnis – ich hatte das Risiko auf mich genommen, um meine Frau zu schützen.«[76]

Handlungen wie die von Fairless werden in vielen Gesellschaften geschätzt: Von Männern wird erwartet, dass sie ihre Familie und ihren Ruf mit physischen Aggressionen verteidigen. Diese Form der »Ehrenkultur« findet sich im Süden der Vereinigten Staaten, wo Gewaltverbrechen seit jeher häufiger vorkommen als im Norden. Über die Auswirkungen auf Jungen schreibt der Historiker David Fischer:

»Schon in jungen Jahren bringt man kleinen Jungen bei, an ihre eigene Ehre zu denken und sie aktiv zu verteidigen. Ehre bedeutet in dieser Gesellschaft den Stolz auf die Männlichkeit in Form männlichen Mutes, körperlicher Stärke und kriegerischer Tugenden. Männliche Kinder wurden darauf trainiert, ihre Ehre zu verteidigen, ohne auch nur einen Augenblick zu zögern – sie schlagen auf Herausforderer mit wilder Gewalt ein.«[77]

Wären Fairless und sein betrunkener Gegner beispielsweise in Singapur mit dem Zug gefahren, würde ich jede Wette eingehen, dass eine Auseinandersetzung nicht mit Kopfstößen geendet hätte. (Ohnehin neigen die jungen Männer in Singapur nicht dazu, sich zu betrinken – jedenfalls nicht in der Öffentlichkeit. Trunkenheit in der Öffentlichkeit ist dort ein schweres Vergehen, was viele Besucher bereits zu ihrem Leidwesen feststellen mussten.) Die Häufigkeit von Gewaltverbrechen ist in Singapur winzig im Vergleich zu Jamaika, den Vereinigten Staaten oder auch dem relativ friedlichen Kanada – selbst dort liegt die Rate tätlicher Angriffe ungefähr 50 mal höher als in Singapur. Der Stadtstaat in Asien hat zusammen mit Japan die niedrigste Mordrate der Welt.

Warum ist Singapur anders? Die dortige Regierung versetzt das Trinkwasser nicht mit besänftigenden Wirkstoffen. Die Erklärung liegt wahrscheinlich in der Kultur des Stadtstaates mit Gesetzestreue, strenger Disziplin in den Familien und dem Fehlen von Armut in Verbindung mit hohen Strafen für Vergehen und anderen Faktoren.

Die Quote der Gewaltverbrechen ist nicht nur von Land zu Land unterschiedlich, sondern sie schwankt auch im Laufe der Zeit. Wie Steven Pinker in seinem Buch *Gewalt: Eine neue Geschichte der Menschheit* belegt, ist die Mordrate in Europa seit dem 13. Jahrhundert erstaunlich stark zurückgegangen, nämlich von bis zu 100 Morden je 100.000 Einwohner und Jahr auf die derzeitige Quote von ungefähr einem je 100.000.[78] Die Erklärung für den Rückgang der Gewalt liegt nicht in Veränderungen unserer Gene, sondern in einem jahrhundertelangen kulturellen und gesellschaftlichen Wandel einschließlich der Entstehung des staatlichen Gewaltmonopols.

Aber trotz solcher Unterschiede bleibt eine Konstante bestehen: die Verteilung zwischen den Geschlechtern. Über große Entfernungen und Zeiträume hinweg sind Männer gewalttätiger als Frauen. Diese auffällige Tatsache erfordert eine Erklärung, und die naheliegendste Begründung, die auch mit einer Vielzahl von Belegen aus dem gesamten Tierreich übereinstimmt, macht die sexuelle Selektion und ihren Handlanger bei Männern verantwortlich: das Testosteron.

Menschen sind zwar keine Gefangenen von Evolutionskräften, Genen oder Hormonen, aber auch wir erleben ihre weitreichenden Einflüsse. In mehrfacher Hinsicht sind wir aber unter den Tieren etwas Einzigartiges, so auch in unserer Fähigkeit, die Folgen unserer Handlungen sorgfältig zu durchdenken und unsere niederen Instinkte zu unterdrücken. Je besser wir verstehen, welche Kräfte uns prägen, desto mehr können wir unser Verhalten kontrollieren.

Wie ich in diesem Buch immer wieder betont habe, sind Verhaltensweisen, in denen sich die Geschlechter unterscheiden, häufig stark von der Kultur beeinflusst – dafür ist auch die Aggression ein eindeutiges Beispiel. Gesetze sowie kulturelle und soziale Normen können die physische Aggression anheizen oder dämpfen. Wir können hoffen, dass ein gesellschaftlicher Wandel die Gewalt – die vorwiegend von Männern ausgeübt wird – noch weiter verringert. Aber ein Problem wird nicht gelöst, wenn die Ursachen missverstanden werden. Wenn wir aufrichtig über T sprechen, können wir besser einschätzen, wie Veränderungen der Umwelt problematisches Verhalten von Männern besser im Zaum halten können. Es liegt in unserer Macht, die Unterschiede in der Aggression der Geschlechter zu verstärken oder zu vermindern – aber die grundlegenden Neigungen, durch die solche Unterschiede entstehen, gehen der Kultur voraus: Es gibt sie wegen des Testosterons. Das zu leugnen, kann nichts Gutes bewirken. ⊣

KAPITEL 8

Die Sache kommt ins Rollen

VON RATTEN UND MENSCHEN

Die nun folgende Geschichte bekommen alle, die sich mit Endokrinologie beschäftigen, früher oder später zu hören. Leider stimmt sie wahrscheinlich nicht einmal – aber wie ich noch erläutern werde, wird sie aus einem stichhaltigen Grund immer weitererzählt.

In den 1920er-Jahren wurden der US-Präsident Calvin Coolidge und seine Frau getrennt durch einen staatlichen Versuchsbauernhof geführt. Als Mrs. Coolidge den Geflügelstall besichtigte, stellte sie fest, dass der Hahn sich häufig paarte. Sie erkundigte sich beim Geflügelzüchter, wie viele Male am Tag das geschah. Die Antwort lautete: »Einige dutzendmal.« Darauf erwiderte sie: »Sagen Sie das Mr. Coolidge.« Als ihm die Nachricht seiner Frau überbracht wurde, fragte der Präsident: »War es jedes Mal dieselbe Henne?« »Nein«, sagte der Geflügelzüchter, »es war jedes Mal eine andere.« Worauf der Präsident antwortete: »Sagen Sie das Mrs. Coolidge.«[1]

Meine Studierenden lachen über diese Geschichte, aber

das liegt vielleicht nur an meinem mitleiderregenden Versuch, einen Witz zu erzählen (oder vielleicht hoffen sie auch auf eine bessere Note). Ob lustig oder nicht, die Geschichte verdeutlicht ein echtes Phänomen: die Erneuerung von sexuellem Interesse und sexuellen Fähigkeiten als Reaktion auf einen neuen potenziellen Sexualpartner. Das Ganze wird auch als Coolidge-Effekt bezeichnet. Er wurde bei einer ganzen Reihe von Tieren nachgewiesen, so unter anderem bei Ratten, Fischen, Schafen, Rindern, Kleinaffen und Schimpansen.[2] In einem meiner Lieblingsexperimente aus diesem Bereich wird ein ausgewachsenes Rattenmännchen in einen Käfig gesetzt, der durch eine undurchsichtige Wand in zwei Teile geteilt ist. Die Kopfhaare der Ratte wurden abrasiert, aus dem Schädel ragt eine sogenannte Mikrodialysesonde. Ein schöner Anblick ist das nicht. Aus dem großen, seltsamen Klumpen sprießen lange Drähte, mit denen die Rate sich ungehindert bewegen kann, während die Forschenden die Menge des Neurotransmitters Dopamin im Gehirn beobachten. Dopamin hat viele Funktionen, eine der wichtigsten ist die Steigerung von Motivation und Belohnung[3]; ein erhöhter Dopaminspiegel lässt darauf schließen, dass das Tier mit einer Belohnung rechnet und motiviert ist, ein bestimmtes Ziel zu verfolgen.

Zu Beginn trödelt das Männchen einfach herum, und das seltsam aussehende Ding ragt aus seinem kahlen Kopf. Der Dopaminspiegel ist normal auf dem Basisniveau. Aber dann verändert sich alles. Auf der anderen Seite der Barriere wird ein fruchtbares Weibchen in den Käfig gesetzt. Jetzt werden beide Tiere unruhig: Sie schnuppern wild herum und beschaffen sich die notwendigen Informationen über den Duft des jeweils anderen. Gesundheitszustand, die letzte Mahlzeit, der Hormonspiegel und anderes – das Weibchen weiß, ob sie es mit einem geschlechtsreifen Männchen mit hohem T-Spiegel zu tun hat, und er erkennt, in welcher Phase des Zyklus sie sich befindet und ob sie empfängnisbereit ist. Und ehe er sich's versieht, schnellt sein Dopaminspiegel um 50 Prozent in die Höhe.[4]

Die bösen Menschen halten die armen Ratten weiterhin getrennt. Es ist, als als hätte man Hunger, und dann setzt uns jemand einen Teller mit unserem Lieblingsgericht vor, der Duft steigt uns in die Nase, aber die Hände sind auf dem Rücken gefesselt. Dieses Stadium im Sexualverhalten von Tieren wird zutreffend als »Appetenzphase« bezeichnet, wenn die Tiere dann tatsächlich Sex haben, ist von der »Vollzugsphase« die Rede. Für die Motivation zu sexueller Betätigung und das anschließende Belohnungsgefühl (einschließlich der Veränderung des Dopaminspiegels) sorgen ganz ähnliche Teile des Nervensystems wie jene, die ein Tier auch zur Nahrungssuche veranlassen und ihm nach dem Fressen Befriedigung verschaffen.[5]

Wenn die Barriere schließlich entfernt wird, kommen die Ratten zur Sache. Der Dopaminspiegel des Männchens ist doppelt so hoch wie der Basiswert und bleibt auch hoch, bis er ejakuliert, danach sinkt er ein wenig ab. Aber die Sache ist noch nicht vorüber! Er ist noch in ihr, und die beiden paaren sich weiter. Das Männchen ejakuliert mehrmals und pausiert dazwischen. Mit jedem Samenerguss geht der Dopaminspiegel ein wenig zurück. Wenn das Männchen genug hat, sinkt die Konzentration des Neurotransmitters wieder auf den Basiswert.

Ich sollte aber betonen, dass das Rattenweibchen durchaus keine passive Sexualpartnerin ist. Wenn sie den Fortgang der Paarung steuern kann, wird sie mit größerer Wahrscheinlichkeit schwanger. Auch bei ihr steigt der Dopaminspiegel stärker, als wenn sie die Sache nicht unter Kontrolle hätte – es ist also zu vermuten, dass die Steuerung des Sexualakts der Anpassung dient und sich für weibliche Ratten lohnt.[6]

Nachdem der Dopaminspiegel beim Männchen 15 Minuten niedrig war und keine weitere sexuelle Aktivität stattgefunden hat, wird das Weibchen aus dem Käfig genommen. Das Männchen bleibt weitere 15 Minuten allein zurück, danach wird dasselbe Weibchen wieder hinter die Barriere gesetzt. Dieses Mal geschieht nichts.

Bei ihm steigen weder Dopaminspiegel noch sexuelles Interesse, das bleibt auch so, wenn die Barriere entfernt wird und die Ratten erneut freien Zugang zueinander haben. Er ist sexuell erschöpft, sein Tank ist leer. Dieses Mal ist es gut, wenn sie wieder aus dem Käfig genommen wird.

Aber Augenblick, das ist noch nicht alles! Nach wenigen Minuten setzen die Forschenden ein anderes Weibchen hinter die Barriere. Das Männchen nimmt einen Zug von ihrem frischen, paarungsbereiten Geruch, und wieder klettert sein Dopaminspiegel. Wird die Barriere entfernt, ist er wieder Feuer und Flamme, allerdings geringfügig weniger heftig als zuvor. Das zeigt sich auch am Dopamin. Es steigt nicht so stark an wie beim ersten Mal, aber es reicht für die Motivation, die er braucht, um ihr nachzustellen, sich mit ihr zu paaren und erneut mehrere Male zu ejakulieren.[7]

Sex mag uns als etwas ganz Natürliches erscheinen, aber ihn zu bekommen und »richtig zu machen«, ist eine komplizierte Leistung. Betrachten wir die Sache einmal aus dem Blickwinkel des Rattenmännchens. Um sich erfolgreich zu paaren, muss er eine Menge leisten. Zunächst einmal muss er entscheiden, wem er nachstellt. Er muss dazu die richtigen Bewegungen vollziehen, und seine Annäherungsversuche müssen angenommen werden. Sein Penis muss erigiert sein, er muss die Partnerin an der richtigen Stelle ihres Körpers besteigen, einführen, stoßen und Sperma in ihren Vaginaltrakt ausschütten.[8] Puh!

Dopamin hilft der Ratte in Verbindung mit körpereigenem Testosteron und sexuellen Reizen aus der Umgebung, das alles zuwege zu bringen. Dopamin ist von entscheidender Bedeutung für alle möglichen Ausdrucksformen motivierten Verhaltens, beispielsweise wenn ein Tier Nahrung und Wasser sucht, natürliche Feinde meidet oder sich von Dingen, die Schmerzen verursachen können, fernhält.[9] Es spielt eine zentrale Rolle für die Bewegungssteuerung und koordiniert die Motivation zum Handeln mit den dazu erforderlichen Bewegungen. (Bei der Parkinson-Krankheit erschwert ein niedriger Dopaminspiegel die Steuerung von Bewegungen.) In Verbindung mit T versetzt Dopamin die Rattenmännchen in die Lage, ihre Aufmerksamkeit auf paarungsbereite Weibchen zu lenken und keine Zeit auf Mäuse oder unbelebte Gegenstände zu vergeuden.

Der Coolidge-Effekt scheint bei Männchen vieler Tierarten der Anpassung zu dienen, das heißt, er steigert den Fortpflanzungserfolg. Wenn immer mehr Sex mit demselben Weibchen die Chancen auf eine Schwangerschaft nicht mehr steigert, verliert das Männchen nichts, wenn es damit aufhört. Kommt aber ein anderes fruchtbares Weibchen des Weges, bietet sich erneut die Gelegenheit, Nachkommen zu zeugen – eine gute Aussicht, die nicht verpasst werden darf.[10]

Warum beginne ich dieses Kapitel, das vorwiegend von T und seiner Bedeutung für das unterschiedliche Sexualverhalten von Männern und Frauen handelt, mit dem Coolidge-Effekt bei Ratten? Nun, wenn die Geschichte von Mr. und Mrs. Coolidge lustig ist, dann weil sie mit der Klischeevorstellung spielt, dass Männer stärker als Frauen auf neue Sexualkontakte erpicht sind. Wie ich noch genauer erläutern werde, stimmt diese Klischeevorstellung nicht nur, sondern sie hat auch viel mit T zu tun.

Insgesamt haben beide Geschlechter im Hinblick auf sexuelle Vorlieben und Paarungsverhalten viele Gemeinsamkeiten: Männer wie Frauen empfinden einen starken Sexualtrieb und suchen sich Partner, die nicht nur gut aussehen, sondern auch freundlich, gesund, intelligent und ehrlich sind. Aber Sex wollen Männer häufiger und mit einer größeren Zahl von Menschen (darauf werden wir in Kürze zurückkommen).[11] Ein anderer Unterschied im Hinblick auf die Sexualität ist allerdings wirklich gewaltig, wird aber leicht übersehen. Er betrifft das Objekt der Begierde: Die überwiegende Mehrzahl der Männer fühlt sich sexuell zu Frauen hingezogen und umgekehrt. Testosteron hilft dem Rattenmännchen, paarungsbereiten Weibchen nachzustellen – aber welche Funktion spielt es für die sexuelle Orientierung der Menschen?

Ich möchte zunächst sexuelle Neugier und Sexualtrieb erörtern, später wende ich mich dann der sexuellen Orientierung zu. Beginnen wir an der Stelle, an der Menschen zu sexuellen Wesen werden: in der Pubertät.

SCHWÄRMEREI, KÜSSE UND DER WEITERE WEG

Bevor in der Pubertät die Welle der Sexualhormone einsetzt, ist alles, was mit Sex zu tun hat, für die meisten Kinder ekelhaft – möglicherweise spüren sie seine Anziehungskraft und sind emotional noch nicht bereit, damit umzugehen. Zwischen dem sechsten und siebten Lebensjahr bei Mädchen und dem siebten bis achten bei Jungen steigt die Menge der Androgene bereits an. Das geschieht einige Zeit, bevor Hoden und Eierstöcke den Betrieb aufnehmen und ihre Hauptprodukte ausspucken: Samen- beziehungsweise Eizellen und Geschlechtshormone. Die ersten Androgene werden nicht von den Keimdrüsen produziert, sondern von den Nebennieren (die, wie bereits erwähnt, oben auf den Nieren liegen und neben anderen Hormonen auch Cortisol erzeugen). Die Menge der »Nebennierenandrogene« steigt bis nach dem 20. Lebensjahr an und nimmt dann allmählich ab. Das wichtigste Nebennierenandrogen trägt einen sperrigen Namen: Es heißt Dehydroepiandrosteron und wird oft mit seiner Abkürzung DHEA genannt. Das DHEA wird sowohl bei Jungen als auch bei Mädchen ins Blut abgegeben und in eine geringe Menge Testosteron umgewandelt (dieser Vorgang vollzieht sich im »peripheren Gewebe« wie Leber, Niere und Gehirn).[12] Das T aus den Nebennieren sorgt bei beiden Geschlechtern dafür, dass erstmals Schambehaarung, Akne und Körpergeruch auftreten.[13] Außerdem dürfte es für die ersten Schwärmereien und Anflüge sexueller Gefühle verantwortlich sein. Aber die Nebennierenandrogene reichen nicht aus, um den Wachstumsschub anzuregen; die eigentliche Pubertät beginnt erst einige Jahre später.

Erinnern wir uns noch einmal an das, was wir über die Pubertät wissen. Sie beginnt damit, dass Gehirn und Keimdrüsen über die Hypothalamus-Hypophysen-Gonaden-Achse (HHGA) kommunizieren. Im Gehirn sendet der Hypothalamus regelmäßige Signale in Form des Gonadotropin-Releasing-Hormons (GnRH) aus; diese gelangen in die Hypophyse, die daraufhin das luteinisierende Hormon (LH) und das Follikel stimulierende Hormon (FSH) mit dem Blut zu den Keimdrüsen schickt. LH und FSH regen Eierstöcke und Hoden zur Produktion von Geschlechtshormonen sowie von Ei- beziehungsweise Samenzellen an (siehe Abbildung auf Seite 182 in Kapitel 5). Diese körperlichen und emotionalen

Veränderungen spielen sich nicht nur in den westlichen Kulturkreisen ab, sondern bei Mädchen und Jungen auf der ganzen Welt.[15]

Die Geschlechtshormone – Östrogen und Progesteron bei Mädchen, Testosteron bei Jungen – schieben die Pubertät an. Diese zeigt sich nun durch das verstärkte Wachstum der Schambehaarung, die Entstehung der Brüste bei Mädchen und der Vergrößerung der Hoden bei Jungen. Mädchen kommen ungefähr ein Jahr früher in die Pubertät als Jungen[16] (ungefähr mit zehneinhalb statt elfeinhalb Jahren, wobei aber je nach Kultur, Umwelt und ethnischer Zugehörigkeit starke Schwankungen auftreten) und bekommen häufig ihre erste Periode, bevor die Pubertät bei den gleichaltrigen Jungen überhaupt eingesetzt hat. Der verzögerte Beginn findet sich nicht nur bei Jungen, sondern auch bei anderen Tierarten, bei denen die ausgewachsenen Männchen um Partnerinnen konkurrieren. Die längere Phase des jugendlichen Wachstums verschafft jungen Männern die Zeit, größer zu werden, bevor T die Energie auf die Entwicklung sekundärer Geschlechtsmerkmale wie der größeren Muskelmasse lenkt, die der Konkurrenz um Partnerinnen dienen.[17]

Mit der zunehmenden Menge der Geschlechtshormone verstärkt sich auch das Interesse an Sexualität und Liebe. Die meisten Jungen und Mädchen berichten schon zu Beginn der Pubertät, dass sie für jemanden schwärmen (wobei Mädchen mehr »Schwärme« haben).[18] Wenig später nimmt die Schwärmerei eine sexuelle Färbung an. Glücklicherweise haben die meisten Kinder in diesem Alter noch keine sexuellen Kontakte mit anderen Menschen, sondern nur mit sich selbst. Im Alter von 14 Jahren haben (in den Vereinigten Staaten) ungefähr 90 Prozent der Jungen und 20 Prozent der Mädchen bereits masturbiert. Der erste richtige Kuss auf den Mund wird ungefähr ein Jahr später ausgetauscht, und mit 18 Jahren hat die Mehrzahl der Teenager sexuelle Erfahrungen.[19]

Das zwischen dem Anstieg der Geschlechtshormone und sexuellen Interessen und Fähigkeiten ein Zusammenhang besteht, sollte uns nicht überraschen: Genau darin besteht die Pubertät – sie bereitet Körper und Verhalten auf die Fortpflanzung vor, dazu gehören Partnersuche, Werbung, Sex und Kinderbetreuung. Genau das bewirken die Sexualsteroide. Sie wirken so auf die Gentranskription ein, dass große, oftmals relativ langsame Veränderungen in vielen Systemen des Körpers einschließlich des Gehirns koordiniert werden, und die Effekte halten lange an.[20] Sexuelle Wünsche und Fähigkeiten werden nicht durch die kleinen Veränderungen der Geschlechtshormone angeregt, sondern durch die großen – das gilt insbesondere für die auffällige Zunahme in der Pubertät und die Abnahme mit fortschreitendem Alter.

Bei Mädchen steigt der T-Spiegel nur geringfügig von einem fast nicht nachweisbaren Niveau in der Kindheit zu niedrigen Werten im Erwachsenenalter an, bei Progesteron und Östrogen hingegen ist eine deutliche Zunahme zu erkennen.[21] Bei weiblichen Säugetieren (einschließlich des Menschen) hat die Hormonveränderung eindeutige Auswirkungen auf das Sexualverhalten. Frauen stehen im Mittelpunkt der sexuellen Wünsche von Männern (und manchmal auch von Frauen), und beide Geschlechter sind sehr erregt bei dem Gedanken, sie umzusetzen. Bei Jungen beginnt der Anstieg des T-Spiegels ungefähr im Alter von neun bis zehn Jahren, dann nimmt er vom 13. bis 15. Lebensjahr stärker zu, erreicht ungefähr ab dem 17. Geburtstag seinen Höchstwert, und geht dann – insbesondere ab dem 40. Lebensjahr – langsam zurück.

Wie in der Abbildung auf Seite 290 zu erkennen ist (und wie wir auch bereits in Kapitel 3 erfahren haben), beginnen

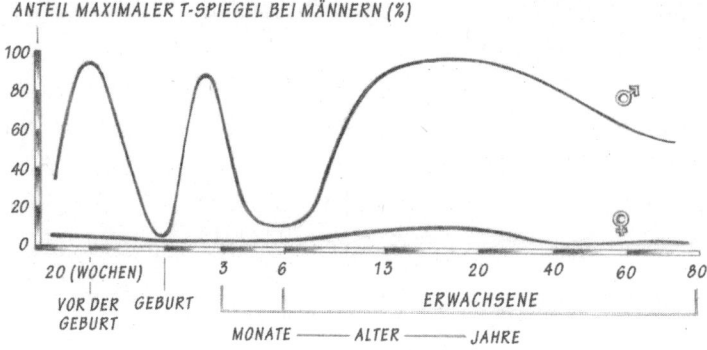

ANTEIL MAXIMALER T-SPIEGEL BEI MÄNNERN (%)

Der T-Spiegel im Laufe des Lebens von Männern und Frauen

die Unterschiede des T-Spiegels schon im Mutterleib: Jungen sind ungefähr ab der achten Schwangerschaftswoche größeren Mengen des Hormons ausgesetzt als Mädchen. Dieser höhere T-Spiegel prägt das Gehirn männlich, ein Organisationseffekt, den ich in Kapitel 4 erläutert habe. In der Pubertät werden die bereits männlich geprägten Gehirnstrukturen wiederum einem hohen T-Spiegel ausgesetzt und im Zusammenspiel mit den individuellen Erfahrungen und der Umwelt weiter geprägt. Außerdem wird das männliche Sexualverhalten aktiviert.[22]

Beide Geschlechter unterliegen dem Selektionsdruck zugunsten eines möglichst großen Fortpflanzungserfolges. Mit welchen Unterschieden in den sexuellen Wünschen von Männern und Frauen sollten wir demnach rechnen? Und welche Erwartungen hätten wir angesichts dessen, was wir über die Bedeutung der Umwelt wissen, im Hinblick auf die Unterschiede des tatsächlichen Verhaltens?

EVOLUTION, ONE-NIGHT-STANDS UND ZUHAUSEBLEIBEN

Ich kann es nicht oft genug betonen: Die Kultur spielt eine große Rolle. Das gesellschaftliche Umfeld kann sich auf vielerlei Weise auf das Sexualverhalten auswirken. Dazu nur einige Beispiele: Beim Volk der Sambia in Papua-Neuguinea praktizieren Jungen Oralverkehr mit älteren Männern, und es wird gesagt, das dabei aufgenommene Sperma würde sie ihrerseits zu Männern machen. Stellen wir uns vor, jemand würde vorschlagen, diese Praxis bei uns einzuführen – die Folgen sind kaum auszumalen. In den Vereinigten Staaten praktizierten die Mormonen früher die Polygamie – ihr Gründer Joseph Smith erfreute sich der Aufmerksamkeit von 40 Ehefrauen. Erst 1882 wurde dies in den Vereinigten Staaten mit dem Edmunds-Anti-Polygamy-Act gesetzlich verboten. Im alten Rom galt Homosexualität für die Männer, die die Penetration vollzogen, als etwas Männliches und war gesellschaftlich anerkannt. Sich penetrieren zu lassen, wurde dagegen als unterwürfiger, sklavischer Akt betrachtet.[23] Heute ist Homosexualität in großen Teilen Afrikas und des Nahen Ostens verboten und wird teilweise sogar mit dem Tod bestraft[24], in großen Teilen Amerikas und Europas hingegen sind gleichgeschlechtliche Ehen oder Partnerschaften legal. In vielen Teilen der Vereinigten Staaten werden junge Frauen als »Schlampen« gebrandmarkt, wenn sie eine relativ hohe Zahl von Sexualpartnern haben (wobei insbesondere Frauen mit einer hohen sozioökonomischen Stellung solchen Beschimpfungen ausgesetzt sind). Promiskuitive junge Männer dagegen werden unter Umständen als »Hengste« gerühmt (wobei eine solche Wertschätzung eher Männern mit niedriger sozioökonomischer Herkunft zuteilwird).

Aber trotz solcher Unterschiede legt eine evolutionsorientierte Sichtweise die Vermutung nahe, dass es bei allen kulturellen Schwankungen ein gemeinsames biologisches Signal geben sollte. Wir sollten damit rechnen, dass Männer für Gelegenheitssex aufgeschlossener sind als Frauen, dass sie eine höhere Zahl von Partnerinnen oder Partnern und einen stärkeren Sexualtrieb (Libido) haben. Andererseits sollten beide Geschlechter mehr oder weniger gleichermaßen auf langfristige Partnerschaften aus sein.

In der Theorie wird der Fortpflanzungserfolg von Männern nur durch die Zahl der One-Night-Stands begrenzt, die sie sich beschaffen können – und für die sie das Durchhaltevermögen haben. Die Ergebnisse lassen aber darauf schließen, dass auch die erfolgreichsten Männer in den meisten Jäger- und Sammler-Gesellschaften nur ungefähr 25 Kinder zeugen (eine Zahl, die auch für außergewöhnlich fruchtbare Frauen nicht vollkommen außerhalb des Möglichen liegt).[26] Der Orden für die höchste Leistung in Sachen Vaterschaft geht an Dschingis Khan, im 13. Jahrhundert Kaiser des Mongolenreiches: Er hatte vermutlich Hunderte von Kindern und übertrifft damit bei Weitem alles, was für Frauen möglich ist.[27] Dschingis' Söhne erbten seine Lust auf Promiskuität, und heute hat ungefähr einer von 200 aller lebenden Männer den ersten Großkhan unter seinen Vorfahren.[28] In heutigen Gesellschaften ist eine solche außergewöhnliche männliche Fruchtbarkeit schwieriger zu erreichen, aber vollkommen ausgestorben ist sie nicht. Kürzlich starb in Angola ein Mann, der den zutreffenden Spitznamen »Big Dad« trug: Er soll 156 überlebende Kinder und 250 Enkel hinterlassen haben.[29]

Die meisten Menschenväter sind heute nicht annähernd so produktiv wie Big Dad oder Dschingis Khan. Wie üblich sind die Unterschiede zwischen den Geschlechtern – dieses Mal der

Fortpflanzungserfolg – in den Extremen am stärksten ausgeprägt. Anders als Rothirsche haben Männer in der Regel keinen Harem. Dass ein Hirsch mit einem Harem Erfolg haben kann, liegt zum Teil daran, dass seine Kinder auch ohne ihn am Leben bleiben. Wie viele Weidetiere, die Gefahr laufen, von anderen gefressen zu werden, wenn sie nicht weglaufen, so können auch neugeborene Rothirsche schon wenige Stunden nach der Geburt aufstehen und sich fortbewegen. Am anderen Ende des Spektrums stehen die jungen Singammern: Sie sind vollkommen hilflos und auf die Versorgung durch beide Eltern angewiesen. Sie sind blind, können nicht fliegen und müssen von der Mutter warm gehalten werden. Ohne die Fürsorge des Vaters ist ihre Überlebenswahrscheinlichkeit gering. Wenn Papa nicht will, dass seine Gene mit ihm sterben, muss er in der Nähe bleiben. Das ist eine Erklärung dafür, warum die für eine Saison – oder auch für das ganze Leben – eingegangene Paarbindung bei ungefähr 90 Prozent aller Vogelarten das bevorzugte Paarungssystem ist.

Menschenbabys sind eine Mischung – sie können sehen und bleiben von selbst warm, können aber ungefähr ein Jahr lang nicht auf den eigenen Beinen gehen, noch länger dauert es, bis sie allein etwas zu essen finden. Natürlich können sie ohne Vater überleben, aber in vielen heutigen Gesellschaften und auch in unserer Evolutionsvergangenheit hat ein Baby bessere Chancen, wenn der Vater bei der Familie bleibt und mithilft.[30]

In einer Gesellschaft von Jägern und Sammlern kann eine Frau nicht auf Vollwertnahrung zurückgreifen, um die Kalorien zu beschaffen, die zur Ernährung und Fürsorge des Nachwuchses notwendig sind. Sie kann höchstens ungefähr alle drei Jahre ein Kind zur Welt bringen, das ist gleichbedeutend mit acht Kindern in den fruchtbaren 25 Jahren eines Lebens, einmal von Zwillingen oder Drillingen abgesehen. Für eine Frau, die das für unsere Vorfahren typische Leben führte, war die Bindung an einen Partner, der einen hohen Sozialstatus genoß und auch viel investierte, für die Fortpflanzung in der Regel gegenüber einer größeren Zahl von Sexualpartnern die bessere Alternative.[31] Wenn der Vater dazu beiträgt, dass die Mutter gesünder ist, weniger unter Stress leidet und mehr Kalorien zu sich nimmt, haben ihre Nachkommen eine bessere Überlebenschance. Und wenn sie mehr Energie übrig hat, die sie für die Fortpflanzung aufwenden kann, vergeht unter Umständen auch weniger Zeit zwischen den Geburten, sodass sie im Laufe ihres Lebens mehr Kinder gebären kann. Zwar können auch andere Familienmitglieder mithelfen, die Ehemänner sind aber von besonderer Bedeutung, damit die Mutter die besten Voraussetzungen für die Fortpflanzung mitbringt. Erwartungsgemäß bevorzugen Frauen deshalb Partner, die nicht nur eine hohe gesellschaftliche Stellung bekleiden, sondern auch die Bereitschaft erkennen lassen, in sie und ihre Kinder zu investieren.[32] Männer, die solche Qualitäten nicht signalisieren und nur ihr Vergnügen suchen, haben es schwerer, gesunde, fruchtbare Partnerinnen zu finden, weil Frauen ihre Wahl im Hinblick auf die Fortpflanzung treffen.

In der Nähe zu bleiben und der eigenen Partnerin wie auch den Kindern zu helfen, ist für die meisten Männer wahrscheinlich eine risikoärmere Fortpflanzungsstrategie, die sich mehr auszahlt, als wenn sie auf dem freien Markt um neue Partnerinnen konkurrieren. Werden alle menschlichen Gesellschaften betrachtet, aus denen wir über zuverlässige Aufzeichnungen verfügen, so ist die monogame Partnerschaft das typische Paarungssystem. Dennoch profitieren Männer in der Regel für ihre Fortpflanzung mehr als Frauen von einer höheren Zahl von Partnerinnen, und deshalb ist Polygynie (viele Ehefrauen) viel häufiger als Polyandrie (viele Ehemänner).[33]

Aus evolutionärer Sicht sorgen Eltern am besten für maximale Überlebenschancen ihrer Nachkommen, wenn beide Eltern zu Hause bleiben und als Team zusammenarbeiten. In der fernen Vergangenheit hatten Eltern häufig Hilfe von der Großfamilie oder anderen Mitglieder der Gemeinschaft. Heute fehlt vielen Eltern eine solche Unterstützung. Aber auch ohne sie ermuntert die Evolution alle Eltern – auch Adoptiveltern oder Alleinerziehende, zwei Mütter oder zwei Väter – mitzumachen. Wir sind mit einer Reihe psychologischer Anpassungen ausgestattet, die uns helfen, mit den hohen Anforderungen der Kinderversorgung zurechtzukommen. Für Menschen mit einem Partner oder einer Partnerin festigt romantische Liebe die Bindung und kann das Teamwork erträglich machen. Elternliebe kann zum Motiv für Engagement und Opfer werden, sie kann sogar dazu führen, dass das ganze Unternehmen sich lohnend anfühlt – jedenfalls unterm Strich!

Dennoch sind große Investitionen in die Nachkommen sowohl während als auch nach der Schwangerschaft für Frauen in anderer Weise unumgänglich als für Männer. Insbesondere wenn es um die »kurzfristigen Paarbeziehungen« geht, wie sie in der Wissenschaft heißen (alle anderen sprechen von One-Night-Stands), können Männer, die sich solche Gelegenheiten schaffen und ergreifen, ihre Gene besser an nachfolgende Generationen weitergeben. Wir sollten erwarten, dass die Paarungsstrategien von Männern und Frauen sich in beträchtlichem Umfang überschneiden, insbesondere wenn es um die Paarbindung geht. Wenn aber die Lust auf Sex und Abwechslung im Vordergrund stehen, sollten wir mit einer stärkeren Trennung rechnen.[34] Und genau die finden wir auch.

GESCHLECHTERUNTERSCHIEDE IM BETT UND IM LABOR

Wer nicht gerade hinter dem Mond lebt, wird vielleicht vermuten, dass an den Klischeevorstellungen, wonach Männer geiler sind als Frauen und mehr Sex ohne viel Drumherum wollen, etwas dran ist. Das ist auch so. Aber vielleicht ist es eine zufällige, kulturabhängige Tatsache, die in anderen Regionen über den Haufen geworfen wird. Glücklicherweise wurden unzählige aufschlussreiche Daten über die Geschlechterunterschiede bei Libido und dem Streben nach sexueller Abwechslung gesammelt. Dazu wurde eine Reihe verschiedener Methoden genutzt, und die Erkenntnisse stammen aus einem breiten Spektrum unterschiedlicher Kulturkreise.

Ein Beispiel ist eine 2009 erschienene Studie des Psychologen Richard Lippa und seiner Arbeitsgruppe: Sie analysierten die Daten aus einer umfangreichen Online-Umfrage, die von der BBC in Zusammenarbeit mit Forschenden aus der ganzen Welt durchgeführt wurde.[35] Die Fragen wurden von 200.000 Menschen aus 53 Staaten beantwortet, darunter die Vereinigten Staaten, Pakistan, Brasilien, Russland, Indien, Singapur und China. (Die meisten Antworten stammten aus Großbritannien und den Vereinigten Staaten.) Die Studienleiter nahmen die Umfrage für bare Münze und konnten zeigen, dass Männer im Durchschnitt eine signifikant höhere Libido als Frauen haben – auch dann, wenn sie ihren Sexualtrieb nicht immer mit einer Partnerin ausleben können.

Um den Wunsch nach sexueller Abwechslung zu messen, stellten die Forschenden einige Fragen aus dem soziosexuellen Orientierungsinventar (*Sociosexual Orientation Inventory*), einer Fragensammlung, die auch kurz als SOI bezeichnet wird. Mit diesem gebräuchlichen Hilfsmittel kann die Bereitschaft von Menschen zu Gelegenheitssex beurteilt werden. Erinnern wir uns beispielsweise an die Figur Samantha aus der beliebten Fernsehserie *Sex and the City* aus den 1990er-Jahren. Sie war, um es vorsichtig auszudrücken, sexuell freizügig. In vielen Episoden ging es um Samanthas sexuelle Begeisterung für ihre neueste Eroberung (und davon hatte sie viele). Sie hätte in ihrer soziosexuellen Klasse an der Spitze gestanden und eine sehr hohe Punktzahl erreicht. (Wer an einer Selbsteinstufung interessiert ist, kann »sociosexuality inventory« googeln und den Test selbst machen. Die in der Studie verwendete, gekürzte Version bestand aus drei Fragen, die auf einer siebenstufigen Skala von »lehne ab« bis »stimme zu« beantwortet werden sollten: »Sex ohne Liebe ist okay«, »Ich kann mir vorstellen, dass ich mich beim Gelegenheitssex mit mehreren Partnern wohlfühle und Spaß daran habe« und »Ich muss emotional und psychisch eng an jemanden gebunden sein, bevor ich mich beim Sex mit ihm/ihr wohlfühle und uneingeschränkt Spaß daran habe«.

Erwartungsgemäß erzielten Männer höhere Punktzahlen als Frauen. Dass Männer sich stärker Sex ohne Verpflichtungen wünschen, ist bei Menschen einer der größten psychologischen Unterschiede zwischen den Geschlechtern. Um zu verdeutlichen, wie groß der Unterschied im Durchschnitt aller Länder ist: Wenn wir nach dem Zufallsprinzip eine Frau auswählen, besteht eine Chance von 70 Prozent, dass sie sich weniger für Gelegenheitssex interessiert als ein zufällig ausgewählter Mann.[36] Der Unterschied der Libido zwischen den Geschlechtern aller Länder ist geringfügig kleiner.

Die Gesetzmäßigkeit wurde in allen Ländern beobachtet – Männer erreichen in der Soziosexualität ausnahmslos höhere Punktzahlen. Die Kluft war aber in den einzelnen Ländern sehr unterschiedlich groß. Wohlhabende Länder mit stärkerer

Gleichberechtigung der Geschlechter wie Island, Österreich, Dänemark, Schweden und Frankreich zeigten eine kleinere Lücke, vor allem weil die Frauen in diesen Ländern mehr sexuelle Freiheit (das heißt eine höhere Soziosexualität) an den Tag legten; entsprechend kamen ihre Punktwerte denen der Männer näher. Am anderen Ende der Skala lagen Staaten mit geringerer Gleichberechtigung: So war die Lücke der Soziosexualität auf den Philippinen, in Pakistan, Saudi-Arabien und der Türkei besonders groß. In diesen Ländern war das Sexualverhalten der Frauen relativ eingeschränkt (niedrigere Soziosexualität), die Folge waren größere Abstände zu den viel höheren Punktwerten der Männer. (In den Vereinigten Staaten und Großbritannien lagen die Geschlechterunterschiede der Soziosexualität in der Mitte des Spektrums aller Länder.) Der Unterschied war aber niemals umgekehrt. Demnach, so Lippas Schlussfolgerung, sprachen die Daten für die Theorie, dass die Soziosexualität »eine Folge kultureller Einflüsse ist, die biologischen Neigungen überlagert sind«.

Obwohl aber die Männer überall über einen höheren Sexualtrieb berichteten – dieser wurde an den Antworten über »Es ist nicht viel notwendig, damit ich sexuell erregt bin« und »Ich habe einen starken Sexualtrieb« gemessen –, gab es bei der Stärke der Libido und der Größe des Geschlechtsunterschieds in den verschiedenen Ländern keine großen Unterschiede.

Dass die Libido weniger kulturellen Einflüssen unterliegt, sollte uns nicht überraschen. Unsere Umwelt wirkt sich stark darauf aus, was wir glauben und wie wir handeln, aber bei unseren natürlichen Trieben in puncto Nahrung, Schlaf und Sex ist der Effekt wesentlich schwächer. Die Motivation zu essen ist vermutlich in Pakistan ebenso stark wie in Dänemark, auch wenn dieser Trieb sehr unterschiedliche Ausdrucksformen findet. In Dänemark ist Schweinefleisch verbreitet und sehr beliebt. Kein gesetzestreuer Pakistani hingegen würde Schweinefleisch essen, denn im Islam ist das verboten. Die kulturellen Werte könnten dazu führen, dass Dänen Schweinefleisch für gesund und gut halten, während Pakistanis glauben, es sei ungesund und widerwärtig. Auch wenn der Geschlechtstrieb selbst gegen kulturelle Einflüsse relativ immun ist, können wir uns leicht vorstellen, wie gesellschaftliche Maßstäbe und Erwartungen die Antworten auf die Fragen in dem Fragebogen nach Soziosexualität beeinflussen, beispielsweise die Übereinstimmung mit der Aussage »Sex ohne Liebe ist okay«.

DER PENIS LÜGT NICHT

Diese Befunde sind nur die Spitze eines Eisbergs wissenschaftlicher Erkenntnisse aus anderen großen, kulturübergreifenden Studien.[37] Sie alle deuten in die gleiche Richtung: Männer haben eine stärkere Libido als Frauen und eine größere Vorliebe für sexuelle Abwechslung, wobei der zweite Unterschied stärker kulturellen Einflüssen unterliegt. Natürlich sind Umfragen, in denen die Befragten über sich selbst berichten, naturgemäß mit Problemen verbunden – die Versuchspersonen antworten zum Beispiel nicht immer ehrlich. Solche Probleme lassen sich bis zu einem gewissen Grad überwinden, wenn mit speziellen Fragen gewährleistet wird, dass die Antworten widerspruchsfrei sind. Außerdem gibt es auch kreativere Methoden – Menschen können beispielsweise an eine Lügendetektor-Attrappe angeschlossen werden.[38]

Der Penis hingegen lügt nie. Zumindest glauben Sexualforscher das offensichtlich, mir erscheint es eine recht handfeste Beobachtung zu sein. Wir können in das Gehirn von Männern und Frauen keine Mikrodialysesonden einführen, während sie zur Sache kommen, und wir können sie auch nicht bitten, den vertrauten Sexualpartner gegen einen neuen auszutauschen, nur weil wir wissen wollen, was dann geschieht. Aber Sexualforscher können einige ihrer Lieblingsinstrumente benutzen, dabei steht der Phallograf ganz oben auf der Liste. Es wird ein Ring um das Glied eines Mannes gelegt, und der zeichnet Veränderungen des Umfangs auf, während die Versuchsperson Naturfilme oder Pornografie sieht oder sich entweder erotische Tonaufnahmen oder klassische Musik anhört.

Wenn Männer – in Europa und Amerika meist Collegestudenten – zu solchen Experimenten ins Labor kommen und beispielsweise mit einem Phallografen einer »objektiveren« Messung ihrer Erregung unterworfen werden, stimmen die Ergebnisse mit dem, was sie über sich selbst berichten, überein. Mit anderen Worten: Was der Penis über den Erregungszustand eines Mannes aussagt, passt zu seinen Berichten darüber, wie erregt er ist.[39]

Wenn ein Mann pornografische Filme sieht, schwindet seine sexuelle Erregung (die sich in einer veränderten Penissteifigkeit zeigt) im Laufe der Zeit, wenn immer dieselben Darsteller und Darstellerinnen in dem Film zu sehen sind. Sie setzt aber sofort wieder ein, wenn neue Beteiligte auf der Bildfläche erscheinen. Eine wissenschaftliche Arbeitsgruppe nahm auch andere Maßstäbe für die Erregung beim Betrachten von Pornografie hinzu: die Zeit, die bis zur Ejakulation vergeht, die Menge des Ejakulats und die Widerstandsfähigkeit der Samenzellen (das heißt der Anteil der guten Schwimmer). Diese Messungen zeigen, dass eine starke sexuelle Reaktion bei Männern wie bei Ratten zurückkehrt, wenn sie sexuellen Zugang – oder die virtuelle Vorstellung von sexuellem Zugang – zu einer neuen Partnerin haben.[40]

Zusammen genommen sprechen die Befunde stark für den Coolidge-Effekt bei Männern, und zwar unabhängig von ihrer sexuellen Orientierung. Wenn es den Effekt bei Frauen gibt, ist er wesentlich schwächer.[41]

Auch andere Indizien sprechen für den Geschlechterunterschied bei der Vorliebe für Abwechslung und der Libido. So masturbieren Männer beispielsweise häufiger als Frauen. (Dabei machen sie auch mehr dumme Fehler. Ein Beispiel lieferte mir kürzlich der Autor und CNN-Kommentator Jeffrey Toobin: Er achtete nicht darauf, ob die Kamera ausgeschaltet war, als er sich während einer Zoom-Konferenz vergnügte.) Männer sind weltweit die Hauptkonsumenten von Pornografie, denn dabei können sie nackte, scheinbar sexuell willige Frauen (oder Männer) sehen, ohne sich anstrengen zu müssen.[42] (Männer verzichten auch lieber auf das »emotionale Vorspiel«, das Frauen bei ihrer Pornografie lieben.) Sie haben häufiger Fantasien, in denen Sex mit Fremden und mehreren Partnern eine Rolle spielt, die sexuellen Fantasien von Frauen betreffen stattdessen häufiger die derzeitigen Partner oder Personen, die sie kennen. Nahezu ausschließlich sind Männer Kunden von Prostituierten, die dem »ältesten Gewerbe der Welt« nachgehen.[43] Häufiger als Frauen nutzen sie Seitensprung-Websites, und sie reagieren positiv auf die Einladung zum Sex mit jemandem, den sie nicht kennen.

MÄNNER UND SEXUALITÄT: IST T SCHULD?

Angesichts dessen, was wir über die Evolution des Menschen und die Belege für die Konkurrenz zwischen Männern um den sexuellen Zugang zu Frauen wissen, lautet die einfachste Erklärung für solche Unterschiede zwischen den Geschlechtern: Männer sind so angepasst, dass sie einen größeren Geschlechtstrieb und eine stärkere Vorliebe für sexuelle Abwechslung haben als Frauen. Die Kultur spielt dabei zwar mit, aber es gibt keinen Anhaltspunkt dafür, dass mit ihr die einheitliche Verteilung der Geschlechterunterschiede rund um die Welt erklärt werden könnte.

Jede Anpassung braucht einen Mechanismus, der erwächst aus den Genen, die bevorzugt selektioniert wurden, weil sie ihrem Träger bei der Fortpflanzung einen Vorteil verschaffen. Lola, unsere neue Hauskatze, ist an das Jagen angepasst. Sie versteckt sich im Wohnzimmer gern hinter dem Sofa, schleicht sich an einen kleinen, fellbesetzten Ball an, schießt dann heraus, stürzt sich auf ihre »Beute« und ist bemüht, sie mit ihren scharfen Krallen und den großen Eckzähnen zu zerreißen. Krallen und Eckzähne sind Teile eines komplizierten, erblichen Mechanismus, der sie in die Lage versetzt, effizient zu jagen.

Wenn gesichert ist, dass der größere Sexualtrieb und die Vorliebe für Abwechslung bei Männern eine Anpassung sind, besteht kaum ein Zweifel daran, dass Testosteron ein Teil dieses Mechanismus ist. Wie der Mechanismus auch aussieht, er muss sich natürlich bei Männern und Frauen unterscheiden. Und ein hoher Testosteronspiegel, das Produkt der männlichen, samenproduzierenden Hoden, begünstigt eindeutig Merkmale von Körperbau und Verhalten, die dazu bestimmt sind, den Paarungserfolg zu steigern. Es besteht aller Grund zu der Annahme, dass T auch an den Mechanismen beteiligt ist, mit denen sich die stärkere männliche Libido und die größere Vorliebe für sexuelle Abwechslung erklären lassen.

Nicht nur aus Tierversuchen wissen wir, dass ein starker

Anstieg des T-Spiegels bei Männern von einem sehr niedrigen zum normalen Wert den Sexualtrieb, die sexuelle Erregung und die Sexualfunktion verstärkt. Das Umgekehrte gilt ebenfalls. Wie wir im nächsten Kapitel noch genauer erfahren werden, gehen alle diese Messwerte zurück, wenn Männer aus medizinischen Gründen oder im Rahmen einer Geschlechtsumwandlung ihre T-Produktion unterdrücken.[44]

Der T-Spiegel eines Mannes spricht auf physiologische, soziale und umweltbedingte Faktoren an und veranlasst ihn zu Verhaltensweisen, die früher im Durchschnitt dem Fortpflanzungserfolg dienten.[45] Manchmal gehört dazu auch, sich mehrere Partnerinnen zu suchen, oft ist das aber nicht der Fall. Erinnern wir uns noch einmal an die männlichen Singammern aus Kapitel 6: Ihr T-Spiegel sank, als sie Vater wurden. Wie ich bereits erwähnt habe, spielt sich etwas Ähnliches auch bei Männern ab. Wenn ein Mann eine neue, verbindliche Beziehung eingegangen ist, sinkt der T-Spiegel zunächst, und der Rückgang verbindet sich in einer solchen Situation mit einem größeren Engagement als Partner. Umgekehrt ist ein höherer T-Spiegel charakteristisch für Männer, die mit einem Seitensprung liebäugeln.

Wenn das Baby dann da ist, sinkt der T-Spiegel noch weiter ab.[46] Dieser Rückgang dürfte zusammen mit anderen hormonellen Veränderungen dazu führen, dass sich die harte Arbeit des Elterndaseins weniger wie eine Fron und stärker als erfüllende, erfreuliche Tätigkeit anfühlt (wobei das Gleichgewicht natürlich auch oft in die andere Richtung kippt). Darüber hinaus dämpft er wahrscheinlich wie bei den Singammervätern den Drang, mit anderen Männchen zu konkurrieren und sich andere Partnerinnen zu suchen.

Die hormonelle Reaktion eines frisch gebackenen Vaters hängt stark davon ab, aus welcher Kultur er kommt und wie viel Zeit er mit seinen Kindern verbringt.[47] Bei den Hadza in Tansania zum Beispiel, einem Volk von Jägern und Sammlern (die in der Regel monogam leben), schmusen die Väter häufig mit ihren Babys, füttern sie und spielen mit ihnen, bei den benachbarten Viehzüchtern vom Volk der Datoga dagegen (die Polygynie praktizieren) überlassen sie solche Tätigkeiten häufiger den Müttern und anderen Betreuerinnen. Welche Väter den niedrigsten T-Spiegel haben, ist leicht zu erraten: die der Hadza. Wie sich herausstellte, war der T-Spiegel bei Hadza-Vätern um fast 50 Prozent niedriger als bei ihren kinderlosen Kameraden, bei den Datoga hingegen zeigte sich zwischen Vätern und kinderlosen Männern kein Unterschied.[48]

Der körperliche Umgang mit kleinen Kindern, Tätigkeiten wie Füttern, Spielen, Herumtragen oder Windelnwechseln, ist bei Vätern mit einem Rückgang des T-Spiegels verbunden. Und in vielen Fällen steigert ein Vater, der sich auf seine Familie konzentriert, seinen Fortpflanzungserfolg.[49] (Ein niedrigerer T-Spiegel bei Vätern ist aber nicht immer besser – wie gezeigt werden konnte, steigt er, wenn sein Nachwuchs schreit, vermutlich weil er dann den Beschützerdrang antreibt.[50])

TURNT T AUCH FRAUEN AN?

Bis hierher fragt sich vielleicht mancher, welche Wirkung T bei Frauen hat, abgesehen davon, dass es als Vorläufer für Östrogen dient.[51] *Östrus*, das lateinische Wort für die fruchtbare Phase der Frau, bedeutet »Raserei«. Tatsächlich scheinen weibliche Tiere – einschließlich der Frauen – manchmal geradezu rasend zu sein, wenn sie auf Sex aus sind, aber es gibt nur schwache Anhaltspunkte dafür, dass T daran beteiligt ist.[52]

Wie vielleicht nicht anders zu erwarten, fehlt es nicht an Forschungsergebnissen über die Rolle von T in der männlichen Sexualität – für Libido, sexuelle Leistungsfähigkeit, Erektionsfähigkeit und so weiter. Viel weniger wissen wir darüber, welche Bedeutung T und andere Geschlechtshormone für die weibliche Sexualität haben. Unter anderem gibt es dazu relativ wenig Forschungsarbeiten, was daran liegen könnte, dass die Hormonschwankungen der Frauen sehr komplex sind. Die Mengen der Geschlechtshormone, darunter auch T, schwanken im Laufe des Menstruationszyklus beträchtlich. Östrogen und Testosteron erreichen ihren Höhepunkt rund um den Eisprung, zu Beginn des Zyklus ist der T-Spiegel einer Frau ganz anders als in der Mitte. Wie ich in Kapitel 5 bereits erläutert habe, ist eine genaue Messung des T-Spiegels bei Frauen mit der traditionellen Methode, dem Radioimmunassay, nicht möglich. Wenn also zwischen T und verschiedenen Aspekten der weiblichen Sexualität wie sexueller Begierde und Sexualfunktion kein Zusammenhang entdeckt wird, könnte das entweder an methodischen Problemen liegen, oder es gibt tatsächlich keinen Zusammenhang.[53]

Wer den Gedanken an Sex – entweder mit einem Partner oder allein – wenig reizvoll findet oder nur selten und in großen Abständen auf sexuelle Gedanken kommt, hat wahrscheinlich eine kaum ausgeprägte sexuelle Begierde. Ein Problem ist das nur, wenn es die betroffene Person belastet. Für das Interesse an Sex spielen viele Faktoren eine Rolle, darunter das Alter, die geistige und körperliche Gesundheit und die Frage, ob man in einer Beziehung lebt.

Rund um die Welt berichten ungefähr doppelt so viele Frauen wie Männer, sie hätten kein besonderes Interesse an Sex, aber das Ausmaß der Libido schwankt je nach Ort und Zeit.[54] In einer der größten Studien dazu (mit Menschen aus

29 Ländern, darunter Großbritannien, Deutschland, die Vereinigten Staaten, Australien, die Türkei, Indonesien und Südafrika) fragten Forschende ungefähr 20.000 Männer und Frauen im Alter zwischen 40 und 80 Jahren nach ihrer Lust auf Sex. Bei Frauen war eine verminderte Libido im Nahen Osten und Südostasien mit 43 Prozent weit verbreitet, viel weniger häufig war sie bei Frauen aus Nordeuropa sowie aus Mittel- und Südamerika (26 beziehungsweise 29 Prozent). Eine verminderte Libido ist bei jüngeren Frauen seltener – in den Vereinigten Staaten berichteten ungefähr 20 bis 30 Prozent der Frauen unter 40 darüber.[55]

Ärzte verschreiben Testosteron häufig »Off-Label« (das heißt außerhalb der zugelassenen Indikation) an Frauen, die ihre Libido steigern möchten. Es besteht aber wenig Grund zu der Annahme, dass T hier die erwünschte Wirkung zeigt.[56] (Auch Männern wird manchmal Testosteron verschrieben, wenn die Libido mit dem Alter nachlässt; wie bei Frauen sind die Ursachen auch hier komplex.[57])

Die meisten Frauen im fortpflanzungsfähigen Alter (von knapp unter 20 bis Ende 30 mit großen Schwankungen), die über eine verringerte Libido klagen, haben keinen niedrigen T-Spiegel. Zusätzlich verabreichtes T hat bei den betroffenen Frauen keine Auswirkungen auf die sexuelle Begierde oder das Verhalten, es sei denn, der T-Spiegel wird weit über den weiblichen Normbereich hinaus gesteigert. In diesem Fall nimmt die Libido tatsächlich oftmals zu, aber auch die vermännlichenden Effekte auf den Körper wie Akne und Gesichtsbehaarung werden stärker.[58] (Wie wir im nächsten Kapitel noch genauer erfahren werden, ist eine solche durch T ausgelöste Vermännlichung für manche Frauen, die zu Männern werden wollen, alles andere als unerwünscht – im Gegenteil: Sie ist das Ziel.)

Nach den Wechseljahren, das heißt ungefähr ab Mitte 50, wenn die Eierstöcke den Betrieb größtenteils eingestellt haben, klagen Frauen häufiger über eine verminderte Libido als solche im fortpflanzungsfähigen Alter, deren Eierstöcke noch für die Produktion von Sexualsteroiden zur Verfügung stehen.[59] Die wenigen Androgene, die sich nach den Wechseljahren noch im Blut befinden, stammen vorwiegend aus den Nebennieren, dies ist auch die wichtigste Ursache für den Rückgang der Östrogenproduktion. Der T-Spiegel sinkt bei solchen »postmenopausalen« Frauen um 30 bis 50 Prozent[60], und da T bei Männern in einem so eindeutigen Zusammenhang mit Sexualtrieb und Sexualfunktion steht, ist es auch bei Frauen nach den Wechseljahren zu einer wichtigen mutmaßlichen Ursache für den Rückgang der gleichen Parameter geworden.

Wie immer, wenn es um weibliche Sexualität geht, verhält es sich auch hier kompliziert. Eine veringerte Libido (ob bei Männern oder Frauen) kann hormonelle Ursachen haben oder auch nicht. Wir altern mit unserem Partner oder der Partnerin, und Energie und Gesundheit können sich mit fortschreitendem Alter in unterschiedliche Richtungen entwickeln. Manche Studien zur Libido steigernden Wirkung von T bei postmenopausalen Frauen berichteten über eine geringfügige Wirkung, in anderen zeigte sich überhaupt kein Effekt.[61] Insgesamt sind die Befunde über T und Libido bei Frauen nach den Wechseljahren schwach und widersprüchlich.

Der beste Prüfstein in der Frage, ob T für die typisch weibliche Sexualität eine wichtige Bedeutung hat, wäre eine Frau ohne jegliche Wirkung von T. Wenn eine solche Frau nur einen geringen oder überhaupt keinen Sexualtrieb hat oder Probleme mit der Sexualfunktion aufweist, wäre dies ein Hinweis, dass das Hormon für eine normale weibliche Sexualität unentbehrlich ist. Menschen mit kompletter Androgenresistenz (CAIS – denken wir noch einmal an Jenny aus Kapitel 3), die vollständig unempfindlich gegen die Wirkungen der Androgene sind, aber alle Effekte von Östrogen erleben, scheinen in ihren sexuellen Reaktionen und Wünschen sowie in ihrer Orgasmusfähigkeit völlig normal zu sein.[62]

Dass Sexualität ein komplexes Phänomen ist, liegt auf der Hand, vielleicht ist sie bei Frauen noch komplexer und komplizierter. Wenn es um sexuelle Motivation und Erregung geht, spielen gesellschaftliche und emotionale Faktoren für Frauen eine viel größere Rolle als für Männer.[63] Bei Frauen wie bei Männern wird in sexuellen Zusammenhängen mehr Dopamin produziert,[64] aber das geschieht vorwiegend vor dem Hintergrund der für Frauen typischen Konzentration der Geschlechtshormone: relativ viel Östrogen, wenig Testosteron. Aus Studien wissen wir sowohl von Tierweibchen als auch von Frauen, dass Östrogen für die sexuelle Motivation entscheidend ist. Wie bei vielen Verhaltensweisen, gehen Frauen auch hier ihre eigenen Wege.

Wir sollten also nicht in die Falle tappen und glauben, T sei für die männliche Sexualität wichtig, für die weibliche aber nicht, und Männer seien Sexmonster, während Frauen die Sache nur über sich ergehen lassen. Wenn wir noch einmal den Witz des Endokrinologen über den Coolidge-Effekt betrachten, erkennen wir, dass er einen ironischen Dreh hat: Mrs. Coolidge war stärker an Sex interessiert als ihr Mann.

SCHWULE RATTEN

Über den Coolidge-Effekt bei Ratten habe ich berichtet, um das Thema T und die Vorliebe der Männer für Abwechslung zu verdeutlichen. Die bescheidene Ratte kann auch dazu dienen, das zweite Thema dieses Kapitels vorzustellen: T und die sexuelle Orientierung.

Soweit wir wissen, gibt es in der Natur keine schwulen Ratten – das heißt, es gibt keine Ratten, die sich ausschließlich zu ihrem eigenen Geschlecht hingezogen fühlen. (Das einzige eindeutige Beispiel für ausschließliche Homosexualität unter Tieren findet sich bei Hausschafen.[65]) Nichtexklusives homosexuelles Verhalten kommt hingegen bei Tieren häufig vor, auch bei Ratten. Wie ich bereits in Kapitel 4 erwähnt habe, versuchen Rattenweibchen manchmal, andere Ratten beiderlei Geschlechts zu besteigen, manche Männchen nehmen daraufhin sogar die weibliche Hohlkreuzhaltung ein. In der Wissenschaft ist auch bekannt, wie die Häufigkeit solcher Verhaltensweisen gesteigert werden kann: durch Eingreifen in das Hormonprofil der Ratten. Wenn man die Keimdrüsen entfernt und Hormone des jeweils anderen Geschlechts verabreicht, kann homosexuelles Verhalten herbeigeführt werden.

Dabei wird die Einwirkung von T auf die Ratte während der Phase verändert, die darauf anspricht, und die liegt nicht vor der Geburt im Mutterleib, sondern in den ersten Tagen danach. Ein Rattenweibchen, das bevorzugt andere Weibchen besteigt, können wir einfach dadurch erzeugen, dass wir ihr die T-Behandlung verabreichen, die normalerweise Männchen bekommen: eine hohe T-Konzentration in der frühen sensiblen Phase und dann noch einmal im ausgewachsenen Zustand. Umgekehrt können wir Männchen kastrieren und dann im ausgewachsenen Alter eine weibliche Kombination von Geschlechtshormonen herstellen.[66] Ähnliche Auswirkungen der Geschlechtshormone wurden in Hunderten von Studien auch an vielen anderen Tieren gefunden.[67] Könnte auch die gleichgeschlechtliche Anziehungskraft unter Menschen etwas mit einer ungewöhnlichen Verteilung der Geschlechtshormone zu tun haben?

LESBISCHE MECHANIKERINNEN UND SCHWULE FLUGBEGLEITER

Ratten liefern uns gewisse Anhaltspunkte dafür, welche Rolle Hormone für die sexuelle Orientierung von Menschen sprechen, aber die menschliche Homosexualität ist weitaus komplizierter und interessanter. Bei Menschen stehen die Gesetzmäßigkeiten der sexuellen Anziehung nicht nur mit deren Gegenstand im Zusammenhang. Es gibt zum Beispiel die Klischeevorstellung, die sich in der Überschrift widerspiegelt: Danach werden lesbische Frauen häufiger als heterosexuelle Frauen Mechanikerinnen, und schwule Männer werden häufiger als heterosexuelle Männer Flugbegleiter. Mehr als eine Klischeevorstellung ist das nicht: Natürlich spiegelt sich darin nicht die Vielfalt der beruflichen Vorlieben lesbischer Frauen und schwuler Männer wider. Und doch stimmt das Klischee in diesem Fall.

Im Vergleich zu heterosexuellen Frauen fühlen sich Lesbierinnen häufiger zu männlich dominierten Berufen hingezogen, die mehr mit Dingen als mit Menschen zu tun haben, wie Lastwagenfahren, Baugewerbe oder technische Reparaturen.[68] Und schwule Männer sind in weiblich dominierten Berufen überrepräsentiert, die mehr mit Menschen als mit Dingen zu tun haben, so im Friseurgewerbe, in Pflegeberufen und in der Innenarchitektur. Mit anderen Worten: Im Vergleich zu heterosexuellen Menschen interessieren sich Homosexuelle stärker für Berufslaufbahnen, die für das andere Geschlecht typisch sind. Wie vielleicht nicht anders zu erwarten war, bezeichnen sich Menschen, die solche Vorlieben haben, selbst als weniger männlich oder weiblich als heterosexuelle Menschen des gleichen Geschlechts. Solche geschlechtsuntypischen Gefühle treten nicht erst im Erwachsenenalter auf: Für diejenigen, die sie empfinden, waren sie von Anfang an vorhanden.[69]

Bei Männern ist ein Merkmal einfach dann geschlechtsuntypisch, wenn es eher für Frauen in einer Bevölkerungsgruppe charakteristisch ist, und umgekehrt. (Der Begriff »geschlechtsuntypisch« sagt nichts darüber aus, woher das Merkmal stammt und ob es gut oder schlecht ist.) Als ich beispielsweise auf der Oberschule war, spielte ich Baseball in der unteren Liga. Es war ein »geschlechtsuntypisches« Verhalten, denn in den 1970er-Jahren waren die Spieler in der unteren Liga in Neuengland fast ausschließlich Jungen. (Die Zeiten haben sich geändert; heute spielen viele Mädchen Baseball, das Verhalten ist für sie also nicht mehr geschlechtsuntypisch.)

Jungen mit geschlechtsuntypischen Interessen – die beispielsweise auf Kampf- und Tobespiele verzichten, sich für Kleidung oder Make-up interessieren, mit Puppen und Mädchen spielen – werden als Erwachsene häufiger schwul als geschlechtstypische Jungen. Ähnlich verhält es sich mit Mädchen, die sich nicht für Mode interessieren, rauere Sportarten bevorzugen und mit den Jungen herumtoben: Sie werden später häufiger lesbisch.[70] Der Zusammenhang zwischen geschlechtsuntypischen Kindheitsinteressen und späterer Homo- oder Bisexualität wurde in verschiedenen Kulturen gefunden, von den Vereinigten Staaten bis zu den Philippinen, Samoa, Guatemala, Großbritannien und Brasilien.[71]

Ein gutes Beispiel für einschlägige Forschungsarbeiten ist eine klassische Studie und eine der größten ihrer Art: Richard

Green, der damals als Psychiater an der University of California in Los Angeles tätig war, begleitete zusammen mit seinem Team eine Gruppe von Jungen von der Kindheit bis ins frühe Erwachsenenalter. Sie wollten herausfinden, ob geschlechtsuntypisches Verhalten in der Kindheit etwas über Homosexualität im Erwachsenenalter aussagt.[72] Dazu rekrutierten sie 66 Jungen zwischen vier und elf Jahren, die ein »ausgeprägtes geschlechtsübergreifendes Verhalten« erkennen ließen. Diese Gruppe »weiblicher« Jungen wurde mit einer zweiten Gruppe von 65 Jungen verglichen, die demografisch zur ersten Gruppe passten, aber nicht anhand ihres geschlechtstypischen Verhaltens ausgewählt wurden. Die meisten der geschlechtsuntypischen Jungen – 70 Prozent – zogen häufig Kleidungsstücke an, die für Mädchen typisch waren. Von den geschlechtstypischen Jungen tat keiner so etwas häufig, bei 20 Prozent kam es allerdings selten vor. Ein noch größerer Anteil der geschlechtsuntypischen Jungen – nämlich 85 Prozent – erklärte, sie wären lieber Mädchen, in der geschlechtstypischen Gruppe hingegen äußerten nur zehn Prozent solche Gefühle.

Jahre später sprachen die Forschenden erneut mit den mittlerweile jungen Männern, die jetzt erwachsen waren oder am Ende der Pubertät standen (manche hatten allerdings die Studie in der Zwischenzeit verlassen). Alle Männer in der geschlechtstypischen Gruppe waren heterosexuell[73], in der geschlechtsuntypischen Gruppe dagegen waren 75 Prozent homo- oder bisexuell.

Wurden diese Jungen geschlechtsuntypisch sozialisiert? Dafür gab es keine Anhaltspunkte. Im Gegenteil: Ihr Verhalten blieb trotz starken sozialen Gegenwindes bestehen. Viele Kinder, die sich nicht geschlechtskonform verhalten, spüren den unangenehmen Stich von Missbilligung und Schande, dazu gehört auch die Ablehnung durch Gleichaltrige und Familie.

Manch einer denkt nun vielleicht bereits an die naheliegende Hypothese. Die femininen Jungen waren im Mutterleib nur geringen T-Mengen ausgesetzt gewesen, und das wirkte sich sowohl auf ihr Verhalten in der Kindheit als auch ihre spätere Sexualität aus. Und bei den maskulinen Mädchen (»Tomboys«) ist es umgekehrt: Auf sie hat im Mutterleib eine große T-Menge eingewirkt, das hat in ihnen die Neigung zu geschlechtsuntypischen Spielen als Kinder und zu gleichgeschlechtlicher Orientierung im Erwachsenenalter hervorgerufen.

Wie kann das vor der Geburt einwirkende T sich durch geschlechtsuntypisches Spielen bemerkbar machen? Es könnte das Kind entweder so disponieren, dass es eine Vorliebe für das Verhalten selbst hat, oder es könnte sich um einen indirekten Effekt handeln. T könnte die Angst vermindern und die Risikobereitschaft oder die Lust auf Abwechslung steigern, oder es könnte das Kind auch so beeinflussen, dass es die typischen Verhaltensweisen des anderen Geschlechts bevorzugt. Oder alle genannten Effekte sind wirksam. Wenn ich beispielsweise im Mutterleib einem hohen T-Spiegel ausgesetzt war, könnte dieser entweder direkt den Wunsch verstärkt haben, zu schlagen und mit Dingen um mich zu werfen, oder er könnte den Wunsch geweckt haben, wie die Jungen zu spielen, die ich kenne. Welche Möglichkeit die richtige ist, lässt sich schwer sagen. Ein direkter Einfluss ist eher anzunehmen, wenn T auch bei Tieren mit bestimmten Verhaltensweisen in Verbindung steht, wie es bei den Kampf- und Tobespielen der Fall ist, oder wenn wir über verschiedene Zeiten und Kulturen hinweg einheitliche Zusammenhänge zwischen T und Verhalten beobachten. Dass T sowohl direkte als auch indirekte Wirkungen hat, ist insbesondere bei Erwachsenen durchaus plausibel.[74]

Disponiert uns ein vor der Geburt einwirkender höherer T-Spiegel also dazu, männlicher zu werden und uns zu Frauen hingezogen zu fühlen, während ein niedriger T-Spiegel die Tendenz weckt, feminin zu werden und uns Männern zuzuwenden? Das ist eine komplizierte Frage. Bei Frauen gibt es einige Anhaltspunkte, die für eine Bedeutung von T für die sexuelle Orientierung sprechen, bei Männern hingegen sind die Indizien schwach oder überhaupt nicht vorhanden.

T VOR DER GEBURT UND GLEICHGESCHLECHT- LICHE ANZIEHUNG

In Kapitel 4 habe ich das Verhalten von Mädchen mit androgenitalem Syndrom (AGS) beschrieben. Die betroffenen Frauen waren im Mutterleib einem ungewöhnlich hohen T-Spiegel ausgesetzt. Solche Mädchen beschäftigen sich häufiger als nicht betroffene Gleichaltrige wie Jungen mit Kampf- und Tobespielen, und als Erwachsene sind sie in männertypischen Berufen überrepräsentiert. Wenn Mädchen mit AGS zu Frauen heranwachsen, sind sie weitaus häufiger als andere Frauen lesbisch – bei ungefähr 30 Prozent der Betroffenen wird die sexuelle Orientierung als »nicht ausschließlich heterosexuell« beschrieben.[75] Das ist immer noch eine Minderheit, aber der Prozentsatz ist viel höher als der Anteil in der Gesamtbevölkerung, der bei rund vier Prozent liegt.

Wir können auch den umgekehrten Fall betrachten: Mädchen mit kompletter Androgenresistenz. (Erinnern wir uns noch einmal an Jenny aus Kapitel 3.) Sie haben die typisch männlichen Geschlechtschromosomen XY, aber die Androgene haben bei ihnen keine Wirkung. In ihren Vorlieben beim Spielen unterscheiden sie sich nicht von typischen XX-Mädchen, und wenn sie heranwachsen, fühlen sie sich fast ausschließlich zu Männern hingezogen.[76]

Aber das sind Extrembeispiele. Bei den meisten Menschen liegt der T-Spiegel während der Entwicklung im Mutterleib und später im Normbereich ihres Geschlechts. Man könnte also glauben, dass die meisten schwulen Männer einfach etwas weniger von den Männlichkeitsmolekülen mitbekommen haben als heterosexuelle, und homosexuelle Frauen haben demnach ein wenig mehr als ihre heterosexuellen Geschlechtsgenossinnen. Wie können wir herausfinden, ob das stimmt?

Die Frage lautet: Welchen relativen Testosteronmengen sind ungeborene männliche und weibliche Kinder ausgesetzt – liegen diese Mengen am oberen oder unteren Rand ihres geschlechtstypischen Normbereichs? Beim T ist aber auch der Zeitpunkt wichtig. Bei ungeborenen männlichen Kindern ist der T-Spiegel zwischen der achten und der 18. Schwangerschaftswoche hoch. Im ersten Teil dieses Zeitraumes differenzieren sich die Geschlechtsorgane, und die Befunde deuten darauf hin, dass die Differenzierung des Gehirns im zweiten Teil stattfindet.[77] Komplizierter wird die Sache, weil der T-Spiegel bei Jungen auch während der »Minipubertät« in den ersten Monaten nach der Geburt ansteigt und sich damit ebenfalls auf die sexuelle Orientierung auswirken könnte. (Siehe Abbildung auf Seite 290.)

Wenn T vor oder unmittelbar nach der Geburt Einfluss auf die sexuelle Orientierung nimmt, muss seine Menge im Blut während dieser entscheidenden Phase und nicht zu anderen Zeiten gemessen werden.[78] Leider ist das ziemlich schwierig – jedenfalls bei Menschen. Schwangere Frauen wollen sich nicht zum Nutzen der Wissenschaft irgendwelchen Eingriffen unterziehen. Das tun sie nur, wenn es für die Gesundheit des

Babys notwendig ist. Die T-Menge wird in der Regel in Proben von Fruchtwasser oder Nabelschnurblut gemessen, aber in diesen Flüssigkeiten spiegelt sich der T-Wert, dem das ungeborene Kind ausgesetzt ist, unter Umständen nicht genau wider. Außerdem wissen wir nicht genau, welches die kritischen Phasen für die Gehirnentwicklung eines Menschen sind, deshalb können wir auch nicht sicher sein, ob wir T zur richtigen Zeit messen.[79] Angesichts solcher methodischer Probleme ist es vielleicht nicht verwunderlich, dass wir mit derartigen Messungen bis jetzt kaum Erkenntnisse über die hormonellen Ursachen der Homosexualität gewonnen haben.

AN DEN FINGERN ABGEZÄHLT

Eine weitere beliebte Methode, mit der der T-Spiegel vor der Geburt abgeschätzt werden kann, ist das sogenannte Fingerverhältnis. Damit ist das Längenverhältnis von Ring- und Zeigefinger gemeint. Das klingt auf den ersten Blick seltsam. Aber heben wir einmal die Hand mit der Handfläche und ausgestreckten Fingern zum Gesicht. Dabei fällt auf, dass die Längenverhältnisse von Ring- und Zeigefinger an beiden Händen unterschiedlich sind. Bei Frauen ist der Zeigefinger in der Regel ebenso lang oder geringfügig länger als der Ringfinger, bei Männern verhält es sich umgekehrt (siehe gegenüberliegende Abbildung auf Seite 317). Dieser Geschlechterunterschied gilt auch für viele Wirbeltiere, und er ist schon vor der Geburt vorhanden und lässt sich mit einem veränderten T-Spiegel beeinflussen. Bei Mädchen mit AGS (die vor der Geburt einem hohen T-Spiegel ausgesetzt waren) ist das Längenverhältnis kleiner, das heißt, der Zeigefinger ist im Verhältnis zum Ringfinger kürzer als bei Gleichaltrigen. Ein niedriges

Verhältnis ist das männliche Profil, ein höheres das weibliche.[80]

Das Längenverhältnis der Finger ist ein »unscharfes« Signal für die frühzeitige Einwirkung von Testosteron – es wird außer vom T noch von vielen anderen Faktoren beeinflusst. Damit wir sicher sein können, dass wir bei einem bestimmten Merkmal die Wirkung des vor der Geburt einwirkenden T beobachten, müssen wir Hunderte von Menschen untersuchen.[81] Selbst wenn das Finger-Längenverhältnis ein ungenaues Hilfsmittel zur Untersuchung der T-Einwirkung vor der Geburt darstellt und über einen bestimmten Menschen nicht viel aussagt, kann uns die Methode möglicherweise sinnvolle Erkenntnisse über die Unterschiede zwischen Gruppen liefern. Und da die Messung der Fingerlänge ein relativ einfaches, kostengünstiges Mittel ist, um die Hormone eines Menschen mit einem Verhaltensmerkmal in Verbindung zu bringen, wurden viele Studien veröffentlicht, die es mit allen

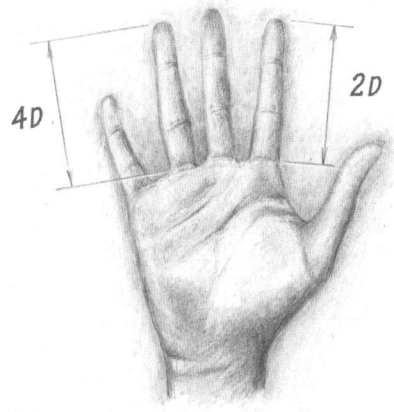

Messung des Längenverhältnisses von Ring- und Zeigefinger

möglichen Eigenschaften in Verbindung bringen, so mit Aggressivität, Kognition, sportlichem Körperbau, Sexualverhalten und natürlich der sexuellen Orientierung. Manche derartigen Untersuchungen schlagen in den Medien hohe Wellen, die meisten berichten über signifikante Ergebnisse (ein Artikel behauptete sogar, das Längenverhältnis der Finger ermögliche eine Voraussage über den Glauben an Paranormales![82]). Das könnte allerdings daran liegen, dass Experimente, in denen kein Effekt gefunden wird, nicht so oft veröffentlicht werden wie Studien, die zu signifikanten Ergebnissen gelangen.

Es gibt also Vorbehalte, aber was sagen die Studien zum Längenverhältnis der Finger dennoch aus? In einigen Fällen stellte sich heraus, dass das Verhältnis bei lesbischen Frauen geringer (männlicher) ist – andere Untersuchungen fanden keinen solchen Effekt. Bei homosexuellen Männern liefern die Studien zum Längenverhältnis der Finger kaum Anhaltspunkte dafür, dass der T-Spiegel vor der Geburt geringer war, und wie bei lesbischen Frauen ist der T-Spiegel bei Erwachsenen nicht anders als bei ihren heterosexuellen Geschlechtsgenossen.[83] Wir können noch mehr Sand ins Getriebe der Theorie vom niedrigen T-Spiegel streuen: In einer Studie wurde berichtet, homosexuelle Männer hätten einen größeren Penis als heterosexuelle (15,75 beziehungsweise 15 Zentimeter im erigierten Zustand). Die Penisgröße steht aber in einem eindeutigen Zusammenhang mit der Einwirkung von T vor der Geburt.[84]

Die Auswirkungen von Testosteron auf die Geschlechtsunterschiede in Anatomie und Verhalten und insbesondere auf Aggression und Sexualität sind gut dokumentiert. Aber für die Beantwortung der Frage, ob T für die Entstehung der sexuellen Orientierung eine Rolle spielt und wenn ja welche, liegen noch viele Forschungsarbeiten vor uns. Bei Frauen sind die Anhaltspunkte für einen Zusammenhang zwar stärker als für Männer, was auch aufgrund der größeren Häufigkeit geschlechtsuntypischer Vorlieben und Interessen sowie der lesbischen Veranlagung bei AGS-Frauen zu vermuten ist, bei Männern könnte es aber die sexuelle Orientierung während der vorgeburtlichen Entwicklung auf verschiedenen Wegen beeinflussen, die sich derzeit nur schwer nachweisen lassen.[85]

WAS WIR VON SCHWULEN LERNEN KÖNNEN

Der Zusammenhang zwischen T und der sexuellen Orientierung von Männern ist zwar noch Gegenstand von Diskussionen, wir können von homosexuellen Männern aber etwas über das erste Thema dieses Kapitels – das sexuelle Verhalten von Männern – und insbesondere über ihre Vorliebe für sexuelle Abwechslung lernen.

In einem Artikel des *New York Magazines* mit der Überschrift »#MeToo and the Taboo Topic of Nature« (»#MeToo und das Tabuthema der Natur«) erzählte der Autor und Gesellschaftskommentator Andrew Sullivan einen alten Witz: »Was bringt eine lesbische Frau zum zweiten Date mit? Einen Umzugswagen. Was bringt ein schwuler Mann zum zweiten Date mit? Welches zweite Date?«[86]

Wie die Geschichte vom Coolidge-Effekt spielt auch dieser Witz mit Klischees, dieses Mal mit solchen über die sexuellen und romantischen Neigungen homosexueller Männer und Frauen. Auch hier liegt in den Klischees eine gewisse Wahrheit. Im Vergleich mit ihren heterosexuellen Geschlechtsgenossen haben schwule Männer im Durchschnitt tatsächlich mehr Sexualpartner. Bei lesbischen Frauen ist das nicht unbedingt der Fall, sie leben auch viel häufiger sexuell in festen, monogamen Beziehungen.[87]

Es spricht kaum etwas dafür, dass schwule Menschen im Hinblick auf die Libido, den Wunsch nach unverbindlichem Sex, Altersvorlieben oder die Bedeutung des guten Aussehens bei potenziellen Partnern geschlechtsuntypisch wären. Sogar homosexuelle Männer, die als Kinder wie die meisten Mädchen gespielt hatten, zeigen im Erwachsenenalter, abgesehen vom Objekt ihrer sexuellen Neigungen, kein weibliches Muster. Lesbische und heterosexuelle Frauen leben im Vergleich zu schwulen und heterosexuellen Männern wesentlich häufiger in monogamen Beziehungen, interessieren sich weniger für unverbindlichen Sex und haben im Laufe ihres Lebens weniger Sexualpartner(innen).[88]

Mit anderen Worten: Unabhängig von der sexuellen Orientierung neigen Erwachsene mit einem männlichen T-Spiegel zu den sexuellen Vorlieben von Männern, solche mit weiblicher T-Menge haben die Neigungen von Frauen.

Die sexuellen Interessen und das Verhalten von Menschen, die in gleichgeschlechtlichen Beziehungen leben, liefern Erkenntnisse darüber, wie die Geschlechter sich verhalten würden, wenn sie von den Einschränkungen und Erwartungen des anderen Geschlechts befreit wären. Als schwuler Mann hat Sullivan auch eigene Erfahrungen, und er stellt Vermutungen darüber an, ob die Kultur oder die Biologie die Wurzel solcher Gesetzmäßigkeiten ist:

»Sind männliche Aggression und Geilheit eine Funktion des Patriarchats oder des Testosterons? [...] Ich habe den Verdacht, dass es sich dabei mehr um Natur als um Gesellschaft handelt, und dass ich das glaube, liegt (abgesehen von den vielen Daten) daran, dass ich schwul bin. Ich lebe in einer sexuellen, romantischen Welt ohne Frauen, in der es definitionsgemäß kein Patriarchat geben kann, in einer Subkultur mit Affären und Beziehungen und Ehen und allen nur vorstellbaren Formen des sexuellen Verlangens, die auch heterosexuelle Männer und Frauen erleben [...] Lässt man die Frauen weg, sieht man sogar, wie die männliche Sexualität sich vollständiger entfaltet, wie Männer sie von Natur aus zum Ausdruck bringen würden, wenn sie damit davonkommen würden. Sie ist voller Zudringlichkeiten und Fummelei und Objektifizierung und Lust und Aggression und Leidenschaft und der erbarmungslosen Jagd auf immer neue Eroberungen.«[89]

Das heißt nicht, dass schwule Männer nur anonymen Sex wollen oder dass alle schwulen Männer auf diese Form von Sexualität aus sind. Natürlich leben auch sie in langfristigen Beziehungen und in Ehen voller emotionaler Intimität, Liebe und Verbindlichkeit, und andererseits bleiben manche lesbischen Frauen ihr Leben lang Single. Wichtig ist, dass Sullivan einen Zusammenhang zwischen den sexuellen Einstellungen und dem Verhalten schwuler Männer einerseits und der Männer im Allgemeinen andererseits sieht. Und damit hat er nach meiner Überzeugung recht.

Natürlich kommt die schwule Kultur dem Bestreben der Männer, mehrere Sexpartner zu haben, sehr entgegen, aber dass sich mit der Kultur erklären lässt, warum schwule Männer relativ promiskuitiv sind, ist unwahrscheinlich. Die allgemeine heterosexuelle Kultur ermutigt schwule Männer nicht zur Promiskuität – im Allgemeinen hat sie die gegenteilige Wirkung. Und nichts würde lesbische Frauen davon abhalten, ihre eigenen Saunaclubs zu besuchen und anonyme Affären zu haben, aber sie tun es nicht. Die schwule, lesbische und die weniger gut untersuchte bisexuelle Kultur folgen offenbar den Neigungen von Schwulen, lesbischen Frauen und Bisexuellen, und nicht andersherum.

Die naheliegende Erklärung lautet: Männer sind stärker motiviert, sich sexuell zu betätigen, und haben eine stärkere Vorliebe für verschiedene Partner. Schwule Männer haben einfach deshalb mehr Sex, weil es ihnen ermöglicht wird: Das ist keine »schwule Sache«, sondern eine »Männersache«.[90] ◄

KAPITEL 9
T im Übergang

T-UMWANDLUNGEN

Die Sendereihe *This American Life* des National Public Radio widmete einmal eine ganze Episode dem Testosteron. In einer Folge interviewte der Produzent den Frau-zu-Mann-(FtM-) Transsexuellen Griffin Hansbury. Er beschrieb seine Gefühle folgendermaßen, als der frisch erhöhte Testosteronspiegel zu Beginn der Hormonumstellung wirksam wurde:

»Ich weiß noch, wie ich die Fifth Avenue entlangging, und vor mir ging eine Frau. Sie trug so einen kurzen Rock und ein knappes Top. Ich habe mir ihren Arsch angesehen. Und ich habe mir immer gesagt: Guck da nicht so hin. Guck da nicht so hin. Und doch habe ich hingeguckt. Und ich bin an ihr vorbeigegangen. Da hat diese Stimme in meinem Kopf immer gesagt: Dreh dich um und sieh dir ihre Brüste an. Dreh dich um. Dreh dich um. Dreh dich um. Und mein feministisches, weibliches Gewissen hat gesagt: Wage das bloß nicht, du Schwein. Dreh dich nicht um. Ich habe einen ganzen Häuserblock lang mit mir gekämpft, und dann habe ich mich umgedreht und sie begutachtet. Schon vorher war es toll. Wenn ich ein Gedicht lesen wollte, bin ich aufgestanden und habe diese Gedichte über Frauen auf der Straße gelesen. Ich war ein kesser Vater, und das war ganz modern. Das war sehr sexy und locker. Und jetzt bin ich einfach ein Wichser.

Es war, als wäre ich im Geist im Pornokino. Und ich konnte es nicht ausschalten. Ich konnte es nicht ausschalten. Alles, was ich angesehen habe, alles, was ich angefasst habe, ist zu Sex geworden.«[1]

Hansbury gehört zu den vielen Menschen, die mit Hormonen des anderen Geschlechts umgewandelt wurden. Die Betroffenen sprechen unterschiedlich auf die Hormontherapie an, und die Reaktion verändert sich auch im Laufe der Zeit. Als Hansbury zum ersten Mal T nahm, war er mitten in einer Art männlichen Pubertät, die sich zu Beginn (wie er es beschrieben hat) manchmal wie ein Überfall anfühlte. Dennoch unterziehen sich Menschen einer solchen Therapie, weil sie das Endergebnis anstreben: die berechenbaren Veränderungen, die sich in Körper und Geist einstellen.

Trans Menschen, die ihren T-Spiegel stark verändern, bieten einzigartige Erkenntnisse darüber, wie sich das Leben verändert, wenn sie auf die andere Seite der Testosterongrenze wechseln. In diesem Kapitel werden einige von ihnen darüber berichten. Ihre Schilderungen decken sich mit der allgemeinen Literatur über T bei Geschlechtsangleichungen.

Dieses Kapitel handelt von ihren Erfahrungen mit und ohne Testosteron. Durch eine Veränderung des T-Spiegels verändern sich Gesichtsbehaarung, Gehirn, Adamsapfel und vieles andere. Wie wir noch genauer erfahren werden, ist T für diejenigen, die den körperlichen Übergang von einem Geschlecht zum anderen anstreben, manchmal ein Teil des Problems und manchmal ein Teil der Lösung.

WARUM ANGLEICHUNG?

»Transgender« ist ein weitgefasster Begriff: Er bezeichnet »das ganze Spektrum von Menschen, deren Geschlechtsidentität und/oder Geschlechterrolle nicht dem entspricht, was typischerweise mit ihrem bei der Geburt zugewiesenen Geschlecht in Verbindung gebracht wird«.[2] Die Zahl der Menschen, die sich selbst als ~~Transgender~~ transsexuell bezeichnen, ist in letzter Zeit stark gestiegen, die Gründe dafür sind allerdings unklar. Nach Schätzungen in einem aktuellen Literaturüberblick bezeichnete sich 2017 in den Vereinigten Staaten ungefähr einer von 250 Menschen (insgesamt also rund eine Million) als Trans; diese Zahl ist doppelt so hoch wie zehn Jahre zuvor.[3] (Andere Schätzungen gehen von noch höheren Zahlen aus.) Sich als nichtbinär (weder als Mann noch als Frau) oder divers zu bezeichnen, ist immer beliebter geworden, heute gibt es mehr junge als ältere Menschen mit einer Transgender-Identität.

Viele trans Menschen leiden oder litten unter »Geschlechtsdysphorie« – Kummer und Angst im Zusammenhang mit Merkmalen des eigenen geschlechtlichen Körpers und seiner geschlechtstypischen Wahrnehmung durch andere.[4]

Wie sich das anfühlt, kann sich vielleicht nur schwer vorgestellt werden. Als unvollkommenen Vergleich könnte man sich ausmalen, wie das Unbehagen wegen verschiedener körperlicher Merkmale sich auf die geistige Gesundheit auswirken kann. Viele von uns können sich in das Gefühl von Scham, die wegen des eigenen Körpers empfunden wird, hineinversetzen. Wir haben vielleicht das Gefühl, wir seien zu dick, zu klein oder zu groß, oder unsere Haut sehe zu alt und runzelig aus. Wir haben das Gefühl, unsere Brüste seien zu klein oder wir hätten eine zu starke Gesichtsbehaarung, der Bizeps sei zu mickerig oder die Stimme zu hoch. Wir haben das Gefühl, dass wir wegen solcher Merkmale nicht so gesehen werden, wie wir wirklich sind, oder dass wir überhaupt nicht gesehen werden. Manche Menschen sind wegen ihres eigenen Körpers derart verunsichert, dass sie sich ungesunde Ess- oder Trainingsgewohnheiten zulegen, oder sie werden ängstlich, isoliert, einsam und deprimiert.[5] Sie würden alles tun, um das zu ändern. Der weltweite Markt für ästhetische Chirurgie ist groß und äußerst lukrativ.

Die prominente junge trans Frau Jazz Jennings berichtet, sie habe schon gewusst, dass sie ein Mädchen sei, seit sie sprechen konnte, und als sie drei Jahre alt war, wurde bei ihr eine Geschlechtsdysphorie diagnostiziert.[6] Dieser Zustand kann aber auch später beginnen, nämlich in der Jugend oder im Erwachsenenalter.[7] Bei Kindern löst sich das Unbehagen meist gegen Ende der Pubertät auf, und wenn das nicht geschieht, kommen sie als Erwachsene manchmal damit zurecht.[8] Wenn aber eine akute Dysphorie vorliegt und keine Anzeichen für eine Linderung zu erkennen sind, kann die Geschlechtsangleichung eine Erleichterung sein. Das kann bedeuten, dass jemand den ganzen Weg zum anderen Geschlecht zurücklegt, oder es kann auch irgendwo dazwischen enden. Wie das Ziel auch aussehen mag: Wenn sich darin die gewünschte Identität so weit wie möglich verkörpert, bringt es auch Freude und ein neues Gefühl von Trost und Freiheit mit sich. In jedem Fall ist die Angleichung mit sozialen Veränderungen verbunden – Kleidung, Frisur, Anrede und so weiter. Oftmals findet auch eine medizinische Angleichung statt: eine Therapie mit Hormonen des anderen Geschlechts und vielleicht auch chirurgische Eingriffe an Brust, Geschlechtsorganen und sogar den Gesichtsknochen.[9] Bei Jazz wurde die Umwandlung, zu der auch die Gestaltung einer Neuvagina aus den unentwickelten männlichen Genitalien gehörte, in der Fernsehserie *I Am Jazz* von *The Learning Channel* in allen Einzelheiten dokumentiert.

In jüngerer Zeit ist die Zahl der Kinder und Jugendlichen, die in Geschlechtskliniken kommen, stark angestiegen. Dabei ist die Zahl der Mädchen deutlich größer als die der Jungen, entsprechend wird auch häufiger mit T behandelt. In England ist die Zahl der Kinder, die weiblich geboren wurden und an den Gender Identity Development Service des nationalen Gesundheitsdienstes überwiesen werden, in den vergangenen Jahren um das Fünfzigfache angestiegen.[10] Ein ähnlicher Anstieg wird auch in anderen Ländern beobachtet. Hormonbehandlung und chirurgische Eingriffe bei transgender Menschen erleben einen Boom.[11]

Bei Menschen, die weiblich geboren wurden, kann ein männlicher Testosteronspiegel spektakuläre Wirkungen haben. Das liegt daran, dass beide Geschlechter über Androgenrezeptoren verfügen (das Gen, das den Rezeptor codiert, liegt auf dem X-Chromosom, und davon besitzen Frauen zwei Exemplare). Deshalb können Frauen auf einen hohen Testosteronspiegel ansprechen. Dieser trägt sogar dazu bei, dass größere Mengen seiner eigenen Rezeptoren produziert werden.[12]

Man braucht nur »Buck Angel« zu googeln, dann ist zu sehen, was ich meine: Buck ist ein Zigarre rauchender, muskulöser Bursche mit Vollbart (manchmal trägt er auch ein Ziegenbärtchen) und sieht aus wie eine stärker behaarte und tätowierte Version des Actionheldes Vin Diesel. Aber auf Bucks Website heißt es: »Buck wurde am 5. Juni 1962 weiblich geboren. Er fühlte sich nie als Frau und schlug sich durchs Leben, bis er die alles verändernde Gelegenheit bekam, sich von der Frau zum Mann angleichen zu lassen und endlich ein authentisches Leben zu führen.«[13] Buck begann erst mit 28 Jahren, T zu nehmen. Seine Stimme wurde tiefer, die Klitoris wuchs um einige Zentimeter, er bekam einen Bart, und nachdem er Gewichte stemmte, baute er gewaltige Muskelpakete auf.

ALANS GESCHICHTE

Ich wollte aus erster Hand erfahren, wie es ist, auf die andere Seite des T-Gleises zu wechseln, und so sprach ich mit Alan, einem trans Mann wie Buck und Griffin Hansbury:

»Als kleines Kind war ich eindeutig ein Tomboy. Meine Freunde waren meistens Jungen, und ich habe allen möglichen Sport gemacht.

Natürlich wusste ich, dass die Leute mich für ein Mädchen gehalten haben, aber ich selbst habe mich nicht so gesehen. Schon mit drei oder vier Jahren hatte ich das Gefühl: ›Da stimmt etwas nicht. Ich weiß nicht, wie oder warum ich den Körper eines Mädchens habe, aber das muss in Ordnung gebracht werden, und eines Tages werde ich herausfinden, wie.‹

In der Grundschule hörte ich etwas über die Pubertät und was sie mit meinem Körper machen würde. Da hatte ich einen Funken Hoffnung, dass mir die Pubertät irgendwie erspart bleiben würde. Aber mit elf Jahren fingen meine Brüste an zu wachsen, und ich gab mir alle Mühe, sie zu verstecken, indem ich sie mit Verbandsstoff platt gedrückt habe. Meistens wünschte ich mir eine Krankheit oder Verletzung, bei der ich ins Krankenhaus musste, und dann würde man die Brüste wegoperieren. Bis ich zwölf war, hatte ich keine Ahnung, dass auch andere Menschen so fühlen wie ich oder dass ich mir eines Tages die Brüste chirurgisch entfernen lassen konnte, nicht weil ich krank oder verletzt war, sondern aus dem eigentlichen Grund: Es fühlte sich nicht so an, als ob sie ein Teil meines Körpers sein sollten. In der Zwischenzeit habe ich mir die Haare kurz geschnitten und alles getan, was ich konnte, um mich im Einklang mit der männlichen Person darzustellen, von der ich wusste, dass ich es war.

Am Ende hat meine Familie mich bei der Umwandlung unterstützt. Als ich 13 war, begann ich mit einer geschlechtsangleichenden Hormontherapie mit Testosteron. Das erste Gefühl war Erleichterung. Ich war jetzt auf dem Weg, im richtigen Körper zu leben und mich endlich so entfalten zu können, wie ich war.

Ich bekomme einmal in der Woche eine Testosteronspritze. Wenn ich einen Tag zu spät dran bin, merke ich manchmal einen vorübergehenden Abfall meiner normalerweise guten Stimmung, bis ich sie bekommen habe. Mit 15 habe ich mich einer Mastektomie [Entfernung der Brüste] unterzogen und ein paar Jahre danach einer Hysterektomie und Oophorektomie [Entfernung von Gebärmutter und Eierstöcken]. Heute bin ich mit meinem Leben zufrieden. Ich bin mit meiner langjährigen Freundin verlobt und verfolge leidenschaftlich

meine Berufslaufbahn. Außerdem lege ich viel Wert
darauf, zu trainieren und fit zu bleiben. Ich bereue die
Geschlechtsangleichung nicht. Für mich war es zu hundert Prozent die richtige Entscheidung. Nur eines
würde ich ändern: Ich hätte früher damit anfangen sollen, bevor ich die Wirkungen des Östrogens erlebt habe,
denn dann hätte mir der Wachstumsschub vielleicht
noch ein paar Zentimeter mehr gebracht. Aber ich
nehme es so, wie es ist.«

Wer Alan trifft, würde nicht mit der Wimper zucken (oder
vielleicht doch – er sieht sehr gut aus). Er bewahrt über seine
Vergangenheit Stillschweigen, und in einem gewöhnlichen
gesellschaftlichen Umfeld besteht keine Gefahr, dass er »geoutet« wird. Er ist kein Riese von 1,80, aber auch nicht ungewöhnlich klein. Für Alan und Buck hat sich durch T das ganze
Leben verändert.

BACKSTEINHÄUSER

Testosteron und die mit ihm verwandten Androgene (und
auch das Östrogen) steuern die Energie im Körper so, dass sie
zum Aufbau von Molekülen und Geweben genutzt werden
kann.[14] Andere Hormone hingegen, darunter Cortisol und Adrenalin, sorgen für den Abbau von Geweben und Molekülen
und damit für die Freisetzung von Energie, die neben anderen
Funktionen die Muskeln bei ihrer Arbeit antreibt. Das Wachstum und die Umgestaltung der Gewebe, durch die ein Junge
zum Mann wird, ist keine kleine physiologische Leistung. Ein
solcher Prozess erfordert viel Energie, aber auch die genaue
Koordination von Fortpflanzungs-, Nerven-, Hormon- und

Stoffwechselsystemen. Der Vorarbeiter bei diesem umfangreichen Bau- beziehungsweise Umbauprojekt ist das T. Es greift dazu auf eine Mannschaft von Arbeitenden mit unterschiedlichen Fähigkeiten zurück und nutzt die richtigen Verbindungen, um eine reibungslose Versorgung mit den verschiedensten Materialien sicherzustellen. T rekrutiert eine ganze Gruppe von Hormonen, darunter das Wachstumshormon, Östrogen, Insulin und das Schilddrüsenhormon. Sie alle helfen mit, denn alle haben unterschiedliche Fähigkeiten.[15] Ganz allgemein entscheiden sie mit darüber, welche Gewebe zu einem bestimmten Zeitpunkt im Leben Priorität genießen (zum Beispiel das Wachstumshormon während des kindlichen Wachstums, T für die Muskelentwicklung in der Pubertät und Progesteron zur Unterstützung der Gebärmutterfunktion während der Schwangerschaft). Unter der Aufsicht von T kann die ganze Mannschaft daran arbeiten, dass die richtigen Materialien zu den richtigen Zeitpunkten am richtigen Ort abgelegt werden, sodass die männliche Fortpflanzung möglich wird.

Wird die Tätigkeit des Testosterons unterdrückt, werden diese früheren Wirkungen auch dann nicht rückgängig gemacht, ist ergänzend hochdosiertes Östrogen im Einsatz. Stellen wir uns einmal vor, wir würden ein Haus aus Backsteinen bauen. Wenn die Wände einmal errichtet sind, brauchen sie ein wenig Instandhaltung, aber sie umzubauen, ist schwierig. Das übrige Anwesen hingegen erfordert die Instandhaltung – innen und außen ist ein regelmäßiger Anstrich notwendig, die Filter der Klimaanlage müssen gewechselt werden, das Dach ist zu reparieren und der Rasen zu bewässern. T steuert Bauprojekte beider Typen: Die einen sind dauerhafte Veränderungen, die nur aufrechterhalten werden müssen, die anderen erfordern ständige Aufmerksamkeit. Wenn der Knochenbau eines Jungen sich zu dem eines Mannes entwickelt, wachsen die langen Knochen, die Gesichtsknochen wie Kiefer und Stirn werden männlicher, auch die Stimmbänder oder »Stimmritzen«, wie Spezialisten sie nennen, werden länger. All das gleicht dem Bau der Backsteinmauern: Die Strukturen sind kräftig und stabil, aber sie zu verändern oder abzureißen, ist schwierig. Dagegen ähneln die Stärkung der Oberkörpermuskulatur, die Entwicklung des Fortpflanzungssystems und die Umverteilung von Fett ein wenig dem Streichen der Wände und der Installation einer Klimaanlage. Wenn solche Merkmale nicht von dem T-Vorarbeiter instand gehalten und repariert werden, verlieren sie einen Teil ihrer früheren Funktion.

Die »Backsteinwirkungen« des Testosterons sind der Grund, warum die Geschlechtsangleichung vom Mann zur Frau viel schwieriger ist als die umgekehrte von der Frau zum Mann. Viele sekundäre Geschlechtsmerkmale, die T in der Pubertät entstehen lässt, darunter breite Schultern, ein eckiger Kiefer und die Körpergröße, sind eindeutige Anhaltspunkte für das männliche Geschlecht, und sie zu beseitigen oder auch nur nennenswert umzuformen und zu vermindern, ist schwierig. Die Wirkungen von T auf die Knochen in der Pubertät habe ich bereits beschrieben (Kapitel 5), also sehen wir uns jetzt einmal die drei anderen von T verursachten männlichen Merkmale ein wenig genauer an: die tiefe Stimme, den vorstehenden Adamsapfel und die Gesichts- und Körperbehaarung. Menschen, die eine Mann-zur-Frau-Angleichung durchmachen und bereits die männliche Pubertät hinter sich haben, finden diese Merkmale in der Regel unerwünscht, bei einer Frau-zum-Mann-Angleichung dagegen sollen sie hergestellt werden.

ABMILDERUNG

Denken wir noch einmal an die Kastraten aus Kapitel 2: Bei kleinen Jungen mit vielversprechender Singstimme wurden die Hoden vor der Pubertät entfernt, damit die Entwicklung einer erwachsenen, männlichen Stimme ausblieb. Ohne das T der männlichen Pubertät behielten sie ihre Fähigkeit, die hohen Töne zu singen.

Mein elfjähriger Sohn hört sich noch wie ein Junge an. In ein paar Jahren, wenn seine Stimme tiefer wird (und zwar in der Regel ungefähr um eine Oktave), wird ihr Klang für mich und alle anderen das Zeichen sein, dass seine Kindheit vorüber ist. Die Stimme eines Menschen mit Atem, Tonhöhe und Lautstärke vermittelt anderen überraschend viele Informationen über Geschlecht, Alter, Gesundheitszustand, gesellschaftliche Stellung und bei Frauen sogar über das Stadium des Menstruationszyklus.[16] Eine tiefe, kräftige Stimme ist ein eindringliches Signal für erwachsene Männlichkeit, sexuelle Attraktivität und die Dominanz gegenüber anderen Männern.[17]

Machen wir einmal Bekanntschaft mit Kallisti. Sie hat die umgekehrte Geschlechtsangleichung vom Mann zur Frau hinter sich. Sie begann aber nicht mit 13 Jahren, sondern erst mit Anfang 30. Zuvor hatte Kallisti die ganze Palette der Änderungen über sich ergehen lassen, die von der männlichen Pubertät herbeigeführt werden:

»Als Kind habe ich gern Kleidungsstücke meiner Mutter anprobiert. Ich wusste, dass irgendetwas mit meinem Geschlecht nicht stimmte, aber die Menschen, die mir gesagt haben, dass ich ein Junge bin, waren für alles Mögliche zuständig, für wichtige Dinge wie das Bezahlen von Rechnungen und so etwas, deshalb habe ich auf sie gehört. Aber ich wusste, dass es nicht richtig war. Es lag eigentlich nicht an den Kleidungsstücken selbst. Ich glaube, ich habe schon damals begriffen, dass sie nur ein Kostüm sind. Aber als Schauspielerin weiß ich, dass ein Kostüm eine Abkürzung sein kann, wenn man etwas Tieferes und Umfassenderes ausdrücken will. Für mich war es das angeborene Gefühl, dass ich ein Mädchen bin. Die Kleidungsstücke haben mir geholfen, dieses Gefühl auszufüllen und zum Ausdruck zu bringen. Und es hat sich einfach … richtig angefühlt. Ich habe mich mehr gefühlt wie ich selbst.

Das Testosteron hatte eindeutig schwerwiegende Wirkungen und Einflüsse auf mich, als ich mich als Erwachsene hormonell umgestellt habe.«

Alan wünschte sich, er hätte die männliche Pubertät ein wenig früher durchgemacht, um mehr an Körpergröße hinzuzugewinnen; Kallisti ist eine stolze trans Frau von 1,90 Metern, aber sie hätte es im Leben einfacher gehabt, wenn sie nicht ganz so groß geworden wäre und keinen männlichen Knochenbau entwickelt hätte.

In der Pubertät bekam Kallisti auch eine tiefe Stimme. Diese kann sie zwar bis zu einem gewissen Grad durch logopädische Therapie weiblicher klingen lassen (was viele trans Frauen tun),[18] sie hat aber immer noch einen männlichen Anklang. Als ich mit ihr telefonierte, musste ich mir Mühe geben, die maskulinen Signale ihrer Stimme auszublenden. Warum sie auch Kallisti das Leben schwerer machen, ist leicht zu erkennen.

Die Menge mehrerer Hormone in unserem Körper – Östrogen, Progesteron, Wachstums- und Schilddrüsenhormon – verändert sich im Laufe des Lebens und wirkt sich auch auf die Qualität unserer Stimme aus. Die Hormone wirken auf den Stimmapparat und dort vor allem auf den Kehlkopf. Aber keines hat einen so großen Effekt wie ein männlicher T-Spiegel in der Pubertät, denn er liegt in dieser Phase um 20 bis 30 mal höher als bei Frauen gleichen Alters.[19] (Auf die weibliche Stimme haben die Geschlechtshormone in dieser Phase nur geringe Auswirkungen, insbesondere wenn sie mit der Zeit während der Wechseljahre und danach verglichen werden, wenn hormonelle Veränderungen dazu führen können, dass die Stimme heiserer wird.)

Den Kehlkopf können wir uns als röhrenförmiges Gebilde vorstellen. Er liegt oben im Hals. Sein unteres Ende ist mit der Luftröhre verbunden, die vom Kehlkopf in den Brustkorb führt und sich dort in der Lunge verzweigt. Das ganze System dient dazu, Luft zwischen der Lunge und der Nase beziehungsweise dem Mund auszutauschen. Der Kehlkopf ist außerdem ein Ventil, das die Luftröhre verschließt und schützt, wenn wir etwas schlucken. Das ganze Röhrensystem ist natür-

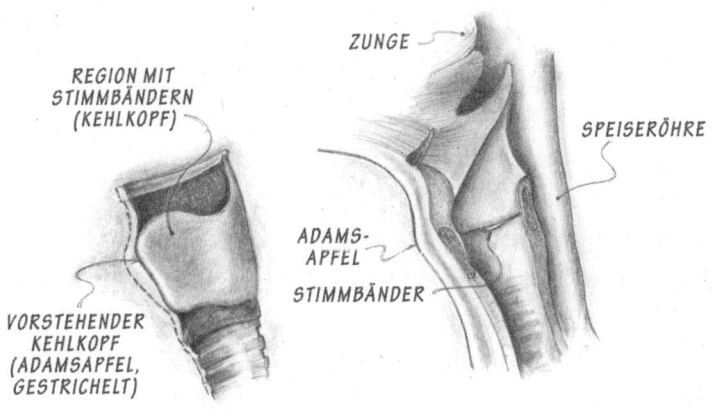

Der Stimmapparat

lich lebensnotwendig, und es schafft auch die Möglichkeit, durch Veränderung des Luftstroms zu sprechen, zu schreien oder zu singen.[20]

Quer durch das Innere des Kehlkopfes ziehen sich die Stimmbänder oder Stimmritzen, zwei kurze, gummiähnliche Gewebestücke. Diese können wir so beeinflussen, dass sich ihre Schwingungen und die von ihnen erzeugten Geräusche verändern. Wenn wir die Muskeln, die an den Stimmbändern befestigt sind, entspannen oder anspannen, ändern wir ihre Form, ihre Spannung und den Zwischenraum zwischen ihnen, sodass sie sich wie ein Lippenpaar dehnen, schließen oder öffnen. Das Gewebe des Kehlkopfes enthält während der männlichen Pubertät viele Androgenrezeptoren[21], und mit diesen tritt T in Wechselwirkung, um das Gewebe zu verlängern und zu verdicken. Neben anderen Wirkungen sorgt T dafür, dass der Durchmesser des Kehlkopfes zunimmt. So entsteht ein erweitertes Rohr, gleichzeitig werden auch die Stimmbänder dicker und länger.

Länge und Dicke der Stimmbänder bestimmen entscheidend darüber, wie tief die Stimme ist. Wer ein Streichinstrument spielt, kennt das Prinzip. Wir können uns aber auch ein Gummiband vorstellen, das zwischen den Fingern gedehnt und dann daran gezupft wird. Dann zupfen wir noch einmal, wenn es lockerer und dicker ist. Auch mit der Länge des Gummibandes kann experimentiert werden. Längere und dickere Saiten, Bänder oder Schnüre vibrieren langsamer, wenn sie angeregt werden, und erzeugen einen tieferen Ton. Sind sie kürzer und dünner, schwingen sie schneller und der Ton wird höher.

Auch andere Auswirkungen des T tragen dazu bei, dass die Stimme männlicher wird. So werden Bänder und Muskeln im Kehlkopf aufgebaut, und durch das Wachstum der Gesichts-

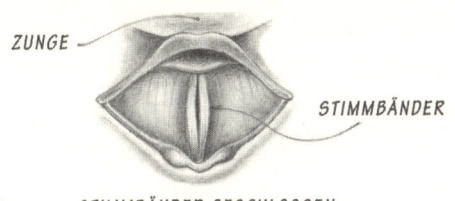

ZUNGE

STIMMBÄNDER

STIMMBÄNDER GESCHLOSSEN

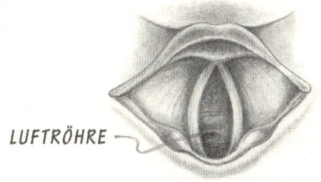

LUFTRÖHRE

STIMMBÄNDER GEÖFFNET

Der Kehlkopf mit den Stimmbändern im Querschnitt

knochen vergrößern sich die Nasen- und Nebenhöhlen.[22] Darüber hinaus verschiebt sich der Kehlkopf durch die Wirkung von T während der männlichen Pubertät weiter nach unten[23], sodass die Stimme eine tiefere Resonanz erhält (sogenannte Formantenfrequenzen). Diese Veränderungen tragen dazu bei, dass man die Stimme lauter erklingen lassen kann.

Die Auswirkungen von T auf die Stimmbänder lassen sich später im Leben durch die Blockierung von T oder die Einnahme von Östrogen nicht mehr rückgängig machen. Wenn sie einmal dicker und länger geworden sind, gibt es nur eine Möglichkeit, sie in ihren früheren Zustand zurückzuversetzen: durch einen chirurgischen Eingriff. Für Frau-zu-Mann-trans-Menschen hingegen ist der Weg zu einer männlich klingenden Stimme relativ einfach, ganz gleich, in welchem Alter die Hormonumstellung beginnt. Die Stimme wird bei Einwirkung eines männlichen T-Spiegels innerhalb von zwei bis fünf Monaten tiefer und stabilisiert sich innerhalb eines Jahres. Unter Umständen erreicht sie aber nicht die gleiche Tiefe wie die eines geborenen Mannes.

Der Grund: Nachdem der Körper einer geborenen Frau das Wachstum und die Umgestaltung der Pubertät durchgemacht hat, können die Stimmbänder durch später im Leben verabreichtes T zwar dicker werden, auf den Kehlkopf hat das Hormon aber nur begrenzte Auswirkungen (auch die breiteren Hüften werden nicht wieder schmaler). Nach der weiblichen Pubertät hat der Kehlkopf einen relativ geringen Durchmesser, auch höhere T-Gaben lassen ihn nicht mehr weiter werden. Deshalb erreichen die Stimmbänder, die sich nicht über einen breiteren Kehlkopf erstrecken können, nur eine begrenzte Länge.[24] Die geringere Größe von Kehlkopf, Stimmbändern und Resonanzräumen wie Brustkorb und Nasenhöhle schränken die Möglichkeit, eine tiefe, kraftvolle Stimme zu bekommen, ein. Insgesamt sind aber die meisten trans Männer mit den vom T verursachten Veränderungen der Stimme zufrieden.[25]

Kallisti kann heute mit ihrer Stimme leben. Auch mit einem anderen männlichen Signal muss sie leben, wenn sie sich nicht operieren lassen will: mit dem vorstehenden Adamsapfel. Auch daran ist T schuld.

ADAMSÄPFEL

Wer einmal auf den Adamsapfel aufmerksam geworden ist, kann ihn nicht mehr ignorieren (zumindest geht es mir so). Wir Frauen haben ihn auch, aber er steht nicht vor. Man kann sich fragen: Was zum Teufel ist das, und warum ist er bei Männern größer?

Wie hat der Adamsapfel eigentlich seinen Namen bekommen? Eine beliebte Geschichte klingt so: Danach bezeichnet der Name ein Stück der verbotenen Frucht aus dem Garten Eden, das Adam im Hals stecken blieb. Leider ist das nur ein Mythos. Eine andere Theorie stammt von Linguisten: Danach ist *Pomum Adami,* der lateinische Ausdruck, der mit »Adams Apfel« übersetzt wird, die falsche Übersetzung eines hebräischen Ausdruckes, der »Klumpen auf dem Mann« bedeutet.[26] Aber auch diese Herleitung stimmt offensichtlich nicht. Nach Ansicht der Wörterbuchexperten von Merriam-Webster begann es im Mittelalter mit arabischen Autoren, die die Ausbeulung am Hals als »Granatapfel« bezeichneten. Durch eine komplizierte weitere Entwicklung entstand dann das Wort »Adamsapfel«.[27] Ich möchte es dabei belassen.

Abgesehen von etymologischen Spekulationen wissen wir eines: Der Adamsapfel besteht aus dem am besten sichtbaren Teil des Kehlkopfes, dem Schildknorpel, der schützend über den Stimmbändern liegt. Das Knorpelgewebe hat ursprünglich zwei Hälften, die sich in der Mitte verbinden und den Adamsapfel bilden – fachsprachlich heißt er *Prominentia laryngea.* Unter dem Einfluss von T wächst der Kehlkopf bei Männern in der Pubertät, und die beiden Knorpelplatten verwachsen in einem viel spitzeren Winkel[28], weil die – im Vergleich zu Frauen – längeren Stimmbänder, die der Knorpel bedeckt, herausragen. Bei Männern verbinden sich die beiden Knorpelplatten in einem Winkel von ungefähr 90 Grad, bei Frauen sind es 120 Grad.[29] Der größere Kehlkopf und der spitze Knorpel über den Stimmbändern sorgen dafür, dass der Adamsapfel bei Menschen, die in der Pubertät einem hohen T-Spiegel ausgesetzt waren, stärker vorsteht. Bei der Frau-zu-Mann-Angleichung kann der Adamsapfel auch nach der Pubertät unter dem Einfluss von T noch ein wenig wachsen, der Effekt ist aber unterschiedlich stark ausgeprägt.

Kommen wir nun zu dem letzten leicht erkennbaren Geschlechtsmerkmal: der Gesichtsbehaarung. Viele trans Männer wollen sie, und T kann sie liefern. Alan begann mit 13 Jahren, T einzunehmen. Heute hat er einen hübschen, dunklen, kurzen Bart. Und auf den Bart von Buck Angel, der bis zum 28. Lebensjahr wartete, wären viele Männer stolz.

EINE HAARIGE ANGELEGENHEIT

Viele Menschen sind der Ansicht, sie hätten zu viele Haare am Körper oder zu wenig Haare auf dem Kopf. Wer einen hohen Testosteronspiegel hat, erlebt wahrscheinlich beide Gefühle. In jedem Fall sollte bedacht werden, dass unsere Behaarung unter den Säugetieren eine Anomalie darstellt. Die Haut der meisten anderen Säugetiere ist von einem dicken Pelz bedeckt, unsere Haut ist im Naturzustand im Wesentlichen den Elementen ausgesetzt. Dass uns auf dem Kopf lange Haare wachsen, ist ebenso ein bizarres Merkmal des Tiers namens Mensch – selbst unsere engen Verwandten unter den Primaten haben die typische Säugetierbehaarung beibehalten. Die maßgebliche Erklärung für unsere anormale Haarlosigkeit ist die Hypothese vom »Überleben des Verschwitzten«.[30] Der Gedanke dahinter: Irgendwann vor weniger als sieben Millionen Jahren, als unsere Homininenvorfahren den afrikanischen Regenwald gegen die sonnige Savanne eintauschten und sich den aufrechten Gang zu eigen machten, wuchs die Notwendigkeit, Wärme effizient abgeben zu können. Statt des Fells entwickelte sich deshalb bei ihnen ein nackter Körper mit mehr Schweißdrüsen, sodass sie sich besser abkühlen konnten. Beim aufrechten Stand ist ein geringerer Teil der Körperoberfläche der Mittagssonne ausgesetzt, aber die Oberseite des

Kopfes war nun verletzlicher und musste vor den Sonnenstrahlen geschützt werden. Die Lösung? Üppige Locken oben auf dem Kopf, spärliche Behaarung an allen anderen Stellen.

Vor der Pubertät ist die Haut von Jungen und Mädchen von weichen, leichten »Flaumhaaren« bedeckt (auch »Pfirsichhaut« genannt). Wenn die Pubertät näher rückt, produzieren die Nebennieren bei beiden Geschlechtern geringe Mengen an Androgenen. Diese regen die Entwicklung der Scham- und Achselbehaarung an, außerdem sorgen sie für den ersten Anflug von Akne. Einige Jahre später beginnen Eierstöcke und Hoden mit der Produktion, und nun trennen sich die Pubertätswege. Buck Angel schlug den weiblichen Weg mit wenig T ein: Viele Flaumhaarfollikel entwickelten sich nicht weiter, sondern ließen weiterhin zarte, dünne Haare entstehen. Deshalb haben Frauen auf Armen und Beinen weichere Haare und meist auch keine grobe Gesichtsbehaarung.

Kallisti hingegen folgte dem männlichen Weg mit hohem T-Spiegel. Er führt zu »dem offensichtlichsten biologischen Kennzeichen für Geschlechtsreife und biologische Männlichkeit unserer Spezies«, wie ein wortgewandter Haarexperte es nennt.[31] Der hohe T-Spiegel sorgt dafür, dass sich wesentlich mehr Flaumhaarfollikel insbesondere im Gesicht und auf der Brust zu »terminalen Follikeln« weiterentwickeln, die dann eine gröbere, dunklere Behaarung hervorbringen. Im Vergleich zu anderen Säugetieren scheinen Männer zwar fast harmlos zu sein, aber im Vergleich zu Frauen sind sie behaarte Viecher.

Für die Behaarung der Männer ist aber nicht in erster Linie das Testosteron selbst verantwortlich. Erinnern wir uns noch einmal an Taman aus dem Kapitel 4, den Jungen mit dem 5-Alpha-Reduktase-Mangel. Er hatte zwar einen hohen T-Spiegel, aber da er in dem Gen für das Enzym 5-Alpha-Reduktase eine Mutation trug, konnte er das Hormon nicht in sein wirksames Abbauprodukt Dihydrotestosteron (DHT) umwandeln. Ohne DHT blieb nicht nur die vollständige Entwicklung des Penis in der frühen Entwicklung aus, sondern ihm wuchsen auch im Erwachsenenalter kaum Haare im Gesicht.

In den Haarfollikeln am ganzen Körper mit Ausnahme der Kopfhaut können Haare nur mit DHT wachsen. In den Follikelzellen wird Testosteron in DHT umgewandelt, das anschließend fest an die Androgenrezeptoren bindet. Auf diese Weise verstärkt DHT die Transkription der Gene, die das Wachstum der Haare anregen.

Bei trans Männern (die weiblich geboren wurden) führt die Steigerung des T-Spiegels vom weiblichen zum männlichen Niveau mit ziemlicher Sicherheit zu einer beträchtlichen Zunahme der Körper- und Gesichtsbehaarung, und zwar in der Regel innerhalb des ersten Jahres der Hormontherapie. Bei manchen trans Männern wächst allerdings nicht der kräftige Bart, den sie sich vielleicht wünschen (das gleiche Problem haben auch manche Männer, die nicht trans, sondern cis sind.).[32] Dafür kann es mehrere Gründe geben. Möglicherweise ist keine ausreichende Zahl von Haarfollikeln vorhanden, oder die vorhandenen Follikel reagieren nicht stark genug auf die Androgene, oder vielleicht produzieren sie auch nicht so viel DHT, wie notwendig wäre.

Dagegen lässt sich die Wirkung von T bei männlich geborenen trans Frauen, die schon die männliche Pubertät hinter sich haben, nicht ohne Weiteres rückgängig machen. Nachdem T die Flaumfollikel in Follikel verwandelt hat – wobei sie größer werden und ihre Androgenempfindlichkeit zunimmt –, können sie nie mehr vollständig in den früheren Zustand zurückkehren. Wenn das Testosteron blockiert und das Östrogen (im Rahmen einer verweiblichenden Hormontherapie) gesteigert wird, verlangsamt sich allerdings das Wachstum neuer Haare, und unter Umständen haben auch die Haare, die wachsen, einen geringeren Durchmesser. Damit ist das Problem aber nicht vollständig gelöst.[33] Für trans Frauen wie Kallisti sind solche Langzeitwirkungen von T unter Umständen unangenehm und führen zu dem dringenden Bedürfnis, sich einmal am Tag oder noch öfter zu rasieren. Für Menschen, die über die notwendigen finanziellen Mittel verfügen, kann eine Laser- oder Elektrolysebehandlung geeignet sein. Kallisti nutzt solche Behandlungsformen, um sich den täglichen Kampf gegen die hartnäckigen Haarfollikel zu erleichtern.

Die Pubertät hinterlässt bei Männern und Frauen unauslöschliche Spuren, und die machen eine spätere körperliche Angleichung umso schwieriger. Was vielleicht noch wichtiger ist: Die Pubertät selbst ist für Menschen wie Alan eine Qual. Als Kind fürchtete er sich vor den Veränderungen, die eine weibliche Östrogenpubertät mit sich bringen würde. Die großen Brüste, die sich bei ihm entwickelten, empfand er als Albtraum. Die äußeren Merkmale der Weiblichkeit waren ein Betrug an seinen inneren Gefühlen.

Mädchen kommen ungefähr ein Jahr früher in die Pubertät als Jungen, in vielen Fällen ist ihr Körper schon beträchtlich herangereift. Bei Alan begann die T-Behandlung relativ früh, nämlich mit 13 Jahren, aber auch das war zu spät, um die Entwicklung weiblicher sekundärer Geschlechtsmerkmale wie Brüste und breite Hüften zu verhindern.

Alan und Kallisti erduldeten die typische Pubertät des Geschlechts, mit dem sie geboren waren, und dabei entwickelten sich unerwünschte Eigenschaften. Mit modernen Medikamenten wäre das zu verhindern gewesen.

DIE PUBERTÄT WIRD BLOCKIERT

Mit der zunehmenden Inanspruchnahme von Kliniken, die geschlechtsangleichende Behandlungen und Operationen durchführen, ist auch die Nachfrage nach sogenannten Pubertätsblockern in die Höhe geschossen.[34] Dabei handelt es sich um Medikamente, die verhindern, dass der Organismus die Geschlechtshormone produziert, die für die Veränderungen in der Pubertät sorgen. Früher wurden sie vor allem zur Behandlung der vorzeitigen Geschlechtsentwicklung oder Pubertas praecox verwendet, einer schwerwiegenden medizinischen Störung, bei der die Menge der Geschlechtshormone schon lange vor der normalen Pubertät ansteigt.[35] Dies hat die üblichen Folgen – Brüste, Bart, größere Hoden und ein verlängerter, dickerer Penis –, und das schon bei Kindern, die unter Umständen erst drei Jahre alt sind. Mit Pubertätsblockern kann sich bei solchen Kindern das normale kindliche Wachstum fortsetzen, ohne dass sie vorzeitig sexuell heranreifen.

Im Zusammenhang mit der Geschlechtsdysphorie steht dahinter der Gedanke, dass die Blocker den Kindern mehr Zeit verschaffen, wenn bei ihnen die Entwicklung von Merkmalen bevorsteht, mit denen sie sich von dem Körper, den sie sich wünschen, weiter entfernen. Werden die Blocker abgesetzt, kann die Behandlung mit Hormonen des anderen Geschlechts beginnen, wenn eine körperliche Angleichung gewünscht wird, ansonsten setzt die natürliche Pubertät ein.

Ich habe mit dem zwölfjährigen Sasha, der als Junge geboren wurde, über seine Entscheidung gesprochen, die Pubertät mit Medikamenten hinauszuzögern.

SASHAS GESCHICHTE

Als ich klein war, haben meine Eltern mich immer aussuchen lassen, was ich anziehen will. Ich habe rosa Kleidung getragen, und wenn es ging, habe ich immer in der Mädchenabteilung eingekauft. Ich meine, ich bin ohne diese Geschlechterschranken aufgewachsen. Wenn ich etwas anziehen wollte, waren das keine schlechten Sachen, und die waren nicht nur für bestimmte Menschen. Ich konnte anziehen, was ich wollte.

Ich bin in ein transgender Ferienlager gefahren, dort gehe ich nun schon seit einigen Jahren hin. Im ersten Jahr, als ich dort war, habe ich mich noch wirklich weiblich gekleidet, mich aber als Junge gefühlt und männliche Anreden benutzt, denn von etwas anderem hatte ich noch nicht gehört. Aber die Freunde, die ich dort kennengelernt habe, sind alle ins Krankenhaus gegangen und haben sich überwachen lassen, denn wenn sie in die Pubertät kamen, sollten sie Blocker nehmen. Auch davon hatte ich vorher noch nichts gehört.

Auf der Heimfahrt vom Ferienlager habe ich meiner Mutter davon erzählt. Ich habe nicht einmal gesagt, dass ich das will, sondern nur, dass es das gibt. Da hat sie gesagt: ›Ach, Sasha, ich kann dir einen Termin im Krankenhaus machen, einfach damit du dich erkundigen kannst.‹ Dann habe ich darüber nachgedacht, und mir wurde klar, dass ich die männliche Pubertät überhaupt nicht will.

Als ich älter geworden bin, in der Schulzeit, haben die Jungen eine tiefere Stimme bekommen. Einen Adamsapfel. Ich wollte das nicht, und deshalb ist mir irgendwie klar geworden, dass ich so nicht aussehen will. Wenn ich die männliche Pubertät durchmachen würde, würde ich auch so eine tiefe Stimme bekommen, und ich würde immer nur als Mann durchgehen, aber nie als etwas anderes. Außerdem sind die Pubertätsblocker auch nur etwas Vorübergehendes. Das wusste ich, und wenn man die männliche Pubertät durchmacht, ist es für immer. Für mich war es also weniger die Entscheidung, Blocker zu nehmen, sondern ich wollte die männliche Pubertät nicht durchmachen. Ich wollte einfach, dass sie blockiert wird.

Ich nehme an, ich kleide mich und verhalte mich sehr weiblich. Das tue ich gern. Und ich heiße einfach ›Sasha‹. Das ist irgendwie nicht binär. Sondern super weiblich. Ich bin nicht das eine oder andere, sondern irgendwie keines von beiden. Meistens fühle ich mich weiblich, aber die Wörter ›sie‹ oder ›ihr‹ mag ich nicht.

Wenn ich in der Öffentlichkeit bin und die Leute sagen ›sie‹, bin ich damit vollkommen einverstanden. Aber das ist eines von diesen Dingen: Wer mich besser kennt, soll mich einfach ›Sasha‹ nennen. Genauso, wenn die Leute ›er‹ sagen, damit war ich auch einverstanden, denn ich habe mich einfach nicht darum gekümmert. Aber wenn ich genauer darüber nachdenke, wie ich mich kleide und wie ich mich verhalte, dann macht es mir etwas aus, und wenn ich eine männliche Pubertät durchgemacht hätte, wäre mein Leben vermutlich nicht gerade einfach.

Wenn ich mir vorstelle, ich hätte eine tiefe Stimme und würde Haare auf dem Körper bekommen und einen Adamsapfel, dann mag ich das nicht. Ich mag es nicht, wie es aussieht. Ich bin damit einverstanden, wie ich geboren wurde. Aber ich will keine Haare überall auf dem Körper und so etwas, denn dann könnte ich nicht als Frau durchgehen.

Wenn ich in den Spiegel sehe, möchte ich auch kein Männerzeug sehen.

Frage: Welche Erfahrungen hast du in der Genderklinik gemacht?

Einen Monat, nachdem ich mit meiner Mama gesprochen hatte, war ich bei dem Termin. Ich fand das schon irgendwie gut, aber eigentlich nicht viel. Als sie mich gefragt haben, ob ich einen Pubertätsblocker will, habe ich gesagt: Ach, vielleicht, vielleicht auch nicht. Ich bin mir nicht sicher. Ich hatte noch fünf weitere Gespräche, und dabei war meine Einstellung »vielleicht«, »höchstwahrscheinlich«, »Ja, ich will es« und »ich will es unbedingt, ich muss es haben«. In jedem Gespräch war es ein wenig mehr, nachdem ich darüber nachgedacht hatte. Also haben sie eine Blutuntersuchung gemacht, weil sie wissen wollten, wie weit ich in der Pubertät schon war. Dann wurde die Operation gemacht [dabei wurde der Blocker eingepflanzt], kurz bevor die eigentliche Pubertät begonnen hätte. Das war richtig toll.

Wenn ich die Blocker abgesetzt habe, möchte ich wahrscheinlich Östrogen nehmen. Dazu neige ich inzwischen. Ich will es noch nicht unbedingt, aber wenn die Alternative darin besteht, die männliche Pubertät durchzumachen, dann muss ich es tun, ich habe keine andere Wahl. Weibliche Merkmale zu haben, würde mir nichts ausmachen, aber das Wichtige ist, dass ich nichts Männliches habe. Es würde mir nichts ausmachen, Östrogen zu nehmen, denn die andere Möglichkeit, die männliche Pubertät durchzumachen, überwiegt gegen alles andere, denn das will ich nicht.

Sasha weiß nicht genau, was Sasha im Erwachsenenalter will, aber Sasha neigt dazu, im Modedesign oder in der Kunst tätig zu werden.

VERÄRGERTE HYPOPHYSE, T-BLOCKADE UND PUBERTÄT

Manche Hormonblocker machen die Hormonrezeptoren unwirksam, die meisten Pubertätsblocker setzen aber früher an: Sie unterbinden das Signal vom Gehirn, das überhaupt erst für die Produktion der Geschlechtshormone sorgt. Normalerweise beginnt die Pubertät, wenn das Gehirn solche Signale an die Keimdrüsen aussendet. Die Geschlechtshormone werden dann so lange produziert, wie diese Signale aus dem Gehirn eintreffen (das heißt bei Männern fast während des gesamten Erwachsenenlebens, bei Frauen bis zu den Wechseljahren). Das System kennen wir schon, deshalb nur noch einmal zur Erinnerung: Die Signalkette beginnt mit dem Hormon GnRH (Gonadotropin-Releasing-Hormon) aus dem Hypothalamus, das die geringe Entfernung zur Hypophyse zurücklegt. Dort sorgt es für die Ausschüttung der Gonadotropine LH (luteinisierendes Hormon) und FSH (Follikel stimulierendes Hormon). LH und FSH wandern zu den Keimdrüsen und regen diese zur Produktion und Ausschüttung von Östrogen, Testosteron und anderen Geschlechtshormonen an.[36]

Das Medikament, das Sasha einnimmt, ist die am weitesten verbreitete Form eines Pubertätsblockers. Paradoxerweise blockiert es die Ausschüttung der Geschlechtshormone, indem es in der Hypophyse den GnRH-Rezeptor aktiviert. (Das Medikament ahmt die Wirkung von GnRH nach und wird deshalb als »GnRH-Analogon« bezeichnet.) Aber wie kann das funktionieren? Wurde der Blocker nicht einfach wie gewöhnlich in den Keimdrüsen für die Produktion der Geschlechtshormone sorgen?

Der Blocker wirkt folgendermaßen: Normalerweise trifft GnRH in Schüben auf die Hypophyse, und dieses Pulsieren ist notwendig, damit das ganze System der Kommunikation zwischen Gehirn und Keimdrüsen richtig funktioniert. Die Hypophyse setzt nur dann LH und FSH ins Blut frei, wenn es die GnRH-Stöße aus dem Hypothalamus in genau abgestimmten Zeitabständen erhält – ungefähr alle 60 bis 90 Minuten muss ein Puls einsetzen.[37] Es ist, als müsse die Hypophyse freundlich und in Abständen gebeten werden, ihre Hauptprodukte herzustellen und zu verschicken. Solange die richtige Form eingehalten wird und auf jede Bitte eine angemessene Ruhezeit folgt, arbeitet sie sorgfältig. Wenn GnRH aber die Regeln missachtet und die Hypophyse ständig belästigt, schaltet sie auf stur und stellt ihre Tätigkeit völlig ein. Dann werden LH und FSH überhaupt nicht ausgeschüttet, und die Keimdrüsen erhalten nie die Nachricht, dass sie die Geschlechtshormone produzieren sollen. Eigentlich ärgern die Blocker die Hypophyse also so stark, dass sie ihre Haupttätigkeit nicht mehr ausführt und bei Männern kein T mehr erzeugt wird.

Die Blocker können ab dem Frühstadium der Pubertät zwischen dem zehnten und zwölften Lebensjahr maximal vier Jahre eingesetzt werden. Irgendwann muss man die Entscheidung treffen, ob man die Pubertät beginnen lassen will, oder ob man Hormone des anderen Geschlechts zuführt. Diese setzen viele Veränderungen in Gang, die für das andere Geschlecht in der Pubertät typisch sind, darunter die Entwicklung der männlichen oder weiblichen sekundären Geschlechtsmerkmale (Gesichtsbehaarung, tiefe Stimme, Brüste, Fettverteilung, Muskelwachstum). Die Entwicklung der Fortpflanzungsorgane gehört aber nicht dazu.

PAUSETASTE FÜR DIE PUBERTÄT: WAS SIND DIE FOLGEN?

Pubertätsblocker unterbrechen die normale Entwicklung der Fortpflanzungsfähigkeit und auch die damit verbundenen Veränderungen im Gehirn. In der Frage, wie sich die Geschlechtshormone während der Pubertät auf das Nervensystem auswirken, ist vieles noch nicht geklärt, aber wahrscheinlich findet zu dieser Zeit eine zweite Neuordnung des Gehirns statt, und Östrogen und Testosteron formen die Nervenschaltkreise potenziell auf Dauer.[38]

Da Pubertätsblocker bei Kindern mit Geschlechtsdysphorie erst seit relativ kurzer Zeit verwendet werden, sind die langfristigen Folgen noch so gut wie nicht erforscht. Einige Risiken, an die gedacht werden sollte, sind bekannt – sie betreffen Gesellschaft, Körper, Psyche und Fortpflanzung. Bei der Behandlung mit Pubertätsblockern bleiben die Kinder meist kleiner und sind körperlich weniger weit entwickelt als Gleichaltrige, denn diese erleben die Wachstumsschübe der Pubertät. Werden die Blocker später abgesetzt, wird das normale Körperwachstum fortgesetzt, aber wenn die Entwicklung nicht mehr im Einklang mit der gleichaltriger Jugendlicher steht, können sich emotionale Schwierigkeiten einstellen. Die Pubertät ist auch eine entscheidende Zeit für den Aufbau der Knochendichte, wird sie verzögert, könnte ein unwiderruflicher Verlust der Knochenfestigkeit die Folge sein, auch dafür gibt es allerdings nicht viele Belege.[39] Von Bedeutung sind aber nicht nur die körperlichen Veränderungen; sie gehen in der Regel auch mit Veränderungen im Selbstgefühl einher. Da die Jugend eine besonders wichtige Zeit ist, in der wir unsere eigenen Gefühle im Hinblick auf unser Geschlecht erkunden, vermindern sich durch die Blockade der Pubertät unter Umständen auch die Möglichkeiten, mehr Informationen im Zusammenhang mit der körperlichen, kognitiven und emotionalen Reifung zu erwerben.[40]

Werden Pubertätsblocker abgesetzt, beginnt eine geringfügig veränderte natürliche Pubertät. (Sie setzt im höheren Alter ein und hat insgesamt nicht genau die gleichen Wirkungen wie der normale Ablauf.) Pubertätsblocker sind also – im Wesentlichen – ein vorübergehender, reversibler Eingriff. Über Hormone des anderen Geschlechts kann das insbesondere im Fall des Testosterons nicht gesagt werden. Wer sich zur Hormonumstellung entschließt, begibt sich unabhängig vom Alter in eine lebenslange medizinische Abhängigkeit von Hormonen (und das zusätzlich zu Geschlechtsangleichungsoperationen, zu denen sich jemand unter Umständen entschließt und die höchst komplex sind).[41] Die Entscheidung, eine Art Pubertät des anderen Geschlechts durchzumachen, beinhaltet mehr lebenslange, schwerwiegende Folgen als der Entschluss, Pubertätsblocker einzunehmen. Aber rund 95 Prozent der Kinder mit Geschlechtsdysphorie, die Pubertätsblocker anwenden, stellen im weiteren Verlauf ihre Hormone um.[42]

Angesichts der Tatsache, dass fast alle Jugendlichen nach der Einnahme von Pubertätsblockern ihre Hormone umstellen, sollte schon vor der Behandlung mit den Blockern sorgfältig über die zukünftige Fruchtbarkeit nachgedacht werden. Wird von den Pubertätsblockern sofort zur Hormonumstellung übergegangen, ohne den Fortpflanzungsorganen Zeit zum Reifen zu geben, bestehen anscheinend nur sehr begrenzte Möglichkeiten, die Fruchtbarkeit aufrechtzuerhalten.[43] Mit anderen Worten: Wenn ein Frau-zu-Mann-trans-Mensch (eine geborene Frau) mit den Blockern die natürliche Entwicklung der Eierstöcke verhindert und dann durch Anwendung von Testosteron eine männlich geprägte Pubertät durchmacht, ist dieser Mensch nie in der Lage, eine lebensfähige Eizelle zu produzieren. Wenn umgekehrt ein männlich geborener Mann-zu-Frau-trans-Mensch die Hodenentwicklung blockiert und später durch Einnahme von Östrogen eine weibliche Pubertät erlebt, bestehen nur geringe Chancen auf die Produktion lebensfähiger Samenzellen. Setzt sich die natürliche Pubertät dagegen so lange fort, dass die Fortpflanzungsorgane heranreifen können und Ei- beziehungsweise Samenzellen produzieren, bleibt es selbst bei einer späteren Hormonumstellung möglich, Keimzellen zu sammeln und einzufrieren. Diese Methode eröffnet für die Zukunft die Möglichkeit einer medizinisch unterstützten Fortpflanzung. Wenn eine Hormonumstellung nach der Pubertät und der natürlichen Reifung der Keimzellen stattfindet und die Keimzellen intakt bleiben, kann die Fruchtbarkeit auch auf natürlichem Weg zurückkehren, wenn die betreffende Person die Hormone des anderen Geschlechts absetzt.

Ich sollte darauf hinweisen, dass dieses Buch keine medizinische Beratung anbietet. Insbesondere wenn es um Pubertätsblocker geht, sollten Eltern und Bezugspersonen qualifizierte Fachleute befragen und vorzugsweise auch eine zweite oder dritte Meinung einholen. Eines aber ist klar: Wenn wir jungen Menschen, die solche lebensverändernden Entscheidungen treffen, die bestmögliche Unterstützung zuteilwerden lassen wollen, brauchen wir noch viele weitere Forschungsarbeiten.

EINMAL T UND ZURÜCK

Die meisten Menschen sind mit ihrer Entscheidung für die Hormonumstellung zufrieden. Bei einigen ist das aber nicht der Fall. Sie wünschen sich vielleicht, die Angleichung rückgängig zu machen und wieder als Angehörige des Geschlechts zu leben, mit dem sie geboren wurden.[44] Über die Häufigkeit einer solchen »Rückgängigmachung« gibt es derzeit keine zuverlässigen Zahlen, aber es finden sich leicht Betroffene, die bereit sind, ihre Geschichte zu erzählen.[45] Ich habe mit Stella, die ihre Angleichung wieder rückgängig gemacht hat, während der drei Jahre gesprochen, in denen sie mit T als Mann gelebt hat:

Ich habe mich als trans geoutet, kurz nachdem ich 15 geworden war, und mit 16 habe ich mit der Hormonumstellung begonnen.

Ich war ziemlich einsam und deprimiert. Ich habe meinen Körper gehasst, ich habe mein Leben gehasst, und ich hatte Schwierigkeiten mit meinen Eltern. Ich hatte keine Freunde und habe viel geweint. Als Kind hatte ich keine Geschlechtsdysphorie, die kam erst im Teenageralter. Ich habe meine weiblichen Körperteile gehasst und wollte nichts mit ihnen zu tun haben. Ich wollte mir nicht einmal eingestehen, dass ich Titten und eine Vagina hatte, und erst recht wollte ich diese Teile nicht ansehen oder zulassen, dass irgendein anderer sie sah oder anfasste. Ich hatte einen Sexualtrieb, aber keinerlei sexuelle Begegnungen, bevor ich mit dem Testosteron angefangen habe. Ich wollte herausfinden, wie es mit meiner Sexualität aussieht, aber ich wusste, dass ich mich zu Frauen hingezogen fühle.[46]

Das Testosteron habe ich mir jede Woche selbst gespritzt. Unmittelbar nach der ersten Spritze hatte ich das Gefühl, als hätte ich ein sofort wirksames Antidepressivum eingenommen, und diese Reaktion hat sich in den ganzen drei Jahren, die ich es gespritzt habe, nicht verändert. Jede Injektion fühlte sich wie ein sofortiger Stimmungsschub an, und ich konnte leicht das Gefühl haben, dass ich die richtige Entscheidung getroffen hatte.[47] Es hat mich körperlich daran erinnert, dass ich alles unter Kontrolle hatte. Ich habe mich so erleichtert gefühlt, dass ich den Schmerzen entgehen konnte, die mir (so glaubte ich) mein Körper bereitet hat. Eine Zeit lang ist alles wirklich gut gegangen.

Ich hatte recherchiert, was ich zu erwarten habe, und praktisch alles, womit ich gerechnet hatte, ist eingetreten. Meine Stimme ist schnell tiefer geworden, das war toll. Mir sind Haare da gewachsen, wo ich sie haben wollte: im Gesicht, auf der Brust und noch stärker auf den Beinen (praktisch überall – Bauch, Brust, Rücken, Schultern ... und Haare am Hintern sind bei trans Typen allgemein üblich, da kannst du jeden trans Typen fragen). Nach einem halben Jahr wäre ich leicht als Kerl durchgegangen. Ich bin gern ins Fitnessstudio gegangen und habe Gewichte gestemmt, das hat den Stress stark vermindert. Im Rückblick glaube ich, es war eines der Dinge, durch die ich erkannt hatte, dass ich mich zurück angleichen muss. Ich habe mich um meinen Körper gekümmert und Muskeln angesetzt und super männlich ausgesehen, aber ich war mit der Angleichung nicht glücklich. Ganz gleich, wie gut ich aussah, irgendwann wusste ich, dass ich mich gar nicht genug operieren lassen kann, um mich als trans Mann vollkommen wohlzufühlen. Für mich persönlich wäre es nie genug gewesen.

Viele Probleme, die ich vor T hatte, hatte ich nach T immer noch. Ungefähr mit 18 Jahren habe ich mich am College beworben und bin nicht genommen worden.

Ich habe mich gefragt, was ich mit meinem Leben anfangen will, und war wirklich durcheinander. Ich hatte ziemlich zugenommen, und dann habe ich mehr trainiert und das meiste wieder abgenommen. Da hatte ich das Gefühl: Wow, ich liebe meinen Körper! Das war eine tolle Sache, denn ich hatte mich obenrum nicht operieren lassen, und vorher hatte ich meine Brüste gehasst. Dann ist mir klar geworden, dass sie mir eigentlich nichts ausmachen und dass ich sie nur deshalb nicht mochte, weil ›man sie als Kerl nicht haben sollte‹. Langsam wurde mir klar, dass der Körper nicht mein Problem ist.

Ich wusste nicht, dass die Möglichkeit der Rückangleichung besteht, aber ich erfuhr, dass ich das T einfach absetzen konnte und mein Körper dann das tun würde, was er von Natur aus tut. Außerdem erfuhr ich, dass an dem, wie mein Körper von sich aus arbeitet, nichts Falsches ist, und ich habe gelernt, mich damit wohlzufühlen. Ich konnte auch mit dem Körper, den ich hatte, der Mensch sein, der ich wollte, und ich musste daran nichts ändern. Also habe ich das T mit 19 abgesetzt und war wieder bei dem Östrogen, das mein Körper produzierte.

Genau genommen habe ich körperlich für die Rückangleichung nichts getan – ich habe einfach während des vergangenen Jahres meine Eierstöcke ihre eigenen Hormone produzieren lassen, und das hat an meinem Aussehen so viele Veränderungen bewirkt, dass ich heute wieder ganz normal als Frau leben kann. Ein paar Dinge gehen allerdings von allein nicht mehr zurück.

Ich habe immer noch eine männliche Stimme, und deshalb erkennen manche Menschen nicht, dass ich als

Frau geboren wurde. Heute ärgert mich das ziemlich. Bevor ich T genommen habe, war das die größte Veränderung, die ich mir von der Angleichung erwartet hatte. Mein Adamsapfel ist gewachsen, also will ich ihn verkleinern lassen, denn er gehört zu den Dingen, die mich am meisten verunsichern. Ich habe auch im Gesicht und am Körper zu viele Haare, damit muss ich umgehen. Ich habe mit Laser-Haarentfernung begonnen. Das ist lästig und teuer, aber bei den dickeren, dunkleren Haaren ist es das Einzige, was wirkt. Meine Klitoris ist immer noch überdurchschnittlich groß, aber das ist vollkommen in Ordnung.

Inzwischen habe ich begriffen, dass ich nie aus meinem Körper heraus kann, auch wenn ich verändern kann, wie andere Menschen mich sehen. Deshalb wäre es mir am liebsten, ich hätte einfach gelernt, mit mir selbst zufrieden zu sein.

Ich bin jetzt 20 und im ersten Collegejahr, das gefällt mir. Insgesamt bin ich viel glücklicher, aber ich schlage mich immer noch mit der Frage herum, was ich vom Frausein und von mir selbst erwarte. Ich weiß nicht, was ich studieren werde, aber vermutlich werde ich das alles irgendwann aufschreiben.

T UND SEXUALITÄT

Sasha nimmt noch Pubertätsblocker, aber alle anderen Menschen, die wir in diesem Kapitel kennengelernt haben, berichten über starke Veränderungen der Libido. Das ist häufig eine der auffälligsten Wirkungen der Hormonangleichung mit T.

Lassen wir noch einmal den trans Mann Alan, die trans

Frau Kallisti und die rückangeglichene Frau Stella berichten, wie sich ihre Sexualität nach der drastischen Veränderung des T-Spiegels gewandelt hat.

Alan:
Ich hatte vorher ein gesundes sexuelles Verlangen und habe mich immer zu Frauen hingezogen gefühlt. Das hat sich nicht geändert. Allerdings wollte ich nichts Sexuelles tun, solange ich einen nicht angeglichenen weiblichen Körper hatte. Für mich war es sehr wichtig, dass ich eine Geschlechtsangleichung zum Mann machen lasse, damit ich so gesehen werde, wie ich wirklich bin, bevor ich mich sexuell mit einer Partnerin einlasse.

Während ich T genommen habe, ist meine Libido eindeutig ziemlich schnell gestiegen. Vorher hatte ich nicht begriffen, was eine Erektion ist. Aber nachdem ich mit dem T angefangen hatte, kam plötzlich eine analoge Empfindung, wie ich sie nennen würde. Ich würde sie als plötzliches, heftiges Druckgefühl in der Klitoris beschreiben, wenn ich sexuell erregt war. Und die Erregung ist auch eindeutig häufiger eingetreten als vor der Einnahme von T.

Kallisti:
Als Teenager und auch später als Erwachsener vor der Geschlechtsangleichung war ich hinter Mädchen her, aber ich habe mich selbst für bisexuell gehalten – heute nenne ich mich queer. Aber ich möchte um nichts in der Welt noch einmal diese erste, vom Testosteron getriebene Pubertät durchmachen. Es war schwer. Es hat Jahre gedauert, bevor ich meine sexuellen Reaktionen unter Kontrolle hatte. Ich saß im Mathematikunterricht, habe sozusagen abgeschaltet und festgestellt, dass ich eine Erektion hatte! Wie bitte? Es hat mich stark ab-

gelenkt. T ist wie eine aufregende Droge, und das Klischee stimmt: Es ist wirklich so, als würdest du mit dem Schwanz denken.

Aber als ich mit der Hormonumstellung [der Blockade von T und der Steigerung von Östrogen] angefangen habe, haben sich meine sexuellen Vorlieben verändert. Ich habe mich jetzt viel stärker für Männer interessiert, aber ich habe mich auch immer noch zu Frauen hingezogen gefühlt.[48] Und mein sexuelles Erleben hat sich drastisch verändert. Ich war nicht mehr so voller Gedanken an Sex wie früher. Der Verlust dieser starken Libido hat mir nichts ausgemacht. Es war eine Erleichterung, und ich hatte am Sex viel mehr Spaß. Und das nicht nur, weil ich mich in meinem Körper als Frau viel wohler gefühlt habe, obwohl auch das ein Teil davon war. Alles hat einfach besser geklappt. Bessere Orgasmen – vielleicht auf dem Höhepunkt etwas weniger intensiv, aber nicht so eingeschränkt, nicht so auf die Geschlechtsorgane beschränkt, und dann ist es einfach vorbei. Mein ganzer Körper ist zum Geschlechtsorgan geworden, hat sexuell reagiert, und die Orgasmen dauern länger und betreffen irgendwie mehr den ganzen Körper. Außerdem war ich zwar auch zuvor schon emotional engagiert und bewusst, aber jetzt spielt die emotionale Bindung an meinen Partner (meinen Verlobten) für meine sexuellen Reaktionen und den Spaß daran eine viel größere Rolle.

Stella:
Ich wusste, dass der Sexualtrieb zunehmen würde, aber es war wie Tag und Nacht. Und nachdem ich ein paar Monate T genommen hatte, war ich sexuell verrückt nach Jungs, auch wenn ich immer noch Frauen mochte. Ich habe immer mehr darüber nachgedacht, wer mich ansieht, und mich gefragt, ob ich die anderen mochte. Wenn sie mich reizten, spürte ich das

Bedürfnis, es jetzt sofort zu befriedigen. In einer Beziehung zu sein, war großartig, und ich hatte mit Testosteron richtig gute Orgasmen. Sie fühlten sich an wie eine schnelle, konzentrierte Erleichterung, im Gegensatz zu dem langsameren Ganzkörpererlebnis, dass ich vor der Angleichung gehabt hatte.

Als ich T abgesetzt habe, ist mein Geschlechtstrieb monatelang verschwunden, aber jetzt kommt er zurück, allerdings auf ganz andere Weise. Erregt zu sein, ist anders. Wenn ich angeturnt war, als ich T genommen habe, konnte man das gut sehen, und das Bedürfnis nach Erleichterung war dringender. Die Erleichterung war auch viel körperlicher und nach einem einzigen Orgasmus befriedigender. Wenn ich mit T einen Orgasmus hatte, wurde ich äußerst sensibel. Es fühlte sich fast unvollständig an, wenn ich nur einen Orgasmus habe. Das ist keine Erleichterung, sondern es fühlt sich an, als ob sich etwas Größeres aufbaut. Vielleicht bin ich voreingenommen, aber nachdem ich beides erlebt habe, kann ich sicher sagen, dass mir die Orgasmen ohne T lieber sind.

Was Alan, Kallisti und Stella mir erzählt haben, bestätigt die Forschungsergebnisse über die Erlebnisse von trans Menschen, deren Hormone umgestellt wurden: Die Libido folgt in der Regel dem T.[49] Die Angleichung von der Frau zum Mann mit T verschafft Eingang in eine unter Umständen schockierende neue Welt des sexuellen Verlangens, auf die sich erst nach einiger Zeit eingestellt wird. Die hormonelle Angleichung vom Mann zur Frau geht oft mit einer verringerten Libido einher. Das heißt nicht, dass das sexuelle Verlangen völlig verloren gehen würde, aber bei zusätzlicher Einnahme von Östrogen wird das sexuelle Vergnügen unter Umständen weicher und stärker zu einem »Ganzkörpererlebnis«.

Nun sollten wir nicht vorschnell den Schluss ziehen, dass

T solche Veränderungen der Sexualität durch seine Wirkung auf das Gehirn auslöst. Die Umstellung ist auch mit einer Fülle weiterer körperlicher Effekte verbunden, aber auch mit psychischen Veränderungen durch das Gefühl, die Kontrolle über das eigene Leben zu haben und sich auf dem Weg zum gewünschten Ziel zu befinden. Die Wirkung von T auf das Gehirn und damit auf die Sexualität von anderen potenziellen Ursachen zu trennen, ist schwierig. Immerhin sind die Veränderungen der Sexualität bemerkenswert einheitlich, sie gehen den sichtbaren Veränderungen am Körper voraus. Es geht nicht nur um mehr Spaß am Sex (den man wegen der verminderten Angst voraussagen würde), sondern auch um den qualitativen Wechsel zu einer anderen Art, sich sexuell zu fühlen. Die T-Hypothese passt zu den Daten.

In den meisten Fällen sind solche Veränderungen der Sexualität den Betroffenen willkommen. Menschen, die die Geschlechtsangleichung vom Mann zur Frau vornehmen lassen, berichten über ein Gefühl der Erleichterung, weil sie eine eher weibliche Form der Sexualität erleben, die besser im Einklang mit ihrer eigenen Identifikation steht; dass Sexualität nicht mehr ihre Hauptbeschäftigung ist, scheint ihnen nichts auszumachen.[50] Das gleiche Gefühl stellt sich auch bei der Geschlechtsangleichung zum Mann ein: Die Betroffenen erleben eine Sexualität, die sich authentischer anfühlt. Für sie ist die männliche Version allerdings oft wie für Griffin Hansbury eine ganz neue Perspektive.

T UND GEFÜHLE

Die emotionalen Veränderungen mit und ohne T sind leider weniger erforscht[51], aber die vorhandenen Befunde legen die

Vermutung nahe, dass die Erfahrungen von Alan, Kallisti und Stella alles andere als Einzelfälle sind.

Alan:

Was die Wut angeht – ich war früher überhaupt nicht wütend, und jetzt bin ich es auch nicht. Da hat sich nichts verändert.

Vor T habe ich manchmal geweint – ich glaube, das war recht normal. Rückblickend betrachtet, habe ich relativ leicht angefangen zu weinen. Jetzt habe ich vielleicht das Gefühl, aber es findet seinen Ausdruck nicht in Tränen, selbst wenn ich gern weinen würde. Ich kann von diesem traurigen oder bewegten Gefühl, das mich früher zu Tränen gerührt hätte, heute vielleicht sogar mehr haben und weine trotzdem nicht. Zwischen den Gelegenheiten, bei denen ich wirklich weine, liegen meistens Jahre. Es kommt vor, aber dazu muss viel passieren. Die Schwelle liegt einfach viel, viel höher.

Kallisti:

Ich hatte Probleme mit Wutausbrüchen. Ich war schon in meinem ersten Jahr an der Highschool 1,90 Meter groß und hatte einen Vollbart. Ich war ein Computerfreak, habe oft im Computerraum herumgehangen. Ich kam früh in die Pubertät, und manche kleinen Typen mit Napoleon-Komplex wollten sich beweisen, indem sie mich gehänselt haben. Das hat mir wehgetan, aber ich bin nie handgreiflich geworden. Ich wäre es aber gern. Ein paar Wände und Türen habe ich ziemlich kaputt gemacht, wenn ich vor Wut darauf eingeprügelt habe. Ich habe mich nie auf einen Streit eingelassen, wollte nie jemanden verletzen, aber ich glaube, meine Wut war weniger rational und hatte eine stärkere körperliche Komponente als vor der Umstellung. Einmal habe ich sogar den Kampf mit einer Parkuhr verloren und mir einen Zeh verletzt. Heute kann ich mir so etwas nicht mehr vorstellen. Insgesamt kommt es mir so vor, als wären meine Gefühle ausgeglichener. Als ich mich mit 33 umgestellt habe und von meinem natürlichen T zum Östrogen gewechselt bin, hatte ich Weinkrämpfe und Wutausbrüche wie ein Teenager, aber das hat sich jetzt alles gegeben.

Stella:
Nachdem ich mit T begonnen hatte, fühlte ich mich manchmal emotional taub, aber nach einiger Zeit hat es sich normal angefühlt und war einfach ein Teil von mir. In den ganzen drei Jahren, in denen ich T genommen habe, habe ich insgesamt dreimal geweint, vorher ist das fast jeden Tag passiert. Ich werde jetzt wieder glücklich und freue mich über Dinge. Mir ist nicht klar, dass mir das T gefehlt hat, denn die tauben Gefühle waren so normal. Angst, Freude, Depression und Aufregung, alles hat sich auf seine eigene Weise verstärkt. Das einzige Gefühl, das jetzt ohne T dumpfer zu sein scheint, ist die Wut, das war früher mein lebhaftestes Gefühl. Ich erlebe Ärger anders, er ist mehr mit Traurigkeit verbunden als mit Wut. Ich glaube, meine heftigsten Gefühle waren vor T einfach dadurch entstanden, dass ich die Pubertät durchgemacht habe, und jetzt im Erwachsenenalter gleicht es sich mehr aus.

Ich fragte Alan, Kallisti und Stella gezielt nach dem Weinen, vermutlich weil ich auch selbst leicht in Tränen ausbreche und deswegen neugierig war. Alle drei erlebten tiefgreifende Veränderungen in der erwarteten Richtung. Linden Crawford, eine gebürtige Frau, beschrieb kürzlich in einem Meinungsartikel der *New York Times*, welche Folgen eine einjährige T-Behandlung hatte.[52] Crawford hatte immer noch das Bedürfnis zu weinen, aber der Impuls »verläuft im Sande, bevor er meine Tränendrüsen erreicht. Anscheinend liegt eine dickere Isolierschicht zwischen meinem emotionalen Kern und meiner Oberfläche«. Vielleicht haben Männer und Frauen ähnliche Gefühle, aber während Frauen sie an die Oberfläche dringen lassen, bleiben sie bei Männern häufig versteckt.[53]

Frauen weinen tatsächlich im Durchschnitt häufiger als Männer, bei männlichen und weiblichen Säuglingen hingegen gibt es keine Unterschiede. Wenn Mädchen in die Pubertät kommen, verändert sich der Hang zum Weinen in den meisten Fällen kaum. Auf Jungen trifft das nicht zu: Bei ihnen scheint es so, als würden die Tränen auf dem Weg zum Mannesalter austrocknen.[54] Für mich selbst ist das Gras auf der anderen Seite grüner. Ich würde mir ein etwas dickeres Fell wünschen.

Frauen weinen nicht nur öfter, sondern sie leiden auch häufiger an Depressionen, was mit dem niedrigeren T-Spiegel zusammenhängen könnte. Stella berichtete über einen »sofortigen Stimmungs-Booster« nach ihrer T-Spritze. Eindeutige Belege gibt es nicht, aber manche Studien haben gezeigt, dass der T-Spiegel von Männern mit Depressionen häufiger am unteren Ende des Normbereichs (oder sogar darunter) liegt. Unter solchen Umständen kann die Steigerung der T-Menge dazu beitragen, manche Symptome der Depression zu lindern. Wenn T dagegen bei Männern mit gesundem, normalem T-Spiegel, die nicht an Stimmungsstörungen leiden, überhaupt positive Auswirkungen auf die Stimmungslage hat, sind sie nur gering. Stella erlebte vielleicht unmittelbar nach der T-Spritze einen Stimmungsschub. Auf der anderen Seite ist aber manchmal auch der Placeboeffekt stark.

Was Ärger und Wut angeht, führt eine T-Angleichung keine einheitlichen Veränderungen herbei. Das ist nicht verwunderlich, denn wenn es um die Häufigkeit verärgerter Gefühle und ihren Ausdruck geht, besteht zwischen Männern und Frauen kein großer Unterschied.[55] Wie wir bereits erfahren haben, unterscheiden sich die Geschlechter im Hinblick auf die körperliche Aggression, und für die Ursachen spielt T eine wichtige Rolle. Aber die Tatsache, dass Unterschiede des T-Spiegels zur Erklärung der unterschiedlich starken körperlichen Aggression beitragen können, bedeutet nicht, dass eine Veränderung des T-Spiegels im Erwachsenenalter allein das aggressive Verhalten beeinflussen wird. Die meisten Forschungsarbeiten an anderen Bevölkerungsgruppen legen die Vermutung nahe, dass dies nicht der Fall ist. Die Aggression steigt bei als Mann Geborenen selbst bei sehr hohen Dosen nicht mit dem T-Spiegel, und sie steigt auch nicht bei als Mann Geborenen mit Hoden- oder Nervenerkrankungen, bei denen ein sehr niedriger T-Spiegel (auf weiblichem Niveau) auf den Normalwert angehoben wird. Das alles steht im Einklang mit den Beobachtungen an trans Menschen. Zugegeben: Kallisti berichtete über einen verminderten Wunsch, körperlich aggressiv zu werden,[56] aber vielleicht wurde sie auch einfach mit dem Alter ruhiger, oder vielleicht lag es an dem glücklichen Gefühl, die Geschlechtsangleichung vollzogen zu haben. Hier können die verschiedensten Aspekte von Charakter und Umwelt eine Rolle spielen. Jedenfalls besteht aber kein Grund zu der Annahme, dass T einen friedfertigen, von der Frau zum Mann angeglichenen Menschen zu einem hitzköpfigen Rabauken machen wird.[57]

WAS WIR AUS DEN ERFAHRUNGEN DER TRANS MENSCHEN LERNEN KÖNNEN

Eine wichtige Tatsache sollten wir im Kopf behalten: Trans Männer waren vor ihrer Geburt nicht den hohen, typisch männlichen Testosteronmengen ausgesetzt. Und trans Frauen haben sich nicht unter dem typisch weiblichen, niedrigen T-Spiegel entwickelt. Die meisten trans Männer und Frauen haben die für ihr angeborenes Geschlecht typische Pubertät durchgemacht. Außerdem hatten sie – manchmal schon in sehr jungen Jahren – meist ein anderes soziales Umfeld als andere Menschen. So haben sich trans Menschen beispielsweise oftmals weniger geschlechtstypisch verhalten als Gleichaltrige und deshalb unter sozialer Ablehnung gelitten. All das macht es schwieriger, die Auswirkungen des veränderten T-Spiegels im Rahmen der Geschlechtsangleichung zu verstehen. Wir können nicht einfach davon ausgehen, dass T bei Menschen, die aus einem sehr unterschiedlichen frühkindlichen Umfeld stammen, die gleichen Auswirkungen hat.

In diesem Kapitel stand die Bedeutung von T bei Geschlechtsangleichungen im Mittelpunkt. Manch einer fragt sich vielleicht, ob die natürlichen Schwankungen des T-Spiegels von vornherein etwas damit zu tun haben, ob man transgender ist. Angesichts unserer Kenntnisse über Testosteron ist das eine plausible Frage. Die Antwort lautet: Wir wissen es nicht. Die wenigen Forschungsergebnisse, die es zu dem Thema gibt, zeigen nur schwache, uneinheitliche Zusammenhänge zwischen Schwankungen des natürlichen T-Spiegels (oder der Androgenrezeptoren) und der Eigenschaft, Transgender zu sein. Der Zusammenhang zwischen T und Transgender wird durch die gleichen Befunde gestützt, die auch den T-Spiegel vor der Geburt mit geschlechtsuntypischen Mädchen, die dann lesbisch werden, in Verbindung bringt, denn die in der Kindheit einsetzende Geschlechtsdysphorie bei als Frauen Geborenen steht in einem engen Zusammenhang mit der sexuellen Vorliebe für Frauen.[58] Die gleichen Wege, auf denen sich T bei Frauen auf geschlechtsuntypisches Verhalten und (vielleicht) auf die sexuelle Orientierung auswirkt, könnten auch Einfluss auf die Wahrscheinlichkeit haben, Transgender zu sein. Vorerst ist das aber alles ein Rätsel.

Aus den Erfahrungen der trans Menschen können wir viel über T lernen. Sie tragen als weitere Befunde zu unseren Kenntnissen bei und ergänzen damit die Evolutionstheorie der sexuellen Selektion, die endokrinologische Forschung an Tieren und Menschen, die nicht transgender sind, und vieles andere, von dem in diesem Buch die Rede war. T im Rahmen der Geschlechtsumwandlung einzunehmen oder zu unterdrücken, ist das medizinisch unterstützte Gegenstück zu den natürlichen Fallstudien, die sich durch Störungen wie komplette Androgenresistenz und androgenitales Syndrom ergeben. Insbesondere liefern trans Menschen einen Beleg dafür, dass T ein entscheidender Aspekt zur Erklärung des Sexualverhaltens von Männern ist. Dieses ist nicht einfach das Produkt der Erziehung oder der in einem Kulturkreis etablierten sexuellen Maßstäbe. Allgemeiner gesagt bestätigen die Erfahrungen von trans Menschen mit einem schwankenden T-Spiegel die Erkenntnisse, die sich durch umfangreiche, vielfältige Forschungsarbeiten seit mehr als einem Jahrhundert angesammelt haben: T hat wirklich eine erstaunliche Macht. ⊣

KAPITEL 10
Zeit für T

»MÄNNER!«

Das hat sicher so manche Frau schon einmal zu einer Freundin gesagt. Und beide haben genau verstanden, was es bedeutet. Vielleicht wurde das Wort aus Frustration in einer Unterhaltung über das Verhalten eines Ehemannes, Kollegen oder Politikers ausgesprochen. Und natürlich sagen Männer in einem ähnlichen Zustand der Empörung und des Genervtseins: »Frauen!« Ganz locker können wir sogar in einer endokrinologischen Version der Geschichte von »Mars und Venus« dem jeweils anderen Geschlecht ärgerliche Eigenschaften zuschreiben: »Frauen sind hormongesteuert« und »Männer haben zu viel Testosteron«. Ich persönlich habe den Eindruck, dass diese ein wenig spielerischen »Männer«-Seufzer eine Reaktion auf eine objektbezogene Sexualität sind, auf die Unfähigkeit, zuzuhören und Gefühle zum Ausdruck zu bringen, oder auf eine innere Unsicherheit, die zum Motiv für ein unverdientes Gefühl des Selbstvertrauens gegenüber – nun – fast allem wird. Das alles hört sich nach Sexismus an, deshalb lassen viele Menschen ihren Gefühlen nur in gleichgeschlechtlicher Gesellschaft freien Lauf.

Dass Männer sich zu viel Fußball ansehen oder über Frauen sprechen, ist das eine, und das könnte durchaus mit dem Testosteron zu tun haben. Viele andere schädliche, mit T zusammenhängende Verhaltensweisen haben aber Frauen (und auch manche Männer) dazu gezwungen, etwas Wichtigeres laut auszusprechen: »Dieses oder jenes geschieht, und es muss aufhören!«

Sexualisierte Gewalt ist ein kompliziertes Phänomen, aber sie liegt eindeutig an der Schnittstelle von Sex und körperlicher Aggression, zwei Aspekten des Verhaltens, die bei vielen Säugetieren stark vom Testosteron beeinflusst werden. Einiges spricht dafür, dass das auch auf Menschen zutrifft. Manche Männer nutzen vielleicht ihre höhere gesellschaftliche Stellung und Macht über eine Frau, um übergriffig zu werden; oder sie nutzen eine verletzliche Frau aus, die keine Wahl hat. Manchmal besteht zwischen beiden Fällen kaum ein Unterschied.

Da sexualisierte Gewalt eine so ernste Angelegenheit ist, sollten wir alle evidenzbasierten Hypothesen ernst nehmen, das heißt, wir sollten aufgeschlossen gegenüber dem Gedanken sein, dass Testosteron ein wichtiger Teil der Erklärung ist.

Um Probleme zu lösen, müssen ihre Ursachen verstanden werden. Wenn wir immer wieder eine Kategorie potenzieller Ursachen (beispielsweise die biologischen) zugunsten einer anderen (beispielsweise der sozialen) herunterspielen, haben wir nicht alles getan, um zur Wahrheit vorzudringen. Das heißt, wir haben auch Gelegenheiten, die Sicherheit von Frauen und die Gleichberechtigung der Geschlechter zu verbessern, ungenutzt gelassen. Wir können es besser machen.

In einem sind Frauen besser: Sie können mit ihren Erfahrungen offen umgehen und ein Licht auf typisch männliche Formen problematischen Verhaltens werfen. Öffentlich über das Erlebnis eines sexuellen Übergriffs zu sprechen, ist nicht einfach. Hören wir einmal einer Frau zu, die genau das getan hat, um ihre Geschichte von der Justiz, der Boulevardpresse und ihrem Peiniger zurückzuholen. Ihr Name ist Chanel Miller.

CHANELS GESCHICHTE

Die Schriftstellerin und Künstlerin Chanel Miller stammt aus Palo Alto in Kalifornien. Nach dem Polizeibericht, in dem 2015 (als sie 22 war) der sexuelle Übergriff gegen Miller geschildert wurde, räumte der Täter ein, er kenne den Namen seines Opfers nicht und werde sie auch nicht wiedererkennen, wenn er sie noch einmal sehe. In den vielen Presseberichten über den Vorfall wurde Miller nur »Emily Doe« genannt. Das änderte sich erst 2019 im Vorfeld des Erscheinens von *Know My Name* [dt. *Ich habe einen Namen*], ihren Erinnerungen an den Übergriff und seine Folgen. Damals legte Miller ihre wahre Identität in einer Episode der Fernsehreihe *60 Minutes* offen.[1]

Laut Gesetz kann Brock Turner nicht als Vergewaltiger bezeichnet werden, denn in Kalifornien wird das Eindringen mit einem Finger in die Vagina – wie Turner es tat – als sexueller Übergriff gewertet. Um Vergewaltigung handelt es sich in dem Bundesstaat nur dann, wenn der Penis eindringt.

In der Nacht des Übergriffs radelten Carl-Fredrik Arndt und Peter Jonsson, zwei schwedische Studenten der Stanford University, gegen ein Uhr morgens am Haus einer Studentenverbindung auf dem Universitätsgelände vorüber. Sie bemerkten, dass hinter einem Müllcontainer etwas nicht stimmte. Dann sahen sie zwei Menschen auf dem Boden liegen, einen Mann auf einer Frau. Er »bewegte sich kräftig«, sie dagegen »bewegte sich nicht im Mindesten«, wie sie später berichteten. Jonsson rief: »Was machst du denn da? Sie ist bewusstlos«, worauf Turner flüchtete. Jonsson nahm die Verfolgung auf, währendt Arndt bei Miller blieb und überprüfte, ob sie noch atmete. Jonsson konnte Turner einholen und zu Boden reißen, und die beiden Männer hielten ihn unter Mithilfe einiger Passanten so lange fest, bis die Polizei eintraf und die Sache übernahm.[2]

Turner wurde später wegen eines sexuellen Übergriffs verurteilt. Bei der Urteilsverkündung beschwerte sich sein Vater: Man solle ihn nicht ins Gefängnis stecken, denn das sei »ein hoher Preis für 20 Minuten einer Handlung in seinen mehr als 20 Lebensjahren«.[3]

Miller verlas bei der Urteilsverkündung ihr zwölfseitiges Victim Impact Statement. Ein Teil davon soll hier wiedergegeben werden, denn er enthält auch nützliche Anweisungen für potenzielle Vergewaltiger und sexuell übergriffige Männer:

»Du hast mir meinen Wert genommen, meine Privatsphäre, meine Energie, meine Zeit, meine Sicherheit, meine Intimität, mein Selbstbewusstsein, meine eigene Stimme, bis heute.

Laut ihm waren wir nur deshalb auf dem Boden, weil ich gestürzt war. Merke: Wenn eine Frau hinfällt, hilf ihr auf. Wenn sie zu betrunken ist, um zu gehen, und deswegen stürzt, besteig sie nicht, mach dich nicht über sie her, zieh ihr nicht die Unterhose aus und schiebe nicht deine Hand in ihre Vagina. Wenn eine Frau hinfällt, hilf ihr auf. Wenn sie ein Jäckchen über ihrem Kleid trägt, zieh es nicht aus, damit du ihre Brüste anfassen kannst. Vielleicht ist ihr kalt, vielleicht hat sie deswegen das Jäckchen angezogen.«[4]

Der Vorsitzende Richter Aaron Persky verurteilte Turner zu sechs Monaten im Bezirksgefängnis. Seine Nachsicht wurde allgemein als Fehlurteil eingestuft, Persky wurde daraufhin von den kalifornischen Wählern abberufen.[5]

Die meisten Männer sind nicht wie Brock Turner. Viele Männer sind auch nicht solche Helden wie Carl-Frederik Arndt und Peter Jonsson – der Versuch, einen anderen Mann physisch festzuhalten, kann zu schwerwiegenden Verletzungen führen. Wie wir bereits erfahren haben, sind die Unterschiede zwischen den Geschlechtern an den Extremen am stärksten, da machen sowohl sexuelle Übergriffe als auch die Risikobereitschaft, um anderen zu helfen, keine Ausnahme.

Ja, das Klischee, wonach Männer häufiger gefährliche, heldenhafte Taten verbringen, stimmt. Frauen gebührt das Verdienst für andere Formen des körperlichen Handelns, die von ihnen ständig vollzogen werden und ebenfalls als heldenhaft gelten können – zum Beispiel wenn sie neues Leben zur Welt bringen, indem sie ein Lebewesen von der Größe einer Wassermelone durch einen Tunnel von der Größe einer Avocado quetschen –, aber Tapferkeit zugunsten anderer ist ein Bereich, in dem Männer hervorragende Leistungen erbringen.

Seit 1904 wurden in den Vereinigten Staaten und Kanada rund 10.000 Menschen mit der Carnegie Hero Medal ausgezeichnet. Der Orden wird an Zivilisten verliehen, die »freiwillig und wissentlich in beträchtlichem Umfang Risiken für das eigene Leben auf sich nehmen, um das Leben eines anderen Menschen zu retten oder es zu versuchen«. Etwa zehn Prozent der Auszeichnungen gingen an Frauen. Die Ordensträger haben Menschen vor dem Ertrinken, vor Bränden, vor Angriffen durch Tiere und anderem gerettet. Einer der 15 Preisträger des Jahres 2020 war beispielsweise der 52-jährige Busfahrer Winston S. Douglas aus Atlanta in Georgia. Auf seiner täglichen Route wurde er Zeuge, wie ein Mann auf eine Frau mittleren Alters einstach, als sie vor ihm die Straße überqueren wollte. Douglas hielt an, sprang aus dem Bus und griff den Attentäter an. Dessen Messer brach ab, als er damit auf Douglas einstechen wollte. Durch das schnelle Eingreifen des Busfahrers überlebte das Opfer. Die einzige weibliche Preisträgerin dieses Jahres, Yolanda Robinson Isom, kam ums Leben, nachdem sie in ihr brennendes Haus zurückgekehrt war, um drei ihrer Söhne zu retten.[6]

Nun könnte für das Ungleichgewicht zwischen den Geschlechtern eine andere Erklärung angeführt werden: natürlich, Sexismus!

Glücklicherweise sind die Menschen heute mehr als je zuvor für Ungleichgewichte zwischen den Geschlechtern sensibilisiert. Zugegeben: Das Gutachterkomitee für die Carnegie-Medaille, das die Fälle beurteilt und über die Preisträger entscheidet, besteht vorwiegend aus Männern, aber ein Drittel sind Frauen. Auch am Geschlecht der Menschen, die vorgeschlagen werden, kann nicht viel geändert werden, das sind in ihrer überwältigenden Mehrzahl Männer. Noch einmal: Wir reden hier über Extremfälle mit relativ großen Verhaltensunterschieden zwischen den Geschlechtern. Auch Frauen riskieren ihr Leben, um anderen zu helfen (ganz zu schweigen von gefährlichen Sportarten wie Kampfsport oder Autorennen). Aber es ist eine Tatsache, dass Männer aus den unterschiedlichsten Kulturkreisen auf spannende, intensive, neuartige und abenteuerliche Tätigkeiten stärker aus sind und mehr körperliche Risiken auf sich nehmen als Frauen.[7] Dafür ist wahrscheinlich auch das Testosteron verantwortlich.

In ihrer Erklärung äußerte Chanel Miller ausdrücklich Anerkennung für ihre Helden: »Am wichtigsten aber ist mein Dank an die beiden Männer, die mich gerettet haben und die ich noch kennenlernen muss. Über meinem Bett hängt ein Bild, das ich gezeichnet habe, mit zwei Fahrrädern darauf. Es soll mich daran erinnern, dass es in dieser Geschichte auch Helden gibt.«[8]

Zwei Jahre nach Chanel Millers Martyrium dokumentierte der Journalist Ronan Farrow im *New Yorker* Anschuldigungen wegen sexueller Übergriffe gegen den Filmproduzenten Harvey Weinstein. Der Artikel setzte eine Lawine von Ereignissen in Gang, in deren Verlauf vielen Männern sexuelle Übergriffe und noch schlimmere Taten vorgeworfen wurden.

#METOO

Noch 2017 hatte Weinsteins Macht nicht ihresgleichen. Wie Farrow feststellte, hatten seine Filme von *Pulp Fiction* bis *Shakespeare in Love* »mehr als dreihundert Oscar-Nominierungen eingebracht, und bei der alljährlichen Verleihungszeremonie hat er sich öfter bedankt als fast jeder andere in der Filmgeschichte, womit er unmittelbar hinter Steven Spielberg und knapp vor Gott steht«. Im weiteren Verlauf enthüllte der *New Yorker*, dass dreizehn Frauen, darunter die Schauspielerinnen Mira Sorvino, Rosanna Arquette und Asia Argento, Weinstein sexueller Übergriffe und Belästigungen beschuldigt hatten.[9] Es dauerte nicht lange, da stieg die Zahl der Anklagen gegen Weinstein weiter an. Die #MeToo-Bewegung hatte begonnen.

Als Weinstein 2020 in New York wegen Vergewaltigung zu 23 Jahren Haft verurteilt worden war, hatte #MeToo Hunderte weitere mächtige Männer (und, wie nicht anders zu erwarten, nur eine Handvoll Frauen) dingfest gemacht. Einer von ihnen war der Comedian Louis C. K., der die Gewohnheit hatte, vor Frauen und manchmal auch während Besprechungen in seinem Büro zu masturbieren. Als er später nachdachte, machte er die scharfsinnige Beobachtung: »Was ich später im Leben und zu spät gelernt habe, ist: Wenn du Macht über einen anderen Menschen hast, kommt es nicht infrage, dass du ihm deinen Schwanz zeigst.«[10]

An den #MeToo-Enthüllungen und dem Übergriff gegen Miller fällt sofort auf, wie wenig überraschend sie sind. Mächtige, ältere – und oft vollkommen unattraktive – Männer nutzen ihre Position mit allen notwendigen Mitteln aus, um sich sexuelle Kontakte mit einer Reihe jüngerer, attraktiver Frauen zu verschaffen.

Dagegen wäre eine Flut ähnlicher Anschuldigungen gegen Frauen eine Überraschung. Zwar stimmt es, dass mächtige Frauen in Medien, Politik und Industrie gegenüber den mächtigen Männern stark in der Unterzahl sind, aber sie scheinen ebenso wie Männer in der Lage zu sein, ihre Macht einzusetzen und sich zu beschaffen, was sie wollen. Dennoch ist es nicht üblich, dass sie einen ständigen Nachschub an Gespielen haben, Männer zum Sex zwingen oder vor ihnen masturbieren. Und wann haben wir das letzte Mal von einer Frau gehört, die dabei erwischt wurde, dass sie die Genitalien eines Mannes kraulte, den sie nicht kannte und der gerade bewusstlos auf dem Boden lag?

Die meisten Männer, die ich kenne, sind nicht wie Weinstein oder Brock Turner. Weinstein ist ein Exot, aber er ist keine Laune der Natur. Bei ihm wurde die Kombination aus

Macht, Anspruchsdenken, Charakter, Libido und Gelegenheiten zum sexuell übergriffigen, frauenverachtenden, kriminellen Gebräu. Testosteron begünstigt eine starke Libido und den Erwerb von Partnerinnen, und wenn die Macht eines Mannes, die Schwachstellen einer Kultur oder die Machtlosigkeit der Opfer die Möglichkeit schaffen, werden manche diesen Weg einschlagen. Wir können ihnen aber auch Straßensperren auf den Weg stellen.

Die #MeToo-Bewegung hat zu echten Fortschritten geführt, das wird sich hoffentlich fortsetzen.[11] Wie ich in diesem Buch immer wieder betont habe, ist es nicht notwendig, das Testosteron zu unterdrücken, um bei Männern Verhaltensänderungen herbeizuführen. Das gelingt auch allein mit Veränderungen von Einstellung und Kultur. Stephen Pinker berichtet in seinem Buch *Aufklärung jetzt*, »dass die Gewaltraten gegen Frauen seit Jahrzehnten sinken und mittlerweile nur noch maximal ein Viertel der früheren Höchstwerte betragen«.[12] Die Erklärung dafür liegt nicht in einer Abnahme des T-Spiegels bei Männern. Soweit wir wissen, hat sich das Bedürfnis der Männer nach Sex nicht verändert, aber was sich (in einigen Regionen) verändert hat, ist das Anspruchsdenken mancher mächtiger Männer.

Die gesellschaftlichen Praktiken von Belohnung und Bestrafung, Ruhm und Schande wirken sich auf die Ausdrucksformen des Verhaltens aus. Wir haben noch einen langen Weg vor uns, aber wenn wir T besser verstehen, kann das nur dazu beitragen, dass wir erkennen, welche strukturellen Reformen eine positive Veränderung herbeiführen werden.

Zwei Tiere sind nie genau gleich – das gilt sogar für eineiige Zwillinge. Dafür sorgen Abweichungen aus der Umwelt, Abweichungen in der Ausprägung der Gene und Zufallseffekte auf den Entwicklungswegen. Aber nur die wenigsten Menschen haben einen eineiigen Zwilling. Alle anderen kommen mit einer einzigartigen DNA-Ausstattung auf die Welt, die die Ursache der Unterschiede zwischen Menschen ist.[13] Aber trotz solcher genetischer Unterschiede sind sich alle Menschen auch sehr ähnlich. Betrachten wir allerdings die Menschheit als Ganzes, gibt es Menschen in zwei erkennbar unterschiedlichen Formen: männliche und weibliche. Das liegt an einem kleinen genetischen Unterschied: dem Gen SRY auf dem Y-Chromosom. Ohne dieses Gen entwickelt sich der Körper fast immer weiblich.[14]

Dass es diese beiden Formen gibt, hat für den Wert eines Menschenlebens keine Auswirkungen. So hat es beispielsweise keine Folgen, wenn die primären oder sekundären Geschlechtsmerkmale eines Menschen nicht wie gewöhnlich mit den Geschlechtschromosomen übereinstimmen. Nach dem gleichen Prinzip hat es auch keine Folgen für viele Menschen, die den mit ihrem Geschlecht verbundenen gesellschaftlichen Erwartungen nicht entsprechen.

Wie wir bereits erfahren haben, trennt SRY die Geschlechter, weil seine Tätigkeit zur Bildung von Hoden und einem hohen Testosteronspiegel führt.

T wird mit dem Blut transportiert. Es stammt (bei Männern) vorwiegend aus den Hoden und wird überall im Organismus von den Androgenrezeptoren der Zellen aufgenommen, auch im Gehirn. Steckt der T-Schlüssel erst einmal im Schloss des Androgenrezeptors, wandert der Verbund aus

Schlüssel und Schloss in den Zellkern, wo er die Ablesung bestimmter Genrezepte und die Herstellung neuer Proteine beschleunigt. (Welche Genrezepte das sind, hängt davon ab, welche Seiten des Gen-Rezeptbuches zugänglich sind, das wiederum hängt neben anderen Faktoren vom Zelltyp ab.)

Die von der Evolution vorgegebene Hauptfunktion des Testosterons besteht darin, Organismus und Verhalten eines Mannes im Dienste der Fortpflanzung zu koordinieren. Zu diesem Zweck lässt die frühzeitige Einwirkung von T bei vielen männlichen Säugetieren (einschließlich des Menschen) ein männliches Gehirn entstehen: Das Hormon beeinflusst die Entwicklung der Nervenschaltkreise, die später in der Pubertät aktiviert werden.

Das Testosteron verändert alles. Es verändert die Ausprägung der Gene in allen Chromosomen – an Tausenden von Genen werden die Proteine bei Männern systematisch in anderen Verteilungen und Mengen produziert als bei Frauen. Die Proteine wiederum wirken sich vor und kurz nach der Geburt auf Körper und Gehirn aus.[15]

Eine weitere Welle von Veränderungen spielt sich in der Pubertät ab. T beeinflusst Körper und Verhalten, das wiederum wirkt sich auf die gesellschaftliche Umgebung aus, die ihrerseits Körper und Verhalten beeinflusst, und so weiter bis zum Tod. T spaltet.

T DOMINIERT

Manche T-Skeptiker sagen, Testosteron solle nicht als »männliches Geschlechtshormon« bezeichnet werden, weil es auch bei Frauen vorkommt. Da es aber für die Ausbildung und Aufrechterhaltung des männlichen Körpers verantwortlich ist (während es bei Frauen eine viel geringere Rolle spielt), gibt der Name seine Tätigkeit angemessen wieder.

Wie ich in diesem Buch immer wieder erklärt habe, hat T weitreichende und weitgefasste Wirkungen. Dass Jungen Kampf- und Tobespiele bevorzugen und dass Männer motiviert sind, mit anderen Männern zu konkurrieren, geht ebenso auf das Testosteron zurück wie ihre größere Libido, ihre Vorliebe für sexuelle Abwechslung und ihre sportlichen Vorteile gegenüber Frauen. Bis zu einem gewissen Grade ist T auch an der sexuellen Orientierung beteiligt. Welche Rolle es hier im Einzelnen spielt, ist aber bisher nicht bekannt. Die stärksten Indizien stellen eine Verbindung zwischen der Einwirkung von T vor der Geburt und der Vorliebe für das eigene Geschlecht bei Frauen her. Vor der Geburt einwirkendes T spielt aber auch bei anderen Geschlechterunterschieden mit, so bei der bevorzugten Berufswahl.

Die T-Spiegel gesunder Männer und Frauen überschneiden sich nicht einmal annähernd: Bei Männern sind sie zehn- bis zwanzigmal höher. In der Pubertät ist der Abstand noch größer – pubertierende Jungen besitzen ungefähr 30-mal mehr T als Mädchen. Der T-Spiegel ändert sich bei Männern im Laufe des Lebens. Das beginnt schon im Mutterleib, wenn der Mann noch ein Fötus von der Größe einer Pampelmuse ist und kleine, nicht abgestiegene Hoden enthält. Beeinflusst wird der T-Spiegel aber nicht nur von den Vorgängen im Organismus, sondern auch von dem, was um ihn herum vorgeht.

Das soziale Umfeld kann den T-Spiegel innerhalb von Minuten verändern. Wenn er nach dem Sieg in einem Wettbewerb steigt oder nach der Niederlage sinkt, kann ein Teilnehmer angepasst reagieren, vorausgesetzt, er hat die richtige Konstitution und die Voraussetzungen stimmen. Sieger sollten Kapital aus ihrem Erfolg schlagen und darauf eingestellt sein, sich einer Herausforderung mit körperlicher Aktion zu stellen, Verlierer hingegen sollten vorsichtiger werden und sich das nächste Mal nur mit jemandem ihrer eigenen Größe messen oder sich angesichts einer Bedrohung einfach zurückziehen. Die Auswirkungen solcher kurzfristigen Veränderungen hängen nicht nur vom T ab, sondern auch vom Charakter. Ebenso dürften sie von der Dichte und Tätigkeit der Androgenrezeptoren abhängig sein, und über die wiederum bestimmt die Genetik. T hat nicht bei allen Menschen den gleichen Effekt – auch Gene, Stellung, Charakter, Gesundheitszustand und die gegenwärtige gesellschaftliche Situation spielen eine Rolle.

T beeinflusst über seine direkten Wirkungen auf Gehirn und Verhalten auch das soziale Umfeld. Ebenso kann es sich über seine Effekte im Körper auf die Umwelt auswirken. Schlichte körperliche Merkmale wie eine tiefe Stimme, die Körpergröße oder kräftige Muskeln haben einen tiefgreifenden Einfluss auf soziale Wechselbeziehungen. Das wissen trans Menschen, die von einer Seite des T-Gleises zur anderen gewechselt sind, nur allzu gut.

Bei Vätern, die sich mit ihren Kindern beschäftigen, verändert sich der T-Spiegel längerfristig. Ihn hochzuhalten, ist aufwendig, deshalb sinkt er in der Regel ab, wenn ein Mann (oder auch ein Spatz, ein Hirsch oder ein Leguan) seine Energie in andere Kanäle lenken muss – weg von der Konkurrenz mit anderen Männchen und hin zu einer möglichst guten Gesundheit für ihn selbst oder seine Familie.

T WIRD ÜBERFÜHRT

Wenn Polizisten ein Verbrechen aufklären wollen, wäre es unklug, sich nur auf ein einziges Indiz zu verlassen – auf einen Augenzeugen, auf DNA vom Tatort oder das Geständnis eines Verdächtigen. Augenzeugen können sich irren, DNA-Proben können verunreinigt sein, Geständnisse können erzwungen werden.

Mehrere unabhängige Indizien können aber gemeinsam eine Hypothese nachdrücklich stützen, ob es nun um die Ursache für das Klappern im Auto geht, oder aber um die Frage, warum das Soufflé zusammengefallen ist oder warum jemand uns auf Twitter geblockt hat. In der Wissenschaft ist es genauso. Ich habe in diesem Buch immer wieder versucht, mehrere unabhängige Belege zu benennen, die gemeinsam die Schlussfolgerungen über T rechtfertigen.

Zunächst einmal ist da die Evolutionstheorie, die ist so hieb- und stichfest, wie es in der Wissenschaft überhaupt möglich ist. Wir sind genau wie alle anderen biologischen Arten durch die Prozesse der Evolution gestaltet worden. Überzeugende Belege sprechen dafür, dass der Geschlechtsdimorphismus der Menschen vor allem eine Folge der sexuellen Selektion ist: Ein Evolutionsprozess begünstigt Merkmale, die unsere Fähigkeit, Partner zu gewinnen, entweder quantitativ oder qualitativ verbessern. Was die Fortpflanzung angeht, haben Männer und Frauen ähnliche, aber nicht genau dieselben Interessen. Angesichts der biologischen Gegebenheiten bei Säugetieren investieren Frauen mehr – sie müssen beträchtliche Zeit und Energie aufwenden, um letztlich ein Kind zu gebären; Männer erreichen das Gleiche mit einer viel kleineren Investition.

Männer profitieren wie Frauen davon, wenn sie mit Geschlechtsgenossen um »qualitativ hochwertige« Partnerinnen konkurrieren, es gibt aber einige wichtige Unterschiede. Für Männer ist eine hohe gesellschaftliche Stellung in Sachen Fortpflanzung vorteilhafter als für Frauen. Höher hinauf auf der Leiter steigen Männer durch direkte Formen des Wettbewerbs bis hin zur körperlichen Aggression. Männer haben einen größeren Sexualtrieb und eine Vorliebe für sexuelle Abwechslung. An alledem ist T beteiligt.

Zweitens gibt es die Verhaltensendokrinologie. Sie hat seit ihren Anfängen im 19. Jahrhundert, als Arnold Berthold Hoden in die Bauchhöhle kastrierter Hühner transplantierte, einen weiten Weg hinter sich gebracht. Heute kennen wir den chemischen Aufbau der Hormone, ihre Wirkung auf die Rezeptoren, ihren Einfluss auf die Gentranskription und vieles andere. Wir durchschauen in allen biochemischen Einzelheiten die Mechanismen, mit denen diese einfachen Moleküle ihre physiologische Zauberei bewerkstelligen.

Drittens gibt es natürliche Abweichungen wie die komplette Androgenresistenz und das androgenitale Syndrom. An ihnen können Forschende genau beobachten, was geschieht, wenn Mutter Natur die Einwirkung von Androgenen drastisch verändert. Auch hier weisen die Befunde auf T als wirksame Kraft der männlichen Entwicklung hin.

Viertens wurden künstlich Experimente angestellt: Im antiken China wurden Männer zu Eunuchen gemacht, in Italien gab es im 16. Jahrhundert die Kastraten. In viel jüngerer Zeit ist die medizinische Unterdrückung oder Verstärkung von T im Rahmen der Geschlechtsangleichung bekannt.

Trotz alledem gibt es zu den Hypothesen, die ich in diesem Buch vertrete, auch Alternativen. Insbesondere wird vermutet, dass die unterschiedliche Aggression der Geschlechter vorwiegend nicht auf die Evolution (mit T als Mittel) zurückzuführen ist, sondern auf Sozialisation. Ich habe hier immer wieder dargelegt, dass die Sozialisation im Vergleich zu ihrer Konkurrenz, der Evolution und T, nicht gut abschneidet. Nach meiner Ansicht hat der Psychologe Steve Stewart-Williams die Situation gut zusammengefasst:

»Wie würden Sozialisationstheorien erklären, dass sich zwischen den Geschlechtern in der Pubertät eine solche Kluft im Hinblick auf die Gewalt auftut? Findet eine plötzliche Welle der geschlechtstypischen Sozialisation statt – eine Welle, die aus irgendeinem unbekannten Grund zufällig in allen Kulturen und bei vielen dimorphen Arten genau in dem gleichen Lebensstadium auftritt? Ist es nur Zufall, dass diese angebliche Welle der Sozialisation zur gleichen Zeit eintritt wie die massive Welle des Testosterons im Kreislauf, die bei Männern die Pubertät begleitet?«[16]

T-SKEPSIS

In der Presse mangelt es nicht an Versuchen, König T zu stürzen und zu zeigen, dass ihm die Schuhe eine Nummer zu groß sind, oder ganz allgemein biologische Begründungen für die unterschiedliche Psychologie und Verhaltensweisen der Geschlechter zu verunglimpfen. Der *New Yorker* veröffentlichte beispielsweise 2020 ein Interview mit der Autorin und Journalistin Peggy Orenstein; es ging um ihr neues Buch *Boys & Sex: Young Men on Hookups, Love, Porn, Consent, and Navigating the New Masculinity*. In dem Artikel mit der Überschrift »Lässt sich Männlichkeit wettmachen?« wurde Orenstein gefragt, ob sie »über Biologie diskutieren« wollte, wenn sie davon sprach, was junge Männer brauchen und schätzen, wie »Sport, Dominanz und Aggression« sowie »Wohlstand und sexuelle Eroberungen«. Darauf lachte sie und sagte:

»Nein. Wir wissen, dass Umwelt zum Wesen wird. Das sehen wir ständig. Die Dinge, die wir als kleine Menschen oder aus den Medien lernen, die wir konsumieren, oder die Botschaften, die wir aus der Familie erhalten, formen jeden Lehm, als der wir geboren werden [...] Kinder werden in den Medien mit Botschaften über männliche sexuelle Ansprüche und weibliche sexuelle Unterwerfung bombardiert. Wir haben schon seit Langem erkannt, wie solche Botschaften das Selbstwertgefühl von Mädchen untergraben können und Mädchen auf ihren Körper reduzieren und ihre Kognition beeinflussen, all diese verschiedenen Dinge. Aber Jungen rühren in dem gleichen Topf, und ich würde die Ansicht vertreten, dass die Temperatur dabei in mancherlei Hinsicht höher ist.«[17]

Die Ansicht, dass T ein wichtiger Faktor ist, wird häufig zur Karikatur verzerrt. Ein Beispiel findet sich in einer Rezension im *Guardian* über das Buch *Testosterone Rex* von Cordelia Fine. Die Rezensentin, eine Journalistin, schreibt: »Weil Männer durch Testosteron groß werden und Haare sowie eine tiefe Stimme bekommen«, könne man sich leicht vorstellen, wie Kenntnisse über die körperlichen Wirkungen von T uns zu der Ansicht verleiten, es rufe auch andere männlich wirkende Merkmale hervor wie »Führungsstärke, Gewalt und Geilheit.«[18]

Aber, so die Rezension weiter, Fine zeige, dass dieser Gedanke eine »Fiktion« sei. Die gewalttätige männliche Führungskraft ist, wie sich herausstellt, ein Produkt der Sozialisation und nicht der Aktivität des Testosterons im Gehirn. Vielmehr werden Menschen, die männlich geboren werden und die Auswirkungen des Testosterons auf ihren Körper erkennen lassen, vom ersten Tag an anders behandelt und zu Aggression, beiläufigem Sex und Anspruchsdenken sozialisiert:

> »Männlich oder weiblich zu sein, reicht nicht aus, um dich in deiner Gesellschaft zu einer Version von Mann oder Frau zu machen [...] Aber sobald die Männlichkeit oder Weiblichkeit erkannt wird, behandeln dich andere Menschen so, dass du mit Unterstützung von Spielzeug, Büchern, Rollenvorbildern und einer Million anderen subtilen Anstößen zu einem Mann oder einer Frau geformt wirst.«

Dabei fällt auf, wie die Journalistin die Ansicht beschreibt, die sie für falsch hält: Einfach mit dem Körper eines Mannes oder einer Frau geboren zu werden, »reicht nicht aus, um dich in deiner Gesellschaft zu einer Version von Mann oder Frau zu machen«. Damit hat sie recht! Wie die Version des Geschlechts in einer Gesellschaft auch aussieht, ganz offensichtlich passen nicht alle Männer in das männliche Rollenbild und nicht alle Frauen passen in das weibliche. Wer um alles in der Welt glaubt denn so etwas? Kein ernstzunehmender Forschender hat jemals behauptet, Gene, Hormone oder Geschlechtsorgane allein seien eine Erklärung für unterschiedliche Verhaltensweisen. Wie wir am Beispiel der Aggression erfahren haben, ist Kultur zweifellos ein wichtiger Faktor, und für die Sexualität gilt das Gleiche. (Fine selbst, das sollte ich betonen, schreibt viel präziser und sorgfältiger als viele, die ihr Buch rezensiert haben.)

Woher kommt diese fast instinktive Feindseligkeit gegenüber denjenigen, die über die starken, wichtigen Auswirkungen von T auf männliche Merkmale und Verhaltensweisen sprechen? Die Ursachen liegen anscheinend in drei Hauptsorgen. Erstens glauben die Menschen, dass die Ansicht über T bedeute, Testosteron sei Schicksal. Zweitens glauben sie, damit sei gesagt, dass männliches Verhalten etwas Natürliches und damit etwas Gutes oder Annehmbares ist. Und drittens glauben sie, damit sei gesagt, Männern könne nichts vorgeworfen werden – mit T seien sie aus dem Schneider.

T-FATALISMUS

Die Rezensentin, die im *Guardian* über *Testosterone Rex* schrieb, scheint eine ganz bestimmte Vorstellung zu haben: Wenn T die Geschlechter trennt, kann nichts getan werden, um die Exzesse von Männern einzuschränken. »Wenn Hormone den Mann oder die Frau ausmachen und wenn wir sind, was wir ausscheiden, wären alle Anstrengungen, die männliche Dominanz zu beenden, im besten Fall nutzlos und möglicherweise sogar regelrecht schädlich.«[19]

Dabei muss zunächst einmal eines betont werden: Selbst wenn Fatalismus das Ergebnis ist, wäre das zwar ein guter Grund, niedergeschlagen zu sein, es wäre aber kein Grund, die Schlussfolgerungen in diesem Buch zu verneinen! Kurz nachdem ich am College meinen Abschluss gemacht hatte, diagnostizierten die Ärzte bei meinem Vater einen unheilbaren Bauchspeicheldrüsenkrebs. Das war für mich ein guter Grund, mir die Augen aus dem Leib zu weinen, was ich auch tat. Aber ich behauptete deshalb nicht, die Ärzte hätten unrecht. Manchmal sind Nachrichten eben schlecht.

In diesem Fall jedoch haben wir es eigentlich nicht mit einer schlechten Nachricht zu tun, sondern wir können die

Situation ändern. Bei gesunden Menschen gibt es mit seltenen Ausnahmen nicht das eine Gen oder auch nur das eine Hormon, das jemanden einseitig dazu veranlassen würde, in bestimmter Weise zu handeln, oder das eine bestimmte Zukunft vorherbestimmt. In meiner Familie kommen beispielsweise relativ häufig Depressionen vor, ich hatte auch selbst damit zu kämpfen. Möglicherweise trage ich Gene, die mich zu Depressionen neigen lassen, aber mein Verhalten hat großen Einfluss darauf, ob ich die Symptome zu spüren bekomme. Ich kann Sport treiben, der Familie den Vorrang geben und mich in einer erfüllenden beruflichen Tätigkeit engagieren. All das hilft mir außerordentlich (was allerdings nicht für alle gilt, die an Depressionen leiden). Menschen, die eine genetische Veranlagung zum Diabetes Typs 2 besitzen, können häufig ihre Lebensweise und ihre Umwelt so verändern, dass sie die Auswirkungen der Krankheit nicht spüren. Sie müssen die Sache nur in den Griff bekommen.

Die Erkenntnis, wie Depressionen funktionieren und dass sie eine genetische Grundlage haben, versetzte mich in die Lage, nützliche Veränderungen vorzunehmen. Ich weiß, dass ich solche Neigungen habe, höchstwahrscheinlich wird keine Veränderung der Umwelt sie für alle Zeiten heilen können. Wenn meine Aufmerksamkeit nachlässt, wenn ich nicht auf meine Symptome achte und alles in meiner Macht Stehende tue, um sie in Schach zu halten, werden sie wiederkehren.

Wir müssen uns etwas Wichtiges klarmachen: Veränderungen der Umwelt können tatsächlich auch dazu führen, dass in unserem Organismus etwas anderes abläuft – dass unsere Gene anders ausgeprägt werden, dass Mengen und Wirkungen unserer Hormone sich ändern. Durch tägliches Training verändere ich meinen Dopaminspiegel. Wenn ich weniger Zucker esse, schießt der Insulinspiegel nicht in die

Höhe. Wenn ein Mann in den Boxring steigt und kämpft, wird der T-Spiegel höher, und so weiter. Wenn wir wissen, wie die verwobenen Kräfte von Genen und Umwelt zusammenwirken, verstehen wir die Ursachen von Verhaltensweisen besser, und das macht nützliche psychologische und soziale Veränderungen nicht schwieriger, sondern einfacher.

T: NATÜRLICH UND GUT

Für den Widerwillen gegen die Vorstellung, Evolution, Gene und Hormone würden wichtige Beiträge zu unerwünschten Verhaltensweisen von Männern leisten, gibt es auch eine andere Erklärung. Angenommen, dort liegen die Wurzeln von Gewalt und sexuellen Übergriffen: Bedeutet das nicht, dass auch die schlimmsten Verhaltensweisen von Männern natürlich und damit hinnehmbar sind? Und nach einem ähnlichen Prinzip kann gefragt werden: Sind die vorhandenen Ungleichheiten zwischen den Geschlechtern nicht gerechtfertigt, wenn die Evolution der Grund ist, dass Männer stärker nach gesellschaftlichem Status streben?

Ich hoffe, hier denkt jeder: Nein, so ist es nicht! Aber vielleicht sollten wir uns nicht vorschnell zu unserer kritischen Überlegung gratulieren. Wenn wir Merkmale oder Verhaltensweisen bewerten wollen, hat der Gedanke »Was natürlich ist, ist gut« durchaus seinen Reiz. Biologische Erklärungen für Verhaltensweisen machen wir uns häufiger zu eigen (und suchen sogar danach), wenn wir ihnen zustimmen. Sehr gut zeigt sich das am Text des am besten verkauften Popsongs aller Zeiten, »Born This Way« von Lady Gaga. Darin erklärt sie uns: Ganz gleich, ob wir lesbisch, transgender, schwul oder hetero sind, »Gott macht keine Fehler«, und wir sind schön, weil wir »so geboren sind«. Ich glaube, die Formulierung »so erzogen« hätte nicht den gleichen Klang.

Das Lied ist insbesondere bei LGBTQ-Menschen zu einer Art Hymne geworden. In einem Interview mit National Public Radio schilderte ein junger schwuler Mann, was er bei dem Song empfand, nachdem er sich zuvor nicht akzeptiert gefühlt hatte: »Ganz plötzlich war da der Gedanke, wenn du so geboren bist und dein Wesen nicht ändern kannst, ist das nicht nur ein Gefühl: Es ist etwas, was die ganze Welt begreifen muss.«[20]

Wenn Homosexualität von einem »Schwulen-Gen« hervorgerufen wird oder auch bei vielen Tieren vorkommt, dann, so diese Denkrichtung, hat niemand eine Wahl: Homosexualität ist ein Produkt der Natur, also sollte sie akzeptiert werden. Ähnliche Ideen finden sich heute auch im Zusammenhang mit trans Menschen: Wenn beispielsweise irgendein hormoneller oder genetischer Zustand dazu führt, dass jemand ein weibliches Gehirn in einem männlichen Körper hat, ist der Transgender-Zustand ein Produkt der Natur, und er sollte ebenfalls anerkannt werden.

Das Ganze wird manchmal als »naturalistischer Fehlschluss« bezeichnet. Wie Steven Pinker in seinem Buch *Das unbeschriebene Blatt* schreibt, ist er »die Überzeugung, was in der Natur geschehe, sei gut«. Als »Fehlschluss« wird er nicht ohne Grund bezeichnet. »Natürliche« Krankheiten wie Malaria sind keineswegs etwas Gutes. Die Natur ist voll von wunderbaren Dingen, sie ist aber auch voll von wirklich entsetzlichen Dingen. Ob man schwul geboren wird, sich entschließt, schwul zu sein oder aufgrund der Erziehung schwul wird, ist ohne Bedeutung dafür, ob Schwulsein etwas Gutes ist (und das Gleiche trifft auf alle anderen Aspekte unseres Wesens zu). Genau das Gleiche gilt auch für männliche Aggression oder männliches Heldentum. Pinker formuliert es sehr prägnant:

>»Sobald wir uns klargemacht haben, dass den Produkten der Evolution nichts moralisch Lobenswertes eigen ist, können wir die menschliche Psychologie ehrlich beschreiben, ohne die Furcht, ein Merkmal ›natürlich‹ zu nennen heiße, es zu entschuldigen. Katherine Hepburn hat vollkommen recht, wenn sie in dem Film *African Queen* zu Humphrey Bogart sagt: ›Wir sind in dieser Welt, Mr. Allnutt, um uns über die Natur zu erheben.‹«[21]

Endokrinologen sind offensichtlich aus irgendeinem Grund gegen den naturalistischen Fehlschluss im Allgemeinen immun. Vielleicht sind sie ganz generell eine unsentimentale, eigensinnige Bande. Sheri Berenbaum ist Professorin für Psychologie und Kinderheilkunde an der Pennsylvania State University und hat ihre Berufslaufbahn der Frage gewidmet, wie sich Androgene während der Entwicklung auf das Gehirn und damit auf das Verhalten auswirken. Sie schreibt ganz unverblümt:

>»Statt biologische Unterschiede zu leugnen, müssen wir danach streben, den Unsinn in den Argumenten offenzulegen, wonach Geschlechterunterschiede in Gehirn und Verhalten die Diskriminierung, Trennung und unterschiedliche Behandlung der Geschlechter rechtfertigen.«[22]

Ich könnte es nicht besser ausdrücken.

ICH HABE ES WEGEN T GETAN

Betrachten wir zum Schluss eine weitere Erklärung für den Widerstand gegen biologische Erklärungen für Geschlechterunterschiede. Wenn die Menschen glauben, T sei für verwerfliches Verhalten von Männern verantwortlich, dann, so die Sorge, haben Männer damit eine »Du-kommst-aus-dem-Gefängnis-frei«-Karte. Solche Bedenken haben durchaus eine Grundlage: Wir sehen den Menschen ihr Verhalten eher nach, wenn wir glauben, die Erklärung dafür liege in den Genen oder anderen Aspekten des inneren Zustandes und nicht in der Umwelt.[23] Aber das ist nicht immer so.

Vor Gericht versucht es die Verteidigung manchmal mit dem »Steroidrausch«. Im Jahre 1988 wurde der Bodybuilder Horace Williams, der synthetische Androgene zum Aufbau von Muskelmasse in hoher Dosierung einnahm, wegen des brutalen Mordes an einer Anhalterin angeklagt. Sein Anwalt plädierte auf »steroidbedingten Wahnsinn«. Aber es klappte nicht: Offensichtlich hätte sich Williams nach Ansicht der Geschworenen auch anders entscheiden können. Sie erkannten ihn des Mordes für schuldig, und er erhielt eine Haftstrafe von 40 Jahren. Sein Anwalt brachte seine Enttäuschung über das Urteil zum Ausdruck: »Für mich steht außer Frage, dass die Steroide sein [Williams'] gewalttätiges Verhalten verursacht haben. Horace ist kein gewalttätiger Mensch. Sie haben ihn verrückt gemacht.«[24]

Die Frage, ob unsere Gene, Hormone, Neurotransmitter oder das, was wir zum Frühstück essen, eine Entschuldigung für unser Verhalten darstellen, wirft weitreichende philosophische Fragen nach dem freien Willen und unserer Verantwortung auf, aber die sind nicht das Thema dieses Buches – und gehören auch nicht in mein Fachgebiet. Ich kann sie aber auch mit reinem Gewissen außer Acht lassen, denn derartige Argumente drehen sich eigentlich nicht um T. Denken wir noch einmal an Daemon Fairless' Streit mit dem Betrunkenen im Zug, den ich in Kapitel 7 geschildert habe: Angenommen, er fand nur deshalb statt, weil der T-Spiegel in Fairless' Blut anstieg, nachdem seine Stellung vermeintlich infrage gestellt wurde. Hat er damit eine Entschuldigung? Nun, irgendeine biochemische Erklärung für sein Handeln muss es geben. Wenn Fairless einen Boxhieb verteilt, ist das keine Magie – in seinem Gehirn muss irgendetwas ablaufen, was den Impuls oder die Entscheidung verursacht. Nehmen wir einmal an, es wäre überhaupt nicht T, sondern ein Gehirnfaktor X. Dann kam es nur wegen X zum Streit. Hat Fairless *jetzt* eine Entschuldigung?

Was ich damit ganz einfach sagen möchte: Die Sorge, T könne die Übergriffe von Männern entschuldigen, hat eigentlich nichts mit T zu tun. Es ist die allgemeine Sorge darüber, ob biochemische Ursachen unseres Verhaltens eine Entschuldigung darstellen.[25] Soweit das ein Problem ist, ist es für uns alle ein Problem.

ZURÜCK IN DEN SEMINARRAUM

Ich möchte noch einmal auf meine Erfahrungen in dem Seminar zurückkommen, das ich im ersten Kapitel geschildert habe. Ich war verärgert über einen Aufsatz von Randy Thornhill, der die »Vergewaltigung« einer Schnabelfliege als Ausgangspunkt nutzte und Hypothesen über die Evolution der Vergewaltigung bei Menschen aufstellte. Als ich nach meiner Meinung gefragt wurde, sagte ich den anderen in der Gruppe, nach meiner Ansicht sei der Autor, den ich nie persönlich kennengelernt hatte, ein Arschloch.

Immer wenn ich über diesen Augenblick nachdenke oder meinen Studierenden darüber berichte (was ich jedes Mal tue, wenn ich ähnlich sensible Themen behandle), kommen in mir viele Gefühle hoch. Manche Dinge, die sofort vollkommen offensichtlich sein sollten, sind es in Wirklichkeit erst im Nachhinein, und in dieser ein wenig peinlichen Situation befinde auch ich mich hier im letzten Kapitel. Vergewaltigung ist für fast alle Frauen ein schwieriges Thema, denn die meisten von uns haben Angst davor, und viele haben sie durchlebt. Eine davon bin auch ich.

An jenem Doktorandenseminar habe ich mit 35 Jahren teilgenommen, viele Jahre nachdem ich durch einen sexuellen Übergriff traumatisiert wurde. Erst als ich über Männer und Testosteron schrieb, konnte ich richtig einschätzen, dass mein dringender Wunsch, mehr über Testosteron und seine Wirkungen zu erfahren, etwas mit meinen eigenen schwierigen Erlebnissen mit Männern zu tun hat. Es war aber nicht alles schlecht: Manche Männer haben mich zwar verletzt, viele andere aber haben mich unterstützt, begleitet und ermutigt.

Warum hatte ich etwas gegen eine Erklärung, mit der die Ursache für Vergewaltigungen bei Menschen in unserer Evolutionsvergangenheit verortet wurde? Vielleicht, weil diese Erklärung die Vergewaltigung scheinbar zu etwas Natürlichem und Verzeihlichem machte, und das ärgerte mich. Aber mit Kenntnissen über Evolutionsbiologie und einigen grundlegenden logischen Überlegungen konnte ich mir klarmachen, dass eine solche Schlussfolgerung nicht gerechtfertigt ist. Das heißt nicht, dass Thornhills Hypothese richtig wäre, es bedeutet aber, dass ich die Belege inhaltlich bewerten kann, ohne dass mir die Gefühle in die Quere kommen. Dadurch fühlte ich mich enorm gestärkt.

Damals während des Seminars bin ich nicht ausgeflippt, aber ich war ein wenig aufgewühlt (was niemanden überraschte) und hatte Mühe, die richtigen Worte zu finden. Vielleicht hätte ich die ganze Episode vermeiden können, wäre ich vor dem Thema des Artikels und der Diskussion gewarnt worden, bevor ich darauf stieß. Auf diese Weise hätte ich mich mental auf einen möglicherweise beunruhigenden Inhalt vorbereiten oder sogar die Seminarstunde völlig auslassen können. Als der Professor sah, wie verstört ich war, hätte er die Stirn runzeln, mir ein Taschentuch anbieten und die Diskussion auf ein anderes Thema lenken können. Aber all das tat er nicht. Er war eindeutig der Ansicht, ich solle ruhig bleiben und fortfahren. Ich sollte leidenschaftslos Belege und Argumente abwägen. Damit ich nicht falsch verstanden werde: Ich bin darüber heute noch empört. Aber ich hätte meine Wut auf ein besseres Ziel richten können als gegen den wohlmeinenden Autor einer wissenschaftlichen Studie.

Das wichtigste Gefühl, das ich heute im Rückblick auf jenen Tag empfinde, ist Dankbarkeit. Wie viele Studierende, die am Hochstapler-Syndrom leiden, so hatte auch ich in meinem Innersten das Gefühl, dass ich nicht an die Harvard University oder in diesen Seminarraum gehörte. Aber da war ein Professor, den ich bewunderte und respektierte, und der erwartete geduldig von mir, dass ich tat, was Forschende tun. Das war eine der wertvollsten Lektionen, die ich während meiner gesamten Ausbildung an der Harvard University gelernt habe, und ich kann mir keinen effizienteren Weg zu diesem Ziel vorstellen.

SOLL FRAU ALLE MÄNNER HASSEN?

Was ist die angemessene Antwort auf die Tatsache, dass Männer die Mehrzahl aller Vergewaltigungen und sexuellen Übergriffe begehen, ganz zu schweigen davon, dass sie auf der Welt die Macht ausüben? Eine Möglichkeit schlug Suzanna Danuta Walters vor, Professorin für Soziologie und Direktorin des Programms für Frauen-, Gender- und Sexualforschung an der Northeastern University. In der *Washington Post* schrieb sie 2018 in einem Meinungsartikel:

> »Es stimmt praktisch überall auf der Welt: Frauen erleben sexuelle Gewalt, und die Bedrohung durch diese Gewalt zieht sich durch unsere großen und kleinen Entscheidungen. Darüber hinaus beschränkt sich männliche Gewalt nicht auf Angriffe gegen Intimpartnerinnen oder sexuelle Übergriffe, sondern sie sucht uns auch in Form von Terrorismus und Amokläufen heim. Frauen sind in einkommensstarken Berufen, Lokal- und Bundesbehörden, Wirtschaft, führenden Positionen im Bildungsbereich und so weiter unterrepräsentiert.«

Die Überschrift lautete: »Warum können wir die Männer nicht hassen?« Die Antwort: Das können wir! Männer zu hassen, ist eigentlich die angemessene Antwort auf die Litanei ihrer Sünden. Walters formulierte es ganz unverblümt: »Wir haben jedes Recht, euch zu hassen. Ihr habt uns Unrecht getan.«[26]

Ich bin nicht glücklich damit, dass die *Washington Post* eine solche Verunglimpfung der Hälfte der Bevölkerung einer Veröffentlichung für wert hielt, aber ich bin froh, dass ich in einem Land lebe, in dem Menschen das Recht haben, solche

Ansichten frei zu äußern. Wie nicht anders zu erwarten, gab Walters' Artikel den Anlass zu vielen Kontroversen und Gegenangriffen bis hin zu grausigen Gewaltdrohungen, die ausschließlich von Männern kamen – auch das ist nicht überraschend. Sie hatte aber auch ihre Fürsprecher.

Heutzutage wollen viele Bücher junge Frauen dazu anregen, nach den Sternen zu greifen, energisch, hartnäckig, schlau und stark zu sein, und sie beschreiben die Leistungen von Frauen, die solche Eigenschaften verkörpern. Mädchen zu ermutigen, sich hohe Ziele zu setzen, ist etwas Gutes. Gleichzeitig wird den Männern aber vorgeworfen, dass sie einfach existieren und von ihrem Wesen her Gift sind. Dass Männer anders sind, stimmt – wissenschaftlich exakt sollte ich hinzufügen: »im Durchschnitt«. Aber vergessen wir auch nicht, welche Vorzüge die Natur anscheinend vor allem Männern verliehen hat. Sie mögen vielleicht manchmal das Bedürfnis empfinden, voller Selbstbewusstsein etwas Offensichtliches zu erklären, aber sie setzen auch ihr Leben für andere aufs Spiel und sind in den meisten gefährlichen Berufen stark überrepräsentiert. Die Männer, mit denen ich in Uganda acht Monate durch den Dschungel gewandert bin, haben mich beschützt und mir viel beigebracht. Ohne sie gäbe es dieses Buch nicht.

Was also ist die richtige Antwort auf die männliche Neigung zu sexuellen Übergriffen und anderen problematischen Verhaltensweisen? Vergessen wir nicht, dass die Männer selbst nicht ungeschoren davonkommen: In den meisten Fällen sind sie die Opfer männlicher Gewalt. Frauen sind hier nicht die einzigen Betroffenen. Die Antwort liegt nicht in dem Versuch, die Wissenschaft zu schmähen, die sich darum bemüht, Beobachtungen zu erklären. Sie besteht nicht darin, Männer oder das in ihrem Blut kreisende Testosteron zu has-

sen. Wir haben schon einige Vorstellungen davon, was abläuft – zu meinen Lebzeiten und selbst in den vergangenen
Jahren hat es in dieser Hinsicht gewaltige Fortschritte gegeben. Forschende können und sollten Journalisten und die
Öffentlichkeit besser darüber aufklären, welche wichtigen
Erkenntnisse wir über die biologischen Wurzeln der Geschlechterunterschiede gewonnen haben. Solche wissenschaftlichen Arbeiten sind nicht nur faszinierend, sondern sie
können auch ein Leben verändern. Ich habe Wissenschaft von
einem begabten, fürsorglichen Lehrer gelernt, und das hat in
mir eine lebenslange Leidenschaft geweckt, die Hilfsmittel der
Wissenschaft zu nutzen, um mich selbst und die wundersa-
men, aber auch besorgniserregenden Aspekte menschlichen
Verhaltens zu verstehen.

Natürlich ist Wissenschaft nicht der einzige Weg, wenn wir
uns selbst verstehen wollen. Bücher, Musik, bildende Kunst,
Dichtung, Reisen, andere Menschen und Gedanken, die uns
aus unserer Komfortzone reißen – all das sind Wege, auf
denen wir etwas über die Menschen erfahren. Aber insbesondere die Wissenschaft – und dazu gehören Grundkenntnisse
über Statistik, die Prüfung von Hypothesen, Biologie und lo-
gisches Denken – kann uns mit den Werkzeugen ausstatten,
die wir brauchen, um die gewaltigen Informationsmengen,
mit denen wir jeden Tag konfrontiert werden, intelligent zu
verarbeiten. Wenn sich gute Anliegen mit schlechter Wissenschaft mischen oder wenn Propaganda und Verschwörungs-
theorien mehr Gewicht haben als gute Daten, ist etwas ganz
entsetzlich schiefgegangen.

ZURÜCK IN DEN WALD

Erinnern wir uns noch einmal an Imoso aus dem ersten Kapitel. Er war das dominante Schimpansenmännchen, das Outamba schlug, mein Lieblingsweibchen. Imoso besaß den größten Teil der sozialen Macht und hatte einen überdurchschnittlich hohen Testosteronspiegel. Zum Teil hatte er seine hohe Stellung erlangt, weil er loyale Bündnisse schmieden konnte, zum Teil aber auch, weil er schnell in Wut geriet und gegenüber denen, die ihre untergeordnete Stellung nicht ausreichend signalisierten, körperlich aggressiv wurde. Besonders brutal war er gegenüber den ausgewachsenen Weibchen. Für ihn war das eine handfeste Evolutionsstrategie.

Die Gene, die Outamba und Imoso in sich tragen, unterscheiden sich nicht allzu stark von unseren, und in vielerlei Hinsicht finden wir im Verhalten von Schimpansen einen Widerhall unserer eigenen Verhaltensweisen. An Imosos Angriff auf Outamba war erschreckend, dass er nur allzu menschlich wirkte. Schimpansen sind uns nicht auf die gleiche Weise fremd wie Fische oder Insekten.

Seit jener Zeit habe ich viel darüber nachgedacht und gelernt, in welcher Hinsicht Menschen einzigartig sind und sich von Schimpansen unterscheiden. Für mich gibt es zwei Hauptaspekte.

Erstens sind die Unterschiede zwischen den Geschlechtern bei Menschen im Vergleich zu Schimpansen und vielen anderen Arten relativ klein. Das liegt unter anderem daran, dass Menschenkinder im Allgemeinen mit zwei Eltern besser dran sind, auch die Konkurrenz zwischen Männern ist bei Menschen nicht so heftig wie bei Schimpansen oder anderen Arten wie Rothirschen und Echsen. Zweitens hat sich bei uns Menschen in der Evolution ein großes Gehirn entwickelt, das über unsere Entscheidungen nachdenken kann. Damit hängt zusammen, dass wir ungeheuer komplizierte Gesellschaften aufgebaut haben, die der Speicherung und Erzeugung von Wissen dienen, sodass dieses über die Generationen weitergegeben und erweitert werden kann.[27] Im Gegensatz zu Schimpansen können wir etwas über unsere evolutionären Ursprünge und die daraus entstandenen biochemischen Mechanismen in unserem Organismen herausfinden. Das verleiht uns eine Macht über uns selbst, wie kein Schimpanse sie auch nur annähernd erlangen kann.

NOCH EINMAL »MÄNNER«

Machen wir uns also frei von der veralteten Idee, die Geschlechter müssten grundsätzlich mit dem gleichen Gehirn geboren werden, um gleiche Rechte zu haben. (In der Regel ist damit offenbar gemeint, dass Frauen mehr wie Männer sein sollten, und vielleicht ist es manchmal ein Motiv, bei Frauen nach einer wichtigeren Wirkung von T zu suchen.) Männer und Frauen, Jungen und Mädchen sind unterschiedlich, die Unterschiede lassen sich in vielerlei Hinsicht auf die unterschiedliche Einwirkung von Androgenen zurückführen. Diese beginnt im Mutterleib und setzt sich im späteren Leben fort. Aber natürlich ist jeder Mensch anders. Mein Sohn Griffin hat nie mit Lastwagen gespielt, und ich habe früher die Barbiepuppen meiner Nachbarin auseinandergenommen (Kirsten, tut mir leid!). Aber trotz allem gibt es einheitliche Muster.

Als Griffin klein war, wollte ich unbedingt wissen, warum er im Gegensatz zu vielen anderen Jungen nicht mit Lastwagen und Bausteinen spielen wollte. Er konnte mit »Mädchenspielzeug« oder »Jungenspielzeug« spielen – das war meinem Mann und mir gleichgültig. Hier in Cambridge in Massachusetts wurde er während der ersten Schuljahre sogar ausdrücklich dafür belohnt, wenn er geschlechtsuntypisch spielte. (Und sich manchmal auch so kleidete – wer das progressive Cambridge kennt, ist darüber nicht überrascht.) Aber auch er wollte sich immer wieder mit seinen Freunden balgen oder Bösewichter zeichnen, die Dinge in die Luft sprengten, während die Guten zur Rettung anrückten. Durch die Erforschung der Vorlieben beim Spiel erfuhr ich nicht nur, was typisch ist, sondern mir wurde auch klar, wie wir auf seine Entscheidungen reagierten. Wir versuchten, so aufgeschlossen und hilfreich wie möglich zu sein, denn eines wussten wir: Selbst wenn wir es gewollt hätten, wären wir nicht in der Lage gewesen, darüber zu bestimmen, zu was für einem Mann er heranwuchs.

Mittlerweile steht der Übergang zum Mannesalter für Griffin dicht bevor. Eine meiner Lieblingsbeschäftigungen (die allerdings auf seiner Liste nicht immer ganz oben steht) sind Gespräche über die machtvollen, faszinierenden Veränderungen, die in seinem Körper und Geist gerade beginnen – hormongetriebene Veränderungen, die in den Zeitaltern der Evolution vorprogrammiert wurden. Eines kann ich allerdings mit meinen Kenntnissen über Testosteron tun: Ich kann ihm zu verstehen geben, dass seine Gefühle während des gesamten Überganges vermutlich ganz anders sein werden als die gleichaltriger Mädchen, und dass das in Ordnung ist. Charakteristisch männliche Gefühle sind nichts Giftiges; er ist nicht giftig, weil er sie hat. Entscheidend ist, wie er handelt, und darüber kann er selbst bestimmen. Wir versuchen ihm beizubringen, die besten, respektvollsten und mitfühlendsten Entscheidungen zu treffen. Er hat mir viel darüber beigebracht, was es heißt, ein Junge zu sein, und er wird mir noch viel über das Mannsein beibringen. Ich habe die Hoffnung, dass Griffin in einer Welt leben wird, in der Männer und Frauen vollkommene Freiheit in der Wahl ihrer Berufslaufbahn und Lebensweise haben, ganz gleich, wie klischeehaft männlich oder weiblich sie sind. Er könnte Tänzer, Ingenieur, Krankenpfleger, Grundschullehrer oder Hausmann werden; er könnte sich seine Zehennägel lackieren oder Kampfsport betreiben (was sich nicht ausschließt).

Wegen des Testosterons, dessen Produktion in ihm gerade beginnt, wird Griffin sich wahrscheinlich von den meisten Frauen in vielen Aspekten unterscheiden, die ich in diesem Buch beschrieben habe. Ein Mann zu werden, ist etwas Schönes. Aber wie jeder Mann, so sollte auch mein Sohn sein T verantwortungsbewusst genießen.

ANMERKUNGEN

KAPITEL 1

1. R. J. Nelson und L. J. Kriegsfeld, *An Introduction to Behavioral Endocrinology*, 5th ed. (Sunderland, MA: Sinauer Associates, 2017), 73–74, 554, 703.

2. Martin N. Muller und Richard W. Wrangham, »Dominance, Aggression and Testosterone in Wild Chimpanzees: A Test of the ›Challenge Hypothesis‹«, *Animal Behaviour* 67, no. 1 (2004): 113–23; 116 über Methoden der Uringewinnung, Lagerung und Hormonanalyse.

3. Eugene Linden, »The Wife Beaters of Kibale«, *Time*, 19. August 2002, 56; siehe auch Eugene Linden, *The Octopus and the Orangutan: More True Tales of Animal Intrigue, Intelligence, and Ingenuity* (New York: E. P. Dutton, 2002), 112.

4. Richard W. Wrangham und Dale Peterson, *Demonic Males: Apes and the Origins of Human Violence* (Boston: Houghton Mifflin Harcourt, 1996) 7 [dt *Bruder Affe: Menschenaffen und die Ursprünge menschlicher Gewalt*. Üb. v. G. F. Kreibl; München: Hugendubel 2001].

5. Martin N. Muller, Sonya M. Kahlenberg, Melissa Emery Thompson und Richard W. Wrangham, »Male Coercion and the Costs of Promiscuous Mating for Female Chimpanzees«, *Proceedings of the Royal Society B: Biological Sciences* 274, no. 1612 (2007): 1009–14, und Joseph T. Feldblum, Emily E. Wroblewski, Rebecca S. Rudicell, Beatrice H. Hahn, Thais Paiva, Mine Cetinkaya-Rundel, Anne E. Pusey und Ian C. Gilby, »Sexually Coercive Male Chimpanzees Sire More Offspring«, *Current Biology* 24, no. 23 (2014): 2855–60.

6. Human Rights Watch, »Human Rights Watch World Report 2000-Uganda«, 1. Dezember 1999, https://www.refworld.org/docid/3ae6a8c924.html.

7. Neil MacFarquhar, »8 Tourists Slain in Uganda, Including U. S. Couple«, *New York Times*, 3. März 1999.

8. Danielle Kurtzleben, »Trump and the Testosterone Takeover of 2016«, *National Public Radio*, 1. Oktober 2016, https://www.npr.org/2016/10/01/494249104/trump-and-the-testosterone-take-over-of-2016.

9. Andrew Sullivan, »#MeToo and the Taboo Topic of Nature«, New York Magazine, 19. Januar 2018.

10. Gad Saad, »Is Toxic Masculinity a Valid Concept?«, *Psychology Today* blog, 8. März 2018, https://www.psychologytoday.com/us/blog/homo-consumericus/201803/is-toxic-masculinity-valid-concept.

11. Neal Gabler, »The Testosterone Fueled Presidency«, *Huffington Post*, 16. August 2017, https://www.huffpost.com/entry/the-testosterone-fueled-presidency_b_59949cd3e4b056a2b0ef029c.

12. Emerald Robinson, »The Collapse of the Never-Trump Conservatives«, *American Spectator*, 29. Juni 2018.

13. Leon Seltzer, »Male Sexual Misconduct and the Testosterone Curse«, *Psychology Today* blog, 29. November 2017,https://www.psychologytoday.com/us/blog/evolution-the-self/201711/male-sexual-misconduct-and-the-testosterone-curse.

14. Rachel E. Morgan and Barbara A. Oudekerk, »Criminal Victimization, 2018«, BCJ 253043, Bureau of Justice Statistics, U. S. Department of Justice, September 2019, https://www.bjs.gov/content/pub/pdf/cv18.pdf; David C. Geary, Male, Female: *The Evolution of Human Sex Differences*, 3rd ed. (Washington, DC: American Psychological Association, 2021), 433–37; National Highway Traffic Safety Administration, »Comparison of Crash Fatalities by Sex and Age Group« (Washington, DC: National Center for Statistics and Analysis, 2008); Monica Hesse, »We Need to Talk About Why Mass Shooters Are Almost Always Men«, *Washington Post*, 5. August 2019.

15. Es gibt kaum Merkmale, bei denen die Variabilität bei Männern nicht größer wäre als bei Frauen, aber ein Bereich, in dem sich manchmal nur geringfügige und statistisch nicht signifikante Variabilitätsunterschiede zeigen, ist die Lesefähigkeit in der Grundschule. Siehe Ariane Baye und Christian Monseur, »Gender Differences in Variability and Extreme Scores in an International Context«, *Large-Scale Assessments in Education* 4, no. 1 (2016): 1–16. Einen Überblick über Geschlechterunterschiede in der Variabilität von IQ und anderen Kognitionstests gibt Alan Feingold, »Sex Differences in Variability in Intellectual Abilities: A New Look at an Old Controversy«, *Review of Educational Research* 62, no. 1 (1992): 61–84.

16. »Hey Skinny! ... Yer Ribs Are Showing!« Digital image, The Official Website of: Charles Atlas. Charles Atlas LTD. Abgerufen am 15. Januar 2020. Die Werbeanzeigen von Charles Atlas waren Gegenstand vieler wissenschaftlicher Analysen. Darin wurde untersucht, auf

welche Weise sie Männlichkeitsideale widerspiegeln und vertreten. Siehe beispielsweise Jacqueline Reich, »›The World's Most Perfectly Developed Man‹: Charles Atlas, Physical Culture, and the Inscription of American Masculinity«, *Men and Masculinities* 12, no. 4 (2010): 444–61.

17. Rebecca M. Jordan-Young and Katrina Karkazis, Testosterone: An Unauthorized Biography (Cambridge, MA: Harvard University Press, 2019), 54 [dt. *Testosteron: warum ein Hormon nicht als Ausrede taugt.* Üb. v. H. Kober; München: Hanser 202]; und Rebecca M. Jordan-Young, »How to Kill the ›Zombie Fact‹ That Testosterone Drives Human Aggression«, Vortrag bei der Tagung Women in the World: Time for a New Paradigm for Peace, University of Maryland, September 2019, 22.

18. American Psychological Association, »Harmful Masculinity and Violence«, *In the Public Interest* Newsletter, September 2018, https://www.apa.org/pi/about/newsletter/2018/09/harmful-masculinity.

19. Randy Thornhill, »Rape in Panorpa Scorpionflies and a General Rape Hypothesis«, *Animal Behaviour* 28, no. 1 (1980): 52–59. Männer sind nach Thornhills Worten größer als Frauen, weil »größere Männer begünstigt wurden, weil sie mit größerer Wahrscheinlichkeit vergewaltigen konnten, wenn es ihnen nicht gelang, erfolgreich um elterliche Ressourcen zu konkurrieren« (57). Vollständig behandelt wird die Vergewaltigungshypothese von Thornhill und Palmer in: Randy Thornhill und Craig T. Palmer, *A Natural History of Rape: Biological Bases of Sexual Coercion* (Cambridge, MA: MIT Press, 2001). Eine kritische Rezension ist Jerry A. Coyne und Andrew Berry, »Rape as an Adaptation«, *Nature* 404, no. 6774 (2000): 121–22.

20. Justin Storbeck und Gerald L. Clore, »Affective Arousal as Information: How Affective Arousal Influences Judgments, Learning, and Memory«, *Social and Personality Psychology Compass* 2, no. 5 (2008): 1824–43.

21. Lawrence Summers, »Full Transcript: President Summers' Remarks at the National Bureau of Economic Research, Jan. 14 2005«, *Harvard Crimson*, 18. Februar 2005, https://www.thecrimson.com/article/2005/2/18/full-transcript-president-summers-remarks-at/.

22. Alan Finder, »President of Harvard Resigns, Ending Stormy 5-Year Tenure«, *New York Times*, 22. Februar 2006.

23. Sara Rimer and Patrick D. Healy, »Furor Lingers as Harvard Chief Gives Details of Talk on Women«, *New York Times*, 18. Februar 2005.

24. James Damore, »Google's Ideological Echo Chamber«, Jul 2017, https://assets.documentcloud.org/documents/3914586/Googles-Ideological-Echo-Chamber.pdf.

25. Siehe die Beiträge von Lee Jussim, Geoffrey Miller und Debra W. Soh in »The Google Memo: Four Scientists Respond«, *Quillette*, 17. August 2017, https://quillette.com/2017/08/07/google-memo-four-scientists-respond/; Debra Soh, »No, the Google Manifesto Isn't Sexist or Anti-Diversity. It's Science«, *Globe and Mail* (Toronto), 8. August 8, 2017; Glenn Stanton, »The Science Says the Google Guy Was Right About Sex Differences«, *Federalist*, 11. August 2017, https://thefederalist.com/2017/08/11/science-says-google-guy-right-sex-differences/. Kritischere Ansichten von Megan Molteni und Adam Rogers, »The Actual Science of James Damore's Google Memo«, *Wired*, 15. August 2017, https://www.wired.com/story/the-pernicious-science-of-james-damores-google-memo/; und Brian Feldman, »Here Are Some Scientific Arguments James Damore Has Yet to Respond To«, *New York Magazine*, 11. August 2017.

26. Gina Rippon, »What Neuroscience Can Tell Us About the Google Diversity Memo«, *The Conversation*, 14. August 2017, https://theconversation.com/what-neuroscience-can-tell-us-about-the-google-diversity-memo-82455. In Rippons Darstellung behauptet Damore in seinem Memo, Frauen seien »in der Technologiebranche wegen biologischer Unterschiede unterrepräsentiert«, aber Damore hatte nie behauptet, Biologie sei die einzige Erklärung. Rippon stellt auch fest, dass Geschlechterunterschiede bei Interessen und Begabungen sich nicht »fein säuberlich in zwei Kategorien einteilen lassen«, sondern »in einem Spektrum angesiedelt sind«, als sei dies ein Einwand. Auch hier hatte Damore nie etwas anderes behauptet.

27. Daisuke Wakabayashi, »Contentious Memo Strikes Nerve Inside Google and Out«, *New York Times*, 8. August 2017.

28. Daisuke Wakabayashi und Nellie Bowles, »Google Memo Author Sues, Claiming Bias Against White Conservative Men«, *New York Times*, 8. Januar 2018.

29. Angela Saini, *Inferior: How Science Got Women Wrong and the New Research That's Rewriting the Story* (Boston: Beacon Press, 2017).

30. Charles Darwin, *The Descent of Man, and Selection in Relation to Sex*, 2 vols. (London: John Murray, 1871), vol. 1, 564. [dt. *Die Abstammung des Menschen*. Üb. v. V. Carus; Nachdruck Wiesbaden: Fourier 1966, S. 635 f.].

31. David F. Feldon, James Peugh, Michelle A. Maher, Josipa Roksa und Colby Tofel-Grehl, »Time-to-Credit Gender Inequities of First-Year PhD Students in the Biological Sciences«, *CBE-Life Sciences Education* 16, no. 1 (2017), article 4. Im Jahr 2017 wurden in den Biowissenschaften 52,5 Prozent der Doktortitel an Frauen verliehen, aber Frauen hatten in den zugehörigen Fachgebieten nur 30 bis 35 Prozent der unbefristeten Stellungen inne.

32. Gertrud Pfister, »The Medical Discourse on Female Physical Culture in Germany in the 19th and Early 20th Centuries«, *Journal of Sport History* 17, no. 2 (1990): 191.

33. Adam S. Cohen, »Harvard's Eugenics Era«, *Harvard Magazine*, March-April 2016, https://harvardmagazine.com/2016/03/harvards-eugenics-era.

34. Klappentext, Coverrückseite von Cordelia Fine, *Testosterone Rex: Myths of Sex, Science, and Society* (London: Icon Books, 2017).

35. Verlagswerbung W. W. Norton, Fine, *Testosterone Rex*, https://www.wwnorton.co.uk/books/9780393082081-testosterone-rex.

36. »Cordelia Fine's Explosive Study of Gender Politics Wins 30th Anniversary Royal Society Insight Investment Science Book Prize«, Royal Society, news, 19. September 2017, https://royalsociety.org/news/2017/09/cordelia-fine-wins-30th-anniversary-royal-society-insight-investment-science-book-prize/.

37. Fine, *Testosterone Rex*, Verlagswerbung.

38. Gina Rippon, *The Gendered Brain: The New Neuroscience That Shatters the Myth of the Female Brain* (New York: Random House, 2019), 353.

39. Saini, *Inferior*, 28.

40. Saini, *Inferior*, 10.

41. Wie Wissenschaft und Vernunft die Gesellschaft voranbringen, wird in Buchlänge beschrieben in Steven Pinker, Enlightenment Now: The Case for Reason, Science, Humanism, and Progress (New York: Viking, 2018) [dt. *Aufklärung jetzt: für Vernunft, Wissenschaft, Humanismus und Fortschritt – eine Verteidigung*. Üb. v. M. Wiese; Frankfurt am Main: S. Fischer 2018].

KAPITEL 2

1. Virag Sharma, Nikolai Hecker, Juliana G. Roscito, Leo Fourster, Bjoern I. Langer und Michael Hiller, »A Genomics Approach Reveals Insights into the Importance of Gene Losses for Mammalian Adaptations«, *Nature Communications* 9, no. 1 (2018): 1215–19.

2. Damayanthi Durairajanayagam, Rakesh K. Sharma, Stefan S. du Plessis, and Ashok Agarwal, »Testicular Heat Stress and Sperm Quality«, in *Male Infertility*, ed. Stefan S. du Plessis, Ashok Agarwal, and Edmund S. Sabanegh Jr. (New York: Springer, 2014), 105–25.

3. Sharma et al., »A Genomics Approach Reveals Insights«.

4. Aristotle, »History of Animals«, in Complete Works of Aristotle, vol. 1, rev. Oxford translation, ed. Jonathan Barnes (Princeton, NJ: Princeton University Press, 1984), 981.

5. Angela Giuffrida, »Sistine Chapel Breaks 500-Year Gender Taboo to Welcome Soprano into the Choir«, *Guardian*, 18. November 2017.

6. Meyer M. Melicow, »Castrati Singers and the Lost ›Cords‹«, *Bulletin of the New York Academy of Medicine* 59, no. 8 (1983): 744.

7. Robert B. Crawford, »Eunuch Power in the Ming Dynasty«, *T'oung Pao* 49, no. 1 (1962): 115–48; Eberhard Nieschlag und Susan Nieschlag, »The History of Testosterone and the Testes: From Antiquity to Modern Times«, in Lee B. Smith, *Testosterone: From Basic Research to Clinical Applications* (New York: Springer, 2017), 1–19.

8. G. Carter Stent, »Chinese Eunuchs«, *Journal of North-China Branch of the Royal Asiatic Society* 10 (1877): 143.

9. Yinghua Jia, *The Last Eunuch of China: The Life of Sun Yaoting* (Beijing: China Intercontinental Press, 2008), 8.

10. Jean D. Wilson und Claus Roehrborn, »Long-Term Consequences of Castration in Men: Lessons from the Skoptzy and the Eunuchs of the Chinese and Ottoman Courts«, *Journal of Clinical Endocrinology and Metabolism* 84, no. 12 (1999): 4324–31. Bei den chinesischen Eunuchen wurden traditionell sowohl die Hoden als auch der Penis entfernt, aber was die Entfernung des Penis angeht, gab es Unterschiede zwischen verschiedenen Zeiten und Kulturkreisen. Siehe Kathryn M. Ringrose, »Eunuchs in Historical Perspective«, *History Compass* 5, no. 2 (2007): 495–506.

11. Stent, »Chinese Eunuchs«, 177.

12. Jia, *Last Eunuch of China*, 8.

13. Lynn Loriaux, *A Biographical History of Endocrinology* (Ames, IA: Wiley-Blackwell, 2016).

14. Arnold Adolph Berthold, »The Transplantation of Testes«, trans. D. P. Quiring, *Bulletin of the History of Medicine* 16, no. 4 (1944): 399–401, 401.

15. Berthold, »Transplantation of Testes«, 401 (Hervorhebung von mir).

16. Der schottische Chirurg John Hunter berichtete in einigen Vorträgen

über ähnliche Befunde wie Berthold, veröffentlichte dazu aber nie irgendwelche Studien: Alvaro Morales, »The Long and Tortuous History of the Discovery of Testosterone and Its Clinical Application«, *Journal of Sexual Medicine* 10, no. 4 (2013): 1178–93; Garabed Eknoyan, »Emergence of the Concept of Endocrine Function and Endocrinology«, *Advances in Chronic Kidney Disease* 11, no. 4 (2004): 371–76.

17. Setti S. Rengachary, Chaim Colen und Murali Guthikonda, »Charles-Edouard Brown-Séquard: An Eccentric Genius«, *Neurosurgery* 62, no. 4 (2008): 954–64.

18. Merriley Borell, »Organotherapy, British Physiology, and Discovery of the Internal Secretions«, *Journal of the History of Biology* 9, no. 2 (1976): 235–68.

19. C. E. Brown-Séquard, »Note on the Effects Produced on Man by Subcutaneous Injections of a Liquid Obtained from the Testicles of Animals«, *Lancet* 134, no. 3438 (1889): 105–107.

20. Erica R. Freeman, David A. Bloom und Edward J. McGuire, »A Brief History of Testosterone«, *Journal of Urology* 165, no. 2 (2001): 371–73.

21. Andrea J. Cussons, John P. Walsh, Chotoo I. Bhagat und Stephen J. Fletcher, »Brown-Séquard Revisited: A Lesson from History on the Placebo Effect of Androgen Treatment«, *Medical Journal of Australia* 177, no. 11 (2002): 678–79.

22. Eberhard Nieschlag und Susan Nieschlag, »The History of Discovery, Synthesis and Development of Testosterone for Clinical Use«, *European Journal of Endocrinology* 180, no. 6 (2019): R201- R212.

23. J. D. Kaunitz und Y. Akiba, »Duodenal Bicarbonate: Mucosal Protection, Luminal Chemosensing and Acid-Base Balance«, *Alimentary Pharmacology and Therapeutics* 24, no. s4 (2006): 169–76.

24. William Maddock Bayliss und Ernest Henry Starling, »The Mechanism of Pancreatic Secretion«, *Journal of Physiology* 28, no. 5 (1902): 322, 325–53.

25. J. H. Henriksen und O. B. Schaffalitzky de Muckadell, »Secretin, Its Discovery, and the Introduction of the Hormone Concept«, *Scandinavian Journal of Clinical and Laboratory Investigation* 60, no. 6 (2000): 463–72; The NobelPrize, https://www.nobelprize.org/prizes/medicine/1904/summary/.

26. John Henderson, »Ernest Starling and ›Hormones‹: An Historical Commentary«, *Journal of Endocrinology* 184, no. 1 (2005): 5–10.

27. Zur Geschichte der Entdeckung des ersten Hormons durch Starling und Bayliss und seine Bedeutung für unsere Kenntnisse über die

Regulierung innerer Zustände und Abläufe siehe Henriksen und Schaffalitzky de Muckadell, »Secretin«, 463–72.

28. Morales, »The Long and Tortuous History of the Discovery of Testosterone and Its Clinical Application«; und Eberhard Nieschlag und Susan Nieschlag, »Testosterone Deficiency: A Historical Perspective«, *Asian Journal of Andrology* 16, no. 2 (2014): 161–68.

29. Nieschlag and Nieschlag, »Testosterone Deficiency«.

30. Lucia Lanciotti, Marta Cofini, Alberto Leonardi, Laura Penta und Susanna Esposito, »Up-to-Date Review About Minipuberty and Overview on Hypothalamic-Pituitary-Gonadal Axis Activation in Fetal and Neonatal Life«, *Frontiers in Endocrinology* 9 (2018), article 410. Der Testosteronspiegel steigt bei männlichen Säuglingen auch kurz nach der Geburt und bleibt ungefähr drei Monate höher. Diese Phase, auch »Minipubertät« genannt, gilt zunehmend als entscheidendes Stadium für die Reifung der Geschlechtsorgane und möglicherweise auch für die weitere geschlechtsspezifische Differenzierung des Nervensystems. Unsere Kenntnisse über diese Entwicklungsphase haben noch viele Lücken.

KAPITEL 3

1. Ieuan A. Hughes, John D. Davies, Trevor I. Bunch et al., »Androgen Insensitivity Syndrome«, *Lancet* 380, no. 9851 (2012): 1419–28. Die Schätzungen für die Häufigkeit der CADIS schwanken zwischen einem und fünf Fällen je 100.000 Menschen mit XY-Chromosomen.

2. Bei Säugetieren enthalten normalerweise alle Zellen mit Ausnahme der Keimzellen (Ei- und Samenzellen) und der roten Blutzellen die gesamte Ausstattung von 22 Autosomen (Chromosomen mit Zahlenbezeichnungen) und ein Paar von Geschlechtschromosomen (XX oder XY), wobei jedes Geschlechtschromosom von einem Elternteil stammt. Die Keimzellen entstehen im Organismus der Eltern durch den Prozess der Meiose. Dabei findet in den einzelnen Geschlechtszellen ein »Crossover« zwischen väterlichen und mütterlichen Chromosomen statt: DNA-Abschnitte werden ausgetauscht, sodass jedes Chromosom in jedem Paar eine Mischung väterlicher und mütterlicher Gene enthält. Aus jedem Paar – auch aus den Paaren der Geschlechtschromosomen – gelangt jeweils ein Chromosom in die neue Ei- oder Samenzelle. (Solche Zellen mit einzelnen Chromosomen anstelle der Paare nennt man auch »haploid«.) Bei der Befruchtung finden die Keimzellen zusammen

und bilden eine neue Zelle mit 23 Chromosomenpaaren, jedes mit je einem Chromosom von jedem Elternteil. Diese »diploide« Zelle teilt sich und bildet die »Blastozyste«, in der jede Zelle die DNA beider Eltern enthält. Aus der Blastzyste wird dann der Embryo.

3. Steven L. Salzberg, »Open Questions: How Many Genes Do We Have?«, *BMC Biology* 16, no. 1 (2018), article 94. Bis heute wissen wir nicht genau, wie viele Gene das Genom eines Menschen enthält. Die Schätzungen sind in letzter Zeit gesunken und liegen jetzt bei 20.000 bis 25.000. Der Begriff »Gen« kann verschiedene Bedeutungen haben, in der Regel meint man damit aber einen DNA-Abschnitt, der in RNA umgeschrieben (»transkribiert«) und dann in Protein übersetzt (»translatiert«) oder auch nur in RNA transkribiert wird. Solche »nichtcodierende RNA« (ncRNA) reguliert die Genausprägung und hat auch andere, nicht vollständig bekannte Funktionen.

4. Eine faszinierende Darstellung der Arbeiten von David Page am MIT, den man mit Fug und Recht als führenden Experten für das Y-Chromosom bezeichnen kann und der »diesem Chromosomenzwerg Würde und Respekt verschafft hat«, ist Bijal Trivedi, »Profile of David C. Page«, *Proceedings of the National Academy of Sciences* 103, no. 8 (2006): 2471–73.

5. Bruce Alberts, Alexander Johnson, Julian Lewis, Martin Raff, Keith Roberts und Peter Walter, »Chromosomal DNA and Its Packaging in the Chromatin Fiber«, in *Molecular Biology of the Cell*, 4th ed. (New York: Garland Science, 2002) [dt. *Molekularbiologie der Zelle*, 4. Aufl. Üb. v. L. Jaenicke et al.; Weinheim: Wiley-VCH 2004].

6. Melvin L. DePamphilis, Christelle M. de Renty, Zakir Ullah und Chrissie Y. Lee, »›The Octet‹: Eight Protein Kinases That Control Mammalian DNA Replication«, *Frontiers in Physiology* 3 (2012), article 368.

7. Helena Sim, Anthony Argentaro und Vincent R. Harley, »Boys, Girls and Shuttling of SRY and SOX9«, *Trends in Endocrinology & Metabolism* 19, no. 6 (2008): 213–22.

8. Einen leicht verständlichen, umfassenden Überblick über die Vielfalt und Komplexität der Geschlechtsbestimmung bei vielen verschiedenen Lebewesen von Fliegen über Fische und Farn bis zum Menschen gibt Doris Bachtrog, Judith E. Mank, Catherine L. Peichel et al., »Sex Determination: Why So Many Ways of Doing It?«, *PLOS Biology* 12, no. 7 (2014): e1001899.

9. Joan Roughgarden, *Evolution's Rainbow: Diversity, Gender, and*

Sexuality in Nature and People (Berkeley: University of California Press, 2013), 23.

10. Manche Männer haben nicht die Geschlechtschromosomen XY, und manche Frauen haben nicht die Kombination XX. In seltenen Fällen wird das Gen SRY während der Meiose (der Entstehung der Samen- und Eizellen) vom Y-Chromosom auf ein anderes Chromosom »transloziert«, aber und zwar meist auf das X-Chromosom (mit dem es rekombiniert und während der Meiose vereinzelt wird). Steuert der Vater ein X-Chromosom mit dem SRY-Gen bei (wobei die Mutter wie üblich ein X-Chromosom liefert), entsteht ein Mann mit den Geschlechtschromosomen XX, denn das SRY-Gen setzt die Entwicklung von Hoden anstelle von Eierstöcken in Gang. Solche XX-Männer sind meist unfruchtbar, denn ihnen fehlen Gene des Y-Chromosoms, die für eine vollständige Fortpflanzungsfunktion erforderlich sind. Siehe Ahmad Majzoub, Mohamed Arafa, Christopher Starks, Haitham Elbardisi, Sami Al Said und Edmund Sabanegh, »46 XX Karyotype During Male Fertility Evaluation: Case Series and Literature Review«, *Asian Journal of Andrology* 19, no. 2 (März-April 2017): 168–72.

11. Weitere Informationen ober komplette und partielle Androgenresistenz bei Hughes et al., »Androgen Insensitivity Syndrome«.

12. Thomas M. Williams und Sean B. Carroll, »Genetic and Molecular Insights into the Development and Evolution of Sexual Dimorphism«, *Nature Reviews Genetics* 10, no. 11 (2009): 797–804; Cho-Yi Chen, Camila Lopes-Ramos, Marieke L. Kuijjer, Joseph N. Paulson, Abhijeet R. Sonawane, Maud Fagny, John Platig et al., »Sexual Dimorphism in Gene Expression and Regulatory Networks Across Human Tissues«, *BioRxiv* (2016): 082289.

13. Shehzad Basaria, »Androgen Abuse in Athletes: Detection and Consequences«, *Journal of Clinical Endocrinology and Metabolism* 95, no. 4 (2010): 1533–43.

14. Die Entscheidung, ob man die Hoden bei CAIS behalten soll, ist nicht einfach. Früher empfahlen die Ärzte betroffenen Frauen, die inneren Hoden entfernen zu lassen, weil für die Drüsen eine erhöhte Krebsgefahr besteht. Diese Praxis wird aber mittlerweile hinterfragt, denn viele Frauen mit CAIS vermeiden lieber den Eingriff und beziehen die benötigten Hormone (vor allem Östrogen) aus dem eigenen Organismus, statt auf die Einnahme von außen angewiesen zu sein. Wenn CAIS-Frauen sich für diesen Weg

entscheiden, rät man ihnen, die inneren Hoden regelmäßig kontrollieren zu lassen, damit sie gesund bleiben. Siehe M. Cools und L. Looijenga, »Update on the Pathophysiology and Risk Factors for the Development of Malignant Testicular Germ Cell Tumors in Complete Androgen Insensitivity Syndrome«, *Sexual Development* 11, no. 4 (2017): 175–81; und U. Döhnert, L. Wünsch und O. Hiort, »Gonadectomy in Complete Androgen Insensitivity Syndrome: Why and When?«, *Sexual Development* 11, no. 4 (2017): 171–74.

15. Manch einer fragt sich vielleicht, warum das männliche T nicht in Östrogen umgewandelt wird und für eine weibliche Entwicklung sorgt. Der Östrogenspiegel von CAIS-Frauen liegt im männlichen Normbereich und damit deutlich niedriger als bei anderen Frauen. Dass dieser niedrige Östrogenspiegel bei CAIS-Frauen für eine weibliche Entwicklung ausreicht, bei Männern aber nicht, hat einen besonderen Grund: Bei CAIS wirken dem Östrogen keine Androgene entgegen. Normalerweise dämpft ein hoher Androgenspiegel die Wirkung des Östrogens und verhindert so die Entstehung weiblicher Körpermerkmale. Siehe U. Doehnert, S. Bertelloni, R. Werner, E. Dati und O. Hiort, »Characteristic Features of Reproductive Hormone Profiles in Late Adolescent and Adult Females with Complete Androgen Insensitivity Syndrome«, *Sexual Development* 9, no. 2 (2015): 69–74; und Dimitrios T. Papadimitriou, Agnès Linglart, Yves Morel und Jean-Louis Chaussain, »Puberty in Subjects with Complete Androgen Insensitivity Syndrome«, *Hormone Research in Paediatrics* 65, no. 3 (2006): 126–31.

16. Anne Fausto-Sterling, *Myths of Gender: Biological Theories About Women and Men*, rev. ed. (New York: Basic Books, 2008), 137. [dt. *Gefangene des Geschlechts? Was biologische Theorie über Mann und Frau sagen.* Üb. v. B. Stein; München: Zürich 1988, S. 193 f.].

17. Zu Geschlechterunterschieden im Spiel und insbesondere zur Versessenheit von Jungen auf Feinde siehe Joyce F. Benenson, *Warriors and Worriers: The Survival of the Sexes* (New York: Oxford University Press, 2014), 27–40; einen umfassenden Überblick über Geschlechterunterschiede bei Spiel gibt David C. Geary, *Male, Female: The Evolution of Human Sex Differences*, 3rd ed. (Washington, DC: American Psychological Association, 2021), 309–23.

18. Benenson, *Warriors and Worriers*, 27–41.

19. Janet A. DiPietro, »Rough and Tumble Play: A Function of Gender«, *Developmental Psychology* 17, no. 1 (1981): 50–58; Anthony D.

Pellegrini, »The Development and Function of Rough-and-Tumble Play in Childhood and Adolescence: A Sexual Selection Theory Perspective«, in *Play and Development: Evolutionary, Sociocultural and Functional Perspectives*, ed. Artin Göncü and Suzanne Gaskins (Mahwah, NJ: Lawrence Erlbaum, 2007); Yumi Gosso, Emma Otta und Maria de Lima Salum e Morais, »Play in Hunter-Gatherer Society«, in *The Nature of Play: Great Apes and Humans*, ed. Anthony D. Pellegrini and Peter K. Smith (New York: Guilford Press, 2004), 231; David C. Geary, »Evolution and Developmental Sex Differences«, *Current Directions in Psychological Science* 8, no. 4 (1999): 115–20; und Sheina Lew-Levy, Adam H. Boyette, Alyssa N. Crittenden, Barry S. Hewlett und Michael E. Lamb, »Gender-Typed and Gender-Segregated Play Among Tanzanian Hadza and Congolese BaYaka Hunter-Gatherer Children and Adolescents«, *Child Development* 91, no. 4 (2020): 1284–301.

20. Fausto-Sterling, *Myths of Gender*, 137 [dt. *Gefangene des Geschlechts*, S. 193 f.].

21. R. M. Jordan-Young, *Brain Storm: The Flaws in the Science of Sex Differences* (Cambridge, MA: Harvard University Press, 2011), 291.

22. Gina Rippon, *The Gendered Brain: The New Neuroscience That Shatters the Myth of the Female Brain* (New York: Random House, 2019), xix.

23. Lise Eliot, »Neurosexism: The Myth That Men and Women Have Different Brains«, *Nature* 566, no. 7745 (2019): 453–54.

KAPITEL 4

1. Diana Mettadewi Jong, Aman B. Pulungan, Bambang Tridjaja Aap und Jose R. L. Batubara, »5-alpha-reductase Deficiency: A Case Report«, *Paediatrica Indonesiana* 43, no. 6 (2003): 234–40.

2. Berenice B. Mendonca, Rafael Loch Batista, Sorahia Domenice, Elaine M. F. Costa, Ivo J. P. Arnhold, David W. Russell und Jean D. Wilson, »Steroid 5α-Reductase 2 Deficiency«, *Journal of Steroid Biochemistry and Molecular Biology* 163 (2016): 206–11.

3. Einen Überblick über die Funktion von T und DHT bei 5-ARD gibt Julianne Imperato-McGinley und Y.-S. Zhu, »Androgens and Male Physiology the Syndrome of 5α-Reductase-2 Deficiency«, *Molecular and Cellular Endocrinology* 198, no. 1–2 (2002): 51–59.

4. John C. Achermann und Ieuan A. Hughes, »Pediatric Disorders of Sex Development«, in *Williams Textbook of Endocrinology*, 13th ed., ed. Shlomo Melmed, Kenneth Polonsky, P. Larsen, and Henry Kronenberg (Philadelphia: Elsevier Health Sciences, 2016), Kap. 23.

5. Julianne Imperato-McGinley, Ralph E. Peterson, Teofilo Gautier und Erasmo Sturla, »Androgens and the Evolution of Male-Gender Identity Among Male Pseudohermaphrodites with 5α-Reductase Deficiency«, *New England Journal of Medicine* 300, no. 22 (1979): 1236.

6. Imperato-McGinley et al., »Androgens and the Evolution of Male-Gender Identity«, 1237.

7. Vivian Sobel und Julianne Imperato-McGinley, »Gender Identity in XY Intersexuality«, *Child and Adolescent Psychiatric Clinics of North America* 13, no. 3 (2004): 611.

8. Peggy T. Cohen-Kettenis, »Gender Change in 46 XY Persons with 5α-Reductase-2 Deficiency and 17β-Hydroxysteroid Dehydroge-nase-3 Deficiency«, *Archives of Sexual Behavior* 34, no. 4 (2005): 399–410; und Rafael Loch Batista und Berenice Bilharinho Men-donca, »Integrative and Analytical Review of the 5-Alpha-Reductase Type 2 Deficiency Worldwide«, *Application of Clinical Genetics* 13 (2020): 83–96.

9. Ruth Bleier, J. A. Keelan, Julianne Imperato-McGinley und Ralph E. Peterson, »Why Does a Pseudohermaphrodite Want to Be a Man?«, correspondence, *New England Journal of Medicine* 301, no. 15 (1979): 839–40.

10. BBC, »The Extraordinary Case of the Guevedoces«, *BBC News Magazine*, 15. September 2015, https://www.bbc.com/news/maga-zine-34290981.

11. Julianne Imperato-McGinley, Luis Guerrero, Teofilo Gautier und Ralph E. Peterson, »Steroid 5α-Reductase Deficiency in Man: An Inherited Form of Male Pseudohermaphroditism«, *Science* 186, no. 4170 (1974): 1212–15, wurde laut Google Scholar 1488 mal zitiert (Stand Dezember 2020).

12. Imperato-McGinley et al., »Androgens and the Evolution of Male-Gender Identity«, 1235.

13. Bleier et al., »Why Does a Pseudohermaphrodite Want to Be a Man?«, 840.

14. Ruth Bleier, *Science and Gender: A Critique of Biology and Its Theories on Women* (New York: Pergamon Press, 1984), 109.

15. Frank A. Beach, »Sexual Attractivity, Proceptivity, and Receptivity in Female Mammals«, *Hormones and Behavior* 7, no. 1 (1976): 105–38.

16. R. J. Nelson und L. J. Kriegsfeld, *An Introduction to Behavioral*

Endocrinology, 5th ed. (Sunderland, MA: Sinauer Associates, 2017), 283–84.

17. Einen Überblick über die Bedeutung der Hormone für die »Programmierung« von Hohlkreuz und Begattungsstellung gibt Arthur P. Arnold, »The Organizational-Activational Hypothesis as the Foundation for a Unified Theory of Sexual differentiation of All Mammalian Tissues«, *Hormones and Behavior* 55, no. 5 (2009): 570–78.

18. Nelson und Kriegsfeld, *Introduction to Behavioral Endocrinology*, 216–22.

19. Nelson und Kriegsfeld, *Introduction to Behavioral Endocrinology*, 120–21.

20. William C. Young, Robert W. Goy und Charles H. Phoenix, »Hormones and Sexual Behavior«, *Science* 143, no. 3603 (1964): 212–18 (Hervorhebung von mir).

21. Charles H. Phoenix, Robert W. Goy, Arnold A. Gerall und William C. Young, »Organizing Action of Prenatally Administered Testosterone Propionate on the Tissues Mediating Mating Behavior in the Female Guinea Pig«, *Endocrinology* 65, no. 3 (1959): 369–82.

22. Arnold, »The Organizational-Activational Hypothesis as the Foundation for a Unified Theory of Sexual Differentiation of All Mammalian Tissues«.

23. Phoenix et al., »Organizing Action of Prenatally Administered Testosterone Propionate«.

24. Bleier et al., »Why Does a Pseudohermaphrodite Want to Be a Man?«, 840.

25. R. W. Goy und J. A. Resko, »Gonadal Hormones and Behavior of Normal and Pseudohermaphroditic Nonhuman Female Primates«, *Recent Progress in Hormone Research* 28 (1972): 707–33.

26. Dies ist eine Version der Unterscheidung zwischen unmittelbarer und letzter Erklärung. In einer anderen meint man mit unmittelbaren Ursachen diejenigen, die unmittelbar vor dem zu erklärenden Phänomen wirksam werden, während letzte Ursachen in der entfernten Vergangenheit liegen. Beide kann man leicht verwechseln, sie sind aber unterschiedlich. Siehe See David Haig, »Proximate and Ultimate Causes: How Come? and What For?«, *Biology and Philosophy* 28, no. 5 (2013): 781–86.

27. D. H. Thor und W. J. Carr, »Sex and Aggression: Competitive Mating Strategy in the Male Rat«, *Behavioral and Neural Biology* 26, no. 3 (1979): 261–65.

28. Anne Campbell, »Staying Alive: Evolution, Culture, and Women's Intrasexual Aggression«, *Behavioral and Brain Sciences* 22, no. 2 (1999): 203–14.

29. Anthony P. Auger und Kristin M. Olesen, »Brain Sex Differences and the Organization of Juvenile Social Play Behavior«, *Journal of Neuroendocrinology* 21, no. 6 (2009): 519–25.

30. Dorothy Einon und Michael Potegal, »Enhanced Defense in Adult Rats Deprived of Playfighting Experience as Juveniles«, *Aggressive Behavior* 17, no. 1 (1991): 27–40; und Aileen D. Gruendel und William J. Arnold, »Influence of Preadolescent Experiential Factors on the Development of Sexual Behavior in Albino Rats«, *Journal of Comparative and Physiological Psychology* 86, no. 1 (1974): 172–78.

31. Celia Moore, »Maternal Behavior of Rats Is Affected by Hormonal Condition of Pups«, *Journal of Comparative and Physiological Psychology* 96, no. 1 (1982): 123–29.

32. Celia L. Moore, »Maternal Contributions to the Development of Masculine Sexual Behavior in Laboratory Rats«, *Developmental Psychobiology* 17, no. 4 (1984): 347–56; und Lynda I. A. Birke und Dawn Sadler, »Differences in Maternal Behavior of Rats and the Sociosexual Development of the Offspring«, *Developmental Psychobiology* 20, no. 1 (1987): 85–99.

33. Annamarja Lamminmäki, Melissa Hines, Tanja Kuiri-Hänninen et al., »Testosterone Measured in Infancy Predicts Subsequent Sex-Typed Behavior in Boys and in Girls«, *Hormones and Behavior* 61, no. 4 (2012): 611–16.

34. James G. Pfaus, Tod E. Kippin und Genaro Coria-Avila, »What Can Animal Models Tell Us About Human Sexual Response?«, *Annual Review of Sex Research* 14, no. 1 (2003): 1–63.

35. R. Schweizer, G. Blumenstock, K. Mangelsdorf et al., »Prevalence and Incidence of Endocrine Disorders in Children: Results of a Survey in Baden-Wuerttemberg and Bavaria (EndoPrIn BB) 2000–2001«, *Klinische Pädiatrie* 222, no. 2 (2010): 67–72; P. W. Speiser, W. Arlt, R. J. Auchus, L. S. Baskin, G. S. Conway, D. P. Merke, H. F. L. Meyer-Bahlburg et al., »Congenital Adrenal Hyperplasia Due to Steroid 21-Hydroxylase Deficiency: An Endocrine Society Clinical Practice Guideline«, *Journal of Clinical Endocrinology and Metabolism* 103, no. 11 (2018): 4043–88.

36. Bei Männern wirkt sich das AGS offenbar nicht auf geschlechtstypische Verhaltensweisen wie Spielen, Berufswahl oder sexuelle

Orientierung aus, es könnte aber Aspekte der Kognition beeinflussen und insbesondere das räumliche Vorstellungsvermögen vermindern. (Bei Frauen hat AGS auf das räumliche Vorstellungsvermögen offenbar keinen Einfluss.) Siehe Marcia L. Collaer und Melissa Hines, »No Evidence for Enhancement of Spatial Ability with Elevated Prenatal Androgen Exposure in Congenital Adrenal Hyperplasia: A Meta-Analysis«, *Archives of Sexual Behavior* 49, no. 2 (2020): 395–411.

37. Sheri A. Berenbaum und Adriene M. Beltz, »Sexual Differentiation of Human Behavior: Effects of Prenatal and Pubertal Organizational Hormones«, *Frontiers in Neuroendocrinology* 32, no. 2 (2011): 183–200.

38. Rafał Podgórski, David Aebisher, Monika Stompor, Dominika Podgórska und Artur Mazur, »Congenital Adrenal Hyperplasia: Clinical Symptoms and Diagnostic Methods«, *Acta Biochimica Polonica* 65, no. 1 (2018): 25–33.

39. William R. Charlesworth und Claire Dzur, »Gender Comparisons of Preschoolers' Behavior and Resource Utilization in Group Problem Solving«, *Child Development* 58, no. 1 (1987): 191–200.

40. Joyce F. Benenson, *Warriors and Worriers: The Survival of the Sexes* (New York: Oxford University Press, 2014), 45–51; und Amanda J. Rose und Karen D. Rudolph, »A Review of Sex Differences in Peer Relationship Processes: Potential Trade-offs for the Emotional and Behavioral Development of Girls and Boys«, *Psychological Bulletin* 132, no. 1 (2006): 98–131.

41. Eleanor E. Maccoby, *The Two Sexes: Growing Up Apart, Coming Together* (Cambridge, MA: Harvard University Press, 1999): 27 [dt. *Psychologie der Geschlechter: sexuelle Identität in den verschiedenen Lebensphasen.* Üb. v. E. Vorspohl; Stuttgart: Klett-Cotta 2000]; Joyce F. Benenson, Nicholas H. Apostoleris und Jodi Parnass, »Age and Sex Differences in Dyadic and Group Interaction«, *Developmental Psychology* 33, no. 3 (1997): 538–43.

42. Beverly I. Fagot, »Consequences of Moderate Cross-Gender Behavior in Preschool Children«, *Child Development* 48, no. 3 (1977): 902–7.

43. Elizabeth V. Lonsdorf, »Sex Differences in Nonhuman Primate Behavioral Development«, *Journal of Neuroscience Research* 95, no. 1–2 (2017): 213–21; Joyce F. Benenson, »Sex Differences in Human Peer Relationships: A Primate's-Eye View«, *Current Directions in Psychological Science* 28, no. 2 (2019): 124–30; Janice M.

Hassett, Erin R. Siebert und Kim Wallen, »Sex Differences in Rhesus Monkey Toy Preferences Parallel Those of Children«, *Hormones and Behavior* 54, no. 3 (2008): 359–64; Beatrice Whiting und Carolyn Pope Edwards, »A Cross-Cultural Analysis of Sex Differences in the Behavior of Children Aged Three Through 11«, *Journal of Social Psychology* 91, no. 2 (1973): 171–88; und Jac T. M. Davis und Melissa Hines, »How Large Are Gender Differences in Toy Preferences? A Systematic Review and Meta-Analysis of Toy Preference Research«, *Archives of Sexual Behavior* 49, no. 2 (2020): 373–94.

44. Rong Su, James Rounds und Patrick Ian Armstrong, »Men and Things, Women and People: A Meta-Analysis of Sex Differences in Interests«, *Psychological Bulletin* 135, no. 6 (2009): 859–84.

45. Vickie L. Pasterski, Mitchell E. Geffner, Caroline Brain, Peter Hindmarsh, Charles Brook und Melissa Hines, »Prenatal Hormones and Postnatal Socialization by Parents as Determinants of Male-Typical Toy Play in Girls with Congenital Adrenal Hyperplasia«, *Child Development* 76, no. 1 (2005): 264–78.

46. Rebecca M. Jordan-Young, »Hormones, Context, and ›Brain Gender‹: A Review of Evidence from Congenital Adrenal Hyperplasia«, *Social Science and Medicine* 74, no. 11 (2012): 1738–44.

47. Adriene M. Beltz, Jane L. Swanson und Sheri A. Berenbaum, »Gendered Occupational Interests: Prenatal Androgen Effects on Psychological Orientation to Things Versus People«, *Hormones and Behavior* 60, no. 4 (2011): 313–17; und Sheri A. Berenbaum, »Beyond Pink and Blue: The Complexity of Early Androgen Effects on Gender Development«, *Child Development Perspectives* 12, no. 1 (2018): 58–64.

48. In dem Bestreben, unnötige chirurgische Eingriffe bei Intersex-Kindern zu vermeiden, gab beispielsweise das Boston Children's Hospital kürzlich bekannt, man werde an Kindern, die noch nicht alt genug sind, um den Eingriff zu verstehen und zuzustimmen, keine Operationen an den Geschlechtsorganen mehr vornehmen. Die Chirurgen der Klinik werden eine »zu große« Klitoris (die vielleicht einem Penis ähnelt) nicht verkleinern und keine »Vaginoplastik« vornehmen, bei der etwas Ähnliches wie eine Vagina geschaffen wird. Shefali Luthra, »Boston Children's Hospital Will No Longer Perform Two Types of Intersex Surgery on Children«, *USA Today*, 22. Oktober 2020.

49. Jordan-Young, »Hormones, Context, and ›Brain Gender‹«.

50. Hugh Lytton und David M. Romney, »Parents' Differential Socializa-

tion of Boys and Girls: A Meta-Analysis«, *Psychological Bulletin* 109, no. 2 (1991): 267–96.

51. Celina C. C. Cohen-Bendahan, Cornelieke van de Beek und Sheri A. Berenbaum, »Prenatal Sex Hormone Effects on Child and Adult Sex-Typed Behavior: Methods and Findings«, *Neuroscience and Biobehavioral Reviews* 29, no. 2 (2005): 353–84. Siehe aber auch Wang I. Wong, Vickie Pasterski, Peter C. Hindmarsh, Mitchell E. Geffner und Melissa Hines, »Are There Parental Socialization Effects on the Sex-Typed Behavior of Individuals with Congenital Adrenal Hyperplasia?«, *Archives of Sexual Behavior* 42, no. 3 (2013): 381–91; in dieser (Außenseiter-)Studie wurde berichtet, Eltern würden AGS-Mädchen stärker zum Spiel mit jungentypischem Spielzeug auffordern als nicht betroffene Töchter. Aber auch diese Autoren gelangen zu dem Schluss, dass die Androgeneinwirkung vor der Geburt ebenfalls zum geschlechtstypischen Spielzeuggebrauch beiträgt.

52. Kay Bussey and Albert Bandura, »Influence of Gender Constancy and Social Power on Sex-Linked Modeling«, *Journal of Personality and Social Psychology* 47, no. 6 (1984): 1292–302.

53. Melissa Hines, »Prenatal Testosterone and Gender-Related Behaviour«, *European Journal of Endocrinology* 155, suppl. 1 (2006): S115-S121.

54. Melissa Hines, »Prenatal Endocrine Influences on Sexual Orientation and on Sexually Differentiated Childhood Behavior«, *Frontiers in Neuroendocrinology* 32, no. 2 (2011): 170–82; Melissa Hines, »Human Gender Development«, *Neuroscience and Biobehavioral Reviews* 118 (2020): 89–96; siehe aber auch Rebecca Christine Knickmeyer, Sally Wheelwright, Kevin Taylor, Peter Raggatt, Gerald Hackett und Simon Baron-Cohen, »Gender-Typed Play and Amniotic Testosterone«, *Developmental Psychology* 41, no. 3 (2005): 517–58; hier wurde nichts gefunden.

55. Die Geschlechterunterschiede in der Menge der Geschlechtshormone sind nicht der einzige körperliche Aspekt, der sich unmittelbar auf das Verhalten auswirken kann (im Gegensatz zu indirekten Auswirkungen, beispielsweise durch Geschlechtsorgane oder Muskelmasse). Zusätzlich zu den Genen auf dem Y-Chromosom, die bei Frauen nicht vorhanden sind, spielt die Zahl der X-Chromosomen eine Rolle. Manchen neueren Befunden zufolge könnte die Gendosis der Gene auf dem X-Chromosom in Verbindung mit der Expression der männlichen Gene des Y-Chromosoms geschlechtsspezifische Auswirkungen auf Entwicklung und Funktion von

Geweben haben, unter anderem auch während wichtiger Phasen der Gehirnentwicklung. Dieser Gedanke wird ganz allgemein durch zwei Übersichtsartikel gestützt: Daniel M. Snell und James M. A. Turner, »Sex Chromosome Effects on Male-Female Differences in Mammals«, *Current Biology* 28, no. 22 (2018): R1313-R24; Arthur P. Arnold, »Sexual Differentiation of Brain and Other Tissues: Five Questions for the Next 50 Years«, *Hormones and Behavior* 120 (2020): 104691.

Zur Expression der Gene auf dem Y-Chromosom im Körpergewebe ausserhalb der Keimzellen siehe Alexander K. Godfrey, Sahin Naqvi, Lukáš Chmátal, Joel M. Chick, Richard N. Mitchell, Steven P. Gygi, Helen Skaletsky und David C. Page, »Quantitative Analysis of Y-Chromosome Gene Expression Across 36 Human Tissues«, *Genome Research* 30, no. 6 (2020): 860–73.

Über die Expression der Gene auf dem Y-Chromosom im Gehirn berichten Ivanka Savic, Louise Frisen, Amirhossein Manzouri, Anna Nordenstrom und Angelica Lindén Hirschberg, »Role of Testosterone and Y Chromosome Genes for the Masculinization of the Human Brain«, *Human Brain Mapping* 38, no. 4 (2017): 1801–14.

Zu Geschlechterunterschieden in der Expression der Gene auf dem X-Chromosom und ihre Bedeutung für Krankheiten siehe Haiko Schurz, Muneeb Salie, Gerard Tromp, Eileen G. Hoal, Craig J. Kinnear und Marlo Möller, »The X Chromosome and Sex-Specific Effects in Infectious Disease Susceptibility«, *Human Genomics* 13, no. 1 (2019): 1–12.

KAPITEL 5

1. Claire Watson, »Semenya Humiliated: Athletics Chief«, Reuters, 20. August 2009, https://af.reuters.com/article/idAFJO-E57JoNP20090820.
2. Christopher Clarey und Gina Kolata, »Gold Awarded amid Dispute over Runner's Sex«, *New York Times*, 20. August 20 2009.
3. Karolos Grahmann, »Savinova Stripped of London Games 800 m Gold for Doping«, Reuters, 10. Februar 2017.
4. William Lee Adams, »Could This Women's World Champ Be a Man?«, *Time*, 21. August 2009.
5. »Makeover for SA Gender-Row Runner«, *BBC News*, 8. September 2009, http://news.bbc.co.uk/2/hi/8243553.stm; und Tracy

Clark-Flory, »Sex Test Runner Gets a Girly Makeover«, *Salon*, 8. September 2009, https://www.salon.com/2009/09/08/runner_makeover/.

6. »Caster Semenya: Anatomy of Her Case«, *Telegraph* (UK), 6. Juli 2010.

7. Rick Maese, »Court Rules Olympic Runner Caster Semenya Must Use Hormone-Suppressing Drugs to Compete«, *Washington Post*, 1. Mai 2019.

8. Es gibt keine Anhaltspunkte, dass die Bestimmungen sich gezielt gegen Semenya richten sollten. Die IAAF beschäftigte sich zu dieser Zeit auch mit mehreren anderen Fällen von Intersex-Athletinnen.

9. »IAAF Response to Swiss Federal Tribunal's Decision«, World Athletics, Monaco, Pressemitteilung, 31. Juli 2019, https://www.worldathletics.org/news/press-release/swiss-federal-tribunal-decision.

10. Jacob Bogage, »Caster Semenya Blocked from Defending 800 Title at Worlds After Swiss Court Reverses Ruling«, *Washington Post*, 30. Juli 2019.

11. David J. Handelsman, Angelica L. Hirschberg und Stephane Bermon, »Circulating Testosterone as the Hormonal Basis of Sex Differences in Athletic Performance«, *Endocrine Reviews* 39, no. 5 (2018): 803–29.

12. »›But Seriously,‹ Tennis Great John McEnroe Says He's Seeking ›Inner Peace‹«, *Weekend Edition Sunday*, National Public Radio, 25. Juni 2017, https://www.npr.org/2017/06/25/534149646/but-seriously-tennis-great-john-mcenroe-says-hes-seeking-inner-peace.

13. Cindy Boren, »Serena Williams vs. John McEnroe: It's Game, Set, Match Serena with a Nude Vanity Fair Cover to Boot«, *Washington Post*, 27. Juni 2017.

14. Evan Hilbert, »Serena Williams on Playing Andy Murray: ›I'd Lose 6-0, 6-0‹«, CBS Sports, 23. August 2013.

15. verändert nach David J. Handelsman, »Sex Differences in Athletic Performance Emerge Coinciding with the Onset of Male Puberty«, *Clinical Endocrinology* 87, no. 1 (2017): 68–72.

16. Eine umfassende Darstellung der Entwicklung der Geschlechterunterschiede beim Werfen und sportlicher Fähigkeiten im Allgemeinen gibt David J. Epstein, *The Sports Gene: Inside the Science of Extraordinary Athletic Performance* (New York: Current, 2014), 56–74

[dt. *Die Siegergene: Talent, Übung und die Wahrheit über außergewöhnlichen Erfolg.* Üb. v. M. Limper; München: Redline 2020].

17. Jerry Thomas zitiert in Tamar Haspel, »Throw Like a Girl? With Some Practice, You Can Do Better«, *Washington Post*, 10. September 2012.

18. Øyvind Sandbakk, Guro Strøm Solli und Hans-Christer Holmberg, »Sex Differences in World-Record Performance: The Influence of Sport Discipline and Competition Duration«, *International Journal of Sports Physiology and Performance* 13, no. 1 (2018): 2–8; und Beat Knechtle et al., »Women Outperform Men in Ultra-Distance Swimming: The Manhattan Island Marathon Swim from 1983 to 2013«, *International Journal of Sports Physiology and Performance* 9, no. 6 (2014): 913–24.

19. Sandbakk, Solli und Holmberg, »Sex Differences in World-Record Performance«.

20. »Season Top Lists: 100 Meters Men, 100 Meters Women«, World Athletics (2019), abgerufen am 15. August 2020, https://www. worldathletics.org/records/toplists/sprints/100-metres/outdoor/ men/senior/2019?regionType=world&timing=electronic&windRea- ding=regular&page=23&bestResultsOnly=true. Bei IAAF-Laufwett- bewerben 2019 traten in den Klassen der Senioren, (die für alle Altersstufen offen ist) und der unter Zwanzigjährigen insgesamt 8100 Männer und 5470 Frauen an. Den Rekord für Frauen stellte Shelly-Ann Fraser-Pryce aus Jamaika mit 10,71 Sekunden auf, den für Männer Cristian Coleman mit 9,76 Sekunden. Etwa 2100 Män- ner in der Klasse der Älteren und 500 bei den unter Zwanzigjähri- gen liefen schneller als 10,71 Sekunden und unterboten damit den Rekord von Fraser-Pryce.

21. Fred Dreier, »Q&A: Dr. Rachel McKinnon, Masters Track Champion and Transgender Athlete«, VeloNews, 15. Oktober 2018, https://www. velonews.com/news/qa-dr-rachel-mckinnon-masters-track-cham- pion-and-transgender-athlete/.

22. Mindy Millard-Stafford, Ann E. Swanson und Matthew T. Wittbrodt, »Nature Versus Nurture: Have Performance Gaps Between Men and Women Reached an Asymptote?«, *International Journal of Sports Phy- siology and Performance* 13, no. 4 (2018): 530–35; Zur zeitlichen Entwicklung der Geschlechterunterschiede bei Olympischen Spielen siehe Thibault et al., »Women and Men in Sports Performance«, 214.

23. Millard-Stafford et al., »Nature Versus Nurture«, *International Journal of Sports Physiology and Performance* 13, no. 4 (2018): 530–535. Valérie Thibault, Marion Guillaume, Geoffroy Berthelot et al., »Women and Men in Sport Performance: The Gender Gap Has Not Evolved Since 1983«, *Journal of Sports Science and Medicine* 9, no. 2 (2010): 214–23; Laura Capranica, Maria F. Piacentini, Shona Halson et al., »The Gender Gap in Sport Performance: Equity Influences Equality«, *International Journal of Sports Physiology and Performance* 8, no. 1 (2013): 99–103, vertreten dagegen die Ansicht, dass wir die Grenzen der sportlichen Leistungsfähigkeit von Frauen erst dann einschätzen werden können, wenn Frauen und Männer gleiche Chancen und die gleiche Vergütung erhalten.

24. Beth Jones zitiert in Sean Ingle, »Why Calls for Athletes to Compete as a Homogenised Group Should Be Resisted«, *Guardian*, 10. Dezember 2017.

25. Rebecca M. Jordan-Young and Katrina Karkazis, »Five Myths About Testosterone«, *Washington Post*, 25. Oktober 2019.

26. Jordan-Young und Karkazis, »Five Myths About Testosterone«.

27. Anthony C. Hackney and Amy R. Lane, »Low Testosterone in Male Endurance-Trained Distance Runners: Impact of Years in Training«, *Hormones* 17, no. 1 (2018): 137–39; Javier Alves, Víctor Toro, Gema Barrientos et al., »Hormonal Changes in High-Level Aerobic Male Athletes During a Sports Season«, *International Journal of Environmental Research and Public Health* 17, no. 16 (2020): 5833; S. Bermon und P. Y. Garnier, »Serum Androgen Levels and Their Relation to Performance in Track and Field: Mass Spectrometry Results from 2127 Observations in Male and Female Elite Athletes«, *British Journal of Sports Medicine* 51, no. 17 (2017): 1309–14, berichtet über Befunde, wonach Frauen bei den meisten Leichtathletik-Sportarten einen einheitlichen, positiven Zusammenhang zwischen T-Spiegel und Leistung aufweisen.

28. Die »klassische«, d. h. am besten dokumentierte Wirkung der Steroidhormone ist der direkte Effekt auf die Gentranskription, den ich im Haupttext beschrieben habe. Steroide können aber auch auf einem schnelleren Weg wirken, diese Wirkung ist aber nicht umfassend untersucht. Bei der »nichtgenomischen« Wirkung interagieren die Steroidhormone nicht mit Rezeptoren im Cytoplasma oder im Zellkern, sondern mit membrangebundenen Rezeptoren, die dann die Gentranskription beeinflussen. Dieses

faszinierende Forschungsgebiet wirft Licht auf neue schnelle Wirkungsmechanismen der Steroide, die Körper oder Verhalten in kürzerer Zeit beeinflussen können als die genomische Wirkung. Wahrscheinlich prägen schnelle, nichtgenomische Steroidwirkungen auch die zukünftige Aktivität des Genoms. Einen Überblick über nichtgenomische Wirkungen von Steroiden geben Sandi R. Wilkenfeld, Chenchu Lin und Daniel E. Frigo, »Communication Between Genomic and Non-Genomic Signaling Events Coordinate Steroid Hormone Actions«, *Steroids* 133 (2018): 2–7.

29. Mathis Grossmann, »Utility and Limitations in Measuring Testosterone«, in *Testosterone: From Basic to Clinical Aspects*, ed. Alexandre Hohl (Cham, Switzerland: Springer International, 2017), 97–107.

30. Es gibt noch einen weiteren Grund, warum der RIA häufig zu hohe Testosteronspiegel liefert: Speichelproben sind häufig mit Blutspuren verunreinigt, was die Ergebnisse verfälscht. Siehe Katie T. Kivlighan, Douglas A. Granger, Eve B. Schwartz, Vincent Nelson, Mary Curran und Elizabeth A. Shirtcliff, »Quantifying Blood Leakage into the Oral Mucosa and Its Effects on the Measurement of Cortisol, Dehydroepiandrosterone, and Testosterone in Saliva«, *Hormones and Behavior* 46, no. 1 (2004): 39–46. Weitere Belege für die Fehler und Ungereimtheiten, die durch Kreuzreaktivität bei der Steroidmessung mittels RIA auftreten, berichten Frank Z. Stanczyk, Michael M. Cho, David B. Endres, John L. Morrison, Stan Patel und Richard J. Paulson, »Limitations of Direct Estradiol and Testosterone Immunoassay Kits«, *Steroids* 68, no. 14 (2003): 1173–78.

31. Keith M. Welker, Bethany Lassetter, Cassandra Brandes et al., »A Comparison of Salivary Testosterone Measurement Using Immunoassays and Tandem Mass Spectrometry«, *Psychoneuroendocrinology* 71 (2016): 180–88.

32. David A. Herold und Robert L. Fitzgerald, »Immunoassays for Testosterone in Women: Better Than a Guess?«, *Clinical Chemistry* 49, no. 8 (2003): 1250–51.

33. Valérie Moal, Elisabeth Mathieu, Pascal Reyner et al., »Low Serum Testosterone Assayed by Liquid Chromatography-Tandem Mass Spectrometry. Comparison with Five Immunoassay Techniques«, *Clinica Chimica Acta* 386, no. 1 (2007): 12–19.

34. Sari M. van Anders, Zach C. Schudson, Emma C. Abed et al., »Biological Sex, Gender, and Public Policy«, *Policy Insights from the Behavioral and Brain Sciences* 4, no. 2 (2017): 194–201.

35. Zu ähnlichen Behauptungen über die Überschneidung der T-Spiegel von Männern und Frauen siehe Katrina Karkazis and Rebecca Jordan-Young, »Debating a Testosterone ›Sex Gap‹«, *Science* 348, no. 6237 (2015): 858–60; und Cara Tannenbaum und Sheree Bekker, »Sex, Gender, and Sports«, editorial, *BMJ* 364 (2019): 1120.

36. Allison Whitten, »Untangling Gender and Sex in Humans«, *Discover*, 23. Juli 2020.

37. Handelsman, Hirschberg, and Bermon, »Circulating Testosterone as the Hormonal Basis of Sex Differences in Athletic Performance«.

38. Auch wenn man die Massenspektrometrie zur Steroidanalyse einsetzt, liefern Blutproben genauere Werte für den T-Spiegel im Serum als Speichel. Siehe Tom Fiers, Joris Delanghe, Guy T'Sjoen, Eva Van Caenegem, Katrien Wierckx und Jean-Marc Kaufman, »A Critical Evaluation of Salivary Testosterone as a Method for the Assessment of Serum Testosterone«, *Steroids* 86 (2014): 5–9; und B. G. Keevil, P. MacDonald, W. Macdowall, D. M. Lee, F. C. W. Wu und NATSAL Team. »Salivary Testosterone Measurement by Liquid Chromatography Tandem Mass Spectrometry in Adult Males and Females«, *Annals of Clinical Biochemistry* 51, no. 3 (2014): 368–78.

39. Handelsman, Hirschberg und Bermon, »Circulating Testosterone as the Hormonal Basis of Sex Differences in Athletic Performance«, 806.

40. Abbildung verändert mit Genehmigung von Doriane L. Coleman, »Sex in Sport«, *Law and Contemporary Problems* 80 (2017): 63–126 auf Grundlage der Originaldaten aus Richard V. Clark, Jeffrey A. Wald, Ronald S. Swerdloff, Christina Wang, Frederick C. W. Wu, Larry D. Bowers und Alvin M. Matsumoto, »Large Divergence in Testosterone Concentrations Between Men and Women: Frame of Reference for Elite Athletes in Sex-Specific Competition in Sports, a Narrative Review«, *Clinical Endocrinology* 90, no. 1 (2019): 15–22.

41. Valentina Rodriguez Paris und Michael J. Bertoldo, »The Mechanism of Androgen Actions in PCOS Etiology«, *Medical Sciences* (Basel, Switzerland) 7, no. 9 (2019): 1–12.

42. Manche Männer sind aus verschiedenen nichtmedizinischen Gründen »freiwillig« Eunuchen, das heißt, sie wollen sich kastrieren lassen. Einen Überblick gibt Thomas W. Johnson, Michelle A. Brett, Lesley F. Roberts und Richard J. Wassersug, »Eunuchs in Contemporary Society: Characterizing Men Who Are Voluntarily Castrated (Part I)«, *Journal of Sexual Medicine* 4, no. 4 (2007): 930–45.

43. »IAAF Publishes Briefing Notes and Q&A on Female Eligibility Regulations«, World Athletics, Pressemitteilung, 7. Mai 2019, https://www.worldathletics.org/news/press-release/questions-answers-iaaf-female-eligibility-reg.

44. Abbildung verändert mit Genehmigung aus Coleman, »Sex in Sport«, auf der Grundlage von Originaldaten aus Clark et al., »Large Divergence in Testosterone Concentrations Between Men and Women«.

45. Shalender Bhasin, Michael Pencina, Guneet Kaur Jasuju et al., »Reference Ranges for Testosterone in Men Generated Using Liquid Chromatography Tandem Mass Spectrometry in a Community-Based Sample of Healthy Nonobese Young Men in the Framingham Heart Study and Applied to Three Geographically Distinct Cohorts«, *Journal of Clinical Endocrinology and Metabolism* 96, no. 8 (2011): 2430–39; und S. Mitchell Harman, E. Jeffrey Metter, Jordan D. Tobin, Jay Pearson, and Marc R. Blackman, »Longitudinal Effects of Aging on Serum Total and Free Testosterone Levels in Healthy Men«, *Journal of Clinical Endocrinology and Metabolism* 86, no. 2 (2001): 724–31. Einen altersbedingten Rückgang des T-Spiegels findet man nicht immer; insbesondere in nichtwestlichen, weniger urbanen Gesellschaften ist der T-Spiegel bei Männern häufig niedriger. Siehe Peter T. Ellison und Catherine Panter-Brick, »Salivary Testosterone Levels Among Tamang and Kami Males of Central Nepal«, *Human Biology* 68, no. 6 (1996): 955–65; und Peter T. Ellison, Richard G. Bribiescas, Gillian R. Bentley et al., »Population Variation in Age-Related Decline in Male Salivary Testosterone«, *Human Reproduction* 17, no. 12 (2002): 3251–53. Einen Überblick über T und seine Wirkung im Laufe des Lebens von Männern gibt Richard G. Bribiescas, »Reproductive Ecology and Life History of the Human Male«, *American Journal of Physical Anthropology* 116, no. S33 (2001): 148–76.

46. Ana Paula Abreu und Ursula B. Kaiser, »Pubertal Development and Regulation«, Lancet: *Diabetes and Endocrinology* 4, no. 3 (2016): 254–64.

47. Karen L. Herbst und Shalender Bhasin, »Testosterone Action on Skeletal Muscle«, *Current Opinion in Clinical Nutrition & Metabolic Care* 7, no. 3 (2004): 271–77; und James G. MacKrell, Benjamin C. Yaden, Heather Bullock et al., »Molecular Targets of Androgen Signaling That Characterize Skeletal Muscle Recovery and Regeneration«, *Nuclear Receptor Signaling* 13, no. 1 (2015): 1–19.

48. Phillip Bishop, Kirk Cureton und Mitchell Collins, »Sex Difference in Muscular Strength in Equally-Trained Men and Women«, *Ergonomics* 30, no. 4 (1987): 675–87; und J. C. Wells, »Sexual Dimorphism of Body Composition«, *Best Practice and Research in Clinical Endocrinology and Metabolism* 21, no. 3 (2007): 415–30.

49. In der Kindheit sind die Knochen von Sofia und Sam ungefähr mit der gleichen, im Vergleich zur Pubertät geringen Geschwindigkeit gewachsen, und zwar vor allem unter dem Einfluss des Wachstumshormons und des Faktors IGF-1. Diese Hormone bauen Gewebe auf und machen Babys zu Kleinkindern. In der Pubertät werden die Wirkungen beider Substanzen durch die Geschlechtshormone verstärkt, sodass die Knochen schneller wachsen.

50. Daniela Merlotti, Luigi Gennari, Stolakis Konstantinos und Nuti Ranuccio, »Aromatase Activity and Bone Loss in Men«, *Journal of Osteoporosis* 2011 (2011), article 230671.

51. Christine Wohlfahrt-Veje, Annette Mouritsen, Casper P. Hagen et al., »Pubertal Onset in Boys and Girls Is Influenced by Pubertal Timing of Both Parents«, *Journal of Clinical Endocrinology and Metabolism* 101, no. 7 (2016): 2667–74.

52. Androgene wirken sich positiv auf die Hämoglobinmenge aus. Zu Wirkungen bei Männern siehe Shalender Bhasin, Linda Woodhouse, Richard Casaburi et al., »Testosterone Dose-Response Relationships in Healthy Young Men«, *American Journal of Physiology-Endocrinology and Metabolism* 281, no. 6 (2001): 1172–81. Über die Wirkungen starker Testosteronveränderungen bei Transgender-Menschen, die Testosteron im Rahmen einer Geschlechtsangleichung nehmen oder blockieren, berichten Denise Chew, Jemma Anderson, Katrina Williams, Tamara May und Kenneth Pang, »Hormonal Treatment in Young People with Gender Dysphoria: A Systematic Review«, *Pediatrics* 141, no. 4 (2018): e20173742.

53. Rebecca M. Jordan-Young und Katrina Karkazis, *Testosterone: An Unauthorized Biography* (Cambridge, MA: Harvard University Press, 2019), 289 [dt. *Testosteron: warum ein Hormon nicht als Ausrede taugt.* Üb. v. H. Kober; München: Hanser 2020](Hervorhebung von mir).

54. Wiederholung von Bhasins Studien: Joel S. Finkelstein, Hang Lee, Sherri-Ann Burnett-Bowie et al., »Gonadal Steroids and Body Composition, Strength, and Sexual Function in Men«, *New England Journal of Medicine* 369, no. 11 (2013): 1011–22. Siehe auch Stefan M. Pasiakos, Claire E. Berryman, J. Philip Karl et al., »Effects of

Testosterone Supplementation on Body Composition and Lower-Body Muscle Function During Severe Exercise-and Diet-Induced Energy Deficit: A Proof-of-Concept, Single Centre, Randomised, Double-Blind, Controlled Trial«, *EBioMedicine* 46 (2019): 411–22.

55. S. Bermon, P. Y. Garnier, A. L. Hirschberg et al., »Serum Androgen Levels in Elite Female Athletes«, *Journal of Clinical Endocrinology and Metabolism* 99, no. 11 (2014): 4328–35.

56. Handelsman, Hirschberg und Bermon, »Circulating Testosterone as the Hormonal Basis of Sex Differences in Athletic Performance«.

57. Magnus Hagmar, Bo Berglund, Kerstin Brismar und Angelica L. Hirschberg, »Hyperandrogenism May Explain Reproductive Dysfunction in Olympic Athletes«, *Medicine and Science in Sports and Exercise* 41, no. 6 (2009): 1241–48.

58. Doug Mills, »Caster Semenya Loses Case to Compete as a Woman in All Races«, *New York Times*, 1. Mai 2019. Athleten, die den DSD-Bestimmungen der IAAF unterliegen, müssen die Geschlechtschromosomen XY, Hoden und einen Testosteronspiegel im männlichen Normbereich aufweisen. Siehe »IAAF Publishes Briefing Notes and Q&A on Female Eligibility Regulations«.

59. Über die Geschichte der Geschlechtsfeststellung im Sport (einschließlich eines Vorschlages für ein »athletisches Geschlecht«) berichtet Joanna Harper, »Athletic Gender«, *Law and Contemporary Problems* 80, no. 4 (2017): 98–110.

60. Deborah Larned, »The Femininity Test: A Woman's First Olympic Hurdle«, *Womensports* 3 (1976): 8, zitiert in V. Heggie, »Testing Sex and Gender in Sports; Reinventing, Reimagining and Reconstructing Histories«, *Endeavour* 34, no. 4 (Dezember 2010): 157–63.

61. Anna Wiik, Tommy R. Lundberg, Eric Rullman et al., »Muscle Strength, Size and Composition Following 12 Months of Gender-Affirming Treatment in Transgender Individuals«, *Journal of Clinical Endocrinology and Metabolism* 105, no. 3 (2019): e805-e813.

62. Court of Arbitration for Sport, Executive Summary, abgerufen am 15. August 2020, https://www.tas-cas.org/fileadmin/user_upload/CAS_Executive_Summary__5794_.pdf,2.

63. Court of Arbitration for Sport, Executive Summary, 6.

KAPITEL 6

1. »Red Deer«, Isle of Rum website, Isle of Rum Community Trust, aktualisiert Januar 2020, http://www.isleofrum.com/wildlifedeer.php.

2. T. H. Clutton-Brock, S. D. Albon, R. M. Gibson und F. E. Guinness, »The Logical Stag: Adaptive Aspects of Fighting in Red Deer (*Cervus elaphus* L.)«, *Animal Behaviour* 27 (1979): 211–25.

3. Rothirsche können ihre Hirschkühe wegen einer Reihe besonderer Merkmale und Verhaltensweisen besonders leicht verteidigen. Zum einen leben sie nicht in der Luft oder im Wasser, sondern an Land. Auf einer zweidimensionalen Fläche kann ein Tier eine Ressource einfacher verteidigen als in einem dreidimensionalen Raum – deshalb gibt es Harems nur bei den wenigsten Vögeln und Fischen. Man muss sich nur vorstellen, wie leicht ein fremder Fisch oder Vogel den Weg in eine Gruppe finden kann. Außerdem finden sich Rothirschweibchen in Gruppen zusammen. Eine Gruppe ist schwer zu verteidigen, wenn man sie erst zusammentreiben muss. Eine genauere Beschreibung zwei- und dreidimensionaler Räume und ihrer Auswirkungen auf die sexuelle Selektion findet sich in David Puts, »Beauty and the Beast: Mechanisms of Sexual Selection in Humans«, *Evolution and Human Behavior* 31 (1. Mai 2010): 157–75.

4. Clutton- Brock et al., »The Logical Stag«.

5. Eine Beschreibung der Kämpfe zwischen Hirschen mit Einschätzung der Bedrohung, Eskalationsstufen und dem Preis für den Kampf findet sich in den faszinierenden Buch über die Forschungsarbeiten auf Rum: Tim H. Clutton-Brock, Fiona E. Guinness und Steve D. Albon, *Red Deer: Behavior and Ecology of Two Sexes* (Chicago: University of Chicago Press, 1982), 128–39.

6. Clutton-Brock et al., »The Logical Stag«.

7. David Reby, Karen McComb, Bruno Cargnelutti et al., »Red Deer Stags Use Formants as Assessment Cues During Intrasexual Agonistic Interactions«, *Proceedings of the Royal Society B: Biological Sciences* 272, no. 1566 (2005): 941–47.

8. Clutton-Brock et al., »The Logical Stag«, 218–19.

9. In seltenen Fällen verhaken sich die Geweihe, und die Hirsche verhungern. Rebecca Nagy, »Fighting Bucks Get Their Horns Stuck Together«, Roaring Earth, n. d., https://roaring.earth/fighting-bucks-get-stuck/.

10. Im Verhältnis zu den Männchen verschaffen sich Weibchen, die sich erfolgreich fortpflanzen, im Laufe der langen Mutterlaufbahn immer mehr kleine Vorteile.

11. R. M. Gibson und F. E. Guinness, »Differential Reproduction Among Red Deer (*Cervus elaphus*) Stags on Rhum«, *Journal of Animal*

Ecology 49, no. 1 (1980): 199–208; und Roger Lewin, »Red Deer Data Illuminate Sexual Selection«, *Science* 218, no. 4578 (1982): 1206–8. Nicht alle Hirschkühe eines Harems werden in einer Paarungssaison trächtig, und die Mitgliedschaft im Harem ist während der Saison auch nicht stabil.

12. Die Daten über die Vaterschaft von Wisdom 11 im Jahr 2019 stammen aus einer persönlichen Mitteilung von Josephine Pemberton, Wissenschaftliche Leiterin auf Rum.

13. Dominanz ist in beiden Geschlechtern nicht immer mit größerem Fortpflanzungserfolg verbunden, sondern nur eine von vielen Strategien. Siehe Marlene Zuk, *Sexual Selections: What We Can and Can't Learn About Sex from Animals* (Berkeley: University of California Press, 2002), 124–28.

14. Clutton-Brock, Guinness und Albon, *Red Deer*, 121–22.

15. Zur jahreszeitlichen Veränderung der Hodengröße siehe A. F. Malo, E. R. S. Roldan, J. J. Garde et al., »What Does Testosterone Do for Red Deer Males?«, *Proceedings of the Royal Society B: Biological Sciences* 276, no. 1658 (2008): 971–80. Über Veränderungen von T-Spiegel und Hodengewicht berichten G. A. Lincoln, »The Seasonal Reproductive Changes in the Red Deer Stag (*Cervus elaphus*)«, *Journal of Zoology* 163, no. 1 (1971): 105–23; und G. A. Lincoln und R. N. B. Kay, »Effects of Season on the Secretion of LH and Testosterone in Intact and Castrated Red Deer Stags (*Cervus elaphus*)«, *Journal of Reproduction and Fertility* 55, no. 1 (1979): 75–80.

16. Benjamin D. Charlton, David Reby und Karen McComb, »Female Red Deer Prefer the Roars of Larger Males«, *Biology Letters* 3, no. 4 (2007): 382–85.

17. S. Gomez, A. J. Garcia, S. Luna et al., »Labeling Studies on Cortical Bone Formation in the Antlers of Red Deer (*Cervus elaphus*)«, *Bone* 52, no. 1 (2013): 506–15.

18. Malo et al., »What Does Testosterone Do for Red Deer Males?«; und Gomez et al., »Labeling Studies on Cortical Bone Formation«.

19. E. Gaspar-López, T. Landete-Castillejos, J. A. Estevez et al., »Seasonal Variations in Red Deer (*Cervus elaphus*) Hematology Related to Antler Growth and Biometrics Measurements«, *Journal of Experimental Zoology Part A: Ecological Genetics and Physiology* 315, no. 4 (2011): 242–49; und David Granville Thomas, »The Hormonal Control of Hair Growth in the Red Deer (*Cervus elaphus*)«, (PhD diss., University College London, 1997).

20. Malo et al., »What Does Testosterone Do for Red Deer Males?«

21. Mark L. Wolraich, David B. Wilson, and J. Wade White, »The Effect of Sugar on Behavior or Cognition in Children: A Meta- Analysis«, *JAMA* 274, no. 20 (1995): 1617–21.

22. G. A. Lincoln, Fiona Guinness und R. V. Short, »The Way in Which Testosterone Controls the Social and Sexual Behavior of the Red Deer Stag (*Cervus elaphus*)«, *Hormones and Behavior* 3, no. 4 (1972): 375–96.

23. Die sexuelle Selektion ist besonders stark bei den Männchen biologischer Arten, bei denen wie bei den Rothirschen unter den Männchen eine heftige Konkurrenz um Partnerinnen herrscht. Sie findet aber auch bei den Weibchen statt. Einen Überblick gibt T. H. Clutton-Brock und Elise Huchard, »Social Competition and Selection in Males and Females«, *Philosophical Transactions of the Royal Society B: Biological Sciences* 368, no. 1631 (2013): 20130074.

24. T. H. Clutton-Brock und G. A. Parker, »Potential Reproductive Rates and the Operation of Sexual Selection«, *Quarterly Review of Biology* 67, no. 4 (1992): 437–56.

Einen ausführlichen Überblick über die sexuelle Selektion gibt David C. Geary, *Male, Female: The Evolution of Human Sex Differences*, 3rd ed. (Washington, DC: American Psychological Association, 2021), 67–140.

Einer der wichtigsten Beiträge zur Erklärung der Unterschiede zwischen den Geschlechtern (als letzte Konsequenz der unterschiedlichen elterlichen Investitionen) ist Robert Trivers, »Parental Investment and Sexual Selection«, in *Sexual Selection and the Descent of Man, 1871–1971*, ed. Bernard Campbell, 136–79 (New York: Aldine de Gruyter, 1972).

Zu der Frage, wie Geschlechterunterschiede der elterlichen Investitionen die Paarungsstrategien prägen, siehe Donald Symons, *The Evolution of Human Sexuality* (New York: Oxford University Press, 1979), 23–25.

Die Entwicklung des Nachwuchses findet nicht bei allen Säugetierarten im Körperinneren des Weibchens statt. Die Kloakentiere oder Monotremata, darunter das Schnabeltier und vier Arten von Ameisenigeln, legen Eier. Aber wie alle Säugetiere produzieren sie Milch zur Ernährung der Jungen. Außerdem gibt es die unterschiedlichsten Paarungsstrategien. Weibliche Odinshühnchen zum Beispiel legen ihre Eier und überlassen dann dem Vater die Brutpflege; hier konkurrieren die Weibchen heftig um Partner. Ganz allgemein hat der ökologische Zusammenhang mit Faktoren wie dem Zahlenverhältnis fortpflanzungsfähiger Männchen und Weibchen starke Auswirkungen auf Art und Ausmaß der Geschlechterunterschiede bei den Paarungsstrategien. Einen Überblick gibt Clutton-Brock und Parker, »Potential Reproductive Rates and the Operation of Sexual Selection«.

25. Charles Darwin, *On the Origin of Species by Means of Natural Selection, Or Preservation of Favoured Races in the Struggle for Life* (London: John Murray, 1859), 87–88 [dt. *Der Ursprung der Arten*. Üb. v. E. Schönfeld; Stuttgart: Klett-Cotta 2018, S. 113].

26. Auch bei den Weibchen vieler Arten haben sich Anpassungen entwickelt, mit denen sie um Männchen konkurrieren; das geschieht manchmal mit offener körperlicher Aggression oder aber durch passivere Strategien wie die Auswahl der »besten« Samenzellen, nachdem diese sich bereits im Fortpflanzungstrakt befinden (»kryptische Auswahl«). Die Weibchen wählen ihre Partner anhand der genetischen Qualität, der Versorgung mit Ressourcen, der elterlichen Investitionen oder anderer Faktoren. Einen Überblick gibt Kimberly A. Rosvall, »Intrasexual Competition in Females: Evidence for Sexual Selection?«, *Behavioral Ecology* 22, no. 6 (2011): 1131–40.

27. Darwin, *On the Origin of Species*, 88 [dt. *Der Ursprung der Arten*, S. 114]. Auch hier konnte man seit Darwins Zeit die aktive Rolle der Weibchen nicht nur bei der Partnerwahl, sondern auch bei der Konkurrenz um Partner dokumentieren.

28. Charles Darwin an Asa Gray, 3. April 1860, zugänglich im Darwin Correspondence Project, Letter no. 2743, University of Cambridge, https://www.darwinproject.ac.uk/letter/DCP-LETT-2743.xml.

29. Charles Darwin, *The Descent of Man, and Selection in Relation to Sex*, 2 vols. (New York: D. Appleton, 1871), vol. 1, 422 [dt. *Die Abstammung des Menschen*. Üb. v. V. Carus; Nachdruck Wiesbaden: Fourier 1966].

30. Eine kurze Darstellung der anfänglichen Widerstände und die spätere Anerkennung der Bedeutung weiblicher Partnerwahl bei der sexuellen Selektion findet sich in Zuk, *Sexual Selections*, 7–10.

31. Beispiele für aggressive Taktiken weiblicher Tiere in Zuk, *Sexual Selections*, 128–30.

32. Jeffrey A. French, Aaryn C. Mustoe, Jon Cavanaugh and Andrew K. Birnie, »The Influence of Androgenic Steroid Hormones on Female Aggression in ›Atypical‹ Mammals«, *Philosophical Transactions of the Royal Society B: Biological Sciences* 368, no. 1631 (2013): 1–10.

33. Stephen E. Glickman, Gerald R. Cunha, Christine M. Drea, Alan J. Conley and Ned J. Place, »Mammalian Sexual Differentiation: Lessons from the Spotted Hyena«, *Trends in Endocrinology and Metabolism* 17, no. 9 (2006): 349–56. Weibliche Tüpfelhyänen besitzen zum Gebären, Urinieren und die Aufnahme des Penis beim Geschlechtsakt eine einzige Körperöffnung an der Spitze einer Penis-ähnlichen Klitoris. Damit sind sie die einzigen Säugetierweibchen, die keine Vaginalöffnung haben.

34. T. H. Clutton- Brock, S. J. Hodge, G. Spong et al., »Intrasexual Competition and Sexual Selection in Cooperative Mammals«, *Nature* 444, no. 7122 (2006): 1065–68.

35. Michael C. Moore, »Testosterone Control of Territorial Behavior: Tonic-Release Implants Fully Restore Seasonal and Short-Term Aggressive Responses in Free-Living Castrated Lizards«, *General and Comparative Endocrinology* 70, no. 3 (1988): 450–59.

36. Michael C. Moore und Catherine A. Marler, »Effects of Testosterone Manipulations on Nonbreeding Season Territorial Aggression in Free-Living Male Lizards, *Sceloporus jarrovi*«, *General and Comparative Endocrinology* 65, no. 2 (1987): 225–32.

37. Michael C. Moore, »Elevated Testosterone Levels During Nonbreeding-Season Territoriality in a Fall-Breeding Lizard, *Sceloporus jarrovi*«, *Journal of Comparative Physiology A* 158, no. 2 (1986): 159–63. Über jahreszeitliche Veränderungen des T-Spiegels berichten Moore and Marler, »Effects of Testosterone Manipulations.« Zu den Wirkungen einer Manipulation des T-Spiegels auf die aggressive Revierverteidigung im Sommer, wenn Reviere abgesteckt werden und die Aggression nicht mehr ihr höchstes Niveau hat, siehe Moore, »Testosterone Control of Territorial Behavior«, 457.

38. Wie viele Tiere, die sich jahreszeitlich paaren, so werden auch Echsen stark durch Faktoren aus der Umwelt beeinflusst, so durch andere Männchen, Temperatur, Einwirkung von Tageslicht usw.

39. John C. Wingfield, Sharon E. Lynn, and Kiran K. Soma, »Avoiding the ›Costs‹ of Testosterone: Ecological Bases of Hormone-Behavior Interactions«, *Brain, Behavior and Evolution* 57, no. 5 (2001): 239–51.

40. John C. Wingfield, Robert E. Hegner, Alfred M. Dufty und Gregory F. Ball, »The ›Challenge Hypothesis‹: Theoretical Implications for Patterns of Testosterone Secretion, Mating Systems, and Breeding Strategies«, *American Naturalist* 136, no. 6 (1990): 829–46.

41. Wingfield, Lynn, and Soma, »Avoiding the ›Costs‹ of Testosterone«.

42. John C. Wingfield, Marilyn Ramenofsky, Robert E. Hegner und Gregory F. Ball, »Whither the Challenge Hypothesis?«, *Hormones and Behavior* 123 (2020): 104588.

43. Peter T. Ellison, *On Fertile Ground: A Natural History of Human Reproduction* (Cambridge, MA: Harvard University Press, 2009), 260.

KAPITEL 7

1. Bei Menschen hat sich wahrscheinlich ein besonderer Mechanismus entwickelt, der es ihnen sehr schnell erlaubt, die Fähigkeit eines Mannes zum Kämpfen oder zur Beschaffung von Ressourcen zu beurteilen. Siehe Aaron Sell, Leda Cosmides, John Tooby, Daniel Sznycer, Christopher von Rueden und Michael Gurven, »Human Adaptations for the Visual Assessment of Strength and Fighting Ability from the Body and Face«, *Proceedings of the Royal Society B: Biological Sciences* 276, no. 1656 (2009): 575–84.

2. Daemon Fairless, *Mad Blood Stirring: The Inner Lives of Violent Men* (Toronto: Random House Canada, 2018), 4–7.

3. American Psychological Association, »Harmful Masculinity and Violence«, *In the Public Interest* newsletter, September 2018, https://www.apa.org/pi/about/newsletter/2018/09/harmful-masculinity.

4. Matthew Gutmann, »Testosterone Is Widely, and Wildly, Misunderstood«, *Psyche* newsletter, Aeon, 10. März 2020, https://aeon.co/ideas/testosterone-is-widely-and-sometimes-wildly-misunderstood.

5. Peter Landesman, »A Woman's Work«, *New York Times*, 15. September 2002.

6. Einen Überblick über Häufigkeit und Form der körperlichen Aggression von Frauen gegen Intimpartner gibt Helen Gavin und Theresa Porter, *Female Aggression* (Hoboken, NJ: John Wiley and Sons, 2014), 64–68.

7. John Archer, »Sex Differences in Aggression Between Heterosexual Partners: A Meta-Analytic Review«, *Psychological Bulletin* 126, no. 5 (2000): 651–80; Sherry L. Hamby, »Measuring Gender Differences in Partner Violence: Implications from Research on Other Forms of Violent and Socially Undesirable Behavior«, *Sex Roles* 52, no. 11–12 (2005): 725–42; und Murray A. Straus, »Dominance and Symmetry in Partner Violence by Male and Female University Students in 32 Nations«, *Children and Youth Services Review* 30, no. 3 (2008): 252–75.

8. Leonardo Christov-Moore, Elizabeth A. Simpson, Gino Coudé, Kristina Grigaityte, Marco Iacobini und Pier Francesco Ferrari, »Empathy: Gender Effects in Brain and Behavior«, *Neuroscience and Biobehavioral Reviews* 46, pt. 4 (2014): 604–27.

9. Margo Wilson und Martin Daly, »Lethal and Nonlethal Violence Against Wives and the Evolutionary Psychology of Male Sexual Proprietariness«, in *Rethinking Violence Against Women*, ed. Russell Dobash (Thousand Oaks, CA: Sage, 1998), 224; Chelsea M. Spencer and Sandra M. Stith, »Risk Factors for Male Perpetration and Female Victimization of Intimate Partner Homicide: A Meta-Analysis«, *Trauma, Violence, and Abuse* 21, no. 3 (2020): 527–40.

10. Warum Frauen ihre Intimpartner töten: Wilson und Daly, »Lethal and Nonlethal Violence Against Wives«; Nancy C. Jurik and Russ Winn, »Gender and Homicide: A Comparison of Men and Women Who Kill«, *Violence and Victims* 5, no. 4 (1990): 227–42; Kenneth Polk und David Ranson, »The Role of Gender in Intimate Homicide«, *Australian and New Zealand Journal of Criminology* 24, no. 1 (1991): 15–24; Lisa D. Brush, »Violent Acts and Injurious Outcomes in Married Couples: Methodological Issues in the National Survey of Families and Households«, *Gender and Society* 4, no. 1 (1990): 56–67; Shilan Caman, Katarina Howner, Marianne Kristiansson und Joakim Sturup, »Differentiating Male and Female Intimate Partner Homicide Perpetrators: A Study of Social, Criminological and Clinical Factors«, *International Journal of Forensic Mental Health* 15, no. 1 (2016): 26–34.

11. John Archer und Sarah M. Coyne, »An Integrated Review of Indirect, Relational, and Social Aggression«, *Personality and Social Psychology Review* 9, no. 3 (2005): 212–30. Eine evolutionstheoretische Betrachtung der Frage, wie Sprache die soziale Weitergabe von Informationen über einzelne Personen (Tratsch) ermöglicht, die sich auf den Ruf auswirken, liefert Richard Wrangham, *The Goodness Paradox: The Strange Relationship Between Virtue and Violence in Human Evolution* (New York: Pantheon, 2019), 135–36 [dt. *Die Zähmung des Menschen: warum Gewalt uns friedlicher macht*. Üb. v. J. Neubauer; München: Deutsche Verlags-Anstalt 2019]. Einen Überblick über Formen und potanzielle neuroendokrine Vermittler gibt Thomas F. Denson, Siobhan M. O'Dean, Khandis R. Blake und Joanne R. Beames, »Aggression in Women: Behavior, Brain and Hormones«, *Frontiers in Behavioral Neuroscience* 12 (2018): 81.

12. Anhaltspunkte, dass Frauen indirekte Aggression gegenüber der direkten (und körperlichen) bevorzugen, geben Joyce F. Benenson, Henry Markovits, Brittany Hultgren, Tuyet Nguyen, Grace Bullock und Richard Wrangham, »Social Exclusion: More Important to Human Females Than Males«, *PLoS One* 8, no. 2 (2013): e55851; Joyce F. Benenson, Henry Markovits, Melissa Emery Thompson und Richard W. Wrangham, »Under Threat of Social Exclusion, Females Exclude More Than Males«, *Psychological Science* 22, no. 4 (2011): 538–44; und Steven Arnocky and Tracy Vaillancourt, »Sexual Competition Among Women: A Review of the Theory and Supporting Evidence«, in *The Oxford Handbook of Women and Competition*, ed. Maryanne L. Fisher, 25–39 (New York: Oxford University Press, 2017).

13. Zu Hormonen und weiblicher Aggression siehe Kristina O. Smiley, Sharon R. Ladyman, Papillon Gustafson, David R. Grattan und Rosemary S. E. Brown, »Neuroendocrinology and Adaptive Physiology of Maternal Care«, *Current Topics in Behavioral Neuroscience* 43 (2019): 161–210. Die Ausdrucksformen der weiblichen Aggression sind wie bei Männern abhängig von physiologischen und umweltbedingten Umständen; diese scheinen auf die neuroendokrine Lenkung der Aggression einen größeren Effekt zu haben als das Geschlecht als solches. Einen Überblick gibt Natalia Duque-Wilckens und Brian C. Trainor, »Behavioral Neuroendocrinology of Female Aggression«, in *Oxford Research Encyclopedias: Neuroscience*, 1–55 (New York: Oxford University Press, 2017).

14. John Archer, »Sex Differences in Aggression in Real-World Settings: A Meta-Analytic Review«, *Review of General Psychology* 8, no. 4 (2004): 291–322.

15. Richard W. Wrangham, »Two Types of Aggression in Human Evolution«, *Proceedings of the National Academy of Sciences* 115, no. 2 (2018): 245–53; und A. Siegel und J. Victoroff, »Understanding Human Aggression: New Insights from Neuroscience«, *International Journal of Law and Psychiatry* 32, no. 4 (2009): 209–15.

16. Wrangham, »Two Types of Aggression in Human Evolution«. Eine Ausnahme ist der Krieg: Er wird geplant und ist demnach »proaktiv«.

17. Justin M. Carré, Cheryl M. McCormick, und Ahmad R. Hariri, »The Social Neuroendocrinology of Human Aggression«, *Psychoneuroendocrinology* 36, no. 7 (2011): 935–44; und Wrangham, *The Goodness Paradox*.

18. Wenfeng Zhu, Xiaolin Zhou und Ling-Xiang Xia, »Brain Structures and Functional Connectivity Associated with Individual Differences in Trait Proactive Aggression«, *Scientific Reports* 9, no. 1 (2019): 1–12; Jilly Naaijen, Leandra M. Mulder, Shahrzad Ilbegi et al., »Specific Cortical and Subcortical Alterations for Reactive and Proactive Aggression in Children and Adolescents with Disruptive Behavior«, *Neuroimage: Clinical* 27 (2020): 102344; und Meghan E. Flanigan und Scott J. Russo, »Recent Advances in the Study of Aggression«, *Neuropsychopharmacology* 44, no. 2 (2019): 241–44.

19. Mark A. Schmuckler, »What Is Ecological Validity? A Dimensional Analysis«, *Infancy* 2, no. 4 (2001): 419–36.

20. United Nations Office on Drugs and Crime, »Global Study on Homicide 2019«, Booklet 1: Executive Summary, 2019, 22, https://www.unodc.org/unodc/en/data-and-analysis/global-study-on-homicide.html.

21. Evolutionstheoretische Erläuterungen zur Gewalt von Männern gegen Intimpartner(innen): James Alan Fox und Emma E. Fridel, »Gender Differences in Patterns and Trends in US Homicide, 1976–2015«, *Violence and Gender* 4, no. 2 (2017): 37–43; und Margo Wilson und Martin Daly, »Coercive Violence by Human Males Against Their Female Partners«, in *Sexual Coercion in Primates and Humans: An Evolutionary Perspective on Male Aggression Against Females*, ed. Martin N. Muller and Richard W. Wrangham, 271–91 (Cambridge, MA: Harvard University Press, 2009).
Frauen töten fast nie andere Frauen. Wie bei den Männern handelt es sich bei ihren Opfern des anderen Geschlechts häufig um die Intimpartner. Die Häufigkeit der Morde von Frauen schwanken im Vergleich zu denen bei Männern von Land zu Land relativ wenig. Nach unten besteht für die Mordhäufigkeit von Frauen großer Spielraum, bei Frauen ist die Häufigkeit dagegen schon so gering, dass sie kaum noch weiter sinken kann. Deshalb sind die Unterschiede zwischen den Geschlechtern in Ländern, in denen Morde wie in Singapur oder der Schweiz sehr selten sind, geringer als in Ländern mit einer hohen Mordrate wie Südafrika und Venezuela. Siehe »Global Study on Homicide 2019«, United Nations Office on Drugs and Crime, Booklet 2: Homicide: Extent, Patterns, Trends and Criminal Justice Response, 2019.

22. Kirsten J. Russell und Christopher J. Hand, »Rape Myth Acceptance,

Victim Blame Attribution and Just World Beliefs: A Rapid Evidence Assessment«, *Aggression and Violent Behavior* 37 (2017): 153–60.

23. Federal Bureau of Investigation, »Table 42: Arrests by Sex«, FBI 2018 Crime in the United States, Criminal Justice Information Services Division, n. d., https://ucr.fbi.gov/crime-in-the-u.s/2018/crime-in-the-u.s.-2018/topic-pages/tables/table-42.

24. Markku Heiskanen und Anni Lietonen, »Crime and Gender: A Study on How Men and Women Are Represented in International Crime Statistics«, publication series no. 85, European Institute for Crime Prevention and Control, Helsinki, 2016, 59, https://www.heuni.fi/material/attachments/heuni/reports/Ast1S7Egx/Crime_and_gender_taitto.pdf. Siehe auch United Nations Office on Drugs and Crime, »Global Study on Homicide 2019«, Booklet 1: Executive Summary, 2019, 22, https://www.unodc.org/unodc/en/data-and-analysis/global-study-on-homicide.html.
   Eine umfassende Metaanalyse über Geschlechterunterschiede bei Gewalt und Aggression auf der ganzen Welt ist Archer, »Sex Differences in Aggression in Real-World Settings«.
   Zu Geschlechterunterschieden beim Betrug siehe Bruce Dorris, *Report to the Nations: 2018 Global Study on Occupational Fraud and Abuse*, Association of Certified Fraud Examiners (2018), https://s3-us-west-2.amazonaws.com/acfepublic/2018-report-to-the-nations.pdf.

25. John Archer, »The Reality and Evolutionary Significance of Human Psychological Sex Differences«, *Biological Reviews* 94, no. 4 (2019): 1389.

26. Robert L. Cieri, Steven E. Churchill, Robert G. Franciscus, Jingzhi Tan und Brian Hare, »Craniofacial Feminization, Social Tolerance, and the Origins of Behavioral Modernity«, *Current Anthropology* 55, no. 4 (2014): 419–43.

27. Phillip L. Walker, »A Bioarchaeological Perspective on the History of Violence«, *Annual Review of Anthropology* 30, no. 1 (2001): 587; und Patricia Lambert, »Patterns of Violence in Prehistoric Hunter-Gatherer Societies of Coastal Southern California«, in *Troubled Times: Violence and Warfare in the Past*, ed. David W. Frayer and Debra L. Martin, 87–89 (London: Routledge, 1998).

28. Nicole Hess, Courtney Helfrecht, Edward Hagen, Aaron Sell, and Barry Hewlett, »Interpersonal Aggression Among Aka Hunter-Gat-

herers of the Central African Republic«, *Human Nature* 21, no. 3 (2010): 330–54.

29. Haider J. Warraich und Robert M. Califf, »Differences in Health Outcomes Between Men and Women: Biological, Behavioral, and Societal Factors«, *Clinical Chemistry* 65, no. 1 (2019): 19–23.

30. Über Geschlechterunterschiede bei Spiel und über Spiel und Hormone berichten Melissa Hines, Mihaela Constantinescu und Debra Spencer, »Early Androgen Exposure and Human Gender Development«, *Biology of Sex Differences* 6, no. 3 (2015); Vickie L. Pasterski, Mitchell E. Geffner, Caroline Brain, Peter Hindmarsh, Charles Brook und Melissa Hines, »Prenatal Hormones and Postnatal Socialization by Parents as Determinants of Male-Typical Toy Play in Girls with Congenital Adrenal Hyperplasia«, *Child Development* 76, no. 1 (2005): 264–78; D. Spencer, V. Pasterski, S. Neufeld et al., »Prenatal Androgen Exposure and Children's Aggressive Behavior and Activity Level«, *Hormones and Behavior* 96 (2017): 156–65; Sheri A. Berenbaum, »Beyond Pink and Blue: The Complexity of Early Androgen Effects on Gender Development«, *Child Development Perspectives* 12, no. 1 (2018): 58–64; und Sheri A. Berenbaum and Adriene M. Beltz, »Sexual Differentiation of Human Behavior: Effects of Prenatal and Pubertal Organizational Hormones«, *Frontiers in Neuroendocrinology* 32, no. 2 (2011): 183–200.

31. Dale C. Spencer, »Narratives of Despair and Loss: Pain, Injury and Masculinity in the Sport of Mixed Martial Arts«, *Qualitative Research in Sport, Exercise and Health* 4, no. 1 (2012): 117–37; und Robert O. Deaner und Brandt A. Smith, »Sex Differences in Sports Across 50 Societies«, *Cross-Cultural Research* 47, no. 3 (2013): 268–309.

32. Einen umfassenden Überblick über psychologische Unterschiede zwischen den Geschlechtern gibt Archer, »The Reality and Evolutionary Significance of Human Psychological Sex Differences«. Zu Geschlechterunterschieden bei der Vorliebe für Videospiele siehe Kristen Lucas und John L. Sherry, »Sex Differences in Video Game Play: A Communication-Based Explanation«, *Communication Research* 31, no. 5 (2004): 499–523; und Melissa Terlecki, Jennifer Brown, Lindsey Harner-Steciw et al., »Sex Differences and Similarities in Video Game Experience, Preferences, and Self-Efficacy: Implications for the Gaming Industry«, *Current Psychology* 30, no. 1 (2011): 22–33. Zu Gewaltfantasien siehe Susan Pollak und Carol Gilligan, »Images of Violence in Thematic Apperception Test

Stories« *Journal of Personality and Social Psychology* 42, no. 1 (1982): 159–67; und Limor Goldner, Rachel Lev-Wiesel und Guy Simon, »Revenge Fantasies After Experiencing Traumatic Events: Sex Differences«, *Frontiers in Psychology* 10 (2019), article 886.

33. Die Unterschiede der Schwankungen im Fortpflanzungserfolg von Männern und Frauen sind je nach dem Paarungssystem und anderen Faktoren verschieden; am größten ist der Unterschied in polygynen Gesellschaften (auch wenn selbst in diesen Gesellschaften nur ein kleiner Anteil der Männer polygyn lebt) oder in solchen mit serieller Monogamie. Siehe Gillian R. Brown, Kevin N. Laland und Monique Borgerhoff Mulder, »Bateman's Principles and Human Sex Roles«, *Trends in Ecology and Evolution* 24, no. 6 (2009): 297–304.

34. Brown, Laland, and Borgerhoff Mulder, »Bateman's Principles and Human Sex Roles«.

35. Polygyne Männer, insbesondere solche mit einer großen Zahl von Ehefrauen, sind meist die Gewinner bei der Fortpflanzung. Siehe Mhairi A. Gibson und Ruth Mace, »Polygyny, Reproductive Success and Child Health in Rural Ethiopia: Why Marry a Married Man?«, *Journal of Biosocial Science* 39, no. 2 (2007): 287–303. Polygynie ist weit verbreitet (85 Prozent aller Gesellschaften sind polygyn), kommt aber dort nur selten vor: Nur 7 bis 14 Prozent der Männer sind polygyn. Es gibt aber in polygynen Gesellschaften mehr unverheiratete, nicht sesshafte und unzufriedene Männer, die keine Aussicht auf Paarung haben, weil weniger Frauen zur Verfügung stehen, und damit zu Fortpflanzungsverlierern werden. Diese Situation geht mit einer größeren Häufigkeit von allen Formen männlicher Gewalt einher. Andererseits sind monogame Gesellschaften durch ein vermindertes Ausmaß der Gewalt zwischen Männern, stärkere Gleichberechtigung der Geschlechter und eine erhöhte wirtschaftliche Produktivität gekennzeichnet. Dazu dürfte der verminderte T-Spiegel bei verheirateten Männern und Vätern beitragen.

36. Einen Überblick über kulturelle Normen rund um Paarung, Elternschaft und Gewalt unterschiedlichen Ausmaßes gibt Joseph Henrich, Robert Boyd und Peter J. Richerson, »The Puzzle of Monogamous Marriage«, *Philosophical Transactions of the Royal Society B: Biological Sciences* 367, no. 1589 (2012): 657–69.

37. Carré, McCormick, and Hariri, »The Social Neuroendocrinology of

Human Aggression«. Beobachtungen bei Tieren legen die Vermutung nahe, dass soziale Bedrohungen für Stellung, Ruf, Ressourcen oder Partner ein Signal aktivieren, das die Wahrscheinlichkeit reaktiver Aggression im Umfeld einer hohen Konzentration von T (oder seinen Stoffwechselprodukten) steigert. Männer könnten durchaus ähnliche neuronale Anpassungen besitzen, die dann den Ausdrucksformen reaktiver (oder proaktiver) Aggression zugrunde liegen. Siehe Wrangham, »Two Types of Aggression in Human Evolution«.

38. Der T-Spiegel schwankt nicht nur je nachdem, ob ein Mann in einer Partnerschaft lebt oder ein engagierter Vater ist, sondern auch in Abhängigkeit von kulturellen Normen, die mit Tätigkeit, Ernährung und väterlicher Mitwirkung zu tun haben. Ein größerer Anteil an alleinstehenden Männern mit höherem T-Spiegel (von denen es in polygynen Gesellschaften mehr gibt) steht im Zusammenhang mit einem größeren Ausmaß an Gewalt. Eine Übersicht über einschlägige Forschungsergebnisse und die weitreichenden Verflechtungen zwischen Kultur und Biologie gibt Joseph Henrich, *The Weirdest People in the World: How the West Became Psychologically Peculiar and Particularly Prosperous* (New York: Farrar, Straus and Giroux, 2020), 268–83 [dt. *Die seltsamsten Menschen der Welt: Wie der Westen reichlich sonderbar und besonders reich wurde.* Üb. v. F. Lachmann u. J.-E. Strasser; Berlin: Suhrkamp 2022].

39. Martin N. Muller und Richard W. Wrangham, »Dominance, Aggression and Testosterone in Wild Chimpanzees: A Test of the ›Challenge Hypothesis‹«, *Animal Behaviour* 67, no. 1 (2004): 113–23.

40. Martie G. Haselton und Kelly Gildersleeve, »Can Men Detect Ovulation?«, *Current Directions in Psychological Science* 20, no. 2 (2011): 87–92; Geoffrey Miller, Joshua M. Tybur und Brent D. Jordan, »Ovulatory Cycle Effects on Tip Earnings by Lap Dancers: Economic Evidence for Human Estrus?«, *Evolution and Human Behavior* 28, no. 6 (2007): 375–81; Saul L. Miller und Jon K. Maner, »Scent of a Woman: Men's Testosterone Responses to Olfactory Ovulation Cues«, *Psychological Science* 21, no. 2 (2010): 276–83; eine Übersicht über einschlägige Veränderungen in Physiologie und Verhalten von Frauen (die ein Signal für den Eisprung sein könnten) während des Menstruationszyklus geben Steven W. Gangestad und Martie G. Haselton, »Human Estrus: Implications for Relationship Science«, *Current Opinion in Psychology* 1 (2015): 45–51.

41. Warum sich bei Frauen die »versteckte Ovulation« entwickelt hat, während andere Primaten sie »zur Schau stellen«, ist nicht vollständig geklärt. Einer führenden Theorie zufolge führt das Verbergen der Zeit der größten Fruchtbarkeit dazu, dass die Jungen, die relativ hilflos geboren werden und ein großes Maß an elterlicher Fürsorge brauchen, besser überleben. Wenn ein Mann nicht (unbewusst) bemerkt, wann eine Frau ihren Eisprung hat, ist dies für ihn ein Anreiz, an der Beziehung mit seiner Sexualpartnerin festzuhalten, um so die Chancen auf eine Befruchtung zu steigern, während er gleichzeitig andere potenzielle Partner fernhält, wenn die Partnerin möglicherweise fruchtbar ist. Männer und Frauen profitieren von einer engen, dauerhaften sozialen und sexuellen Paarbindung, durch die sich die Investitionen des Mannes in seine Nachkommen verstärken und damit deren Überleben begünstigen. Siehe David C. Geary und Mark V. Flinn, »Evolution of Human Parental Behavior and the Human Family«, *Parenting* 1, no. 1–2 (2001): 5–61. Einen Überblick über verschiedene Theorien zur Erklärung der versteckten Ovulation gibt Beverly I. Strassmann, »Sexual Selection, Paternal Care, and Concealed Ovulation in Humans«, *Ethology and Sociobiology* 2, no. 1 (1981): 31–40.

42. Ryan Schacht, Helen E. Davis und Karen L. Kramer, »Patterning of Paternal Investment in Response to Socioecological Change«, *Frontiers in Ecology and Evolution* 6 (2018), article 142.

43. Ob der T-Spiegel bei einem Mann sinkt, der in einer Liebesbeziehung lebt oder kürzlich Vater geworden ist, hängt von vielen Faktoren ab, so auch von seinen Investitionen in die Paar- oder Vaterbeziehung, und dies ist ein geringer oder mittelgroßer Effekt. Siehe Nicholas M. Grebe, Ruth E. Sarafin, Chance R. Strenth und Samuele Zilioli, »Pair-Bonding, Fatherhood, and the Role of Testosterone: A Meta-Analytic Review«, *Neuroscience and Biobehavioral Reviews* 98 (2019): 221–33. Übersicht auch in Peter B. Gray, Timothy S. McHale, and Justin M. Carré, »A Review of Human Male Field Studies of Hormones and Behavioral Reproductive Effort«, *Hormones and Behavior* 91 (2017): 52–67. Weitere Informationen bei Lee T. Gettler, Thomas W. McDade, Alan B. Feranil und Christopher W. Kuzawa, »Longitudinal Evidence That Fatherhood Decreases Testosterone in Human Males«, *Proceedings of the National Academy of Sciences* 108, no. 39 (2011): 16194–99; und Christopher W. Kuzawa, Lee T. Gettler, Martin N. Muller, Thomas W. McDade und

Alan B. Feranil, »Fatherhood, Pairbonding and Testosterone in the Philippines«, *Hormones and Behavior* 56, no. 4 (2009): 429–35. Bei Männern, die in Liebesbeziehungen leben und größere Lust haben, die Partnerin zu betrügen, ist der T-Spiegel höher. Siehe Matthew McIntyre, Steven W. Gangestad, Peter B. Gray et al., »Romantic Involvement Often Reduces Men's Testosterone Levels – But Not Always: The Moderating Role of Extrapair Sexual Interest«, *Journal of Personality and Social Psychology* 91, no. 4 (2006): 642–51.

44. Einen umfassenden Überblick darüber, wie Testosteron die »Tausch-geschäfte« in einer Lebensgeschichte – das heißt Wachstum, Erhaltung und Fortpflanzung (einschließlich Partnerwahl und Elternverhalten) vermittelt, gibt Richard G. Bribiescas, »Reproduc-tive Ecology and Life History of the Human Male«, *American Journal of Physical Anthropology* 116, no. S33 (2001): 148–76.

45. Zu den Nutzeffekten einer hohen gesellschaftlichen Stellung und den Motiven, sie zu erlangen, siehe Joey T. Cheng, Jessica L. Tracy und Joseph Henrich, »Pride, Personality, and the Evolutionary Foundations of Human Social Status«, *Evolution and Human Behavior* 31, no. 5 (2010): 334–47; und Christopher Von Rueden, Michael Gurven, and Hillard Kaplan, »Why Do Men Seek Status? Fitness Payoffs to Dominance and Prestige«, *Proceedings of the Royal Society B: Biological Sciences* 278, no. 1715 (2011): 2223–32. Männer lösen Konflikte effizienter als Frauen, was möglicherweise durch größere Männergruppen mit einer strengeren Dominanzhierarchie erleichtert wird: Joyce F. Benenson und Richard W. Wrangham, »Cross-Cultural Sex Differences in Post-Conflict Affiliation Follo-wing Sports Matches«, *Current Biology* 26, no. 16 (2016): 2208–12; und Chris Von Rueden, Sarah Alami, Hillard Kaplan, und Michael Gurven, »Sex Differences in Political Leadership in an Egalitarian Society«, *Evolution and Human Behavior* 39, no. 4 (2018): 402–11.

46. Populationsgröße von Jäger-Sammler-Gesellschaften: Wrangham, *The Goodness Paradox*, 154–55; und Frank W. Marlowe, »Hunter-Gat-herers and Human Evolution«, *Evolutionary Anthropology* 14, no. 2 (2005): 54–67.

47. Kenntnisse über andere in der Gesamtgesellschaft: Kim R. Hill, Brian M. Wood, Jacopo Baggio, A. Magdalena Hurtado und Robert T. Boyd, »Hunter-Gatherer Inter-Band Interaction Rates: Implications for Cumulative Culture«, *PloS One* 9, no. 7 (2014): e102806.

48. Prozentuale Abnahme des T-Spiegels im Tagesverlauf: Michael J.

Diver, Komal E. Imtiaz, Aftab M. Ahmad, Jiten P. Vora und William D. Fraser, »Diurnal Rhythms of Serum Total, Free and Bioavailable Testosterone and of SHBG in Middle-Aged Men Compared with Those in Young Men«, *Clinical Endocrinology* 58, no. 6 (2003): 710–17.

49. Robert O. Deaner, Shea M. Balish und Michael P. Lombardo, »Sex Differences in Sports Interest and Motivation: An Evolutionary Perspective«, *Evolutionary Behavioral Sciences* 10, no. 2 (2016): 73.

50. Paul C. Bernhardt, James M. Dabbs Jr., Julie A. Fielden, and Candice D. Lutter, »Testosterone Changes During Vicarious Experiences of Winning and Losing Among Fans at Sporting Events«, *Physiology and Behavior* 65, no. 1 (1998): 59–62.

51. John C. Wingfield, Marilyn Ramenofsky, Robert E. Hegner, and Gregory F. Ball, »Whither the Challenge Hypothesis?,« *Hormones and Behavior* 123 (2020): 104588; und Donna L. Maney, »The Challenge Hypothesis: Triumphs and Caveats«, *Hormones and Behavior* 123 (2020): 104663. Einen Überblick über die einschlägige Literatur gibt Joe Herbert, *Testosterone: Sex, Power, and the Will to Win* (New York: Oxford University Press, 2015), 109–29.

52. Rui F. Oliveira, Marco Lopes, Luis A. Carneiro und Adelino V. M. Canário, »Watching Fights Raises Fish Hormone Levels«, *Nature* 409, no. 6819 (2001): 475.

53. M. B. Solomon, M. C. Karom, A. Norvelle, C. A. Markham, W. D. Erwin und K. L. Huhman, »Gonadal Hormones Modulate the Display of Conditioned Defeat in Male Syrian Hamsters«, *Hormones and Behavior* 56, no. 4 (2009): 423–28.

54. Oliver C. Schultheiss, Kenneth L. Campbell und David C. McClelland, »Implicit Power Motivation Moderates Men's Testosterone Responses to Imagined and Real Dominance Success«, *Hormones and Behavior* 36, no. 3 (1999): 234–41; und Shawn N. Geniole and Justin M. Carré, »Human Social Neuroendocrinology: Review of the Rapid Effects of Testosterone«, *Hormones and Behavior* 104 (2018): 192–205.

55. Christoph Eisenegger, Robert Kumsta, Michael Naef, Jörg Gromoll, and Markus Heinrichs, »Testosterone and Androgen Receptor Gene Polymorphism Are Associated with Confidence and Competitiveness in Men«, *Hormones and Behavior* 92 (2017): 93–102.

56. Merlin G. Butler und Ann M. Manzardo, »Androgen Receptor (AR) Gene CAG Trinucleotide Repeat Length Associated with Body

Composition Measures in Non-Syndromic Obese, Non-Obese and Prader-Willi Syndrome Individuals«, *Journal of Assisted Reproduction and Genetics* 32, no. 6 (2015): 909–15.

57. M. G. Packard, A. H. Cornell und G. M. Alexander, »Rewarding Affective Properties of Intra-Nucleus Accumbens Injections of Testosterone«, *Behavioral Neuroscience* 111, no. 1 (1997): 219–24; und Jeffrey Parrilla-Carrero, Orialis Figueroa, Alejandro Lugo et al., »The Anabolic Steroids Testosterone Propionate and Nandrolone, but Not 17alpha-Methyltestosterone, Induce Conditioned Place Preference in Adult Mice«, *Drug and Alcohol Dependence* 100, no. 1–2 (2009): 122–27.

58. Tertia D. Purves-Tyson, Samantha J. Owens, Kay L. Double, Reena Desai, David J. Handelsman und Cynthia S. Weickert, »Testosterone Induces Molecular Changes in Dopamine Signaling Pathway Molecules in the Adolescent Male Rat Nigrostriatal Pathway«, *PloS One* 9, no. 3 (2014): e91151; und Cheryl A. Frye, »Some Rewarding Effects of Androgens May Be Mediated by Actions of Its 5α-Reduced Metabolite 3α-Androstanediol«, *Pharmacology, Biochemistry, and Behavior* 86, no. 2 (2007): 354–67.

59. M. A. de Souza Silva, C. Mattern, B. Topic, T. E. Buddenberg und J. P. Huston, »Dopaminergic and Serotonergic Activity in Neostriatum and Nucleus Accumbens Enhanced by Intranasal Administration of Testosterone«, *European Neuropsychopharmacology* 19, no. 1 (2009): 53–63.

60. Shawn N. Geniole, Tanya L. Procyshyn, Nicole Marley et al., »Using a Psychopharmacogenetic Approach to Identify the Pathways Through Which – and the People for Whom – Testosterone Promotes Aggression«, *Psychological Science* 30, no. 4 (2019): 481–94.

61. Robert M. Sapolsky, *The Trouble with Testosterone: And Other Essays on the Biology of the Human Predicament* (New York: Scribner, 1998).

62. Baris O. Yildirim und Jan J. L. Derksen, »A Review on the Relationship Between Testosterone and the Interpersonal/Affective Facet of Psychopathy«, *Psychiatry Research* 197, no. 3 (2012): 181–98.

63. Justin M. Carré, Susan K. Putnam und Cheryl M. McCormick, »Testosterone Responses to Competition Predict Future Aggressive Behaviour at a Cost to Reward in Men«, *Psychoneuroendocrinology* 34, no. 4 (2009): 561–70.

64. Katy Vincent, Catherine Warnaby, Charlotte J. Stagg, Jane Moore, Stephen Kennedy und Irene Tracy, »Brain Imaging Reveals That

Engagement of Descending Inhibitory Pain Pathways in Healthy Women in a Low Endogenous Estradiol State Varies with Testosterone«, *Pain* 154, no. 4 (2013): 515–24 und J. C. Choi, Y.- H. Park, S. K. Park et al., »Testosterone Effects on Pain and Brain Activation Patterns«, *Acta Anaesthesiologica Scandinavica* 61, no. 6 (2017): 668–75.

65. A. F. Dixson und J. Herbert, »Testosterone, Aggressive Behavior and Dominance Rank in Captive Adult Male Talapoin Monkeys (Miopithecus talapoin)«, *Physiology and Behavior* 18, no. 3 (1977): 539–43.

66. Sapolsky, *The Trouble with Testosterone*, 154.

67. Kim Post, »Sapolsky Gives Lecture on Violence, Human Behavior«, *Triangle*, Drexel University student newspaper, 21. April 2017, https://www.thetriangle.org/news/sapolsky-gives-lecture-violence-human-behavior/.

68. N. A. Bridges, P. C. Hindmarsh, P. J. Pringle, D. R. Matthews, and C. G. D. Brook, »The Relationship Between Endogenous Testosterone and Gonadotrophin Secretion«, *Clinical Endocrinology* 38, no. 4 (1993): 373–78.

69. Robert M. Sapolsky, »Stress-Induced Elevation of Testosterone Concentrations in High Ranking Baboons: Role of Catecholamines«, *Endocrinology* 118, no. 4 (1986): 1630–35; und Kathleen V. Casto und David A. Edwards, »Testosterone, Cortisol, and Human Competition«, *Hormones and Behavior* 82 (2016): 21–37.

70. C. D. Foradori, M. J. Weiser und R. J. Handa, »Non-Genomic Actions of Androgens«, *Frontiers in Neuroendocrinology* 29, no. 2 (2008): 169–81 und Cynthia A. Heinlein und Chawnshang Chang, »The Roles of Androgen Receptors and Androgen-Binding Proteins in Nongenomic Androgen Actions«, *Molecular Endocrinology* 16, no. 10 (2002): 2181–87.

71. Näheres über T und die Aggressivität weiblicher Tiere in Kapitel 6.

72. Manche Forschenden bemängeln, dass Frauen in solchen Studien im Wesentlichen ausgeschlossen sind; sie haben recht: Der Effekt wird weitaus häufiger bei Männern untersucht. Zum Teil ist diese scheinbare Missachtung darauf zurückzuführen, dass frühere Versuche, bei Frauen den »Gewinner-Verlierer-Effekt« nachzuweisen, gescheitert sind. Die Erforschung des T bei Frauen ist unter anderem wegen der zuvor erörterten Schwierigkeiten, den T-Spiegel zu messen, kompliziert; außerdem ändert sich der T-Spiegel bei Frauen in Abhängigkeit von Menstruationszyklus und der Einnahme von Verhütungsmitteln, sodass man diesen Effekt ebenfalls berücksichtigen muss. Forschende wollen aber positive Ergebnisse erzielen, damit sie ihre Befunde veröffentlichen können. (Ich bin nicht dafür, Frauen außen vor zu lassen, aber es gibt dafür verständliche Gründe.)

73. Shawn N. Geniole, Brian M. Bird, Erika L. Ruddick und Justin M. Carré, »Effects of Competition Outcome on Testosterone Concentrations in Humans: An Updated Meta-Analysis«, *Hormones and Behavior* 92 (2017): 37–50; und K. V. Casto, D. A. Edwards, M. Akinola, C. Davis und P. H. Mehta, »Testosterone Reactivity to Competition and Competitive Endurance in Men and Women«, *Hormones and Behavior* 123 (2020): 104655.

74. Casto et al., »Testosterone Reactivity to Competition«.

75. E. Barel, S. Shahrabani, and O. Tzischinsky, »Sex Hormone/Cortisol Ratios Differentially Modulate Risk-Taking in Men and Women«, *Evolutionary Psychology* 15, no. 1 (2017): 1–10; und Pranjal H. Mehta, Amanda C. Jones und Robert A. Josephs, »The Social Endocrinology of Dominance: Basal Testosterone Predicts Cortisol Changes and Behavior Following Victory and Defeat«, *Journal of Personality and Social Psychology* 94, no. 6 (2008): 1078–93.

76. Fairless, Mad Blood Stirring, 1.

77. Zitiert in R. E. Nisbett, *Culture of Honor: The Psychology of Violence in the South* (Boulder, CO: Westview, 1996; Abingdon, UK: Taylor and Francis, 2018), 2.

181. Steven Pinker, The Better Angels of Our Nature: Why Violence Has Declined (New York: Penguin, 2012), ch. 3, 104 [dt. *Gewalt: Eine neue Geschichte der Menschheit*. Üb. v. S. Vogel; Frankfurt am Main: S. Fischer 2011].

KAPITEL 8

1. James R. Wilson, Robert E. Kuehn und Frank A. Beach, »Modification in the Sexual Behavior of Male Rats Produced by Changing the Stimulus Female«, *Journal of Comparative and Physiological Psychology* 56, no. 3 (1963): 636.

2. Mehr über den Coolidge-Effekt: David M. Buss, *The Evolution of Desire*, rev. ed. (New York: Basic Books, 2003), 80; außerdem Susan M. Hughes, Toe Aung, Marissa A. Harrison, Jack N. LaFayette, and Gordon G. Gallup Jr., »Experimental Evidence for Sex Differences in Sexual Variety Preferences: Support for the Coolidge Effect in

Humans«, *Archives of Sexual Behavior* (21. Mai 2020), https://doi.org/10.1007/s10508-020-01730-x.

3. James G. Pfaus, »Dopamine: Helping Males Copulate for at Least 200 Million Years: Theoretical Comment on Kleitz-Nelson et al. (2010)«, *Behavioral Neuroscience* 124, no. 6 (2010): 877–80.

4. M. Dean Graham und James G. Pfaus, »Differential Regulation of Female Sexual Behaviour by Dopamine Agonists in the Medial Preoptic Area«, *Pharmacology, Biochemistry, and Behavior* 97, no. 2 (2010): 284–92.

5. Catriona Wilson, George C. Nomikos, Maria Collu und Hans C. Fibiger, »Dopaminergic Correlates of Motivated Behavior: Importance of Drive«, *Journal of Neuroscience* 15, no. 7 (1995): 5169–78.

6. Raúl G. Paredes und Berenice Vazquez, »What Do Female Rats Like About Sex? Paced Mating«, *Behavioural Brain Research* 105, no. 1 (1999): 117–27.

7. Dennis F. Fiorino, Ariane Coury und Anthony G. Phillips, »Dynamic Changes in Nucleus Accumbens Dopamine Efflux During the Coolidge Effect in Male Rats«, *Journal of Neuroscience* 17, no. 12 (1997): 4849–55.

8. Eine zusammenfassende Darstellung über die Funktion von Hormonen und Neurotransmittern für die Koordination der Motivation und der für die Paarung notwendigen Bewegungen unter besonderer Berücksichtigung der Koordination langsamer Auswirkungen von T und der schnelleren Effekte von Dopamin und Serotonin ist Elaine M. Hull, John W. Muschamp und Satoru Sato, »Dopamine and Serotonin: Influences on Male Sexual Behavior«, *Physiology and Behavior* 83, no. 2 (2004): 291–307.

9. Pfaus, »Dopamine: Helping Males Copulate«.

10. Ein hoher T-Spiegel bereitet das Nervensystem vor der Geburt und während der Pubertät vor, sodass ein Dopaminspiegel, der in den richtigen Gehirnarealen zur richtigen Zeit ansteigt, ausgewachsene männliche Tiere dazu veranlasste, sexuellen Reizen nachzugeben, dass nicht nur das Ziel, sondern auch alle Schritte auf dem Weg zum Sex sich lohnen. Testosteron wirkt sich so auf die Nervenschaltkreise aus, dass der Dopaminspiegel in einem Gehirnareal, das für sexuelle Verhaltensweisen von entscheidender Bedeutung ist (dem mittleren präoptischen Areal oder MPOA), in Gegenwart einschlägiger Reize ansteigt. Wenn ein Männchen auf den Anblick oder Geruch eines fruchtbaren Weibchens trifft, führt der hohe T-Spiegel

im MPOA zu einem Anstieg des Dopamins, sodass es mit größerer Wahrscheinlichkeit die notwendigen Bewegungen ausführt, um das Weibchen zu untersuchen, zu verfolgen und sich mit ihr zu paaren. Und das tut er gern! Solche Effekte von T auf das Nervensystem verschwinden nicht in dem Augenblick, in dem T aus dem Blut verschwindet. Sie können vielmehr je nach der Spezies mehrere Wochen oder Monate anhalten. Wird eine männliche Ratte kastriert, verliert sie erst nach einigen Wochen das Interesse an der Paarung. Bringt man aber Dopamin in die richtigen Gehirnbereiche, während ein fruchtbares Weibchen in der Nähe ist, spricht er auch ohne vorherige Testosteroneinwirkung auf ihre Signale an und zeigt Interesse an der Paarung. Offensichtlich bereitet Testosteron die neuronale Bühne vor, auf der Dopamin seine Wirkung entfaltet, Motivationslage und sowohl sexuelles Verhalten im Allgemeinen als auch insbesondere das Streben nach neuen Partnern belohnt. Siehe Margaret R. Bell und Cheryl L. Sisk, »Dopamine Mediates Testosterone-Induced Social Reward in Male Syrian Hamsters«, *Endocrinology* 154, no. 3 (2013): 1225–34.

11. John Archer, »The Reality and Evolutionary Significance of Human Psychological Sex Differences«, *Biological Reviews* 94, no. 4 (2019): 1381–415.

12. L. Liu, J. Kang, X. Ding, D. Chen, Y. Zhou und H. Ma, »Dehydroepiandrosterone-Regulated Testosterone Biosynthesis via Activation of the Erk1/2 Signaling Pathway in Primary Rat Leydig Cells«, *Cellular Physiology and Biochemistry* 36, no. 5 (2015): 1778–92.

13. Athanasios Antoniou-Tsigkos, Evangelia Zapanti, Lucia Ghizzoni und George Mastorakos, »Adrenal Androgens«, *EndoText*, 5. Januar 2019, https://www.ncbi.nlm.nih.gov/books/NBK278929/. Androgene aus den Nebennieren tragen bei Männern bis zu fünf Prozent zur gesamten T-Menge bei und leisten damit keinen wichtigeren Beitrag zur männlichen Prägung. Bei Frauen dagegen machen sie einen nennenswerten Teil der gesamten T-Menge aus, nämlich je nach der Phase des Zyklus bis zu zwei Dritteln. Der T-Anteil, den die Androgene aus der Nebenniere beisteuern, vermindert sich in der Mitte des Zyklus auf rund 40 Prozent, denn zu dieser Zeit nimmt die T-Menge, die aus den Eierstöcken ins Blut ausgeschüttet wird, zu.

14. Benjamin C. Campbell, »Adrenarche and Middle Childhood«, Human Nature 22, no. 3 (2011): 327.

15. Peter B. Gray, »Evolution and Human Sexuality«, *American Journal of Physical Anthropology* 152 (2013): 94–118.

16. Diese Altersangaben basieren auf Daten aus den Vereinigten Staaten; einen Altersunterschied gibt es in allen Kulturen, im Einzelnen schwankt aber das Alter. Daten über den Beginn der Pubertät in nicht westlichen Kulturkreisen lassen ein hohes Maß an natürlichen Schwankungen erkennen. Siehe zum Beispiel Rebecca Sear, Paula Sheppard und David A. Coall, »Cross-Cultural Evidence Does Not Support Universal Acceleration of Puberty in Father-Absent Households«, *Philosophical Transactions of the Royal Society B* 374, no. 1770 (2019): 20180124.

17. Über die frühere Pubertät bei Mädchen und evolutionstheoretische Erklärungen berichten Natalie V. Motta-Mena und David A. Puts, »Endocrinology of Human Female Sexuality, Mating, and Reproductive Behavior«, *Hormones and Behavior* 91 (2017): 19–35.

18. J. Dennis Fortenberry, »Puberty and Adolescent Sexuality«, *Hormones and Behavior* 64, no. 2 (2013): 280–87; und Margaret R. Bell, »Comparing Postnatal Development of Gonadal Hormones and Associated Social Behaviors in Rats, Mice, and Humans«, *Endocrinology* 159, no. 7 (2018): 2596–613.

19. Die Trends im Sexualverhalten schwanken beträchtlich je nach sozioökonomischer Stellung, ethnischer Zugehörigkeit und kulturellen Normen. Stephen T. Russell, »Conceptualizing Positive Adolescent Sexuality Development«, *Sexuality Research and Social Policy* 2, no. 3 (2005): 4.

20. Peter T. Ellison, »Endocrinology, Energetics, and Human Life History: A Synthetic Model«, *Hormones and Behavior* 91 (2017): 97–106.

21. Über Veränderungen des T- und E-Spiegels von der Zeit vor der Geburt bis zum Ende der Pubertät bei Menschen und anderen Tieren berichtet Bell, »Comparing Postnatal Development of Gonadal Hormones«, p. 2598.

22. In der Pubertät leitet das Testosteron nach heutiger Kenntnis eine zweite Organisationsphase ein, in der die bei der Geburt »organisierten« Nervenstrukturen weiter geformt werden. Es handelt sich dabei um Strukturen, auf die T gezielt einwirkt und das männliche Sexualverhalten aktiviert. Siehe Kalynn M. Schulz, Heather A. Molenda-Figueira, and Cheryl L. Sisk, »Back to the Future: The

Organizational-Activational Hypothesis Adapted to Puberty and Adolescence«, *Hormones and Behavior* 55, no. 5 (2009): 597–604.

23. Ruth Mazo Karras, »Active/Passive, Acts/Passions: Greek and Roman Sexualities«, *American Historical Review* 105, no. 4 (2000): 1250–65.

24. Max Bearak und Darla Cameron, »Here Are the 10 Countries Where Homosexuality May Be Punished by Death«, *Washington Post*, 16. Juni 2016.

25. Joyce J. Endendijk, Anneloes L. van Baar und Maja Deković, »He Is a Stud, She Is a Slut! A Meta-Analysis on the Continued Existence of Sexual Double Standards« *Personality and Social Psychology Review* 24, no. 2 (2020): 163–90; Derek A. Kreager und Jeremy Staff, »The Sexual Double Standard and Adolescent Peer Acceptance«, *Social Psychology Quarterly* 72, no. 2 (2009): 143–64.

26. Bei Bauern sind die erfolgreichsten Männer weitaus erfolgreicher als die am wenigsten erfolgreichen, aber die Schwankung ist geringer als bei Jägern und Sammlern. Siehe Laura Betzig, »Means, Variances, and Ranges in Reproductive Success: Comparative Evidence«, *Evolution and Human Behavior* 33, no. 4 (2012): 309–17.

27. Ewen Callaway, »Genghis Khan's Genetic Legacy Has Competition«, *Nature*, 23. Januar 2015.

28. Razib Khan, »1 in 200 Men Are Direct Descendants of Genghis Khan«, *Discover*, 5. August 2010. Siehe auch Shao-Qing Wen et al., »Molecular Genealogy of Tusi Lu's Family Reveals Their Paternal Relationship with Jochi, Genghis Khan's Eldest Son«, *Journal of Human Genetics* 64, no. 8 (2019): 815–20.

29. Ny MaGee, »Popular Angolan Polygamist Who Had 156 Children from 49 Wives Dies at 73«, Lee Bailey's Eurweb, 1. Mai 2020, https://eurweb.com/2020/05/01/popular-angolan-polygamist-who-had-156-children-from-49-wives-dies-at-73/.

30. Einen Überblick über die Umstände, unter denen sich elterliche Fürsorge bei Menschen in der Evolution entwickeln kann, gibt David C. Geary, *Male, Female: The Evolution of Human Sex Differences*, 3rd ed. (Washington, DC: American Psychological Association, 2021), 83–88.

31. Über die Komplexität und Formen der Paarungsstrategien von Frauen berichtet Elizabeth Cashdan, »Women's Mating Strategies«, *Evolutionary Anthropology: Issues, News, and Reviews* 5, no. 4 (1996): 134–43; und Steven W. Gangestad und Jeffry A. Simpson, »Toward

an Evolutionary History of Female Sociosexual Variation«, *Journal of Personality* 58, no. 1 (1990): 69–96.

32. David M. Buss und David P. Schmitt, »Mate Preferences and Their Behavioral Manifestations«, *Annual Review of Psychology* 70 (2019): 77–110; Archer, »The Reality and Evolutionary Significance of Human Psychological Sex Differences«; und J. Michael Bailey, Steven Gaulin, Yvonne Agyei und Brian A. Gladue, »Effects of Gender and Sexual Orientation on Evolutionarily Relevant Aspects of Human Mating Psychology«, *Journal of Personality and Social Psychology* 66, no. 6 (1994): 1081.

33. Ryan Schacht and Karen L. Kramer, »Are We Monogamous? A Review of the Evolution of Pair-Bonding in Humans and Its Contemporary Variation Cross-Culturally«, *Frontiers in Ecology and Evolution* 7, no. 230 (2019).

34. Steve Stewart-Williams, *The Ape That Understood the Universe: How the Mind and Culture Evolve* (Cambridge: Cambridge University Press, 2018), 75–77. In der Sexualität der Menschen sind die Geschlechterunterschiede zumindest im Vergleich mit den meisten anderen biologischen Arten relativ gering. Aus Sicht der Evolution ist dies damit zu erklären, dass die Produktion von Menschen-Babys aufwendig ist und eine große Investition von Zeit und Energie erfordert; ihre Überlebensaussichten verbessern sich, wenn Männer mithelfen. Die väterliche Investition führt zu geringeren Geschlechterunterschieden bei Merkmalen wie Aggression und Konkurrenz um Partnerinnen. Wenn es um Sex und Beziehungen geht, überschneiden sich die Wünsche von Männern und Frauen: Beide streben langfristige Partnerschaften mit attraktiven Partnern an, und beide betrügen diese Partner, masturbieren und konsumieren Pornografie. Dass es zwischen den Geschlechtern einen Unterschied in der Vorliebe für unverbindlichen Sex gibt, bedeutet nicht, dass Frauen ihren Wunsch danach ebenfalls zum Ausdruck bringen und verwirklichen. Unverbindlicher Sex kann auch für Frauen zu einer anpassungsbedingten Gruppe von Paarungsstrategien gehören. Die Evolutionsbiologin und Primatenforscherin Sarah Hrdy leistete Pionierarbeit zur Klärung der Frage, welche Rolle Frauen für den Fortgang des evolutionären Wandels gespielt haben. Wie sie erklärt, hängt die Vorliebe einer Frau für unverbindlichen oder verbindlichen Sex »nicht nur von ihrem Geschlecht oder ihrem natürlichen ›Wesen‹ ab, sondern auch von den ökologischen,

demografischen, historischen und vor allem unmittelbaren endokrinologischen Umständen ab, außerdem davon, welche Alternativen ihr offen stehen«. Sarah Blaffer Hrdy, *The Woman That Never Evolved* (Cambridge, MA: Harvard University Press, 1999), xxiii. Nach anderen Feststellungen können mehrere Sexualpartner auch Vorteile für die Fortpflanzung mit sich bringen, beispielsweise weil es dann leichter wird, einen Partner gegen einen besseren Versorger »einzutauschen« oder mehr Ressourcen von Sexualpartner zu erhalten, was letztlich den Nachkommen nützt. Siehe zum Beispiel Bailey et al., »Effects of Gender and Sexual Orientation on Evolutionarily Relevant Aspects of Human Mating Psychology«; und Heidi Greiling und David M. Buss, »Women's Sexual Strategies: The Hidden Dimension of Extra-Pair Mating«, *Personality and Individual Differences* 28, no. 5 (2000): 929–63.

35. Richard A. Lippa, »Sex Differences in Sex Drive, Sociosexuality, and Height Across 53 Nations: Testing Evolutionary and Social Structural Theories«, *Archives of Sexual Behavior* 38, no. 5 (2009): 631–51. Lippas Befunde bestätigten eine weitere große, kulturübergreifende Studie: David P. Schmitt, »Universal Sex Differences in the Desire for Sexual Variety: Tests from 52 Nations, 6 Continents, and 13 Islands«, *Journal of Personality and Social Psychology* 85, no. 1 (2003): 85.

36. Die Unterschiede zwischen Gruppen kann man auf verschiedene Weise messen, so mit dem beliebten »Cohen-d«, aber auch mit der stärker intuitiven »common language effect size« (»CL«), die ich hier verwendet habe. CL misst Gruppenunterschiede anhand der Wahrscheinlichkeit, dass ein beliebiges Individuum in einer Population ein bestimmtes Merkmal besitzt. Siehe Lippa, »Sex Differences in Sex Drive«; und Stewart-Williams, *The Ape That Understood the Universe*, 75–79.

37. Einen Überblick über die Geschlechterunterschiede bei der Vorliebe für unverbindlichen Sex und die Stichhaltigkeit kulturübergreifend der Befunde gibt Geary, *Male, Female*, 203–7. Ähnliche Befunde auch bei Lippa, »Sex Differences in Sex Drive«. Zu stichhaltigen kulturübergreifenden Geschlechterunterschieden in der Soziosexualität siehe Schmitt, »Universal Sex Differences in the Desire for Sexual Variety«; und Lee Ellis, »Identifying and Explaining Apparent Universal Sex Differences in Cognition and Behavior«, *Personality and Individual Differences* 51, no. 5 (2011): 552–61. Siehe auch Bailey et al., »Effects of Gender and Sexual Orientation on Evolutionarily Relevant Aspects of Human Mating Psychology«.

38. Marco Del Giudice, David A. Puts, David C. Geary, und David P. Schmitt, »Sex Differences in Brain and Behavior: Eight Counterpoints«, *Psychology Today*, 8. April 2019, https://www.psychologytoday.com/us/blog/sexual-personalities/201904/sex-differences-in-brain-and-behavior-eight-counterpoints; und David P. Schmitt, »Can We Trust What Men and Women Reveal in Sex Surveys?«, *Psychology Today*, 11. Juli 2017, https://www.psychologytoday.com/us/blog/sexual-personalities/201707/can-we-trust-what-men-and-women-reveal-sex-surveys.

39. Die Messungen des Phallographen stimmen gut mit der subjektiven sexuellen Erregung überein. Der Vaginal-Photoplethysmograph zeichnete die sexuelle Erregung bei Frauen auf, die Übereinstimmung mit Berichten über die subjektive Erregung ist aber weniger gut. Kelly D. Suschinsky, Martin L. Lalumière, and Meredith L. Chivers, »Sex Differences in Patterns of Genital Sexual Arousal: Measurement Artifacts or True Phenomena?«, *Archives of Sexual Behavior* 38, no. 4 (2009): 559–73.

40. Eine Übersichtsdarstellung über Belege für den Coolidge-Effekte bei Menschen (soweit man ihn nachweisen kann) ist Hughes et al., »Experimental Evidence for Sex Differences in Sexual Variety Preferences«.

41. Hughes et al., »Experimental Evidence for Sex Differences in Sexual Variety Preferences«; Elisa Ventura-Aquino, Alonso Fernández-Guasti und Raúl G. Paredes, »Hormones and the Coolidge Effect«, *Molecular and Cellular Endocrinology* 467 (2018): 42–48.

42. Einen Überblick über die evolutionären Ursprünge der männlichen Vorliebe für visuelle sexuelle Reize und ihre Inhalte aus dieser Perspektive gibt Donald Symons, *The Evolution of Human Sexuality* (New York: Oxford University Press, 1979), 170–84.

43. Zur größeren Vorliebe von Männern für Sex ohne Verpflichtungen siehe Richard A. Lippa, »The Preferred Traits of Mates in a Cross-National Study of Heterosexual and Homosexual Men and Women: An Examination of Biological and Cultural Influences«, *Archives of Sexual Behavior* 36, no. 2 (2007): 193–208; J. Michael Bailey, *The Man Who Would Be Queen: The Science of Gender-Bending and Transsexualism* (Washington, DC: Joseph Henry Press, 2003), 92; Stewart-Williams, *The Ape That Understood the Universe*, 78–84.

Geschlechterunterschiede in der Nutzung von Seitensprung-Web-sites: Jana Hackathorn und Brien K. Ashdown, »The Webs We Weave: Predicting Infidelity Motivations and Extradyadic Relation-ship Satisfaction«, *Journal of Sex Research* (6. April 2020): 1–13.

44. Auswirkungen einer T-Unterdrückung zu medizinischen Zwecken: Evan Ng, Henry H. Woo, Sandra Turner et al., »The Influence of Testo-sterone Suppression and Recovery on Sexual Function in Men with Prostate Cancer: Observations from a Prospective Study in Men Undergoing Intermittent Androgen Suppression«, *Journal of Urology* 187, no. 6 (2012): 2162–67. Von den Auswirkungen eines veränderten T-Spiegels bei Transgender-Menschen wird in Kapitel 9 die Rede sein. Einen Überblick gibt Mats Holmberg, Stefan Arver und Cecilia Dhejne, »Supporting Sexuality and Improving Sexual Function in Transgender Persons«, *Nature Reviews Urology* 16, no. 2 (2019): 121–39.

45. Peter B. Gray, Timothy S. McHale, and Justin M. Carré, »A Review of Human Male Field Studies of Hormones and Behavioral Reproduc-tive Effort«, *Hormones and Behavior* 91 (2017): 52–67.

46. Anne E. Storey, Carolyn J. Walsh, Roma L. Quinton und Katherine E. Wynne-Edwards, »Hormonal Correlates of Paternal Responsive-ness in New and Expectant Fathers«, *Evolution and Human Behavior* 21, no. 2 (2000): 79–95; Peter B. Gray, J. C. Parkin und M. E. Samms-Vaughan, »Hormonal Correlates of Human Paternal Interactions: A Hospital-Based Investigation in Urban Jamaica«, *Hormones and Behavior* 52, no. 4 (2007): 499–507; Lee T. Gettler, Patty X. Kuo und Sonny Agustin Bechayda, »Fatherhood and Psychobiology in the Philippines: Perspectives on Joint Profiles and Longitudinal Changes of Fathers' Estradiol and Testosterone«, *American Journal of Human Biology* 30, no. 6 (2018): e23150.

47. Einen umfassenden Überblick über die neuroendokrinen Entspre-chungen zu Elternverhalten von Männern und die potenzielle Beteiligung von Oxytocin, Vasopressin, Cortisol und Testosteron gibt Sari M. van Anders, Richard M. Tolman und Gayatri Jainagaraj, »Examining How Infant Interactions Influence Men's Hormones, Affect, and Aggression Using the Michigan Infant Nurturance Simulation Paradigm«, *Fathering* 12, no. 2 (2014): 143.

48. Martin N. Muller, Frank W. Marlowe, Revocatus Bugumba, and Peter T. Ellison, »Testosterone and Paternal Care in East African Foragers and Pastoralists«, *Proceedings of the Royal Society B: Biological Sciences* 276, no. 1655 (2009): 347–54.

49. Peter B. Gray, Chi-Fu Jeffrey Yang und Harrison G. Pope Jr.,
»Fathers Have Lower Salivary Testosterone Levels Than Unmarried
Men and Married Non-Fathers in Beijing, China«, *Proceedings of the
Royal Society B: Biological Sciences* 273, no. 1584 (2006): 333–39. Auf
den Philippinen sinkt der T-Spiegels bei frisch gebackenen Vätern
insbesondere dann, wenn sie sich unmittelbar an der Versorgung
beteiligen: Lee T. Gettler, Thomas W. McDade, Alan B. Feranil und
Christopher W. Kuzawa, »Longitudinal Evidence That Fatherhood
Decreases Testosterone in Human Males«, *Proceedings of the
National Academy of Sciences* 108, no. 39 (2011): 16194–99. Siehe
auch Gray, McHale und Carré, »A Review of Human Male Field
Studies of Hormones and Behavioral Reproductive Effort«. Den
Zusammenhang zwischen Vaterschaft und T findet man bei
Männern nicht immer; siehe Peter B. Gray, Jody Reece, Charlene
Coore-Desai et al., »Testosterone and Jamaican Fathers«, *Human
Nature* 28, no. 2 (2017): 201–18.

50. Van Anders, Tolman und Jainagaraj, »Examining How Infant
Interactions Influence Men's Hormones, Affect, and Aggression«.

51. Alle Östrogene stammen von Androgenen ab, T selbst hat aber
keinen unmittelbaren Effekt. Es muss vielmehr über den Androgenrezeptor wirken, um die Aktivität von Zellen zu verändern.

52. Maurand Cappelletti und Kim Wallen, »Increasing Women's Sexual
Desire: The Comparative Effectiveness of Estrogens and Andro-
gens«, *Hormones and Behavior* 78 (2016): 178–93; und Beverly G.
Reed, Laurice Bou Nemer, and Bruce R. Carr, »Has Testosterone
Passed the Test in Premenopausal Women with Low Libido? A
Systematic Review«, *International Journal of Women's Health* 8
(2016): 599.

53. Ann Kathryn Korkidakis und Robert L. Reid, »Testosterone in
Women: Measurement and Therapeutic Use«, *Journal of Obstetrics
and Gynaecology Canada* 39, no. 3 (2017): 124–30; und Laurence M.
Demers, »Androgen Deficiency in Women; Role of Accurate
Testosterone Measurements«, *Maturitas* 67, no. 1 (2010): 39–45.

54. Edward O. Laumann, Alfredo Nicolosi, Dale B. Glasser, Anthony
Paik, Clive Gingell, E. Moreira und Tianfu Wang, »Sexual Problems
Among Women and Men Aged 40–80 Y: Prevalence and Correlates
Identified in the Global Study of Sexual Attitudes and Behaviors«,
International Journal of Impotence Research 17, no. 1 (2005): 39–57. Zur
Häufigkeit des Libidoverlustes bei Frauen in den Vereinigten

Staaten: Reed, Nemer und Carr, »Has Testosterone Passed the Test in Premenopausal Women with Low Libido?« Zur Häufigkeit hypoaktiver sexueller Wünsche (geringe sexuelle Wünsche in Begleitung von Kummer) siehe Shalender Bhasin und Rosemary Basson, »Sexual Dysfunction in Men and Women«, in *Williams Textbook of Endocrinology*, 787 (Philadelphia: Elsevier Saunders, 2011).

55. Raymond C. Rosen, Jan L. Shifren, Brigitta U. Monz, Dawn M. Odom, Patricia A. Russo und Catherine B. Johannes, »Epidemiology: Correlates of Sexually Related Personal Distress in Women with Low Sexual Desire«, *Journal of Sexual Medicine* 6, no. 6 (Juni 2009): 1549–60.

56. Sheryl A. Kingsberg und Terri Woodard, »Female Sexual Dysfunction: Focus on Low Desire«, *Obstetrics and Gynecology* 125, no. 2 (2015): 477–86; und Cappelletti und Wallen, »Increasing Women's Sexual Desire«.

57. Richard G. Bribiescas, *How Men Age: What Evolution Reveals About Male Health and Mortality* (Princeton, NJ: Princeton University Press, 2018), 122.

58. Cappelletti und Wallen, »Increasing Women's Sexual Desire«.

59. In der Wissenschaft herrscht keine Einigkeit in der Frage, ob die Eierstöcke nach der Menopause noch nennenswerte Hormonmengen und insbesondere Androgene produzieren (in geringer Menge entstehen Androgene weiterhin in den Nebennieren). Siehe zum Beispiel Mario Vicente Giordano, Paula Almeida Galvão Ferreira, Luiz Augusto Giordano, Sandra Maria Garcia de Almeida, Vinícius Cestari do Amaral, Tommaso Simoncini, Edmund Chada Baracat, Mario Gáspare Giordano und José Maria Soares Júnior, »How Long Is the Ovary Relevant for Synthesis of Steroids After Menopause?«, *Gynecological Endocrinology* 34, no. 6 (2018): 536–39; und Fernand Labrie, »All Sex Steroids Are Made Intracellularly in Peripheral Tissues by the Mechanisms of Intracrinology After Menopause«, *Journal of Steroid Biochemistry and Molecular Biology* 145 (2015): 133–38.

60. Zum Steroidspiegel nach der Menopause siehe Robin Haring, Anke Hannemann, Ulrich John et al., »Age-Specific Reference Ranges for Serum Testosterone and Androstenedione Concentrations in Women Measured by Liquid Chromatography-Tandem Mass Spectrometry«, *Journal of Clinical Endocrinology and Metabolism* 97, no. 2 (2012): 408–15.

61. Kingsberg und Woodard, »Female Sexual Dysfunction: Focus on Low Desire«; und Cappelletti und Wallen, »Increasing Women's Sexual Desire«.

62. Amy B. Wisniewski, Claude J. Migeon, Heino F. L. Meyer-Bahlburg et al., »Complete Androgen Insensitivity Syndrome: Long-Term Medical, Surgical, and Psychosexual Outcome«, *Journal of Clinical Endocrinology and Metabolism* 85, no. 8 (2000): 2664–69.

63. Bailey et al., »Effects of Gender and Sexual Orientation on Evolutionarily Relevant Aspects of Human Mating Psychology«; und Archer, »The Reality and Evolutionary Significance of Human Psychological Sex Differences«.

64. Sheryl A. Kingsberg, Anita H. Clayton und James G. Pfaus, »The Female Sexual Response: Current Models, Neurobiological Underpinnings and Agents Currently Approved or Under Investigation for the Treatment of Hypoactive Sexual Desire Disorder«, *CNS Drugs* 29, no. 11 (2015): 915–33.

65. Simon LeVay, *Gay, Straight, and the Reason Why: The Science of Sexual Orientation* (Oxford: Oxford University Press, 2011), 119.

66. P. Södersten, »Lordosis Behaviour in Male, Female and Androgenized Female Rats«, *Journal of Endocrinology* 70, no. 3 (1976): 409–20.

67. Siehe LeVay, *Gay, Straight, and the Reason Why*, 31. Paradoxerweise entfalten Androgene ihre vermännlichende Wirkung auf das Nervensystem vor der Geburt zumindest bei Raub- und Nagetieren auf dem Weg über das Östrogen, das zu dieser Zeit in großen Mengen aus den Androgenen aus den Hoden entsteht. Bei Primaten und Menschen ist das nicht der Fall. Diese Schlussfolgerung wird durch mehrere Indizienketten gestützt: Erstens sind auch Männer, die kein Östrogen produzieren können, vollständig männlich geprägt (mit typisch männlichem Verhalten, Interessen und sexuellen Vorlieben); und zweitens sind Menschen mit CAIS (die die Geschlechtschromosomen XY besitzen und auf Östrogen ansprechen, nicht aber auf Androgene) typisch weiblich.

68. LeVay, *Gay, Straight, and the Reason Why*, 62; Lee Ellis, Malini Ratnasingam und Mary Wheeler, »Gender, Sexual Orientation, and Occupational Interests: Evidence of Their Interrelatedness«, *Personality and Individual Differences* 53, no. 1 (2012): 64–69; und Richard A. Lippa, »Sex Differences and Sexual Orientation Differences in Personality: Findings from the BBC Internet Survey«, *Archives of Sexual Behavior* 37, no. 1 (2008): 173–87.

69. LeVay, *Gay, Straight, and the Reason Why*, 43–48; Michel Anteby, Carly Knight und András Tilcsik, »There May Be Some Truth to the ›Gay Jobs‹ Stereotype«, *LSE Business Review*, London School of Economics, 18. Januar 2016, https://blogs.lse.ac.uk/businessreview/2016/01/18/there-may-be-some-truth-to-the-gay-jobs-stereotype/; und András Tilcsik, Michel Anteby und Carly R. Knight, »Concealable Stigma and Occupational Segregation: Toward a Theory of Gay and Lesbian Occupations«, *Administrative Science Quarterly* 60, no. 3 (2015): 446–81.

70. J. Michael Bailey, Paul A. Vasey, Lisa M. Diamond, S. Marc Breedlove, Eric Vilain und Marc Epprecht, »Sexual Orientation, Controversy, and Science«, *Psychological Science in the Public Interest* 17, no. 2 (2016): 45–101.

71. Melissa Hines, »Prenatal Endocrine Influences on Sexual Orientation and on Sexually Differentiated Childhood Behavior«, *Frontiers in Neuroendocrinology* 32, no. 2 (2011): 170–82.

72. Richard Green, *The »Sissy Boy Syndrome« and the Development of Homosexuality* (New Haven, CT: Yale University Press, 1987), 12.

73. Zitiert in Hines, »Prenatal Endocrine Influences on Sexual Orientation and on Sexually Differentiated Childhood Behavior«. Siehe auch Melissa Hines, Vickie Pasterski, Debra Spencer et al., »Prenatal Androgen Exposure Alters Girls' Responses to Information Indicating Gender-Appropriate Behaviour«, *Philosophical Transactions of the Royal Society B: Biological Sciences* 371, no. 1688 (2016): 20150125; and Green, *The »Sissy Boy Syndrome«*, ch. 4.

74. Sheri A. Berenbaum, »Beyond Pink and Blue: The Complexity of Early Androgen Effects on Gender Development«, *Child Development Perspectives* 12, no. 1 (2018): 58–64.

75. CAH und sexuelle Orientirung: Melissa Hines, Mihaela Constantinescu und Debra Spencer, »Early Androgen Exposure and Human Gender Development«, *Biology of Sex Differences* 6, no. 3 (2015); und allgemeine Häufigkeit in der Bevölkerung: LeVay, *Gay, Straight, and the Reason Why*, 8–9.

76. Martina Jürgensen, Olaf Hiort, Paul- Martin Holterhus und Ute Thyen, »Gender Role Behavior in Children with XY Karyotype and Disorders of Sex Development«, *Hormones and Behavior* 51, no. 3 (2007): 443–53; und Hines, Constantinescu und Spencer, »Early Androgen Exposure and Gender Development«.

77. Wenn T bei Tieren, die keine Primaten sind, das Nervensystem männlich prägt, wird es zunächst in den Nervenzellen im Östrogen umgewandelt und wirkt dann auf die Östrogenrezeptoren ein. (In den Geschlechtsorganen erfolgt die männliche Prägung unmittelbar durch Interaktion mit den Androgenrezeptoren.) Auch im Nervensystem wirkt es unmittelbar über Androgenrezeptoren. Bei Menschen und anderen Primaten scheint die unmittelbare Wirkung der Androgene über die Androgenrezeptoren von entscheidender Bedeutung zu sein, während die Rolle der Umwandlung im Östrogen nicht klar ist. Befunde bei nicht menschlichen Primaten legen auch die Vermutung nahe, dass unterschiedliche Gehirnareale sich zu geringfügig unterschiedlichen Zeiten differenzieren und unterschiedliche Verhaltensweisen männlich prägen. Möglicherweise gibt es eine entscheidende Phase für das Sexualverhalten und eine andere für Konkurrenz- und Aggressionsverhalten. Sehr überzeugend gezeigt wurde dies von Goy in einem klassischen Experiment an Affen: R. W. Goy, F. B. Bercovitch und M. C. McBrair, »Behavioral Masculinization Is Independent of Genital Masculinization in Prenatally Androgenized Female Rhesus Macaques«, *Hormones and Behavior* 22, no. 4 (1988): 552–71.

78. Man sollte daran denken, dass eine gewisse T-Menge bei weiblichen Föten auch aus den Nebennieren und aus dem Kreislauf der Mutter stammt. Bei männlichen Föten dagegen wird das T zum größten Teil in den Hoden produziert.

79. Dennis McFadden, »On Possible Hormonal Mechanisms Affecting Sexual Orientation«, *Archives of Sexual Behavior* 46, no. 6 (2017): 1609–14.

80. S. Marc Breedlove, »Minireview: Organizational Hypothesis: Instances of the Fingerpost«, *Endocrinology* 151, no. 9 (2010): 4116–22.

81. Überblick über Fingerlänge und Homosexualität: LeVay, *Gay, Straight, and the Reason Why*, 71–74.

82. Cheryl M. McCormick und Justin M. Carré, »Facing Off with the Phalangeal Phenomenon and Editorial Policies: A Commentary on Swift-Gallant, Johnson, Di Rita and Breedlove (2020)«, *Hormones and Behavior* 120 (2020): 104710.

83. LeVay, *Gay, Straight, and the Reason Why*, 74.

84. Anthony F. Bogaert und Scott Hershberger, »The Relation Between Sexual Orientation and Penile Size«, *Archives of Sexual Behavior* 28, no. 3 (1999): 213–21. Die Autoren vertreten die T-Theorie und

schlagen andere Erklärungen vor. Eine skeptische Stellungnahme zu der Studie findet sich in LeVay, *Gay, Straight, and the Reason Why*, 126.

85. Es wäre möglich, dass der T-Spiegel während des größten Teils der Entwicklung vor der Geburt normal ist, dass er aber in einer entscheidenden Phase, in der die sexuelle Orientierung sich ausprägt, ungewöhnlich stark ansteigt oder abfällt. Andererseits wäre es denkbar, dass der T-Spiegel in allen Phasen normal ist, dass aber die einschlägigen Gehirnareale anders darauf ansprechen. Drittens könnte man sich vorstellen, dass die Gene, die im Zusammenhang mit der sexuellen Orientierung stehen, unterschiedlich stark transkribiert werden. Vielleicht ist T auch überhaupt nicht beteiligt, sondern die Unterschiede kommen durch Gene oder Genexpression zustande. Ein häufig wiederkehrender Befund betrifft den »Älterer-Bruder-Effekt«: Die Wahrscheinlichkeit der Homosexualität steigt bei Männern mit der Zahl älterer Brüder. Dies ist vermutlich darauf zurückzuführen, dass frühere männliche Föten die Umwelt im Mutterleib so beeinflusst haben, dass Homosexualität bei späteren Söhnen wahrscheinlicher wird. Siehe Ray Blanchard, James M. Cantor, Anthony F. Bogaert, S. Marc Breedlove und Lee Ellis, »Interaction of Fraternal Birth Order and Handedness in the Development of Male Homosexuality«, *Hormones and Behavior* 49, no. 3 (2006): 405–14; und Charles E. Roselli, »Neurobiology of Gender Identity and Sexual Orientation«, *Journal of Neuroendocrinology* 30, no. 7 (2018): e12562. Ein ganzes Buch über die wissenschaftliche Erforschung der sexuellen Orientierung ist LeVay, *Gay, Straight, and the Reason Why*.

86. Andrew Sullivan, »#MeToo and the Taboo Topic of Nature«, *New York Magazine*, 19. Januar 2018.

87. Bailey et al., »Effects of Gender and Sexual Orientation on Evolutionarily Relevant Aspects of Human Mating Psychology«.

88. 30 bis 50 Prozent der homosexuellen Männer leben in einer Beziehung, bei lesbischen Frauen sind es 75 Prozent. Bailey, *The Man Who Would Be Queen*, 87; und Christopher Carpenter und Gary J. Gates, »Gay and Lesbian Partnership: Evidence from California«, *Demography* 45, no. 3 (2008): 573–90.

89. Andrew Sullivan in Spencer Kornhaber, »Cruising in the Age of Consent«, *Atlantic*, Juli 2019.

90. Bailey, *The Man Who Would Be Queen*, 87.

KAPITEL 9

1. »Testosterone: Act Two, Infinite Gent«, *This American Life*, 30. August 2002, https://www.thisamericanlife.org/220/transcript.

2. American Psychological Association, »Guidelines for Psychological Practice with Transgender and Gender Nonconforming People«, *American Psychologist* 70, no. 9 (2015): 832–64.
Eine Anmerkung zum Sprachgebrauch: Die APA-Richtlinien bezeichnen das biologische Geschlecht als »Geschlecht, das bei der Geburt zugewiesen wurde«. Dieser Begriff wird immer häufiger gebraucht, ich verwende ihn aber nicht, denn er führt zu Verwirrung. Zum einen vermittelt er den falschen Eindruck, das Geschlecht sei das Ergebnis einer willkürlichen Entscheidung. Zweitens kann das Geschlecht einer Person in selteneren Fällen von dem abweichen, was ihr bei der Geburt zugewiesen wurde. Beispielsweise wird Menschen mit DSDs wie der 5-ARD wahrscheinlich bei der Geburt das weibliche Geschlecht zugewiesen, obwohl sie eigentlich männlich sind. Solche Personen identifizieren sich später entweder mit ihrem biologischen Geschlecht oder mit dem Geschlecht, das ihnen bei der Geburt zugewiesen wurde. Es handelt sich um zwei unterschiedliche Begriffe, aber beide sind nützlich.

3. Esther L. Meerwijk und Jae M. Sevelius, »Transgender Population Size in the United States: A Meta-Regression of Population-Based Probability Samples«, *American Journal of Public Health* 107, no. 2 (2017): e1-e8; und Kenneth J. Zucker, »Epidemiology of Gender Dysphoria and Transgender Identity«, *Sexual Health* 14, no. 5 (2017): 404–11. Für Großbritannien gibt es keine zuverlässigen Zahlen, aber Schätzungen der Behörden ergeben ein ähnliches Bild. Siehe https://assets.publishing.service.gov.uk/government/uploads/system/uploads/attachment_data/file/721642/GEO-LGBT-factsheet.pdf.

4. American Psychological Association, »Guidelines for Psychological Practice with Transgender and Gender nonconforming People«, 2–3.

5. Solche Ängste dürfen nicht mit der Geschlechtsdysphorie gleichgesetzt werden. Sie werden hier beschrieben, damit Leserinnen und Leser sich eine ungefähre Vorstellung davon machen können, wie sich die Geschlechtsdysphorie anfühlt.

6. Jeanette Jennings und Jazz Jennings, »Trans Teen Shares Her Story«, *Pediatrics in Review* 37, no. 3 (2016): 99–100.

7. Kenneth J. Zucker, Anne A. Lawrence und Baudewijntje P. C. Kreukels, »Gender Dysphoria in Adults«, *Annual Review of Clinical*

Psychology 12 (2016): 217–47; und K. J. Zucker, »Gender Identity Disorder in Children and Adolescents«, *Annual Review of Clinical Psychology* 1 (2005): 467–92.

8. Zur Auflösung der Geschlechtsdysphorie (»Desistenz«) siehe Kenneth J. Zucker, »The Myth of Persistence: Response to ›A Critical Commentary on Follow-up Studies and ›Desistance‹ Theories About Transgender and Gender Non-Conforming Children' by Temple Newhook et al. (2018)«, *International Journal of Transgenderism* 19, no. 2 (2018): 231–45.

9. American Society of Plastic Surgeons, »Gender Confirmation Surgeries«, 2020, https://www.plasticsurgery.org/reconstructive-procedures/gender-confirmation-surgeries.
    Neue Forschungsergebnisse über Möglichkeiten für die Gabe von Geschlechtshormonen schildern India I. Pappas, Wendy Y. Craig, Lindsey V. Spratt und Daniel I. Spratt, »Testosterone (T) and Estradiol (E2) Therapy Alone Can Suppress Gonadal Function in Transgender Patients«, *Costas T. Lambrew Research Retreat 2020*, 47, https://knowledgeconnection.mainehealth.org/lambrew-retreat-2020/47.

10. National Health Service (UK), »Referrals to the Gender Identity Development Service (GIDS) Level Off in 2018–19«, Tavistock and Portman NHS Foundation Trust, 28. Jumi 2019, https://tavistockandportman.nhs.uk/about-us/news/stories/referrals-gender-identity-development-service-gids-level-2018–19/.

11. In den Vereinigten Staaten ist die Versorgung mit medizinischen Dienstleistungen wie Hormone und operative Eingriffe für Transgender unterschiedlich geregelt. Einzelheiten über die entsprechenden Strategien verschiedener Versicherungen bei Human Rights Campaign, »Finding Insurance for Transgender-Related Healthcare«, 1. August 2015, https://www.hrc.org/resources/finding-insurance-for-transgender–related-healthcare. In Großbritannien werden einschlägige Versorgungsmaßnahmen vom nationalen Gesundheitsdienst NHS finanziert, aber dies muss beantragt werden und es gibt beträchtliche Wartezeiten. Weitere Informationen finden sich unter National Health Service, »Gender Dysphoria: Treatment«, 28. Mai 2020,https://www.nhs.uk/conditions/gender-dysphoria/treatment/.

12. Gloria R. Mora und Virendra B. Mahesh, »Autoregulation of the Androgen Receptor at the Translational Level: Testosterone Induces

Accumulation of Androgen Receptor mRNA in the Rat Ventral Prostate Polyribosomes«, *Steroids* 64, no. 9 (1999): 587–91.

13. Buck Angel, »About«, 2020, https://buckangel.com/pages/about-us.

14. Hormone, die größere Moleküle aus kleineren aufbauen, bezeichnet man als »anabol«; solche, die große Moleküle zu kleineren abbauen, heißen »katabol«.

15. Peter T. Ellison, »Endocrinology, Energetics, and Human Life History: A Synthetic Model«, *Hormones and Behavior* 91 (2017): 97–106.

16. Teresa L. D. Hardy, Jana M. Rieger, Kristopher Wells und Carol A. Boliek, »Acoustic Predictors of Gender Attribution, Masculinity-Femininity, and Vocal Naturalness Ratings Amongst Transgender and Cisgender Speakers«, *Journal of Voice* 34, no. 2 (2020): 300; Teresa L. D. Hardy, Carol A. Boliek, Daniel Aalto, Justin Lewicke, Kristopher Wells und Jana M. Rieger, »Contributions of Voice and Nonverbal Communication to Perceived Masculinity-Femininity for Cisgender and Transgender Communicators«, *Journal of Speech, Language, and Hearing Research* 63, no. 4 (2020): 931–47; und Adrienne B. Hancock, Julianne Krissinger und Kelly Owen, »Voice Perceptions and Quality of Life of Transgender People«, *Journal of Voice* 25, no. 5 (2011): 553–58.

17. Zu Stimmlage und Fortpflanzungserfolg (mit einem Blick auf die Attraktivität) siehe Coren L. Apicella, David R. Feinberg und Frank W. Marlowe, »Voice Pitch Predicts Reproductive Success in Male Hunter-Gatherers«, *Biology Letters* 3, no. 6 (2007): 682–84. Zu Stimmlage und sexueller Orientierung siehe Simon LeVay, *Gay, Straight, and the Reason Why: The Science of Sexual Orientation* (Oxford: Oxford University Press, 2011). Testosteron ermöglicht bei Männern auch eine Vorhersage der Stimmlage: James M. Dabbs Jr. und Alison Mallinger, »High Testosterone Levels Predict Low Voice Pitch Among Men«, *Personality and Individual Differences* 27, no. 4 (1999): 801–4.

18. Siehe David Azul, Ulrika Nygren, Maria Södersten und Christiane Neuschaefer-Rube, »Transmasculine People's Voice Function: A Review of the Currently Available Evidence«, *Journal of Voice* 31, no. 2 (2017): 261.

19. Rahel M. Büttler, Jiska S. Peper, Eveline A. Crone, Eef G. W. Lentjes, Marinus A. Blankenstein und Annemieke C. Heijboer, »Reference Values for Salivary Testosterone in Adolescent Boys and Girls

Determined Using Isotope-Dilution Liquid-Chromatography Tandem Mass Spectrometry (Id-Lc-Ms/Ms)«, *Clinica Chimica Acta* 456 (2016): 15–18; und David J. Handelsman, Angelica L. Hirschberg und Stephane Bermon, »Circulating Testosterone as the Hormonal Basis of Sex Differences in Athletic Performance«, *Endocrine Reviews* 39, no. 5 (2018): 803–29.

20. Eric P. Widmaier, Hershel Raff und Kevin T. Strang, *Vander's Human Physiology: The Mechanisms of Body Function*, 14th ed. (New York: McGraw-Hill, 2015), 443.

21. Scott-Robert Newman, John Butler, Elizabeth H. Hammond und Steven D. Gray, »Preliminary Report on Hormone Receptors in the Human Vocal Fold«, *Journal of Voice* 14, no. 1 (2000): 72–81. Einen Überblick über die Entwicklung des Stimmapparats bei Jugendlchen gibt Diana Markova, Louis Richer, Melissa Pangelinan, Deborah H. Schwartz, Gabriel Leonard, Michel Perron, G. Bruce Pike et al., »Age- and Sex-Related Variations in Vocal-Tract Morphology and Voice Acoustics During Adolescence«, *Hormones and Behavior* 81 (2016): 84–96.

22. Graham F. Welch, David M. Howard und John Nix, *The Oxford Handbook of Singing* (Oxford: Oxford University Press, 2019), 24–25.

23. W. T. Fitch und J. Giedd, »Morphology and Development of the Human Vocal Tract: A Study Using Magnetic Resonance Imaging«, *Journal of the Acoustical Society of America* 106, no. 3 pt. 1 (1999): 1511–22. Rothirsche haben als eine von wenigen Säugetierarten ebenfalls einen abgestiegenen Kehlkopf. Dieser hat sich in der Evolution anscheinend entwickelt, um Rivalen in der Paarungskonkurrenz einzuschüchtern. W. T. Fitch und D. Reby, »The Descended Larynx Is Not Uniquely Human«, *Proceedings of the Royal Society B: Biological Sciences* 268, no. 1477 (2001): 1669–75.

24. Azul et al., »Transmasculine People's Voice Function«.

25. Ulrika Nygren, Agneta Nordenskjöld, Stefan Arver, and Maria Södersten, »Effects on Voice Fundamental Frequency and Satisfaction with Voice in Trans Men During Testosterone Treatment – A Longitudinal Study«, *Journal of Voice* 30, no. 6 (2016): 766, e24-e34.

26. Wikipedia, »Adam's Apple«, Etymology, abgerufen am 15. August 2020, https://en.wikipedia.org/wiki/Adam's_ apple#Etymology.

27. Merriam-Webster, »Why Is It Called an ›Adam's Apple‹? It's Not the Reason You Think«, Merriam-Webster.com, Word History, https://

www.merriam-webster.com/words-at-play/why-is-it-called-an-adams-apple-word-history.

28. Lee Coleman, Mark Zakowski, Julian A. Gold und Sivam Ramanathan, »Functional Anatomy of the Airway«, in Carin A. Hagberg, *Benumof and Hagberg's Airway Management*, 3rd ed., 3–20 (Philadelphia: W. B. Saunders, 2013).

29. Neal S. Beckford, Dan Schaid, Stewart R. Rood und Bruce Schanbacher, »Androgen Stimulation and Laryngeal Development«, *Annals of Otology, Rhinology and Laryngology* 94, no. 6 (1985): 634–40.

30. Bridget Alex, »Why Humans Lost Their Hair and Became Naked and Sweaty« *Discover*, 7. Januar 2019, https://www.discovermagazine.com/planet-earth/why-humans-lost-their-hair-and-became-naked-and-sweaty.

31. Bridget Alex, »What Happened When Humans Became Hairless«, *Discover*, 13. August 2019, https://www.discovermagazine.com/planet-earth/what-happened-when-humans-became-hairless; Zitat von Barnaby Dixson, Anthropologe an der University of Queensland, Australien.

32. E. J. Giltay und L. J. G. Gooren, »Effects of Sex Steroid Deprivation/Administration on Hair Growth and Skin Sebum Production in Transsexual Males and Females«, *Journal of Clinical Endocrinology and Metabolism* 85, no. 8 (2000): 2913–21.

33. Yi Gao, Toby Maurer und Paradi Mirmirani, »Understanding and Addressing Hair Disorders in Transgender Individuals«, *American Journal of Clinical Dermatology* 19, no. 4 (2018): 517–27.

34. Guido Giovanardi, »Buying Time or Arresting Development? The Dilemma of Administering Hormone Blockers in Trans Children and Adolescents«, *Porto Biomedical Journal* 2, no. 5 (2017): 153–56.

35. Wassim Chemaitilly, Christine Trivin, Luis Adan, Valérie Gall, Christian Sainte-Rose und Raja Brauner, »Central Precocious Puberty: Clinical and Laboratory Features«, *Clinical Endocrinology* 54, no. 3 (2001): 289–94.

36. Siehe die Abbildung auf Seite 182.

37. D. I. Spratt, L. S. O'Dea, D. Schoenfeld, J. Butler, P. N. Rao, and W. F. Crowley Jr., »Neuroendocrine-Gonadal Axis in Men: Frequent Sampling of LH, FSH, and Testosterone«, *American Journal of Physiology* 254, no. 5, pt. 1 (1988): E658-66.
Bei Männern folgen die GnRH-Pulse im Vergleich zu Frauen mit relativ konstanten Abständen aufeinander; bei Frauen schwankt die

Häufigkeit in Abhängigkeit vom Menstruationszklus. Siehe Nancy Reame, Sue Ellyn Sauder, Robert P. Kelch und John C. Marshall, »Pulsatile Gonadotropin Secretion During the Human Menstrual Cycle: Evidence for Altered Frequency of Gonadotropin-Releasing Hormone Secretion« *Journal of Clinical Endocrinology and Metabolism* 59, no. 2 (1984): 328–37.

38. Sarah-Jayne Blakemore, Stephanie Burnett und Ronald E. Dahl, »The Role of Puberty in the Developing Adolescent Brain«, *Human Brain Mapping* 31, no. 6 (2010): 926–33.

39. Caroline Salas-Humara, Gina M. Sequeira, Wilma Rossi und Cherie Priya Dhar, »Gender Affirming Medical Care of Transgender Youth«, *Current Problems in Pediatric and Adolescent Health Care* 49, no. 9 (2019): 100683.

40. Pubertätsblockade und unbekannte Wirkungen auf die emotionale Entwicklung: Christopher Richards, Julie Maxwell und Noel McCune, »Use of Puberty Blockers for Gender Dysphoria: A Momentous Step in the Dark«, *Archives of Disease in Childhood* 104, no. 6 (2019): 611–12.

41. Damit die Wirkung der geschlechtsuntypischen Hormone bestehen bleibt, müssen sie lebenslang eingenommen werden: Martin den Heijer, Alex Bakker und Louis Gooren, »Long Term Hormonal Treatment for Transgender People«, *BMJ* 359 (2017). Kurzer Überblick über die Bedeutung von Hormonen und chirurgischen Eingriffen für die Geschlechtsumwandlung: Jens U. Berli, Gail Knudson, Lin Fraser, Vin Tangpricha, Randi Ettner, Frederic M. Ettner, Joshua D. Safer et al., »What Surgeons Need to Know About Gender Confirmation Surgery When Providing Care for Transgender Individuals: A Review«, *JAMA Surgery* 152, no. 4 (2017): 394–400.

42. Warum das so ist, wissen wir nicht. Möglicherweise würden Menschen, die Blocker anwenden, sich auch ohne solche Präparate in jedem Fall umstellen lassen. Mit anderen Worten: Diese Gruppe hat eine hohe Motivation für die Umstellung, und die Einnahme der Blocker ist nur ein Schritt auf dem Weg, den sie ohnehin gehen wollen. Einer anderen Hypothese zufolge steigern die Blocker die Wahrscheinlichkeit einer Umstellung. Für diesen Gedanken sprechen Befunde, wonach sich die Mehrzahl der Jugendlichen auch bei starker Dysphorie mit ihrem angeborenen Geschlecht wohler fühlt, wenn die Pubertät voranschreitet. Die Entwicklungsphase zwischen dem zehnten und 13. Lebensjahr scheint besonders entscheidend dafür zu sein, dass die Geschlechtsidentität sich bei Jugendlichen festigt, denn in dieser Zeit erleben sie eine erste Ahnung von romantischen Gefühlen und sexueller Anziehung. Wenn jemand sich verliebt oder sich erstmals als schwuler Mann oder lesbische Frau sieht und den eigenen sexuell ausgereiften Körper nicht nur akzeptiert, sondern sich auch damit identifiziert und ihn genießt, kann die Geschlechtsdysphorie sich vermindern oder sogar verschwinden. Umgekehrt kann die Geschlechtsdysphorie sich wie bei Alan aber während der Pubertät auch verstärken: Er erlebte in der Pubertät eine weibliche Prägung, und dieses Erlebnis führt zu einem noch stärkeren, sicheren Wunsch nach einer Geschlechtsumwandlung. Leider gibt es keine Untersuchung, mit der wir im Voraus sicher feststellen können, welche jungen Menschen sich wahrscheinlich irgendwann mit ihrem angeborenen Geschlecht wohlfühlen werden, sodass die Dysphorie sich auflöst, und bei welchen dies nicht der Fall ist. Siehe Richards, Maxwell und McCune, »Use of Puberty Blockers for Gender Dysphoria«.

43. Timothy C. Lai, Rosalind McDougall, Debi Feldman, Charlotte V. Elder und Ken C. Pang, »Fertility Counseling for Transgender Adolescents: A Review«, *Journal of Adolescent Health* 66, no. 6 (2020): 658–65; Natnita Mattawanon, Jessica B. Spencer, David A. Schirmer und Vin Tangpricha, »Fertility Preservation Options in Transgender People: A Review«, *Reviews in Endocrine and Metabolic Disorders* 19, no. 3 (2018): 231–42; und D. Schlager, W. G. Lee, E. Williamson, R. Wafa, D. J. Ralph, and P. Sangster, »Fertility Preservation and Sperm Quality in Adolescent Transgender Patients Prior to Hormonal Treatment«, *European Urology Open Science* 19 (2020): e533.

44. Catherine Butler and Anna Hutchinson, »Debate: The Pressing Need for Research and Services for Gender Desisters/Detransitioners«, *Child and Adolescent Mental Health* 25, no. 1 (2020): 45–47.

45. Van Slothouber, »(De) Trans Visibility: Moral Panic in Mainstream Media Reports on De/Retransition«, *European Journal of English Studies* 24, no. 1 (2020): 89–99.

46. Zur sexuellen Orientierung von Menschen mit Geschlechtsdysphorie siehe Anne A. Lawrence, »Sexual Orientation Versus Age of Onset as Bases for Typologies (Subtypes) for Gender Identity Disorder in Adolescents and Adults«, *Archives of Sexual Behavior* 39, no. 2 (2010): 514–45.

47. Steigerung des T-Spiegels zur Stimmungsverbesserung: Michael Zitzmann, »Testosterone, Mood, Behaviour and Quality of Life«, *Andrology* (13. Juli 2020): 1–8.

48. Dass sich nach der Einnahme von Geschlechtshormonen des anderen Geschlechts das Muster der sexuellen Anziehung verändert wie bei Stella und Kallisti, ist nichts Ungewöhnliches: Matthias K. Auer, Johannes Fuss, Nina Höhne, Günter K. Stalla und Caroline Sievers, »Transgender Transitioning and Change of Self-Reported Sexual Orientation«, *PLoS One* 9, no. 10 (2014): e110016.

49. Mats Holmberg, Stefan Arver, and Cecilia Dhejne, »Supporting Sexuality and Improving Sexual Function in Transgender Persons«, *Nature Reviews Urology* 16, no. 2 (2019): 121–39; und Michael S. Irwig, »Testosterone Treatment for Transgender (Trans) Men«, in The Plasticity of Sex, ed. Marianne J. Legato, 137–57 (Amsterdam: Elsevier, 2020).

50. Interviews mit Trans-Frauen über den Wandel ihrer Sexualität in Shoshana Rosenberg, P. J. Matt Tilley und Julia Morgan, »›I Couldn't Imagine My Life Without It‹: Australian Trans Women's Experiences of Sexuality, Intimacy, and Gender-Affirming Hormone Therapy«, *Sexuality and Culture* 23, no. 3 (2019): 962–77.

51. Bei trans Männern nimmt die Neigung zu Wut häufig zu, und die Neigung zu emotionalen Ausbrüchen einschließlich des Weinens nimmt ab. Bei trans Frauen, die Östrogen nehmen und T blockieren, verstärken sich emotionale Ausbrüche und Weinen. Siehe See Giovanna Motta, Chiara Crespi, Valentina Mineccia, Paolo Riccardo Brustio, Chiara Manieri und Fabio Lanfranco, »Does Testosterone Treatment Increase Anger Expression in a Population of Transgender Men?«, *Journal of Sexual Medicine* 15, no. 1 (2018): 94–101; und Justine Defreyne, Guy T'Sjoen, Walter Pierre Bouman, Nicola Brewin und Jon Arcelus, »Prospective Evaluation of Self-Reported Aggression in Transgender Persons«, *Journal of Sexual Medicine* 15, no. 5 (2018): 768–76.

52. Linden Crawford, »One Year on Testosterone«, opinion, *New York Times*, 18. Juni 2020.

53. Miranda A. L. Van Tilburg, Marielle L. Unterberg, and Ad J. J. M. Vingerhoets, »Crying During Adolescence: The Role of Gender, Menarche, and Empathy«, *British Journal of Developmental Psychology* 20, no. 1 (2002): 77–87.

54. Johannes Fuss, Rainer Hellweg, Eva Van Caenegem, Peer Briken,

Günter K. Stalla, Guy T'Sjoen und Matthias K. Auer, »Cross-Sex Hormone Treatment in Male-to-Female Transsexual Persons Reduces Serum Brain-Derived Neurotrophic Factor (BDNF)«, *European Neuropsychopharmacology* 25, no. 1 (2015): 95–99.

55. John Archer, »The Reality and Evolutionary Significance of Human Psychological Sex Differences«, *Biological Reviews* 94, no. 4 (2019): 1381–415.

56. Wenn in Studien berichtet wurde, dass die Aggression bei Männern mit dem T-Spiegel steigt, ist der Effekt in der Regel nicht stark und abhängig von gesellschaftlichen und charakterlichen Faktoren. Zitzmann, »Testosterone, Mood, Behaviour and Quality of Life«.

57. Die Wut nimmt bei Männern in der Regel mit höheren T-Dosen nicht zu: R. Tricker, R. Casaburi, T. W. Storer, B. Clevenger, N. Berman, A. Shirazi, and S. Bhasin, »The Effects of Supraphysiological Doses of Testosterone on Angry Behavior in Healthy Eugonadal Men – A Clinical Research Center Study«, *Journal of Clinical Endocrinology and Metabolism* 81, no. 10 (1996): 3754–58; abenso ändert sich die Wut nicht, wenn T aus medizinischen Gründen blockiert wird. Hormone wirken sich zwar auf das Verhalten von Menschen aus, aber im Gegensatz zu anderen Tieren genießen wir mehr Freiheit: Gesellschaftliche, kognitive, kulturelle und psychologische Faktoren tragen stärker zu Verhaltensänderungen bei. Deshalb wirken sich Veränderungen von T bei Tieren meist stärker auf das Verhalten aus: Im Kapitel 7 war bereits von den Zwergmeerkatzen die Rede, die große T-Dosen erhielten und dann gegenüber den Affen, die ihnen untergeordnet waren, aggressiver wurden.

58. Kenneth J. Zucker, »Adolescents with Gender Dysphoria: Reflections on Some Contemporary Clinical and Research Issues«, *Archives of Sexual Behavior* 48, 1983–1992 (2019): 1986.

KAPITEL 10

1. CBS News, »»Know My Name‹: Author and Sexual Assault Survivor Chanel Miller's Full 60 Minutes Interview«, 9. August 2020, https://www.cbsnews.com/news/chanel-miller-full-60-minutes-interview-know-my-name-author-brock-turner-sexual-assault-survivor-2020-08-09/.

2. Lindsey Bever, »The Swedish Stanford Students Who Rescued an Unconscious Sexual Assault Victim Speak Out«, *Washington Post,*

8. Juni 2016; und Scott Herhold, »Thanking Two Stanford Students Who Subdued Campus Sex Assault Suspect«, opinion, *Mercury News*, 21. März 2016, https://www.mercurynews.com/2016/03/21/herhold-thanking-two-stanford-students-who-subdued-campus-sex-assault-suspect/.

3. Elle Hunt, »'20 Minutes of Action': Father Defends Stanford Student Son Convicted of Sexual Assault«, *Guardian*, 5. Juni 2016.

4. Chanel Miller, *Know My Name: A Memoir* (New York: Viking, 2019), 343, 349 [dt. *Ich habe einen Namen: Eine Geschichte über Macht, Sexualität und Selbstbestimmung.* Üb. v. Y. Dincer, H. Meyer u. C. Rodewald; Berlin: Ullstein 2019, S. 465, 458.]

5. Maggie Astor, »California Voters Remove Judge Aaron Persky, Who Gave a 6-Month Sentence for Sexual Assault«, *New York Times*, 6. Juni 2018.

6. Carnegie Hero Fund Commission, »15 Named Carnegie Heroes for Acts of Extraordinary Heroism«, 22. Juni 2020, https://www.carnegiehero.org/awardee_pr/15-named-carnegie-heroes-for-acts-of-extraordinary-heroism/.

7. Zu »harten« Frauen in Extremsportarten siehe Toby, »5 Most Badass Female Extreme Sports Athletes« Liftoff Adventure, March 12, 2019, https://liftoffadventure.com/most-badass-female-extreme-sports-athletes/.
   Zu Geschlechterunterschieden in Impulsivität, Risikobereitschaft und Sensationslust (die bei Männern höher sind) siehe Marcus Roth, Jörg Schumacher und Elmar Brähler, »Sensation Seeking in the Community: Sex, Age and Sociodemographic Comparisons on a Representative German Population Sample«, *Personality and Individual Differences* 39, no. 7 (2005): 1261–71; Elizabeth P. Shulman, K. Paige Harden, Jason M. Chein und Laurence Steinberg, »Sex Differences in the Developmental Trajectories of Impulse Control and Sensation-Seeking from Early Adolescence to Early Adulthood«, *Journal of Youth and Adolescence* 44, no. 1 (2015): 1–17; Marvin Zuckerman, Sybil B. Eysenck und Hans J. Eysenck, »Sensation Seeking in England and America: Cross-Cultural, Age, and Sex Comparisons«, *Journal of Consulting and Clinical Psychology* 46, no. 1 (1978): 139; und Catharine P. Cross, De-Laine M. Cyrenne und Gillian R. Brown, »Sex Differences in Sensation- Seeking: A Meta- Analysis«, *Scientific Reports* 3, no. 1 (2013): 1–5.

8. Miller, Know My Name, 357 [dt. S. 474].

9. Ronan Farrow, »From Aggressive Overtures to Sexual Assault: Harvey Weinstein's Accusers Tell Their Stories«, *New Yorker*, 10. Oktober 2017.

10. Louis C. K., »Louis C. K. Responds to Accusations: ›These Stories Are True‹«, *New York Times*, 10. November 2017.

11. Die #MeToo-Bewegung hat mit großem Einfluss dazu beigetragen, dass die Kultur rund um sexuelle Übergriffe und Belästigungen sich verändert hat, manchmal ist sie aber auch übers Ziel hinausgeschossen und nicht alle Beschuldigten Männer wurden auch schuldig gesprochen. Beispiele für persönliche und berufliche Folgen dokumentierte die Journalistin Emily Yoffe: Emily Yoffe, »I'm Radioactive«, *Reason Magazine*, Oktober 2019.

12. Steven Pinker, *Enlightenment Now: The Case for Reason, Science, Humanism, and Progress* (New York: Penguin, 2018), 220–21 [dt. *Aufklärung Jetzt: Für Vernunft, Wissenschaft, Humanismus und Fortschritt*. Üb. v. M. Wiese; Frankfurt a. M.: S. Fischer 2018, S. 283].

13. Robert Plomin, *Blueprint: How DNA Makes Us Who We Are* (Cambridge, MA: MIT Press, 2019), ix.

14. David C. Page, Rebecca Mosher, Elizabeth M. Simpson, Elizabeth M. C. Fisher, Graeme Mardon, Jonathan Pollack, Barbara McGillivray et al., »The Sex-Determining Region of the Human Y Chromosome Encodes a Finger Protein«, *Cell* 51, no. 6 (1987): 1091–104.

15. Kristin R. Lamont und Donald J. Tindall, »Androgen Regulation of Gene Expression«, *Advances in Cancer Research* 107 (2010): 137–62.

16. Steve Stewart-Williams, *The Ape That Understood the Universe: How the Mind and Culture Evolve* (Cambridge: Cambridge University Press, 2018), 109.

17. Peggy Orenstein, zitiert in Isaac Chotiner, »Can Masculinity Be Redeemed?«, *New Yorker*, 20. Januar 2020.

18. Sarah Ditum, »Review: Testosterone Rex by Cordelia Fine: The Question of Men's and Women's Brains«, *Guardian*, 18. Januar 2017.

19. ebd., »Review: Testosterone Rex by Cordelia Fine«.

20. Lynn Neary, »How ›Born This Way‹ Was Born: An LGBT Anthem's Pedigree«, American Anthem, on *All Things Considered*, National Public Radio, 30. Januar 2019, https://www.npr.org/2019/01/30/687683804/lady-gaga-born-this-way-lgbt-american-anthem.

21. Steven Pinker, *Das unbeschriebene Blatt*. Üb. v. H. Kober; Berlin: Berlin Verlag 2003, S. 214, 230.

22. Sheri Berenbaum, »Biology: Born This Way?«, *Science* 355, no. 6322 (2017): 254.

23. Matthew S. Lebowitz, »The Implications of Genetic and Other Biological Explanations for Thinking About Mental Disorders«, *Hastings Center Report* 49 (2019): S82-S87.

24. Kurt Greenbaum, »Steroid Defense Rejected, Jury Finds Suspect Guilty of Murder«, *Sun Sentinel*, 8. Juni 1988, https://www.sun-sentinel.com/news/fl-xpm-1988-06-08-8802030649-story.html.

25. Eine Antwort (und eine anschauliche Untersuchung der Frage) findet sich in Robert M. Sapolsky, Behave: The Biology of Humans at Our Best and Worst (New York: Penguin, 2017), 580–613 [dt. *Gewalt und Mitgefühl: Die Biologie des menschlichen Verhaltens*. Üb. v. H. Kober; München: Hanser 2017].

26. Suzanna Danuta Walters, »Why Can't We Hate Men?«, *Washington Post*, 8. Juni 2018.

27. Joseph Henrich, *The Secret of Our Success: How Culture Is Driving Human Evolution, Domesticating Our Species, and Making Us Smarter* (Princeton, NJ: Princeton University Press, 2017).

DANKSAGUNGEN

Nur wenige Seiten stehen mir zur Verfügung, um allen zu danken, die mir beim Schreiben dieses Buches geholfen haben. Das ist eine beängstigende Aufgabe, denn mein Instinkt sagt mir, dass ich bei der Idee beginnen sollte. Man möge mir verzeihen, wenn ich jemanden ausgelassen habe – das liegt an der räumlichen Beschränkung (in meinem Gehirn).

Richard Wrangham ging das Risiko ein, eine Mitarbeiterin ohne einschlägige Ausbildung einzustellen; er gab mir die Gelegenheit, in Uganda zu leben und wilde Schimpansen zu studieren. Dieses Erlebnis legte die Grundlage für das vorliegende Buch. Richard zum Freund und Mentor zu haben, ist aber auch mit Nachteilen verbunden. So hat man beispielsweise immer das Gefühl, die eigenen Kenntnisse, Schreibfähigkeiten und Sprache seien unzureichend. Man kann zustimmend nicken und so tun, als wüsste man genau, worüber er spricht, ihn meiden oder von ihm profitieren. Das alles habe ich getan, und es hat mir geholfen. Richard, ich kann dir niemals genug danken. Wenn er letztlich einer der wichtigsten Gründe für dieses Buch ist, dann ist Dan Lieberman ein naheliegender Anlass. Dan war überzeugt, dass ich nicht nur ein Buch schreiben sollte, sondern auch schreiben konnte. Er gab nicht auf, als ein erster und zweiter Projektvorschlag zurückgewiesen wurden und ich überzeugt war, dass es nicht gelingen würde. Ich danke dir, Dan, dass du mich endlos bearbeitet und unterstützt hast.

Mein Literaturagent Max Brockman bewies mit der Zurückweisung der beiden ersten Vorschläge ein gutes Gespür. Das Längste, was ich bis dahin geschrieben hatte, war meine Doktorarbeit gewesen, und ich war vollkommen naiv, wenn es darum ging, einen Buchvorschlag zu verkaufen und dann ein Buch zu schreiben, zu illustrieren, zu überarbeiten und zu veröffentlichen. Ich danke dir, Max, und allen bei Brockman, Inc. Es war immer eine Freude, mit euch zu tun zu haben, denn ihr habt alle juristischen und finanziellen Angelegenheiten professionell gehandhabt und mein Buch in die Welt gesetzt.

Meine Lektorin Maddie Jones bei Holt führte mich geduldig durch den Prozess des Schreibens und half mir, das Großgeschriebene klarer zu gestalten und zu organisieren – ganz zu schweigen von ihrer Flexibilität, als meine Situation durch Covid alles andere als ideal zum Schreiben war. Ebenso danke ich Gillian Blake (früher bei Holt) und Serena Jones bei Holt, die mich durch die ersten und letzten Stadien der Veröffentlichung begleiteten, und bei Toby Lester, der in den Anfangsstadien meisterhaft redigierte. Mein Dank geht auch an Anne McGuire für ihre Hilfe beim Literaturverzeichnis und den Anmerkungen. Und an meine beiden aufmerksamsten Leser: Ich danke euch für eure Aufmerksamkeit für die Details.

Dan Friedman, mein Professor und Mentor am Antioch College, brachte mir das Denken und Schreiben bei und führte mich in die Freuden der Forschung ein. Dan: Ich bin bestrebt, zu meinen Studierenden ebenso großzügig zu sein, wie du es mit mir warst. Josephine Wilson: Du hast mein Interesse an den biologischen Grundlagen menschlichen Verhaltens geweckt, und die eher leuchtenden Augenblicke in deinem Seminar werde ich nie vergessen.

Meinen ugandischen Freilandassistenten John Barwogeza, Christopher Katongole, Francis Mugurusi, Donor Muhangyi, Christopher Muruuli und Peter Tuhairwe danke ich dafür, dass sie Daten sammelten, den Weg frei machten, mir vieles beibrachten und mich schützten.

Peter Ellison sorgte dafür, dass ich von Hormonen fasziniert war, und brachte mir vieles von dem bei, was ich über das endokrinen System und seine Beziehung zum Verhalten der Menschen weiß. Das alles zu lernen und zu lehren (mithilfe von Randy Nelsons ausgezeichnetem Lehrbuch *An Introduction to Behavioral Endocrinology*) war eine der größten Freuden in meinem Leben. Peter inspirierte mich dazu, als Forscherin und Lehrerin nach immer Höherem zu streben und Kritiker zu respektieren. Steve Kosslyn nahm mich in sein Institut auf, machte geistige Vielseitigkeit interessant und veranlasste mich, sie ebenso wie das Testosteron zu messen. Steve stellte mir ein Umfeld zur Verfügung, in dem Forschung und das Schreiben einer Doktorarbeit viel mehr Spaß machten, als ich es mir hätte träumen lassen. Peter und Steve: Ich danke euch für eure Anleitung und Unterstützung.

Brian Hare und Chris Chabris: Wenn ich mir aussuchen könnte, mit welchen Menschen ich über Hunderte von Stunden in einem engen Raum eingeschlossen sein möchte, hätte ich niemals einen von euch gewählt. Deshalb war es ein Glück für mich, dass nicht persönliche Entscheidungen, sondern die räumliche Beschränkung in der Doktorandenzeit über meine Bürokollegen bestimmten. Ich habe die besten Erinnerungen an die Zeit mit euch, vor allem an unangemessene Witze, unnötige Informationen und Gelächter, aber auch an Zusammenarbeit, produktive Diskussionen und lebhafte Gespräche. Ihr beide habt mir geholfen, dieses Buch lebendig zu machen. Ich danke euch für eure Freundschaft und Unterstützung, vor allem aber für den großen Spaß, den ich bei der »Arbeit« mit euch hatte. Terrance Burnham, Barbara Smith, Judith Flynn und Matthew McIntyre: Ich glaube, es ist gut, dass wir damals noch keine Handys hatten, denn dadurch gibt es keine Beweise. Ich danke auch Jennifer Shephard, William Thompson,

Sam Moulton und der ganzen Belegschaft des Kosslyn-Instituts. Susan Lipson: Nicht jeder besitzt von sich aus die Fähigkeit, eigenständig im Labor zu arbeiten (damit meine ich mich). Du hattest die Geduld einer Heiligen, und wenn es dich nicht gegeben hätte, ich hätte für meine Doktorarbeit kein einziges Forschungsergebnis über Testosteron auswerten können. Und an die Zarin Machanda: Gut, dass du nicht weit weg gegangen bist. Du warst für mich persönlich und beruflich eine großartige Unterstützung, ein Quell des Wissens über Evolution und für Tratsch! Ich weiß nicht, ob ich es ohne dich geschafft hätte. Außerdem danke ich James Poolner, Mallory McCoy und insbesondere Meg Lynch, die alles am Laufen gehalten haben. Ich werde euch vermissen.

Dieses Buch hätte nicht entstehen können ohne die Unterstützung unseres Institutsleiters Joe Henrich und des Leiters für Biowissenschaften Logan MacCarty. Ich danke euch für eure Ermutigung und dass ihr mir die Zeit gegeben habt, die ich brauchte, um mich aufs Schreiben zu konzentrieren.

Weder Felix Byrne noch ich wussten, was wir uns eigentlich vorgenommen hatten, als ich ihn bat, das Buch zu illustrieren (oder es eigentlich verlangte). Felix wohnt in einem kleinen Dorf nicht weit von Bath in Großbritannien und uns über die Details der verschiedenen Zeichnungen, Drüsen oder Signalwege und ihr Aussehen zu verständigen, war nicht immer einfach. Aber Felix' Begabung und Geduld zahlten sich in Form origineller Kunstwerke aus, die T zum Leben erwecken.

Am Fluss ein Bier zu trinken und die Colleges von Cambridge mit Tim Clutton-Brock zu besichtigen, war ein großartiges Erlebnis. Tim, ich danke dir für den Tag und für deine Beiträge zu meinem Buch. Insbesondere aber auch dafür, dass du mich mit Josephine Pemberton in Kontakt gebracht hast, die mir die Reise nach Rum ermöglichte. Ich danke Sean und insbesondere Ali Morris, die mich auf Rum empfinden und mich mit Wisdom II, den anderen Hirschen, den Hirschkühen und ihren Kindern bekannt machten. Sex und Gewalt waren keine Enttäuschung, und das Gleiche gilt auch für die Majestät des Ortes sowie für die Großzügigkeit und Fachkenntnis meiner Gastgeber. Ebenso danke ich Fiona Guinness, die für mich ein köstliches Obstkompott kochte und mich ihr Gehirn anzapfen lässt, das mehr Kenntnisse über die Hirsche enthält als irgendein anderes auf der Welt.

Jenny, die im Kapitel 1 vorkommt, ist einer der tapfersten Menschen, die ich jemals kennengelernt habe. Sie hat mir über DSDs mehr beigebracht, als Bücher oder Papier es jemals könnten. Ich danke dir für deine Hilfe. Alan, Kallisti, Sasha und Stella aus Kapitel 9 haben mir und meinem Lesepublikum ihr Leben geöffnet. Ohne ihre Worte hätte ich kein gutes Gefühl dabei gehabt, über die Erlebnisse von Trans- und nichtbinären Menschen zu schreiben. Ihr habt das Kapitel »T im Übergang« zum Leben erweckt, und ich bin euch für eure Mitwirkung zutiefst dankbar. Mit euch zu arbeiten, war eine Freude. Daemon Fairless: Wegen deiner persönlichen Geschichte beginnt das Kapitel 7 mit einem Knall. Danke, dass ich deine Worte und Erlebnisse nutzen durfte.

Mehrere Personen steuerten Kommentare über einzelne Kapitel oder Abschnitte des Buches bei. Ich fragte Steven Pinker, ob er zu einem Kapitel kurze Anmerkungen machen könne, und wenige Tage später erhielt ich einige Seiten mit detaillierten, scharfsinnigen Kommentaren über Inhalt und Stil des ganzen Buches. So bewahrte er mich beispielsweise vor der Peinlichkeit der »Achselbehaarung« und der unnötigen Veränderung vollkommen angemessener Adjektive. Steve, ich danke dir für deine Freundlichkeit, deine Großzügigkeit und das du immer den Belegen folgst, wohin sie auch führen mögen. Mein Bruder, der Ingenieur Mike Hooven, las ebenfalls das gesamte Buch und klärte mich beispielsweise darüber auf, dass die Rohrleitungen nichts sind, was in einem Haus »später hinzukommt«. Richard Wrangham las mehrere Kapitel und machte detaillierte Kommentare. Meine großartigen Studierenden Chloe Ekhert und Anna Mazur steuerten nicht nur Forschungsergebnisse bei, sondern waren in heiklen, kontroversen Fragen regelmäßig und nützlicherweise anderer Meinung als ich. Zu Dank verpflichtet bin ich auch anderen, die wertvolle Kommentare anbrachten: (in alphabetischer Reihenfolge) J. Michael Bailey, Joyce Benenson, Andrew Berry, David Haig, David Handelsman, Fred Hooven, Tecumseh Fitch, Shawn Geniole, Peter Gray, Matthew Lebowitz, Martin Muller, Josephine Pemberton und Jonna Vance.

Vielen anderen danke ich für Hilfe in unterschiedlichster Form: (in alphabetischer Reihenfolge) Bridget Alex, Coren Apicella, Simon Baron-Cohen, Schuyler Bailar, Richard Bribiescas, Callie Burt, Jackie Byrne, Larry Cahill, Terry Capellini, Richard Clark, Doriane Coleman, Christine D'Ercole, Irv DeVore, Peter Eldredge, Melissa Emery Thompson, Frances Fuchs, Steve Gangestad, Dan Gilbert, Luke Glowacki, Abby Haas- Hooven, Molly Haas-Hooven, Ned Hall, Joanna Harper, Richard Holton, Maxwell Hooven, Ashley Judd, Sonya Kahlenberg, Karen Kramer, Rae Langton, Eleanor Lieberman, Andrew Light, Ally Love, Andrew McAfee, Barbara Natterson-Horowitz, David Page, David Pilbeam, Antonia Prescott, Sarah Richardson, Cody Rigsby, Diane Rosenfeld, Jane Rosenzweig, Elizabeth Ross, Maryellen Ruvolo, Mark Saia, Bill Segarra, Heather Shattuck-Heidorn, Jenn Sherman, Martin Surbeck, Eve Valera, Ian Wallace, David Watts, Christine Webb, Michael Wilson, Victoria Wobber und Emily Yoffe.

Manchmal ist einer nicht genug. Heidi Haas, du kamst in

härtesten Zeiten zu mir. Mein besonderer Dank gilt Susan, Dirk, Thomas und Greta Koechner. Wir haben in Deutschland einen neuen Stützpunkt! Andrea Abegglen und Barb, ihr habt mir angenehme, schöne Orte gezeigt, auf die ich mich konzentrieren und es in Gang setzen konnte. Wendy Harrington, Matt und Edie Menard, ihr seid eine zweite Familie. Ich danke Katie Perkinson und Hugo und Maxwell Trappe; Amber, Marlon und Conrad Kuzmick; Jane Rosenzweig und David und Sam Barber für alles Mögliche. Danke an Katherine Sayn-Wittgenstein für Gesundheitsspaziergänge mit den Vögeln. Sean Kelly, danke für die Nutzung deines Geheimbüros, und danke an Ned Hall und Barbara Popolow-Hall für Nüsse und Truthähne.

Meine Studierenden! Was ist es doch für ein Privileg, euch zu unterrichten, mit euch zu arbeiten und von euch zu lernen. Viele von euch haben mir anvertraut, welche Kämpfe das Anderssein bedeutet, und manche haben mich an dem Übergang teilhaben lassen, manchmal noch während des Prozesses. Ihr habt meine Annahmen und meine Sprache im Zusammenhang mit Geschlecht und Hormonen infrage gestellt. Mein Leben und Denken sind durch den Umgang mit euch reicher geworden. Ich habe einen faszinierenden Beruf.

Die meisten Studierenden, die ich an der Harvard University unterrichte, sind Hochbegabte. Sie sind reif, verantwortungsbewusst und strukturiert, und das waren sie schon während eines großen Teils ihres jungen Lebens. Ich war als junger Mensch nicht so (um es vorsichtig auszudrücken), und das wettzumachen ist ein täglicher Kampf. Jack und Marie Cort kamen mir frühzeitig mit Liebe, einem Heimatsstützpunkt, einer Familie und Ermutigung zu Hilfe und schufen einen Ort, an dem ich es versuchen konnte.

Danke auch an meinen Vater John G. Hooven. Martha und

Steve Richardson: Ihr habt seinen Platz eingenommen, als er uns verließ, und seid meinem Jungen die Großeltern gewesen. Frances und Naomi Fuchs, Mike, Fred und John Hooven: Ich bin eure glückliche kleine Schwester. Und an Griffin: Es tut mir leid! Das Schreiben ist jetzt wirklich vorüber. Ich danke dir, mein Lieber, dass du dich damit abgefunden hast, wenn ich nicht erreichbar war und so viel über haarige Angelegenheiten geredet habe.

Und schließlich danke ich meinem Ehemann Alex Byrne. Ich habe das Glück, mit jemandem verheiratet zu sein, der sich ebenso für Sexualität interessiert wie ich. Alex war mein häuslicher Lektor, was zu angeregten Gesprächen führte. Alex ist Philosoph und ein Mann – ein großer. Ich bin keines von beiden. Dennoch ist es uns in 60 Prozent der Fälle gelungen, zu so etwas wie einer Übereinkunft über Worte und Gedanken zu gelangen, die meinen Text verbessert haben. Alex, ich weiß, das sagt jeder, aber ohne dich hätte ich es wirklich nicht geschafft.